GRIGORI GRABOVOI

USKRSAVANJE LJUDI I VJEČNI ŽIVOT – OD SADA NAŠA REALNOST!

JELEZKY PUBLISHING, HAMBURG 2013

Jelezky Publishing, Hamburg
www.jelezky-publishing.eu
1. Izdanje
Prvo hrvatsko izdanje Studeni 2013.
Jelezky Publishing, Hamburg
2013 Hrvatsko izdanje
Dimitri Eletski, Hamburg (izdavač)
Tisak; 2013.-1, Studeni 2013. 200 komada

Design omota: Sergey Jelezky

GRIGORI GRABOVOI ®

Dodatne informacije o sadržaju:
"SVET Centar", Hamburg
www.svet-centre.com, info@svet-centre.com

ISBN: 978-3-943110-83-8

ODRICANJE OD ODGOVORNOSTI

Ovdje navedene informacije služe informiranju o metodama samopomoći, koje su također primjenjive i na drugim ljudima. Metode su dokazale svoje djelovanje kroz niz godina, ali se ne može jamčiti uspjeh. Predstavljene metode Grigoria Grabovoia su mentalne metode upravljanja događajima. One su zasnovane na individualnom duhovnom razvoju.

Svatko tko ove metode na sebi ili drugima primjenjuje ili prenosi, djeluje na vlastitu odgovornost.

Korištenje ovdje predstavljenog sadržaja ne zamjenjuje posjet liječniku niti liječničko djelovanje u vidu dijagnoze, terapije i recepture. Također, suspendiranje propisanih medikamenata ne smije iz sadržaja ovog teksta biti izvedeno.

Izričito upozoravamo da ova upravljanja ne predstavljaju tretmane u konvencionalnom smislu, te stoga ne ograničavaju niti zamjenjuju liječničke tretmane.

U slučaju nejasnoća slijedite upute liječnika, drugog medicinara ili ljekarnika, u kojeg imate povjerenje!

(I u skladu s tim ostvarite konvencionalne rezultate.)

Jelezky Publishing/SVET centar, Hamburg

SADRŽAJ

USKRSAVANJE LJUDI I VJEČNI ŽIVOT – OD SADA NAŠA REALNOST!

UVOD

U ovoj knjizi govorit ću o svom praktičnom radu na uskrsavanju ljudi. Može se govoriti o uskrsavanju ili regeneriranju ne samo ljudi, već i o uskrsavanju životinja, biljaka i bilo kojih drugih objekta, ali u ovoj knjizi ću uglavnom govoriti o uskrsavanju ljudi.

Za mnoge ljude uskrsnuće je nešto simbolično, premda na razini duše svatko poima uskrsnuće kao postojeću, svevremensku stvarnost Svijeta. Ipak, mnogima će biti potrebno da se još razvijaju do spoznaje Svijeta na razini duše, i zato oni još uvijek ne shvaćaju riječ „uskrsnuće" u doslovnom smislu, kao što je zapravo i treba shvatiti. Kada o tome razmišlja, čovjek treba uložiti trud kako bi pojmio da se netko tko je „zauvijek otišao" odjednom može zaista vratiti.

Stvar je u tome što postoje ljudi koji ne razmišljaju s jasnim ciljem o ustrojstvu Svijeta, o njegovim zakonima, i o tome što je stvarni život. Zbog toga ih, osim uskrsnuća, mogu iznenaditi i mnoge druge činjenice, na primjer to da liječim ljude oboljele od side i karcinoma u posljednjem stadiju, na udaljenosti, bez ikakvog dodira sa njima, zatim upravljanje vremenskim prilikama, točne uvide o neispravnosti i defektima na tehničkim uređajima različite složenosti, uključujući i objekte u svemiru, materijalizacija i dematerijalizacija različitih predmeta, upravljanje kompjuterom na udaljenosti pomoću misli, promjena prošlosti, sadašnjosti i budućnosti, praćenje razgovora među ljudima na proizvoljnom rastojanju, na bilo kojem jeziku i još puno toga. Sve ove činjenice potvrđene su službenim dokumentima i već čine nekoliko tomova. Mnoge od tih činjenica se mogu shvatiti kao čudo, ali treba imati u vidu da, kao što je poznato, čudo ne proturječi zakonima Prirode, već našim predstavama o zakonima prirode.

Došlo je vrijeme da izmijenimo ustaljene predstave o okolnom svijetu i njegovom ustrojstvu. Još više je potrebno to uraditi na pragu novog milenija. A to je nužno radi spasenja Svijeta.

Ova knjiga je jedna u seriji knjiga posvećenih izlaganju izvorne slike Svijeta.

***

Svjedoci smo naglog razvoja znanosti i tehnologije, a taj razvoj se odvija sve bržim tempom. Ali, hajdemo postaviti pitanje: a što se događa sa samim čovjekom? Da li se i on razvija? Ako se razvija, u čemu se sastoji taj razvoj? S čime uopće treba povezati razvoj čovjeka, njegov napredak, njegovu evoluciju?

Što se tiče razvoja čovjeka, njegovo usavršavanje je povezano sa razvojem njegove svijesti. Na ovoj etapi razvoja čovjek se obično nalazi u jednom od dva stanja svijesti: u stanju sna ili stanju budnosti. Ta stanja su nam svima dobro poznata. Pri tome, sada ne mislim na proročanske snove, jer proročanski san upravo i označava ulaz u drugo stanje svijesti. Sada govorim o običnom snu.

I tako, najveći dio života čovjek provodi u dva stanja svijesti: stanju sna i stanju budnosti. U stanju budnosti čovjek se može kretati, rasuđivati, donositi zaključke i dostupno mu je puno toga što mu je u stanju sna nedostupno. Ali, ispostavlja se da postoje i viša stanja svijesti u usporedbi sa kojima obično stanje budnosti liči na duboki san.

Hajdemo pogledati kako se kod čovjeka mijenja percepcija svijeta sa promjenom stanja njegove svijesti. U običnom snu doživljavanje svijeta je transformirano. U stanju budnosti čovjek doživljava svijet kroz prizmu trodimenzionalnog prostora i jednosmjernog vremena. Ovdje se može navesti sljedeća usporedba. Pretpostavimo da su čovjeku pri rođenju stavili ružičaste kontaktne leće, a da on za to ne zna. Tada on sve vidi u ružičastoj boji. A budući da tako vidi svijet od rođenja, on, prirodno, i ne sumnja u to da je svijet upravo takav. Ali kontaktne leće se mogu skloniti, i tada će svijet postati sasvim drugačiji, pojavit će se u spektru prekrasnih boja. Potpuno isto, ako uklonimo ograničenja svakidašnjeg budnog stanja i sa njim povezanog trodimenzionalnog viđenja svijeta i vremena, to jest ako prijeđemo na više stanje svijesti, svijet će nam se učiniti potpuno drugačijim.

Ova istina je poznata još od pradavnih vremena. Pogledajmo, što se govori o prostoru u poslanici apostola Pavla Efežanima:

„...Da u ljubavi uvriježeni i utemeljeni budete sposobni shvatiti zajedno sa svim svetima koja je tu širina, duljina, visina i dubina." (Ef. 3, 17-18)

Ovdje se navode četiri dimenzije prostora. To znači da, kao rezultat određenog rada i pri određenim uvjetima, a prije svega, po riječima apostola Pavla, pod uvjetom ukorijenjenosti i utemeljenosti u ljubavi, čovjek može početi opažati četiri dimenzije prostora. A to proizlazi iz promijenjenog stanja svijesti, dodajem ja. U stvari, sa promjenom stanja svijesti čovjek može početi opažati prostore proizvoljnog broja dimenzija.

A što praktično znači mogućnost ovladavanja sposobnošću opažanja četiri dimenzije prostora? Za razjašnjavanje ove situacije poslužit ćemo se poznatim oglednim primjerom. Zamislimo ravnu crtu. Ako na toj crti uočimo bilo koju točku, ona će onda podijeliti tu crtu na dva dijela. Ako sada tu točku promatramo kao pregradu, onda ona dijeli crtu na dva dijela, ali tako da se zbog nje iz točaka na jednoj polovici neće moći vidjeti točke druge polovice (isto kao što se u stanu zbog zida ne vidi što se iza njega nalazi). Ali ravnu liniju sa točke gledišta matematike možemo promatrati kao jednodimenzionalni prostor. Ako možemo izaći u dvodimenzionalni prostor, to jest u ravninu, onda ćemo moći vidjeti našu crtu sa strane i zbog toga ćemo moći vidjeti obje polovice istovremeno.

Razmotrimo sada proizvoljnu ravninu, na primjer površinu stola. Nacrtajmo kružnicu na toj ravnini. Ta kružnica dijeli cijelu ravan na dva dijela: odvaja ono što se nalazi unutar kružnice od onoga što se nalazi izvan kružnice. Ali ako izađemo u trodimenzionalni prostor, to jest, ako se u navedenom slučaju podignemo iznad površine stola, moći ćemo pogledati površinu stola odozgo i istovremeno vidjeti i ono što se nalazi u kružnici i ono što je izvan nje.

Došli smo, konačno, do slučaja trodimenzionalnog prostora. Uzmimo sferu. Ona sav prostor dijeli na dva dijela: na dio koji se nalazi unutar te sfere i na dio koji se nalazi izvan nje. No, ako ste stekli sposobnost percepcije četiri prostorne dimenzije, onda ćete moći istovremeno vidjeti i ono što se nalazi unutar sfere i ono što je izvan nje. Moći ćete istovremeno vidjeti ono što se nalazi, recimo, i unutar kuće i izvan nje.

Vratimo se primjeru površine stola. U našem primjeru sa kružnicom na toj površini možete uzeti bilo kakav predmet, recimo kovanicu, iz unutrašnjeg dijela i prenijeti ga kroz zrak u vanjski dio. Pri tome nećete presjeći kružnicu, to jest granicu koja odvaja dva dijela ravnine. Moći ćete premjestiti predmet iz unutrašnjeg područja dvodimenzionalnog prostora u vanjski, ne presijecajući granice, zato što koristite izlaz u trodimenzionalni prostor, to jest u prostor sa većim brojem dimenzija.

Analogno i u trodimenzionalnom svijetu možete proći iz jedne sobe u drugu, ne koristeći za to vrata, kao da prolazite kroz zid, a u stvarnosti se služite četvrtom dimenzijom. Za one koji se nalaze u tim sobama to će biti čudo, i oni mogu, na primjer, odmah telefonom pozvati redakciju nekog časopisa kako bi i druge izvijestili o tom potpuno nevjerojatnom događaju.

Razmotrili smo problem prostora. Poslušajmo sada što se kaže o vremenu u „Ivanovom Otkrovenju“: „I zakle se onim koji živi uvijeke vjekova, koji je stvorio nebo s onim što je na njemu, zemlju s onim što je na njoj, i more s onim što je u njemu, da vremena više ne će biti.“ (Otkr. 10, 6).

Objedinivši ovaj iskaz o vremenu sa iskazom apostola Pavla o prostoru, uviđamo da je uvijek postojalo razumijevanje toga da je percepcija svijeta kroz prizmu trodimenzionalnog prostora i vremena ograničena i da je to ograničeno percipiranje svijeta povezano sa razinom stanja svijesti koju je čovjek dostigao na ovoj etapi svog razvoja.

Takvo stanje stvari se može izmijeniti. Dva navedena iskaza, uzeta iz klasičnog teksta, govore o mogućnosti izlaska izvan okvira uobičajenog opažanja.

Uistinu, zakoni prirode sa pojmovima trodimenzionalnog prostora i vremena koji se nalaze u njihovoj osnovi su samo površinski opisi tog svijeta. U stvarnosti postoji dublja, temeljitija povezanost struktura svijeta, na temelju koje se promjene u ovom Svijetu mogu izazvati jednostavno, svojevrsnim voljnim aktom.

Da bismo mogli biti u stanju izvoditi slične promjene, potrebno je da ovladamo višim stanjem svijesti ili, u krajnjem slučaju, da se u tom stanju nalazimo u trenutku izvršavanja voljnog akta nužnog za dobivanje potrebnog rezultata.

Svi dobro znaju Evanđelje. Ali, pitanje je koja riječ u njemu, koji termin je ključan? Ako pažljivo pročitamo Evanđelje, postat će nam jasno da je ključna riječ u njemu termin „Kraljevstvo Božje" (Kraljevstvo Nebesko). Isus Krist kroz razne alegorije uvijek iznova poziva da se odreknemo svega radi zadobivanja Kraljevstva Božjeg, objašnjavajući da će se svakome tko uspije zadobiti Kraljevstvo Božje, sve ostalo samo potom pridodati.

I tako, Kraljevstvo Božje prije svega i jest visoko stanje svijesti. A uspinjanje ka sve višim stanjima svijesti, to i jest, u suštini, put k Bogu.

Sada postaje razumljiva izreka „Kraljevstvo Božje je u nama". Upravo zbog toga, što je Kraljevstvo Božje – više stanje svijesti, upravo zato je ono unutar nas.

A kada Isus uvijek iznova govori „Probudi se!", on ima u vidu upravo pravi smisao te riječi, zato što u usporedbi sa višim stanjima svijesti obično stanje budnosti predstavlja duboki san, skoro isto kao što u usporedbi sa budnim stanjem svijesti izgleda naš običan san.

A po zadobivanju Kraljevstva Božjeg sve ostalo će se čovjeku pridodati, zato što čovjek sa višim stanjem svijesti biva izbavljen od ograničavajućeg modela trodimenzionalnog prostora i vremena, načina percipiranja Svijeta koji je svojstven uobičajenom budnom stanju. Čovjek se nađe u drugačijem stanju, u stanju kada počinje percipirati temeljnu stvarnost.

Na tom višem stanju svijesti čovjek postaje sposoban izvršavati djela koja sa točke gledišta obične budne svijesti izgledaju nevjerojatna, fantastična. Na primjer, takva djela kao što je općenje sa otišlima. Može se steći sposobnost da se otišli vide i da se opći sa njima. I može im se pomoći da se vrate ovdje. Jer, stvar je u tome da samo nekolicini od njih uspijeva vlastitim snagama vratiti se u naš svijet.

Između ostalog, treba uvidjeti da su oni, koje nazivamo otišlima, otišli samo ako se promatraju sa točke gledišta svakodnevne budne svijesti.

Kao nekakva analogija može se navesti ovakav primjer. Zamislimo da kod kuće sprovodimo sljedeći ogled. Uzmemo komadić leda i stavimo ga na tanjur. Sada je to kruti materijal, možemo ga uzeti u ruku, i izmjeriti koliko je težak. Međutim, ako taj komad leda odstoji u sobi neko vrijeme, vidjet ćemo da u tanjuru imamo samo vodu. Kako fizičari kažu, došlo je do faznog prijelaza: materija je iz krutog prešla u tekuće stanje. Ostavimo vodu u tanjuru i promatrajmo što će se dalje dogoditi. Doći će do novog faznog prijelaza: materija je iz tekućeg stanja prešla u plinovito. I ako budemo gledali svuda naokolo nećemo moći naći vodu koja je bila u tanjuru. Međutim, ako u stanu imate cijev kroz koju teče hladna voda, onda se ponekad zimi, kada je voda koja teče kroz tu cijev naročito hladna, može primijetiti kako se na njoj pojavljuju kapljice vode. To se vodena para iz zraka kondenzirala na površini hladne cijevi. Ako sakupimo malo te vode i stavimo je u hladnjak, ponovno ćemo dobiti led.

Ovaj primjer sam naveo zato, da kažem sljedeće. Ispostavlja se da je prijelaz iz stanja života u stanje u kojem se nalaze otišli nešto kao fazni prijelaz. Kada se voda pretvara u paru, ona se nalazi pored nas, oko nas, iako je ne vidimo. Tako je i sa otišlima: oni se nalaze pored nas. Sjetimo se priča onih koji su preživjeli kliničku smrt. Ti ljudi su odnekud, ispod stropa vidjeli što su liječnici radili sa njihovim tijelom, slušali su što su oni govorili, i poslije su, nakon reanimacije, često davali detaljne opise onoga što su vidjeli i čuli, na najveće iznenađenje liječnika.

Naravno, analogija sa pretvaranjem leda u nevidljivu paru i kasnijim obrnutim prijelazom, kao i svaka analogija, ne može biti potpuna. Pri umiranju i kasnijem vraćanju u život koriste se prelasci u druge prostore o čemu ćemo još govoriti. Ali zadivljujuća je, može se reći nevjerojatna činjenica, u tome što u stvarnosti između ta dva stanja, stanja života i stanja otišlih, sve u svemu i nema principijelne razlike i zato je ljude uvijek moguće prevesti u stanje života. U vezi sa tim ipak bi bilo bolje koristiti drugačiju terminologiju i govoriti ne o živima i otišlima, nego o onima koji se nazivaju živima i onima koji se nazivaju otišlima. Jer u samoj stvari i jedno i drugo su zapravo stanja svijesti, samo u različitim oblicima (kao u našem primjeru sa ledom – vodom – vodenom parom, gdje je sve to H2O). U vezi sa tim može se reći da je sa neke točke gledišta uskrsavanje standardna procedura koja razvija stanje svijesti do života. I upravo zato uskrsavanje se može naučiti, kao što se uči svaka standardna procedura.

U knjigama ove serije razjašnjavamo kako se mogu mijenjati prošlost, sadašnjost i budućnost na osnovu poznavanja fundamentalnih zakona ustrojstva Svijeta, a u suglasnosti sa zadatkom ostvarenja vječnog života. U stvarnosti, samo sa točke svakodnevne budne svijesti, to jest, ponavljam, svijesti koja se služi modelom trodimenzionalnog prostora i vremena, samo sa točke gledišta te svijesti prošli životi su bili u prošlosti, ili su prošli događaji ovog života bili u prošlosti, sadašnji postoje u sadašnjosti, a budući će postojati u budućnosti. U stvari, ili, bolje je reći, za čovjeka sa višim stanjem svijesti, i prošlost i sadašnjost i budućnost postoje istovremeno, ili, drugačije, nalaze se u statičkom stanju (sjetimo se „I zakle se... da vremena više neće biti.“) Upravo zato je moguće čovjeka iz „prošlosti“ prevesti u „sadašnjost“, to jest otišlog je moguće vratiti u naš svijet. Pri tome, onaj koji se vratio u svome povratku ne vidi ništa posebno, a pogotovo ne nešto nevjerojatno. Za njega je sve to prirodno. On doživljava taj prijelaz isto tako kao što u običnom životu čovjek doživljava prijelaz u normalno zdravstveno stanje poslije prehlade ili gripe. Možete se u to uvjeriti ako porazgovarate sa nekim od onih koji su se vratili. U današnje vrijeme ima ih sve više.

***

Potrebno je reći još nekoliko riječi o razlici između dva pristupa poimanju Svijeta: jedan od njih je – pristup znanstvenika, a drugi – pristup čovjeka koji razvija harmonično duhovno upravljanje realnošću, koje se može okarakterizirati kao unutarnje viđenje.

Prvi pristup je svima dobro poznat. Na osnovu promatranja i eksperimenata znanstvenici se trude da iza razdvojenih pojava, koje ponekad na prvi pogled nisu međusobno povezane, uvide ono što je opće i što ih objedinjuje. U slučaju uspjeha, ustanovljava se zakon koji jednom formulom objedinjuje različite pojave. Svi mi još iz škole znamo za Newtonove zakone pomoću kojih se može proračunati i kretanje nogometne lopte i let zrakoplova, i kretanje planeta Sunčevog sustava. U svome radu znanstvenici koriste uređaje izrađene u laboratorijima i tvornicama. A usavršavanje te opreme omogućuje dobivanje novih informacija.

Drugi pristup poimanja Svijeta je potpuno drukčiji. Ovdje čovjek u svome radu ne koristi pribor načinjen u laboratorijima ili u tvornicama, to jest umjetno napravljenu opremu. Ne, on koristi instrument koji je napravio Gospod Bog – svoj vlastiti organizam. Radi baš sa tom „opremom“. I može se odmah reći da se sve knjige u ovoj seriji zasnivaju na ovom drugom pristupu. I kao što ćemo dalje uvidjeti, upravo ovaj pristup morao bi biti prvi i osnovni.

Već sad se može reći da je dokaz za to nužnost prevladavanja postojeće opasnosti od globalnog uništenja i ustanovljenja duhovne kontrole nad razvojem tehnike. Jasno je da neprestan, sve veći razvoj tehničkih sustava može postati opasan, ako oni ne budu zasnovani na upravljanju putem svijesti čovjeka, jer se upravo svijest harmonično razvija istovremeno sa razvojem cijelog Svijeta.

Znanstvenici koji rade u prvim redovima znanosti jako dobro znaju da je za objašnjenje pojava ovoga svijeta nužno stvaranje teorija koje koriste multidimenzionalne prostore, to jest prostore koji imaju više od tri dimenzije. I znanstvenici to ne samo da razumiju, oni to i rade. Međutim, ako oni ne mogu percipirati takve prostore, ta okolnost će ih odmah suštinski ograničiti. Zato i ovdje, kao i svuda, postoji zadatak da se nekako izbavimo od ograničenja naše sadašnje percepcije.

Ali pitanje je kako to uraditi. To pitanje se postavlja pred svakog čovjeka, neovisno o vrsti njegove djelatnosti. To je jedno od ključnih pitanja. Ranije sam već govorio da je promjena stanja svijesti i uzdizanje ka višim stanjima svijesti – zapravo najvažniji zadatak koji stoji pred čovjekom.

Što konkretno čovjek treba raditi u cilju svog razvoja, a prije svega, u cilju razvoja svoje svijesti - to je zasebna velika tema i ona će naći sebi mjesta u ovoj seriji. Ali da biste već sada mogli početi mijenjati svoj organizam i usuglašavati njegov rad sa pulsom Univerzuma, na kraju knjige, u Prilogu, dane su jednostavne vježbe za svaki dan u mjesecu. Prakticiranje tih vježbi može uzeti samo nekoliko minuta dnevno, ali rezultat će biti osjetan, zato što one svakog određenog dana u mjesecu predlažu radnju koja najbolje odgovara upravo tom danu. I stoga te vježbe osiguravaju maksimalnu efektivnost uz minimalni gubitak energije i vremena.

Sa važnošću pitanja o promjeni našeg stanja svijesti srećemo se na svakom koraku našeg života. Život uvijek iznova stavlja pred nas to pitanje.

Zamislite da se nalazite u parku i odjednom pred sobom vidite procvjetalu ružu. Vidite zadivljujuće boje nježnih latica, Osjećate blagi miris koji se širi iz cvjetova, a možda na latici blista pod suncem i neka kapljica vode zaostala od posljednje kiše. Vi promatrate tu božanstvenu ljepotu i ta ljepota i taj miomiris vas očaravaju. Osjećate pored sebe drugačiji život. Želite ga pojmiti. Ali kako da to uradite?

Osjećate da je odgovor tu negdje pored vas. Osjećate to cijelim bićem. Ali u isto vrijeme, kao da vam nešto nedostaje. Cvijet je sasvim blizu, pred vama je, ali kao da vas od njega dijeli neprolazna barijera. Odgovor ide k vama, osjećate to, ali kao da je na drugom jeziku. Osjećaj je takav, kao da nećete uspeti probiti se kroz nešto. I pitanje ostaje: kako bi se moglo saznati, što je to ruža?

Obratimo se znanosti. Znanost može uraditi kemijsku analizu cvijeta, ustanoviti postotak sadržaja određenih kemijskih elementa u njemu, proučiti procese koji se odvijaju u tkivima cvijeta i puno drugoga, ali poznavanje svih tih postotaka i tipova odnosa neće nam puno pomoći shvatiti, osjetiti, što je to divni miomirisni živi cvijet.

I zato se iznova postavlja pitanje: kako se to ipak može uraditi? Kako saznati, što je to ruža? I može li se uopće to uraditi? Ispostavlja se da može. Ali, to se može učiniti samo na jedan način. A taj način se sastoji u sljedećem.

Da bismo saznali što je to ruža, trebamo stati pred ružu. Trebamo se stopiti s njom. Makar na trenutak. I to je moguće, ali samo, naravno, na višem stanju svijesti.

A to je i osnovni put poimanja Svijeta. Taj način mora biti osnovni.

Obratite pažnju: radi stjecanja znanja tim putem nije potrebno rezati cvijet, nije potrebno ubijati ga. To je principijelno drugačija tehnologija stjecanja znanja. To je stjecanje znanja bez uništavanja.

Napravimo malu digresiju. Upravo smo govorili o tome da je na višem stanju svijesti moguće savršeno drugačija percepcija svijeta. Međutim, treba imati u vidu da stanje u kojem se obično nalazimo nije uvijek jedno te isto. Jednostavno promatranje samog sebe veoma brzo to otkriva. Sjetite se kako ste percipirali neki događaj koji se više puta ponavljao, prisjetite se kako ste se svaki put osjećali. Sjetit ćete se da vaša percepcija nije uvijek bila identična. Utisci su bili različiti. Svi imamo takvo iskustvo. Ponekad percipiramo kao kroz maglu, a ponekad kao da se ta magla razilazi a percepcija postaje jasnija, preciznija, primjećujemo da nas ovog puta, danas, taj događaj ili taj čovjek odjednom puno više uzbuđuje.

Sve to je u znatnoj mjeri povezano sa time što se praktično nikada ne nalazimo u istom stanju svijesti – ono se neprestano mijenja u nekim granicama koje odgovaraju razini našeg razvoja u danom trenutku.

I kada, kao što se događa, iskusimo ta osobita stanja, stanja uzdizanja, osjećaj punine života, ispunjenosti radošću i srećom – to su već znaci višeg stanja svijesti u usporedbi sa našim običnim stanjem. A to se često događa u trenucima koji se pamte, ponekad za cijeli život.

Može se, naravno, dogoditi i to, da se iz svog običnog stanja odjednom premjestimo u dovoljno visoka stanja svijesti, i tada čovjek ima iskustvo nečega kao što je ozarenost, blaženstvo, bezgranična radost bića, premda je to stanje nemoguće opisati riječima, njega treba osobno iskusiti. Pomoću pravilnog duhovnog usmjerenja, pravilnog razumijevanja i pravilne redovne prakse može se postići to da ta viša stanja svijesti uvijek budu sa vama.

***

Pitanjima koje smo postavili možemo prići i sa donekle drukčije strane.

Zamislite da kod sebe u vikendici, u smočnici ili na tavanu nađete povećalo koje ste nekada tamo ostavili. Ono je tamo dugo ležalo i zato je prekriveno debelim slojem prašine. Izlazite iz kuće u dvorište i odjednom vidite mrava kako ide svojom stazom. Hoćete ga bolje osmotriti, saginjete se, ali ipak se loše vidi – jer mrav je veoma mali. I onda se sjetite da u rukama imate nađeno povećalo. Približite ga mravu, počinjete mutno da razaznajete neke detalje, ali suštinskog poboljšanja u razaznavanju nema.

Tada možete tome pristupiti znanstveno. Možete početi približavati i odmicati staklo, proučavati promjene u promatranoj slici, možete početi promatrati mrava pod različitim kutovima, mijenjajući svoj položaj, mogu se razraditi složeniji algoritmi djelovanja i uvesti statistička obrada podataka, ukratko, može se razviti ozbiljan program znanstvenih istraživanja.

Ali moguće je i drugačije postupiti. Može se uzeti čista krpica i obrisati staklo. I tada ćemo bez ikakvih algoritama i statističkih obrada podataka čitko i jasno vidjeti mrava. Mogli smo brzo i jednostavno doći do željenog rezultata, zato što smo učinili ono što je glavno: poboljšali smo pribor koji smo koristili za promatranje.

I tako, da bi se uspješno kretali putem spoznaje svijeta, prije svega je potrebno da poboljšamo svoju percepciju, nužno je izmijeniti stanje našeg organizma, na primjer, potrebno je usavršiti rad mozga, iako promjena čak i jedne stanice može izmijeniti stanje vašeg organizma.

I tada se pojavljuje suštinsko pitanje: kako postići takvu promjenu, kako bi se to moglo uraditi?

Postoji puno metoda za postizanje tog cilja, ali jedna od najjednostavnijih i u ovo vrijeme najefikasnijih je meditacija. Uslijed redovnog bavljenja meditacijom dolazi do principijelne promjene rada mozga: postupno sve više i više dijelova mozga počinju raditi usuglašeno. To potvrđuju znanstvena istraživanja sprovedena putem primjene elektroencefalografa. Elektroencefalografima je proučavan utjecaj meditacije na vrstu moždanih valova u raznim dijelovima mozga. Istraživanja su pokazala da uslijed prakticiranja meditacije postupno sve više i više dijelova mozga počinje raditi usuglašeno. A kada čovjek potpuno usvoji tu praksu, cijeli mozak počinje usuglašeno raditi. Poslužīvši se jezikom fizike, može se reći da je mozak čovjeka počeo raditi koherentno.

Svi znaju kakvu je revoluciju u znanosti i tehnologiji prouzročilo otkriće lasera. Istraživački radovi u ovom području nagrađeni su Nobelovom nagradom iz fizike. Suština tih radova sastoji se u tome da je prvi put uspješno proizvedeno koherentno zračenje i da su ustanovljena načela njegovog dobivanja. A upravo koherentnost laserskih zraka objašnjava sva njihova jedinstvena zadivljujuća svojstva.

Na analogan način, kada čovjek određenom praksom postigne da njegov mozak počne raditi u koherentnom režimu, on u svoje ruke dobiva kvalitativno drugačiji instrument. I kao u slučaju lasera, upravo koherentni režim rada mozga kod njega dovodi do pojave principijelno novih sposobnosti i mogućnosti.

Dodajmo jednu važnu napomenu. U spomenutim eksperimentima cilj je bio da se ustanovi kako se prilikom meditacije mijenja baš rad mozga, jer se o njemu gore i govorilo. Međutim, pri meditaciji ne dolazi samo do promjene u radu mozga, već i cijelog organizma, svake njegove stanice.

Tako, ako koristimo analogiju sa laserom i ako živi organizam usporedimo sa laserom, može se shvatiti da je, iako je razlika u svojstvima zraka lasera i običnih izvora svjetla neobično velika, ipak razlika u radu organizma nakon usvajanja meditacije i prije toga neizmjerno veća.

U stvari, ta razlika je toliko velika, da čovjek faktički prijelazi na drugu razinu postojanja. Jer treba imati u vidu da je ljudski organizam – sustav koji ima sposobnost za bezgranično usavršavanje. A teško je čak i zamisliti sve mogućnosti takvog sustava.

I još jedna važna napomena. Kad kažem da je jedna od metoda promjene stanja organizma meditacija, treba imati u vidu da i sama meditacija može biti veoma raznovrsna. Postoji puno vidova meditacije. Molitva, na primjer, u suštini predstavlja oblik meditacije. Pri tome, naravno, molitva kao i svaka prava meditacija, treba biti duhovna. U kršćanskoj tradicije je poznata takozvana umna molitva, molitva visoke duhovne razine, pri kojoj se svijest drži u području srca i koja je veoma djelotvorna za uzdizanje na viša stanja svijesti.

Brzi prijelazi u visoka stanja svijesti mogu se osjetiti pomoću različitih koncentracija. Pri izuzetno velikoj koncentraciji, meditacije mogu biti sastavni dio tog procesa.

***

Da bi saznali stanje unutrašnjih organa pacijenta liječnici koriste instrumente i zato na primjer šalju pacijenta na rendgen ili na ultrazvučnu dijagnostiku. Čovjek sa razvijenim unutrašnjim viđenjem postupa drukčije. Kao instrument on koristi vlastiti organizam. Svoj organizam prevodi u potrebni režim rada i jasnoviđenjem vidi sve unutrašnje organe pacijenta. Pomoću jasnoviđenja ne samo da je moguće vidjeti unutrašnje organe, nego i saznati njihovu funkciju, a također i načine ozdravljenja.

Uz sve to, odgovor putem jasnoviđenja se dobiva trenutno. Ovdje nije potrebno, kao u znanstvenom pristupu, sprovoditi eksperimente, prikupljati podatke, analizirati ih, tragati za zakonitostima i tako dalje... Sve to se i inače radi zbog toga da bi se dobio odgovor. Ali ako odgovor u stvari već negdje postoji, treba ga samo uzeti. Zaista, ako nas, recimo, zanima neki organ, kao na primjer slijepo crijevo, i hoćemo saznati što je njegova svrha. Jasno je da je Prirodi jasno čemu ono služi. Dakle, odgovor postoji. Treba samo pružiti ruku i uzeti ga, a to se može uraditi jasnoviđenjem.

Jasnoviđenje - to je univerzalni način pristupa informaciji. Sa čime bi se moglo usporediti ovakvo dobivanje informacija? Nešto donekle slično postoji u našem suvremenom životu. To je globalna mreža Internet. Pomoću te mreže može se dobiti bilo koja informacija iz proizvoljne točke Zemljine kugle. Isto tako, ispostavlja se da postoji nešto slično Kozmičkoj mreži Internet, gdje postoje podaci o svemu. Čovjek se pri tome može usporediti sa operaterom. Tada je jasnoviđenje način da operater uđe sa svojim pitanjem u Kozmičku mrežu. A ona radi toliko brzo da odgovor stiže trenutno.

Ovdje se javlja interesantno pitanje: kako dolazi do otkrića? Otkrića se, a ona su ponekad veoma značajna, događaju u raznim područjima života. Ona su prije svega vidljiva u područjima znanosti, ali ima ih i u drugim područjima – to na primjer može biti nekakva izmjena u tehnološkom procesu u tvornici ili u društvu - Otkriće je uopće jedna od pojava u našem životu, premda je ta pojava najočiglednija u polju znanosti.

Tako dolazimo do sljedećeg pitanja: a što se može reći sa razmatrane točke gledišta o otkrićima ljudi koji ne vladaju jasnoviđenjem?

Kada se čovjeku u glavi pojavi blistava misao i on dolazi do otkrića, ta misao je odgovor na njegova traganja. I ona, naravno, dolazi iz iste baze podataka, iz baze podataka Kozmičke mreže. U nekom smislu, taj odgovor ne dolazi čovjeku slučajno, u tom smislu da se odgovor često dobiva kao rezultat dugotrajnog ispitivanja i upornog rada. Ali nikada nije moguće reći kada će odgovor stići, i hoće li uopće stići. Tako treba priznati da je taj upad u bazu podataka, na žalost, uvijek slučajan, jer nije kontroliran, njime se ne upravlja.

Može se napraviti ovakva usporedba. Uzmimo dva čovjeka, kojima je potrebna voda. Jedan od njih sastavlja dlanove, pruža ruke naprijed i stoji čekajući da padne kiša, kako bi sakupio malo vode. Drugi zna za postojanje vodovodne mreže. I više od toga, on se njome zna koristiti. Zato, kada mu je potrebna voda, on jednostavno odlazi do slavine i otvara je. I sipa vodu – čašu, vjedro ili cijeli rezervoar – koliko mu treba.

Dakle potrebno je vladati standardnom procedurom za dostup informacijama. Stvar je u tome da pitanja ima jako puno, a slučajnih upada do odgovora suviše malo. Ako uzmemo na primjer gore navedeno pitanje u svezi slijepog crijeva, možemo vidjeti da do sada takvog upada nije bilo, kao ni u bezbrojnim drugim slučajevima.

Svemu gore rečenom treba pridodati i jednu važnu napomenu. Služenje jasnoviđenjem sam radi očiglednosti usporedio sa ulaskom u Kozmičku mrežu Internet, u kojoj se može naći odgovor na svako pitanje koje nas zanima. To usporedba više odražava vanjsku stranu te pojave, u njemu nisu odraženi njena velika dubina i raznovrsnost, i zato je potrebno dati podrobnije objašnjenje.

Naravno, može se, kao što je rečeno, radi dobivanja informacija ući sa pitanjem u Kozmičku mrežu. Ali može se postupiti i drukčije. Informaciju je moguće uzeti odmah i neposredno sa mjesta gdje postoji senzor koji postavlja tu informaciju. Povrh toga, a to je vrlo važno, informacija postoji već i u statusu onoga koji postavlja pitanje, u vidu neposrednog znanja. I kada je još nedešifrirana, odnosno kada čovjek još nije svjestan njene prisutnosti, ona već upravlja njegovim ponašanjem. Da bi čovjek mogao osvijestiti tu informaciju i svjesno se njome poslužiti da bi odredio svoje ponašanje, potrebna je visoka razina svijesti, a to je upravo onaj cilj o kome sam već govorio.

Gore sam spomenuo problem slijepog crijeva. Razmotrimo, primjera radi, to pitanje malo podrobnije. Suvremena znanost još uvijek ne zna što je to slijepo crijevo i koja je njegova svrha. A pomoću jasnoviđenja može se saznati sve o slijepom crijevu. Ispostavlja se da je to važan organ koji ima nekoliko funkcija. Jedna od njih je sljedeća. Slijepo crijevo odražava projekciju lijeve polovice mozga na desnu kroz imunološki sustav organizma. I jedna od uloga slijepog crijeva je održavanje ravnoteže tih sustava. Kada se slijepo crijevo odstrani, oslabljena je funkcija rezervne reprodukcije imunološkog sustava. U tom slučaju imunološki sustav radi reprodukcije se mora odražavati unutar lijeve ili desne hemisfere, što povećava opterećenje mozga, dovodi do povećanja pritiska unutar lubanje i do drugih neželjenih posljedica. Na taj način, slijepo crijevo nam se prikazuje u potpuno drugom svjetlu. I više od toga, mi ga po prvi put otkrivamo. Zadivljujuće stvari je moguće ispričati i o drugim organima. Što se sve može reći samo o hipofizi!

U četvrtom poglavlju govorit ćemo o novoj medicini, medicini budućnosti, koja već postoji u sadašnjosti. U osnovi te medicine leži praksa uskrsavanja. Upravo praksa uskrsavanja određuje načela nove medicine i prije svega načelo potpune obnove, rekonstrukcije materije. Ta nova medicina već se prihvatila rješenja svog osnovnog zadatka. A taj zadatak je – neumiranje živih.

U jednoj od knjiga ove serije govorit ćemo i o numerologiji – simboličnom izračunavanju. Stvar je u tome, da se ta znanost može koristiti za analizu konkretnih situacija i prognoziranja. Na primjer, kada, primjenom jasnoviđenja, dajem sud o stanju zrakoplova na osnovu broja ispisanog na njegovom boku, ja vidim znamenke povezane sa konkretnim neispravnostima. Zato je moguće numerologijom analizirati situaciju.

Čovjek, koji ne izučava specijalno numerologiju, ne shvaća na koji način obični brojevi, koje on poznaje još iz školske aritmetike, mogu biti povezani sa događajima iz stvarnog života. Za njega je to zagonetka. On ne vidi vezu. Mi ćemo razjasniti kakva tu veza postoji i kako se numerologija može koristiti u svakodnevnom životu.

Druga interesantna tema je život životinja i ptica. Od djetinjstva gledamo kako prelijeću ptičice s grane na granu, s drveta na drvo. Ushićuje nas lakoća i neusiljenost s kojom to čine. Ili to, kako lebde visoko na nebu.

Međutim, u letu ptica ima puno toga neočekivanog. Znanost na primjer još ne zna zašto ptice samo povremeno lete pomoću zamaha krila. U njihovom letu suštinsku ulogu ima antigravitacija koju one proizvode. U glavi goluba, na primjer, gravitacija je deset puta manja nego na kraju repa, to jest on zna rasporediti gravitaciju, i zbog toga nastaje drugačija dinamika leta. Kod raznih ptica promjena gravitacije i njeno raspoređivanje duž tijela odvija se na različite načine. Čak se i letenje može ostvariti na osnovu različitih načelna: na primjer kod sove, noćne ptice, načelo letenja je različito od ptica koje lete danju.

Najzanimljiviji je slučaj orla. I on ima sposobnost stvaranja antigravitacije, ali on ima i sposobnost dematerijalizacije. Ako promatrate orla kada polazi u napad, čini vam se da leti mala okrugla grudica. Može se pomisliti da je postao tako mali zato što se jako puno skupio. Međutim, treba uračunati da orao može i nekoliko puta promijeniti svoju zapreminu. Tako to nije skupljanje, premda do skupljanja, naravno, također dolazi, ali uglavnom do smanjivanja zapremine dolazi na račun dematerijalizacije pojedinih dijelova tijela. Orao može mijenjati oblik tijela, ovisno o zadatku koji ima pred sobom. Po tim sposobnostima orlu se može približiti samo sokol.

Orao ima i druge zadivljujuće sposobnosti, o kojima ćemo govoriti u odgovarajućoj knjizi. Nisu slučajno prvobitni narodi cijelog svijeta povezivali lik orla sa Stvoriteljem. Nije slučajno ni to što se lik orla može vidjeti na grbovima mnogih država. Vidimo lik orla i na grbu Rusije. Tu se vidi dvoglavi orao. Orao sa dvije glave – to je znak postojane sretne budućnosti.

U sljedećim knjigama razmotrit ćemo i takve pojave kao što su levitacija, materijalizacija i dematerijalizacija, telepatija, telekineza, teleportacija i druge. Tijekom dugog vremena te pojave su bile zagonetke. Došlo je vrijeme da se na te zagonetke odgovori.

Čovječanstvo je u cjelini došlo do kvalitativno nove etape svog razvoja: sada je došlo na red neumiranje živih i uskrsavanje onih koji su otišli. I to pitanje se više ne postavlja na teorijskom, već na praktičnom planu. Sada je to, konačno, živa stvarnost. Živa stvarnost stvarnog spasenja za sve.

Primijetimo da činjenice uskrsnuća dokazuju obnovu materije što opet govori o nesvrhovitosti i nelogičnosti bilo kakvog razaranja.

Praksa uskrsavanja se u našem stoljeću nagomilavanja oružja masovnog uništenja pojavljuje kao metoda spasenja. Ona ukazuje na alternativni put razvoja civilizacije.

Razvijanje mehanizama regeneracije, mehanizama obnove, omogućit će pristupanje rješavanju zadatka stvaranja bez razaranja. Načelo obnove može se lako proširiti na sve sfere ljudskih djelatnosti. Ono će moći poslužiti i kao osnova za razvoj stvaralačkog mišljenja budućih pokoljenja.

Bilo kakva takozvana agresivna sredina pri ovakvom pristupu se može preobraziti i u preobraženom obliku može se pojaviti kao neagresivni element prvobitne sredine. Kao rezultat, može se pronaći djelotvorna strategija ponašanja koja će omogućiti da se izbjegnu ekološke katastrofe i osigura daljnji razvoj bez razaranja okoline. Jer treba imati u vidu da je uskrsavanje – upravljanje cjelokupnim vanjskim prostorom.

Veliki sklad sa okolnom sredinom može se osigurati stvaranjem, na primjer, materijala koji se neće habati ili strojeva kojima prilikom eksploatacije neće biti potrebni značajni dopunski resursi. I sve to je savršeno realno. Isto tako, kao i uskrsavanje. I sve je to u našim rukama.

Treba uvijek pamtiti jednu veoma jednostavnu istinu: čovjek se rađa radi radosti, sreće i ispunjenog beskonačnog života.

POGLAVLJE 1

KONKRETNE ČINJENICE USKRSAVANJA LJUDI

U ovom poglavlju ćemo razmotriti nekoliko konkretnih činjenica uskrsnuća. Sve one su dokumentirano potvrđene, a dokumenti su navedeni u Prilogu A.

Uopće, već se dogodilo puno faktičkih uskrsnuća. Iz sveg tog obilja postojećih dokumentiranih slučajeva izabrano je nekoliko različitih slučajeva. Stvar je u tome da molbe za uskrsnuće stižu do mene nekada odmah nakon nastanka biološke smrti, a nekad i poslije dugog vremena, u vezi sa čime se dolje razmatrana četiri slučaja međusobno razlikuju po tome koliko je vremena prošlo između biološke smrti i uskrsnuća. Predočene činjenice se odnose na: uskrsnuće nakon nekoliko sati od nastanka biološke smrti (slučaj 4), nakon nekoliko tjedana (3), nakon nekoliko mjeseci (1), i nakon nekoliko godina (2). U slučajevima (1) i (2) radi se o uskrsavanju muškaraca, a u druga dva slučaja – o uskrsavanju žena.

1

I tako, pristupamo razmatranju prvog slučaja. Tekstovi ovdje navedena dva iskaza uzeta su iz knjige: Grigori Grabovoi „Praksa upravljanja. Put spasenja,“, treći tom. Knjige su izdane u Moskvi 1998. godine, izdavačka kuća „Sopričastnostь“. Citirane izjave reproducirane su u Prilogu A.

Izjava Rusanove Emilije Aleksandrovne iz 27. 05. 1996. godine. (Prilog A, str. 349)

„5. Rujna 1995. godine prilikom osobnog susreta sa Grabovoiem Grigoriem Petrovičem, obratila sam mu se sa molbom da u potpunosti regenerira mog sina Rusanovog A. E., rođenog 22. Kolovoza 1950. godine, a preminulog 16. Lipnja 1995. godine. Moj sin se rodio u Moskvi, a umro je također u Moskvi. Prije obraćanja

Grabovoiu G. P. bila sam potpuno očajna, preživjela sam infarkt. Poslije obraćanja Grabovoiu G. P., negdje početkom Listopada 1995. godine, u meni se pojavila nada u sinovljev povratak, počela sam osjećati njegovu (duhovnu) prisutnost u kući. Pošla sam na groblje, i prišavši sinovljevom grobu vidjela sam da se cijelom dužinom preko njega pruža duboka pukotina, a da se u sredini obrazovalo malo udubljenje kao da je zemlja iznutra izbačena.

Negdje oko ponoći jasno sam vidjela (iako su mi oči bile zatvorene) kako se od mojih grudi do sinovljevog groba, do udubljenja na njemu, protežu dvije bijele vrpce i kako sam potom potegla te dvije vrpce k sebi i pri tome osjetila težinu. Sve to je trajalo nekoliko sekundi. Moj sin je sahranjen na Vostrjakovskom groblju u Moskvi, a moje viđenje njegovog groba bilo je na razini prozora mog stana koji se nalazi na sedmom katu.

Kada sam se obratila Grabovoiu G. P. sa molbom za uskrsavanje moga sina Rusanova A. E., razgovarala sam o tome sa bivšom ženom mog sina Kozlovom Tatjanom Ivanovnom, sa kojom sam poslije njihovog razvoda ostala u prijateljskim odnosima. Ona, Kozlova Tatjana Ivanovna, prisustvovala je njegovoj sahrani. U vrijeme nakon naših razgovora u periodu od Listopada do Siječnja Kozlova T. I. mi je nekoliko puta pričala da je često na ulicama gradova Kaljinjingrada i Moskve sretala ljude koji su sličili mom sinu Rusanovu A. E. Početkom Veljače 1996. godine putovala je vlakom „Jantar“ iz Moskve u Kaljinjingrad Pribaltički, a u kupeu vagona zajedno sa njom je putovao čovjek koji je jako ličio na mog sina Rusanova A. E. Bio mu je veoma sličan po vanjštini, po manirima, ponašanju, gestama, izgledom, ali nekako rastresen, izgubljen. On je putovao sa čovjekom koji kao da ga je pratio, upravljao njime, ali ga pri tome ni jednom nije nazvao po imenu. Kozlova T. I. je bila veoma začuđena kada je moj sin Rusanov A. E. ugledavši novac (novoizdana novčanica od tisuću rubalja) glasno iskazao nepoznavanje te novčanice.“

Izjava Kozlove Tatjane Ivanovne iz 27. 05. 1996. godine (Prilog A, str 351)

„Od Prosinca 1975. godine do Listopada 1982. godine bila sam u braku sa Rusanovim A. E. Poslije razvoda braka sa Rusanovim A. E. ostala sam u prijateljskim odnosima sa njegovom majkom Rusanovom Emilijom Aleksandrovnom, rođenom 20. Lipnja 1927. godine u Moskovskom području. U vrijeme našeg susreta 26. Rujna 1995. godine, ona mi je saopćila da se obratila Grabovoiu Grigoriu Petroviču sa molbom da uskrsne njenog sina Rusanovog A. E., rođenog u Moskvi 22. Kolovoza 1950. godine. Rusanov A. E. je, prema službenoj osmrtnici, preminuo 16. Lipnja 1995. godine u Moskvi. Poslije toga, znajući za to da Grabovoi Grigori Petrovič radi na uskrsavanju Rusanovog A. E., počela sam da u periodu od Listopada 1995. godine do Veljače 1996. godine na ulicama uočavam ljude koji su ličili na Rusanovog A. E., a prilikom putovanja u grad Kaljinjingrad u Kaljinjingradsko području sa mnom u kupeu je putovao čovjek za koga sam pomislila, vidjevši ga, da izgleda kao da su ga dovukli sa onoga svijeta. Taj čovjek koji je ušao u kupe ličio je na Rusanovog A. E., rođenog 1950. godine po sljedećim osobinama: boja kose, boja očiju, vanjski oblik i crte lica.

Maniri ponašanja onog koji je ušao u kupe točno su odgovarali manirama ponašanja Rusanova A. E. Uz to, odgovarale su i karakterne crte. On je imao iste navike (ćutljivost, strast za čitanjem, najveći dio vremena čitao je novine). Čovjek koji ga je pratio bio je muškarac srednjeg rasta, koji ga za vrijeme putovanja ni jednom nije pozvao po imenu. I kada mu je taj čovjek pokazao novac, onaj koji je nalikovao Rusanovu bio je začuđen, vidjevši novoizdanu novčanicu od 1000 rubalja, na što mu je pratilac objasnio da su te novčanice nedavno tiskane. Stekao se utisak da je on (taj koga je onaj muškarac pratio) neko vrijeme bio odvojen od stvarnog života. Iako je, vjerojatno, sačuvao profesionalne navike, jer je muškarac koji ga je pratio rekao da oni prevoze automobile.

Gore opisani susret odigrao se 2. Veljače 1996. godine u vrijeme mog putovanja na liniji Moskva – Kaljinjingrad u vlaku „Jantar".

Ovo je opis tog slučaja, predstavljen od strane neposrednih sudionica tih događaja. U tim opisima naveden je čitav niz važnih trenutaka koje ćemo podrobnije razmotriti. Razmatranje ćemo početi izjavom Emilije Aleksandrovne, majke otišloga.

Faktički, na samom početku svoje izjave Emilija Aleksandrovna govori o tome kako se poslije početka mog rada na uskrsavanju njenog sina kod nje pojavio osjećaj njegove duhovne prisutnosti u kući.

Stvar je u tome što se, čak i kada kod čovjeka nastupi biološka smrt i on prođe kroz fazu sahranjivanja i nalazi se u konkretnom grobu, u njegovoj svijesti kao i ranije čuvaju sva stečena znanja i što je ta svijest svjesna svoje povezanosti sa tijelom u kome više nema života, ili točnije, ono što se obično naziva životom. I u svezi sa tim tijelo (u kome više nema životnih procesa, u navedenom slučaju tijelo sina) prilikom fiksacije materijalne svijesti majke za njega, adekvatno reagira na dodir vanjske svijesti. On reagira na informaciju koja je sadržana u impulsu vanjske svijesti, te se prema tome javlja i adekvatni odgovor. Odavde se vidi da je, zamišljajući tijelo, moguće duši predati znanje o uskrsnuću.

Dalje, poslije uskrsnuća, prilikom ispitivanja uskrsnulog ispostavilo se da je u trenutku obraćanja vanjske svijesti on sve to zaista percipirao i svoje fizičko tijelo dovodio u vezu sa svojim vlastitim „ja", iako se fizičko tijelo nalazilo u grobu i prema tome, naravno, bilo ograničeno u svojim mogućnostima. Više od toga, povratnik govori o tome, a to je poznata činjenica, da je njegov položaj na općoj informacijskoj razini pokazivao da njegovo fizičko tijelo nastavlja postojati i ima sve moguće i nužne osobine za to da nastavi biti dio općeg socijalnog sustava, dio društva. Pri tome je važno napomenuti da je to znanje u sebi sadržavalo kako raniju informaciju, koja se odnosila na ranije funkcije danog fizičkog tijela, tako i novu informaciju, koje se odnosila na njegovu biološku smrt.

Čitamo dalje izjavu. Kada je Emilija Aleksandrovna došla na groblje i prišla sinovljevu grobu, vidjela je da se preko groba pruža duboka pukotina i da se na sredini groba stvorilo udubljenje kao da je zemlja iznutra izbačena.

Objašnjenje za ovo je sljedeće. Spomenuto izbacivanje iznutra treba promatrati kao primarnu materijalizaciju svijesti, one svijesti koja se nalazila u fizičkom tijelu. Poslije početka mog rada na uskrsnuću došlo je do primarne materijalizacije te svijesti u obliku sfere i njenog izvođenja u informacijski skelet planeta. Poslije toga nastupa faza stvaranja materijalne strukture oko duše, to je ona struktura koju obično vidimo kada promatramo ljude. Može se reći da je i teorijski i praktično moguće čovjeka promatrati kao strukturu svijesti koja ima određeni tjelesni omotač.

Sada ću usput načiniti još jednu primjedbu. Govorio sam o primarnoj materijalizaciji svijesti u sferni oblik. Poslije prolaska te sfere kroz informacijski skelet planeta može doći do njene projekcije bilo u sljedeći plod (i tada se rađa dijete) bilo u strukturu uskrsnuća. U danom slučaju, uslijed upravljanja bila je ostvarena projekcija u strukturi uskrsnuća. To jest, bilo je stvoreno isto ono tijelo, bio je stvoren isti čovjek. I tako, tu je učinjeno isto što je učinio i Isus Krist kada je uskrsnuo Lazara, samo što u našem slučaju poslije biološke smrti nije prošlo nekoliko dana nego nekoliko mjeseci.

Dalje, Emilija Aleksandrovna piše da je jednom, oko ponoći, ona jasno vidjela, zatvorenih očiju, kako se od njenih grudi do udubljenja na sinovljevu grobu protežu dvije bijele vrpce, i kako je ona zatim povukla te vrpce prema sebi, osjetivši pri tome težinu. Sve to je trajalo nekoliko sekundi. Iz daljnjeg opisa slijedi da je sin Rusanove bio sahranjen na moskovskom Vostrjakovskom groblju, a da je viđenje njegovog groba bilo na razini prozora njenog stana koji se nalazi na sedmom katu.

Gore opisane dvije vrpce karakteriziraju prijelaznu fazu. Prva vrpca je nastala u trenutku kad je majka rodila dijete, to je struktura rođenja njenog sina. Druga vrpca – to je moguće produljenje, produženje, nastavak njegove svijesti ili njegovog bića. Gore sam već govorio da su poslije biološke smrti čovjeka moguće dvije varijante: ili rođenje u drugom djetetu, i, shodno tome, ostvarivanje prvoutjelovljenja, ili uskrsnuće, i prema tome, ponovno stvaranje istog tijela, pri čemu ne samo ponovno stvaranje materije, nego i svih drugih struktura svijesti. U navedenom slučaju zbog vanjskog upravljanja ostvarena je varijanta uskrsavanja.

Pojava dvije povezujuće vrpce i opažanje sinovljeva groba na razini stana koji se nalazi na sedmom katu označava sjedinjavanje struktura svijesti sina i vanjske sredine.

U praksi uskrsavanja postoji prilično osobit trenutak koji karakterizira vezanost tijela za onu strukturu, za ono mjesto gdje se nalazi tijelo poslije biološke smrti. To znači da ono mjesto gdje se polaže tijelo postaje mjesto njegove vezanosti. Primarna vezanost se nalazi u promjeru od oko dva metra od fizičkog tijela. Ukupno područje vezanosti zahvaća otprilike površinu od oko 50 metara u promjeru od groba, a dalje se već odvija izlaz na informacioni skelet vanjskog svijeta. Poznavanje te vezanosti i trenutaka koji su s njom u vezi je važno za proceduru uskrsavanja, jer obrnuti prolaz kroz biološku smrt u stvari predstavlja i prijelaz kroz strukturu vezanosti. I sam uskrsnuli, naravno, mora biti usmjeren na to da iz te vezanosti izađe. Između ostalog, ako opis viđenja, koji je dala Emilija Aleksandrovna, razmatramo sa te točke gledišta, onda se može reći da je ona vidjela oblik groba kao varijantu vezanosti biološkog tijela za fiksirano mjesto.

Dalje se tekst izjave Rusanove E. A. zasniva na informaciji koju je dobila od Kozlove T. I. (i tako se opis daljnjih događaja može pratiti u iskazima obje žene).

Iz teksta postaje jasno da je, nakon što mi se Emilija Aleksandrovna obratila sa molbom za uskrsavanje njenog sina i nakon što je to saopćila bivšoj supruzi svoga sina Kozlovoj, Kozlova na ulicama Kaljinjingrada i Moskve počela sretati ljude koji su ličili na njenog bivšeg muža Rusanova, a zatim je, kada je putovala vlakom „Jantar“

iz Moskve za Kaljinjingrad pribaltički, i izbliza srela čovjeka koji je po svemu sličio Rusanovom, koji je ušao u njen kupe.

Ako se pročita opis tog susreta, koji je dala Kozlova, može se steći utisak da se ona ponašala previše pasivno. Ali, zamislite da sami putujete u kupeu vlaka i odjednom srećete čovjeka koji kao dvije kapi vode sliči vašem rođaku koga ste sahranili prije nekoliko mjeseci. Pri tome taj čovjek na vas ne obraća nikakvu pažnju. Što mislite, biste li mu prišli i rekli: „Bok! Što je, više me ne poznaješ?“ Ili biste, možda, zanijemjeli od iznenađenja, izgubivši moć govora, nemoćni da napravite ni korak, kao da su vam se odjednom odsjekle noge? I premda Tatjana Ivanovna ne piše o svojim osjećanjima za vrijeme tog susreta, možemo si predstaviti kakav ju je vihor najrazličitijih osjećanja zahvatio: i iznenađenja, i zbunjenosti, i rastrojenosti i istovremene pojave svijesti o stvarnom uskrsnuću, uprkos svemu. Uprkos svemu, u današnje vrijeme mnogi još uvijek uskrsnuće smatraju čudom, još uvijek ima ljudi koji ne razumiju da je to standardna procedura, i da će se uskrsavanje uskoro doživljavati kao nešto sasvim prirodno, da će ono postati norma života.

Ali za sada čovjek još uvijek, ugledavši iznenada kraj sebe u kupeu vlaka sahranjenog rođaka ne može doći ni do kakvog zaključka, kao da ne prihvaća odmah moguće čudo, ili se boji da ne uradi nešto neumjesno. Zbog toga prilikom čitanja izjave treba imati u vidu i stanje čovjeka u takvoj situaciji. Ova knjiga upravo i navodi čovjeka na osvješćivanje istinskih, izvornih realnosti i omogućuje nam da se pri tome snađemo, da se pravilno ponašamo u sličnim situacijama. Prilikom prvog susreta sa uskrsnulim posebno je važno početi razgovor sa njime i ponuditi mu pomoć.

Vraćamo se priči Rusanove, onom mjestu gdje ona govori o tome kako je u početku Kozlova počela da najprije na ulicama sreće ljude koji su ličili na Rusanova, a potom za vrijeme putovanja iz Moskve u Kaljinjingrad, kad je čovjeka koji je po svemu ličio na Rusanova, srela izbliza, u svom kupeu.

U vezi sa ovim treba reći da otišli, ili je, u danom slučaju bolje reći 'oni koji se vraćaju', vrlo dobro osjećaju stanje onih ljudi kojima se vraćaju, i oni ni u kom slučaju ne mogu izložiti te ljude nepotrebnom stresu. Zato se je Rusanov u početku počeo pojavljivati na izvjesnom rastojanju od svoje bivše žene, postupno je dovodeći do toga da prihvati mogućnost njegovog povratka, tim prije što je Kozlova već znala za to da teče proces uskrsavanja.

Zato je, kad piše da je viđala ljude koji su ličili na njenog bivšeg supruga, ona zaista i viđala već realno uskrsnulog Rusanova.

Može se razjasniti da se uskrsnuli prema živućima ponašaju veoma pažljivo i sa takvim razumijevanjem zato što su njihovoj svijesti bili predani i elementi uskrsnuća. A u vezi sa tim, što su im predani ti elementi, kod njih nastaje drugačija psihička struktura percepcije stvarnosti. Oni, na primjer, smatraju, i to potvrđuje njihovo osobno iskustvo, da je život vječan. Kod njih također dolazi i do posebnog odnosa prema zakonima makrokozmosa. Mnogi zakoni su za njih apsolutno točni i preko njih oni nikada ne prelaze.

Oni znaju i za postojanje vezanosti u promjeru od pedeset metara, te se prilikom vraćanja na fizičku razinu neko vrijeme drže na rastojanju od pedeset metara od onih ljudi kojima se vraćaju.

Poslije prve faze kontakta, u kojoj se povratnik percipira na razini osjećanja, dolazi do prelaska u drugu fazu, fazu vizualizacije, u kojoj uskrsnuli već počinje stupati u bliže dodire sa živima. Vidimo, da se Rusanov pojavljuje već u neposrednoj blizini svoje bivše supruge, u kupeu vlaka.

Obratite pažnju na to da se ovdje kod uskrsnulog pojavljuje vladanje tehnikom upravljanja, u ovom slučaju, upravljanja situacijom. Ta tehnika se predaje uskrsnulome prilikom njegovog uskrsnuća. Zbog toga on već samostalno može pronalaziti, i isto tako i stvarati situacije koje su potrebne radi obnavljanja kontakta sa onima koje je poznavao i kojima se vraća.

O utisku koji je njen sin ostavio na svoju bivšu suprugu, Emilija Aleksandrovna piše sljedeće: „Bio mu je veoma sličan po vanjštini, po manirama, ponašanju, gestama, izgledom, ali nekako rastresen, izgubljen. On je putovao sa čovjekom koji kao da ga je pratio, upravljao njime, ali ga pri tom ni jednom nije oslovio po imenu."

Ovdje u ponašanju uskrsnulog vidimo još jedan element znanja, a to je razumijevanje stanja u kome se nalazi čovjek koji ga poznaje. Kada bi se pojavio sam, onda bi koncentracija pažnje njegove bivše supruge usmjerene na njega mogla biti toliko visoka da bi to jako otežalo postupnu adaptaciju, a i moglo bi promjeniti predviđeni razvoj događaja.

Zato se u situaciju uvodi element koji povremeno skreće na sebe pažnju Kozlove – to je čovjek koji prati uskrsnulog. Pri tome uopće nije obavezno da taj drugi čovjek bude stvaran čovjek u običnom smislu, on u stvari može imati samo vizualnu prirodu, ali to su već tehnički detalji koje u ovoj knjizi, za sada ostavljam po strani.

Ranije sam spomenuo postojanje primarne vezanosti u promjeru od oko dva metra od fizičkog tijela. I tako, povremena ili značajna koncentracija na drugog čovjeka, pri razmatranju ovih događaja sa točke gledišta finijeg plana odgovara odvezivanju od te primarne zone, to jest zone samoga groba, i prijelaz iz te zone ka pratećem čovjeku. Napominjem da ovo ne mora obavezno biti čovjek, to može biti jednostavno i neki predmet, na primjer, vozilo u kojem putuje uskrsnuli, ili nešto drugo. Važno je načelo, načelo odvezivanja uskrsnulog od primarne zone.

Dalje, ta okolnost da čovjek pratilac u prisustvu Kozlove ni jednom nije pozvao Rusanova po imenu govori o tome, da bi u toj situaciji to moglo dovesti do šoka Kozlove što bi moglo izazvati razaranje nekih njenih stanica. Ali, već sam govorio da uskrsnuli dobro osjećaju situaciju i stanje čovjeka koga imaju pred sobom, on je prošao duboke stadije destrukturiranja a zatim strukturiranja svijesti, i zato, krećući se naprijed, on djeluje veoma pažljivo.

Može se primijetiti sljedeći važan trenutak u izjavi Emilije Aleksandrovne. Poslije gore citirane fraze ona piše: „Kozlova T. I.

je bila začuđena kada je moj sin Rusanov A. E...." Ovdje se može vidjeti, da je poslije onoga što joj je ispričala Kozlova o susretu sa njenim sinom u kupeu vlaka kod Rusanove došlo do potpune identifikacije uskrsnulog upravo sa njenim sinom, koji je ranije bio mrtav, a sada se pojavio živ. Primjećujem, da se kasnije ovo konačno i potvrdilo, i da se nakon opisanih događaja sve lijepo završilo.

Treba podvući da je duhovna identifikacija glavni kriterij za to da li je došlo do uskrsnuća upravo određenog čovjeka.

Sljedeća fraza u izjavi „Ugledavši novac (novoizdana novčanica od tisuću rubalja) glasno je iskazao nepoznavanje te novčanice".

U kojoj situaciji bi običan živi čovjek reagirao na sličan način? Kada bi se on, u trenutku uvođenja nove novčanice nalazio recimo u inozemstvu, tada bi upravo na isti način izrazio svoju začuđenost, susrevši se sa novom realnošću. Rusanov se u periodu uvođenja novih novčanica nalazio u zatvorenom prostoru svoga groba, a granicama tog prostora bilo je ograničena i njegova svijest, koja se nalazila pored fizičkog tijela. Odavde se vidi da je svijest otišlih, to jest onih kod kojih je došlo do biološke smrti, da je ta svijest praktično ista kao i svijest onih koji se nalaze u stanju koje se obično naziva životom. Otuda i ista reakcija na istu situaciju.

Iz navedenog izlaganja ne treba zaključiti da je opisana shema uskrsnuća standardna. Za navedeno vrijeme ona je, zaista, prilično tipična, u vezi sa sadašnjom percepcijom uskrsnuća od strane društva. U suštini, ona odražava stvarne zakone uskrsavanja. U stvarnosti, sve ovdje u velikoj mjeri ovisi o stupnju pripremljenosti živih za povratak svojih bližnjih. Cijeli proces uskrsnuća može trajati i kratko vrijeme. U bliskoj budućnosti, kada bar nekom dijelu društva bude jasno da je proces uskrsavanja – normalna standardna procedura, uskrsnuća će se odvijati veoma brzo, zbog spremnosti društva da prihvati tu pojavu.

Svjedočenja o uskrsnućima odabrao sam tako da bi shema uskrsavanja omogućila da se naučimo uskrsnuću uopćenom analizom činjenica.

U drugom poglavlju se također govori o mogućnosti praktično trenutnog uskrsnuća, ali za to uskrsavajući mora ovladati veoma visokim stupnjem duhovnog razvoja.

2

Prelazimo na razmatranje drugog slučaja uskrsnuća.

Izjava Kulikove Svetlane Aleksejevne od 26. 01. 1999. godine (Prilog A, str. 353.)

„ U svezi s time, da sam se 24. 12. 1998. godine obratila Grigoriu Petroviču Grabovoiu povodom ubojstva sina Valentina kome je bilo 26 godina, izjavljujem da Grabovoi Grigori Petrovič zaista može da uskrsava ubijene ljude.

Nakon što me je Grigori Petrovič Grabovoi primio i pristao da uskrsne sina Valentina, rođenog 1967, a ubijenog 1993. godine, intenzivno sam počela proučavati njegovu doktorsku tezu i tri toma djela „Praksa upravljanja. Put spasenja". Pitanja je svaki put bivalo jako puno. Neznanje o tome odakle se izvode formule i nemogućnost da smisleno razumijem lakonski izraz u disertaciji dovodili su me do očaja. Poslije svakog novog čitanja rad mi se činio drugačijim, u njemu se nešto mijenjalo.

I iznenada, 10. 01. 1999. godine, oko 23 sata, poslije uobičajenog pokušaja da razumijem nerazumljivo, u srcu sam se misaono obratila Grigoriu Petroviču za pomoć. I kroz neko vrijeme sve besmisleno i nerazumljivo je nekuda nestalo. U svijesti su mi se pojavile savršeno jasne i razumljive odrednice kubične forme vremena i zakoni ustrojstva svijeta. Nastao je osjećaj radosti i sreće. Nekoliko dana me je mučilo pitanje: „Tko je ustvari Grigori Petrovič Grabovoi?"

13. Siječnja 1999. godine, uoči Nove Godine, već postavivši

stol za svoje bližnje, osjetila sam neodoljivu želju da odem do prozora. Otišavši do njega, divila sam se lijepom zimskom pejzažu sa iskričavim plavičastim snijegom. Bilo je 22 sata i 40 minuta – 22 sata i 50 minuta. I u mislima opet mi se pojavilo pitanje: „Tko je ipak Grigori Petrovič Grabovoi?“ I tada su mi, umjesto snijega, pred očima počele pulsirati ogromne crne brojke: 14111963. Zatim su se među njima pojavili znaci zbrajanja, i sve se pretvorilo u čudnu jednadžbu: 1+4+1+1+1+9+6+3 = 8. Osmica je blago svijetlila blijedoljubičastim svjetlom. Zatim se osmica prevrnula i položila, obrazujući znak za beskonačnost ∞. Pozvali su me za stol i brojke su nestale. Tek sljedećeg dana sam saznala da su te brojke bile datum rođenja Grigoria Petroviča Grabovoia. A njihov zbroj iznosio je 8 – broj Isusa Krista, koji je, položen, pokazivao vječnost.

14. Siječnja 1999. godine kod nas je noćila moja kćer Katja koja živi odvojeno i koja je blizanka poginulog sina Valentina. U dva sata iza ponoći, kada su svi ukućani već spavali, a Katja samo što je ušla u svoju sobu, čula sam udarac, kao da je lopta udarila, a kroz neko vrijeme je zašuškala aluminijska folija koja je ležala na fotelji u jednoj od soba. U to je iz svoje sobe izašla Katja i rekla da je doslovce pred njenim očima poletjela kutijica koja je ležala ispod šivaćeg stroja, kao da ju je netko nevidljiv udario nogom. Ja sam rekla da sam čula taj udar kao i šuškanje folije na fotelji. Zajedno smo pošle pogledati tu fotelju i vidjele smo da je folija ulegnuta i da je na njoj otisak odrasle ljudske ruke. I poslije toga u kući se stalno osjećala nečija prisutnost. Neprestano su se čuli koraci, pomicale su se zavjese, škripao pod.

16. Siječnja 1999. godine sin (Dimitrij, rođen 1965) i unuk (Mihail, rođen 1985), jednoglasno su izjavili da je, probudivši se usred noći, sin Dimitrij na zidu suprotnom od kreveta, pored ogromne fotografije lava, vidio živog Valentina. Sin Dimitrij je zatvorio oči i ponovno ih otvorio. Onda je probudio unuka Mihaila i saznao da i unuk također vidi Valentina. Sada je on u to apsolutno uvjeren. Želim dodati, da sam u vrijeme prijema kod Grabovoia

Grigoria Petroviča od njega dobila audiokasetu sa njegovim glasom na kojoj mi je objašnjavao što je kriterij, i zašto je u odnosu na svijest prostor sekundaran, a primaran interval kretanja. Poslije toga, kada sam to shvatila, ta kaseta je nestala, to jest dematerijalizirala se."

I tako, Svetlana Aleksejevna mi se obratila sa molbom da uskrsnem njenog sina. Njen sin Valentin, rođen 1967. godine, bio je ubijen 1993. godine. Ona mi se sa molbom za uskrsavanje obratila 1998. godine. Slijedi da je, sudeći po datumima, prošlo više od pet godina, bila je u tijeku već šesta godina od njegovog ubojstva.

Uopće, za uskrsnuće je potreban isti utrošak truda neovisno od toga je li čovjek umro skoro ili davno. Međutim razlika u vremenu može imati sljedeće značenje. Što je više vremena prošlo od dana biološke smrti, koja je u danom slučaju nastupila zbog ubojstva, utoliko je vjerojatnije da se smanjuju ili potpuno nestaju čimbenici koji su doveli do smrti (ubojstva). Ta okolnost pojednostavljuje uskrsnuće i može ga učiniti bržim. Na taj način, pri uskrsavanju je često važno razumjeti uzrok događaja, jer to tada ubrzava samo uskrsnuće.

Počnimo sa razmatranjem ove izjave.

Svetlana Aleksejevna piše, da je ona proučavala moj rad „Primijenjene strukture područja stvaralačke informacije" i djelo u tri toma „Praksa upravljanja. Put spasenja" u kome su sakupljene konkretne činjenice iz moje prakse, između ostalog i o uskrsavanju. Pri tome nekoliko dana nju je neobično zanimalo, ili, kako ona piše, čak i mučilo, pitanje o tome tko sam ja.

Očigledno, usredotočenost na tu misao je bila toliko velika da je jednom, stojeći kraj prozora i uživajući u zimskom pejzažu, Svetlana Aleksejevna u simboličnom obliku dobila odgovor na svoje pitanje.

Kako sama piše, uvečer uoči Nove Godine po starom kalendaru „osjetila sam neodoljivu želju da odem do prozora. Otišavši do njega, divila sam se lijepom zimskom pejzažu sa iskričavim plavičastim snijegom. Bilo je 22 sata i 40 minuta – 22 sata i 50 minuta. I u mislima opet mi se pojavilo pitanje: „Tko je ipak Grigori Petrovič Grabovoi?" I tada su mi umjesto snijega pred očima počele pulsirati ogromne crne brojke: 14111963. Zatim su se među njima pojavili znaci zbrajanja, i sve se pretvorilo u čudnu jednadžbu: 1+4+1+1+1+9+6+3 = 8. Osmica je blago svijetlila blijedoljubičastim svjetlom. Zatim se osmica prevrnula i položila, obrazujući znak za beskonačnost ∞. Pozvali su me za stol i brojke su nestale. Tek sljedećeg dana sam saznala da su te brojke bile datum rođenja Grigoria Petroviča Grabovoia. A njihov zbroj iznosio je 8 – broj Isusa Krista, koja je, položena, pokazivala vječnost."

Prva primjedba u svezi ovog odlomka. Datum 14. 11. 1963. godine je dan mog rođenja.

I druga. U tekstu je bio navedeni zbroj brojeva po pravilu koji se primjenjuje u numerologiji: brojevi se zbrajaju dotle, dok se ne dobije jednoznamenkasti broj. U danom slučaju imamo 1+4+1+1+1+9+6+3 = 26, 2+6 = 8.

Nastavimo sa razmatranjem izjave. Postoje podaci da je Isus Krist na Tajnoj večeri svojim učenicima dao znak sa osmicom, malo polegnutom, upravo kao da je to istovremeno i znak osmice i znak beskonačnosti. To je bio simbol njegove razine; držao ga je u rukama, a onda ga je predao učenicima.

Ako je osmica postavljena uspravno, onda je to obična osmica, a ako je postavljena horizontalno, to je onda znak beskonačnosti. Obična osmica je broj, jednostavno zbrojeno osam jedinica, to jest, ona se odražava u konačnom broju elementa.

Horizontalno postavljena osmica – to je već osmica sasvim drugog plana, to je simbol beskonačnosti, to je simbol beskonačne količine elementa, to je simbol beskonačne količine povezanosti.

Isusova osmica je bila nagnuta, to jest, ona je zauzimala međupoložaj između dvije krajnosti, između vertikalnog i horizontalnog položaja. Osmica nagnuta na taj način je znak, simbol koji odgovara prevođenju beskonačnosti u konačan broj. Ona odgovara osnovnoj strukturi koja povezuje beskonačnu količinu pojava sa jednom konkretnom, ona označava prijelaz cjelokupne raznovrsnosti svijeta u konkretno ono što sada vidimo, percipiramo, osjećamo.

Taj znak simbolizira načelo povezanosti duhovnog i materijalnog. On u suštini označava akt stvaranja.

To znanje je donedavno bilo sakriveno, ja sada po prvi put otkrivam svojstva tog znaka.

Što se tiče Svetlane Aleksejevne, ona je, zahvaćena strasnom željom da pronikne u suštinu događanja, da se sama u tome nekako snađe, tijekom nekog vremena stalno bila u stanju osobite napetosti, i to je dovelo do toga da su joj ta znanja, o kojima piše, prišla kao otkrovenje. „Tko traži naći će!“ Naravno, samo onaj tko iskreno traži.

Čitamo dalje izjavu:

„14. Siječnja 1999. godine kod nas je noćila moja kćer Katja koja živi odvojeno i koja je blizanka poginulog sina Valentina. U dva sata po ponoći, kada su svi ukućani već spavali, a Katja samo što je ušla u svoju sobu, čula sam udarac, kao da je lopta udarila i kroz neko vrijeme je zašuškala aluminijska folija koja je ležala na fotelji u jednoj od soba. U to je iz svoje sobe izašla Katja i rekla da je doslovce pred njenim očima poletjela kutijica ispod šivaćeg stroja, kao da ju je netko nevidljiv udario nogom. Ja sam rekla da sam čula taj udar, a i šuškanje folije na fotelji. Zajedno smo pošle pogledati tu fotelju i vidjele smo da je folija ulegnuta i da je na njoj otisak odrasle ljudske ruke. I poslije toga u kući se stalno osjećala nečija prisutnost. Neprestano su se čuli koraci, pomicale su se zavjese, škripao pod.“

Ovdje je važno uočiti važnu okolnost. Kada se uskrsnuli približava živom rođaku, kod rođaka može doći do reakcije hipofize. Pri određenom stupnju te reakcije rođak vidi uskrsnulog, ali događanje percipira u stanju proširene svijesti. To se događa onda kada je živi još nedovoljno spreman za izravan susret sa uskrsnulim, za njega se onda taj susret odvija po režimu koji ga štiti od prevelikog stresa.

Pri drugom stupnju reakcije hipofize rođak uopće ne može vidjeti uskrsnulog, iako ga drugi ljudi mogu vidjeti i snimiti pomoću foto aparata.

U tekstu se primjećuje još jedna interesantna osobina. Valentin i Katja bili su blizanci, a blizanac je sa točke gledišta informacija – informacijski odraz i stoga najpogodniji kanal za prvu razinu uskrsavanja.

Uskrsnuće se odvija po višestupanjskom sustavu, sada ćemo se pozabaviti time, ali prvo ću napomenuti sljedeće.

Postoji načelo uskrsavanja koje se sastoji u tome da ukoliko više ljudi želi nečije uskrsnuće, utoliko je jednostavniji pristup do onoga tko uskrsava. To se naziva načelom paralelnih signala. Odatle slijedi, da je za uskrsnuće nužno da ga želi što je moguće veći broj ljudi, prije svega bliskih rođaka, jer se tada pojednostavljuje ulazak u svijet fizički živih, a posebno je pogodan ulaz kroz blizanca. Zato je Katja osigurala najpogodniji kanal za prvu razinu uskrsnuća. A sada o razinama uskrsnuća.

RAZINE USKRSAVANJA

Prva razina – to je sama činjenica uskrsnuća.

Druga razina – to je razina harmonizacije, usklađivanja dva vida stvarnosti. Jedan od njih je stvarnost otišlih, a drugi – stvarnost živih. Suština te harmonizacije sastoji se u tome da neko vrijeme uskrsnuli mora istovremeno biti prisutan na obje te razine stvarnosti, pri čemu, razumljivo, sve vrijeme postoji i neka međurazina, koja i inače uvijek postoji, dok se ostvaruje prijelaz sa jedne razine na drugu.

Kada se odvija registracija i vrši se, na primjer, analiza tkiva, to se u velikoj mjeri može promatrati kao izlazak sa razine otišlih.

Treća razina. Na trećoj razini povezanost sa otišlim je takva, da uskrsnuli više ne ulazi u strukturu otišlih, on već ulazi u strukturu živih, kod njega se odvija stabilizacija fizičkog tijela, ali još uvijek postoji takozvano balansno tijelo. To je tijelo u koje se, kada je to nužno, prevodi materijalno tijelo. Pri tome se prijelaz materijalnog tijela uravnoteženo odvija pretakanjem materije u njega, isto kao što se kod spojenih posuda tekućina pretače iz jedne posude u drugu. Taj mehanizam radi na sljedeći način.

Zamislite da se uskrsnuli sreo sa nekim od živih, sa jednim od onih koji još nisu spremni za susret sa njim. Duša uskrsnulog percipira tu informaciju i zato uskrsnuli, da ne bi traumatizirao čovjeka, formira reakciju njegove hipofize tako da on počne percipirati ono što se događa u stanju proširene svijesti, a za to vrijeme balansno tijelo sprovodi pretakanje materije u drugu točku prostora-vremena. Jer treba imati u vidu da je duša, koja upravlja cijelim procesom – ogromna veličina, po zapremini to je beskrajna struktura. I tako se uskrsnuli pojavljuje na sasvim drugom mjestu. Postojanje te sposobnosti pomaže da prilagođavanje uskrsnulih na žive bude harmoničnije.

Opisana pojava liči na teleportaciju, premda to nije teleportacija. Razlika među njima se sastoji u sljedećem.

Pri teleportaciji živog, a ne umrlog, potrebno je znati točne koordinate mjesta teleportacije, nužan je visok razvoj struktura upravljanja, to jest razine duše. U slučaju kada povratnik počinje prebacivati materiju u drugu točku prostora-vremena situacija je jednostavnija, jer je mjesto za njega već spremno.

Postoji još jedna razlika. To je ono, što u ta dva slučaja vidi filmska kamera. Prilikom pregledanja snimljenog materijala vidi se da se prilikom teleportacije elementi tijela pojavljuju u vidu diskretnih pokreta, dok su pri prijenosu materije u balansno tijelo koje se nalazi u drugoj točki prostora-vremena sva kretanja veoma ujednačena, kao da stvarno materija teče iz jednog mjesta i pojavljuje se na drugom mjestu u kojem se ona bilježi.

Četvrta razina. Na četvrtoj razini balansno tijelo praktično nije potrebno, zato što već postoje obnovljeni kontakti sa mnogim ljudima koje je uskrsnuli ranije poznavao, već postoje oformljeni dokumenti.

Peta razina. Na petoj razini uskrsnuli funkcionira već kao običan čovjek, on se praktično više ničim ne razlikuje od živućih.

Treba reći, da uskrsnuli može izabrati hoće li biti zajedno sa svojim rođacima ili sa bivšim poznanicima, ili ne. Stvar je u tome, da se neki od njih poslije njegovog uskrsnuća prilikom susreta sa njim mogu ponašati onako kako se uskrsnulome ne bi svidjelo. I zato uskrsnuli može birati. A kada on čini izbor i donese odluku o mjestu gdje će živjeti, to je onda još uvijek peta razina. I tada mu više nije potrebno drugo tijelo, tijelo za pretakanje, jer mu više nije potrebno skrivati se.

Treba primijetiti, istina, da se u posljednje vrijeme prijelaz u balansno tijelo praktično sve rjeđe i rjeđe događa. To je povezano sa time što u naše prosvješćenije vrijeme već postoji dovoljno dostupnih opisa i objašnjenja činjenice uskrsnuća.

Nastavljamo sa čitanjem izjave.

„16. Siječnja 1999. godine sin (Dimitrij, rođen 1965) i unuk (Mihail, rođen 1985), jednoglasno su izjavili da je, probudivši se usred noći, sin Dimitrij na zidu suprotnom od kreveta pored ogromne fotografije lava, vidio živog Valentina. Sin Dimitrij je zatvorio oči i ponovno ih otvorio. Onda je probudio unuka Mihaila i saznao da i unuk također vidi Valentina.“

Iz općih načela uskrsnuća slijedi da se, ako se uskrsnuće odvija u prisutnosti bliskih rođaka, u danom slučaju Dimitrija i Mihaila, brzina uskrsavanja povećava, i lakše se pristupa području izlaska uskrsavajućih. Uskrsnuće se dogodilo u prisutnosti ta dva svjedoka, i oni su vidjeli živog Valentina pored velike fotografije lava.

Nemalo značenje ovdje ima prisutnost fotografije predstavnika životinjskog svijeta, ali umjesto fotografije mogla je biti i živa mačka, ili pas, ili kakva biljka. Prilikom razmatranja prethodnog slučaja uskrsavanja dotaknuo sam se tog pitanja. Prisutnost nekog drugog objekta dovodi do raspršivanja pažnje čovjeka, i, shodno tome, smanjenju njegovog opterećenja, što doprinosi ubrzanju uskrsavanja.

Na taj način, moguće je konstatirati sljedeća pravila:

Najprije, da bi se uskrsnuće brže odvijalo, potrebno je imati više ljudi koji žele uskrsnuće određene osobe.

Drugo, bolje je, ako su to rođaci.

I, konačno treće, jako je dobro, ako prisustvuje i predstavnik svijeta životinja, makar samo i u vidu fotografije, kao što je u ovom slučaju bio lav.

Inače, prisutnost upravo lava ovdje je imalo dodatno jednu zanimljivu posebnost koja omogućuje da se uvidi povezanost uskrsavajućeg i okolnog svijeta. U svezi s tim ispričat ću o informacionim mogućnostima lava i orla.

Stvar je u tome, da za razliku od drugih životinja, lav kreće unaprijed znajući kakva ga približno situacija očekuje na drugom mjestu, i što mu se može dogoditi u najskorijoj budućnosti, otprilike do jednog sata unaprijed. Da bi se bolje razumjelo što se ovdje događa, promotrimo situaciju koja nam je malo poznatija.

Na suvremenim velikim aerodromima zrakoplovi ponekad slijeću svake minute. Radi osiguranja sigurnosti letova, kontrolori leta trebaju pratiti na radaru kretanje svih zrakoplova u zraku, kako bi upravljali slijetanjem i polijetanjem. Razmotrimo ukratko kako radi radar, ili, drugačije rečeno, radiolokacijska postaja.

Radar emitira kratki elektromagnetni impuls u nekom pravcu. Ako se u tom pravcu nalazi zrakoplov, onda se impuls, došavši do njega, odbija i vraća u suprotnom pravcu: na ekranu radara na tom mjestu nastaje svijetla točka. A po tome, koliko je vremena proteklo dok se odbijeni impuls vratio, određuje se udaljenost tog zrakoplova. U sljedećem trenutku impuls se odašilje u malo drugačijem pravcu, a zatim se pravac opet malo promjeni. Sve to se odvija veoma brzo, a kao rezultat uspostavlja se nadzor nad zračnim prostorom, jer se na ekranu radara formira potpuna slika položaja svih zrakoplova u danom trenutku.

Takvo promatranje zračnog prostora se na jeziku specijalista naziva skeniranjem.

Isto tako i lav ima sposobnost skenirati prostranstvo budućih događaja u periodu do sat vremena, pri čemu on vidi buduće događaje isto kao što vidi i sadašnje. Primijetimo da umjesto toga, što govorimo o skeniranju prostora budućih zbivanja možemo govoriti o skeniranju vremena. Može se upotrijebiti takav izraz.

S vremena na vrijeme lav iz grudnog koša odašilje impuls svijesti i, primivši odbijeni signal, unaprijed dobiva saznanje o budućim događajima.

Taj impuls se kod lava obrazuje u području želuca, odbija se od zidova želuca, prolazi kroz mozak i odašilje se negdje iz razine želuca - to je prvi signal. Drugi, odmah za njim, odašilje se kroz mozak. Oni se skoro trenutno sudaraju, i tako dobiveni impuls se koristi za skeniranje vremena. Tijekom obrazovanja tog impulsa želudac lava se malo skuplja, postaje pomalo nalik na loptu za ragbi, a impuls polazi sa jednog od krajeva te 'lopte'.

U okviru teme koju sada obrađujemo ima smisla reći i nekoliko riječi o noju. Izraz kao što je „nojevska politika" i drugi slični izrazi povezani su sa postojećom predstavom o tome da u trenutku opasnosti, umjesto da djeluje, noj od straha zabija glavu u pijesak. U stvarnosti, stvari stoje drugačije.

Noj može skenirati vrijeme približno do jedne minute unaprijed. I ako uvidi realnu opasnost, on onda bježi. To su potvrdili eksperimenti američkih znanstvenika sa bacanjem lopte. Čak i kada postoji potencijalna opasnost, ali koja u određeno vrijeme nije realna, noj zna da mu se ništa loše neće dogoditi, onda on zavlači glavu u pijesak. Ako opasnost postane realna, on će svakako pobjeći.

Vraćam se lavu. Lav skenira vrijeme približno jedan sat unaprijed. Ako umjesto u budućnost od jednog sata počne gledati u budućih recimo sat i dvadeset minuta, onda će zbog manje pokretljivosti početi gubiti oblik, a zar lav to može sebi dopustiti.

Treba reći, da se skeniranje budućih događaja od strane lava u nečemu razlikuje od skeniranja zračnog prostora radarom. Impuls koji odašilje radar predstavlja odsječak elektromagnetnog vala, on se kroz prostor kreće brzinom svjetlosti. Impuls svijesti kog odašilje lav se nikuda ne kreće, nigdje se ne rasprostire, nema nikakvog kretanja. Taj impuls se odmah, trenutno, pojavljuje u onoj točki u koju lav hoće krenuti. Kao što se taj impuls pojavljuje u točki tako se od nje i odbija, prije toga skeniravši sve oko nje.

Odbijeni signal, za razliku od emitiranog, ima svojstva valnog širenja. Odbijeni val se rasprostire veoma velikom brzinom, većom od brzine svjetlosti i vraća u prvobitni izvor.

Vratimo se emitiranom signalu. Da bi lakše razumjeli što se tu događa, možemo si pojednostavljeno predstaviti taj proces na sljedeći način. Kada je lavu na primjer potrebno prijeći preko neke teritorije, kod njega se javlja misao povezana sa time. Zamislimo je u vidu cilindričnog stupića (u suštini, ovdje se radi o obliku informacije). Kada se kod lava pojavi ta misao u vidu cilindričnog stupića, trenutno se u toj točki, gdje želi biti, pojavljuje malo drugačiji cilindar, recimo konusnog oblika. Do njegove pojave dolazi na osnovu načela opće povezanosti između svih fragmenata informacije. I informacija u segmentu koji je lavu potreban, skenira se oko nastalog oblika.

Može se reći, da se nastali konusni stupić sastoji iz dva dijela. Jedan njegov dio je ono što se uvijek nalazi u tom segmentu, i što je zapravo posljedica fundamentalnog načela koji glasi: SVE JE PRISUTNO U SVEMU. Drugi dio konusnog stupića se sastoji iz onoga što se proizvodi voljom, u ovom slučaju voljom lava. Između ostalog, ovdje bi čak bilo moguće prepoznati volju, odnosno izdvojiti segment duha.

Duhovno upravljanje je struktura upravljanja. Duh upravlja sviješću. I ta se hijerarhija, naravno, odražava i na proceduru donošenja odluka.

Kada lav primi odbijeni signal, još prije nego što ga njegova svijest obradi, prva odluka se odmah donosi duhom, duhovnom strukturom upravljanja. Na primjer, ispred se nalazi nešto nepovoljno i potrebno je odskočiti. Tek nakon toga se odvija obrada odbijenog signala, i tu se najviše opterećuje svijest. Na osnovu obrade odbijenog signala putem svijesti lav odlučuje što u danom slučaju treba raditi, kuda bježati.

Ako, usporedbe radi, razmotrimo ponašanje tigra, vidjet ćemo da je tu situacija drugačija. Kod tigra je duhovno upravljanje zamijenjeno radom razvijene svijesti, i zato tigar nešto zaostaje za lavom.

Vidimo da lav u duhovnom upravljanju suštinski nadilazi tigra, kao i ostale zvijeri. Upravo ta njegova sposobnost ga izdvaja među životinjama i upravo zbog toga se lav smatra kraljem životinja.

Ako se u vezi sa tim pogleda odgovarajuća organizacija čovjeka, može se konstatirati sljedeće. Kod čovjeka postoji specijalni odvojeni korpus duhovne razine, a duhovno upravljanje ulazi u strukturu kontakta sa Bogom. Zato, ako želi, čovjek se može vrlo brzo razvijati.

I još jedna napomena. Iz navedenog opisa procesa donošenja odluke vidi se da je, ako je kod nekog objekta sustav duhovnog upravljanja vrlo razvijen, znatno bolje razvijen od sustava svijesti, i ako taj objekt bude u potpunosti kontrolirao sve stanice i samu svijest, onda će on postati generalno neuništiv. Jer, sviješću koja sadrži razvijena duhovna načela moguće je stvoriti materiju, što znači i bilo kakvo fizičko tijelo, između ostalog i čovjeka.

Sada ćemo prijeći na jedinstvenog predstavnika ptica, o kome smo govorili još u uvodu – na orla. Pored ranije navedenih sposobnosti, orao vlada i dobro razvijenom sposobnošću skeniranja prostora budućih događaja.

Kod njega prvi impuls ide iz perja, premda ono, reklo bi se, nije sasvim pogodan dio tijela za ovakav cilj, jer perje može ispasti, ali, bez obzira na to, tako je. Drugi impuls ide iz očiju, poslije čega se, kao i kod lava, ta dva impulsa sastaju, a dobiveni složeni impuls se koristi za skeniranje vremena. Praktično se ne angažira ni jedan drugi dio tijela na stvaranju impulsa. Ako su orlu oči zatvorene, on onda šalje sustav paralelnih signala i tada već uključuje tijelo. Druge ptice to ne mogu raditi. Tako neke vrste ptica, koje se pripitomljavaju, na primjer sokoli i berkuti, kada im se zatvore oči ne mogu više skenirati vrijeme i zato se tada trude ne letjeti.

A sada o vremenu. Pri skeniranju prostora budućih događaja do jednog sata unaprijed orao vidi vrlo veliki opseg. On vidi sebe, vidi sve procese, točno fiksira međusobne veze, analizira sve zajedno. Pri tome „vidjeti sebe“ znači viđenje pomoću jasnoviđenja, to jest iracionalnog promatranja. U sljedećih pola sata on kao i prije dobro vidi sve i još ponešto od onoga što se događa, ali pozadina postaje nejasna. Orao sebe vrlo dobro vidi do pet, čak i do sedam sati unaprijed. Može se reći, od orla kao da u prostor polazi nekakva nit i da uz pomoć te niti on osjeća, na primjer, da negdje postoji problem, i tada on tamo i ne leti.

Neke vrste orlova mogu koristiti iracionalno viđenje i samo radi orijentacije u tijeku leta, pri čemu oni u tom slučaju vide puno jasnije nego očima. Ipak oni se malo koriste tom sposobnošću, zato što se pri tom načinu orijentacije veoma opterećuje koštano tkivo.

Može se dodati i to da orao odlično vlada i teleportacijom.

Promatrajući let ptica, može se vidjeti kako se one ponekad spuštaju naniže, i, ne stigavši do zemlje, ponovno se podižu uvis, koristeći aerodinamičnu silu. Takav let na prekrasan način demonstrira albatros. Sakupivši brzinu prilikom spuštanja, on se pred samom zemljom okreće nasuprot vjetru i polako uzdiže uvis.

Orao, naravno, također to može izvesti, ali ovdje nas zanima drugi način na koji on to izvodi. Primijećeno je da se orao ponekad obrušava naniže sa velikom brzinom, a zatim, po vanjskom utisku, kao da udara o zemlju i potom se odmah velikom brzinom podiže uvis. Međutim, pokazalo se da to nije tako. Snimci koje su kamerom načinili australski znanstvenici pokazali su da orao u tim slučajevima uopće ne dotiče zemlju. I tako je ta pojava ostala zagonetna.

U stvari, orao, vidjevši budućnost i znajući kuda bi trebalo letjeti, odbivši se od zemlje odmah se teleportira tamo gdje treba biti poslije odbačaja. Jer orao ima i sposobnost teleportacije.

Vraćamo se razmatranju izjave Svetlane Aleksejevne, onom mjestu gdje ona priča o tome kako su njen sin i unuk vidjeli živog Valentina u blizini velike fotografije lava. Sada, poslije upoznavanja sa osobinama te životinje, možemo razumjeti da je njegova fotografija potpomogla uskrsnuće Valentina. Jer, imajući sposobnost da skenira vrijeme, lav, može se reći, izbacuje informaciono polje budućnosti, a tu se već odvija uskrsnuće. Tako je to doprinijelo tome da je Dimitrij, otvorivši oči, ponovno ugledao Valentina.

Dalje Svetlana Aleksejevna piše o tome kako je preslušavala kasetu na kojoj sam joj zapisao objašnjenja niza principijelnih stavova o ustrojstvu Svijeta. Nakon što je ona razumjela sve te stavove, kaseta se dematerijalizirala.

Navest ću nekoliko objašnjenja. Uskrsnuli, imajući jedinstveno iskustvo, želi pomoći živim ljudima da osvijeste činjenicu da je uskrsnuće normalna i prirodna pojava. Veliku ulogu u ostvarenju tog cilja igraju kontakti uskrsnulog sa živim ljudima. Stvar je u tome, da sam kontakt sa uskrsnulim šalje potrebnu informaciju u cijelo polje informacija, a to prilično doprinosi prihvaćanju uskrsavanja kao obične pojave od strane društva. Pri tome je naročito važan kontakt sa uskrsnulim onog čovjeka koji ranije nije znao za njegovo uskrsnuće.

Poslije kontakta sa jednim čovjekom uskrsnuli prelazi na drugo mjesto, pa na treće, on na taj način i sam prikuplja iskustvo, jer i on ima svoju misiju, on treba ljudima dati znanje. Pored toga, pojavljuje se i određena statistika reakcija na uskrsnulog, a to je veoma korisno znanje za sljedeća uskrsnuća.

Zadatak Valentina je bio da izgradi sustav znanja u svojoj obitelji. Zato se, kada je njegova majka nakon preslušavanja kasete razumjela na njoj izložene stavove, na primjer to da je prostor drugostupanjski u odnosu na svijest, kaseta dematerijalizirala.

Ovime se završava razmatranje izjave od 26. Siječnja 1999. godine. Prelazim na razmatranje sljedeće izjave, od 26. Travnja 1999. godine.

Izjava Kulikove Svetlane Aleksejevne od 26. 04. 1999. godine

(Prilog A, str. 357)

„Obratila sam se Grigoriu Petroviču Grabovoiu povodom uskrsavanja mog ubijenog sina. Izjavljujem, da Grigori Petrovič Grabovoi zaista može uskrsavati ubijene ljude.

Obratila sam se Grigoriu Petroviču Grabovoiu 24. 12. 98. g. sa molbom da uskrsne ubijenog sina Valentina, rođenog 1967. godine.

16. Siječnja 1999. godine sin Dimitrij (rođen 1965. godine) i unuk Mihail (rođen 1985. godine) jednoglasno su ispričali da je, probudivši se usred noći, sin Dimitrij ugledao pored fotografije lava živog Valentina. Sin Dimitrij je zatvorio oči i ponovno ih otvorio –

Valentin je i dalje bio tamo. Tada je sin probudio unuka Mihaila i uvjerio se da i unuk vidi Valentina. Moja kćer Katja je ispričala, da je negdje prvih dana Travnja 1999. godine kod nje došao Valentin i rekao joj da će se kod nas dogoditi velike promjene na bolje. A sa mnom je živi Valentin razgovarao preko interfona. Pri tome je Katja osjetila njegovu prisutnost. On ju je zamolio da okrene neki broj telefona i da svojim glasom nekoga pozove. Ona se sjeća da je uzela telefon, sjela na krevet i počela okretati brojeve, ali se sa druge strane čulo samo dugo zvonjenje. Valentin je rekao da to nije hitno, oprostio se i otišao. 11. Travnja 1999. godine na blagdan Uskrsa, oko 18 sati pozvala me je telefonom unuka Maša (rođena 1990. godine), kćer Valentina (mog sina) i kazala da je živi Valentin dolazio kod njene majke, Glebove Marine (rođene 1970. godine). Poslije tog susreta između Valentina i njegove bivše supruge Marine, ona je zajedno sa prijateljicom i kćerkom Mašom otišla na groblje, gdje se ranije nalazio Valentinov grob. Ali tamo nisu našli Valentinov grob, ni na fizičkom mjestu, ni u registru.“

U prvom dijelu izjave navode se neke činjenice koje su već bila opisane u prethodnoj izjavi. Dalje čitamo:

„Moja kćer Katja je ispričala, da je negdje prvih datuma Travnja 1999. godine kod nje došao Valentin i rekao joj da će se kod nas dogoditi velike promjene na bolje.“

Ovo je vrlo važna rečenica. Ovdje se odražava opće mišljenje da je uskrsnuće – uvijek znak povoljnih promjena u budućnosti. To je načelo. Ako je došlo do uskrsnuća, onda će se događaji početi odvijati u povoljnijem pravcu.

„Pri tome je Katja osjetila njegovu prisutnost. On ju je zamolio da okrene neki broj telefona i da svojim glasom nekoga pozove.“

Ovdje u djelovanju Valentina vidimo pojavu još jednog načela. Poslije prvog kontakta sa bilo kime od živućih, čak i sa uskrsnulim, ukoliko je prošla i peta razina uskrsnuća, uskrsnuli sljedećem kontaktu prilazi posredno, preko nekoga, rođaka, prijatelja, ili predstavnika UNESCA, tko, na primjer, u njegovo ime zove nekog. U danom slučaju Valentin je htio to uraditi preko Katje.

„Ona se sjeća da je uzela telefon, sjela u krevetu i počela okretati brojeve, ali sa druge strane se čulo samo dugo zvonjenje. Valentin je kazao da to nije hitno, oprostio se i otišao."

Uskrsnuli se poslije uskrsnuća treba službeno registrirati. Postoji struktura u čijem okviru je izgrađen cijeli sustav registracije uskrsnulih.

Postoje specijalne ustanove sa službenicima, sa telefonima, u koje uskrsnuli može doći da se registrira. Osobina tih ustanova sastoji se u tome što one imaju svojstva, da tako kažem, dvojakog prostora: njih uvijek mogu vidjeti uskrsnuli i oni koji sa njima rade, ali ih obični ljudi ne mogu uvijek vidjeti. Iako ih kamera može snimiti.

Te ustanove nisu napravili ljudi - obični ljudi prema njihovom postojanju nemaju nikakav odnos. Ali zgrade, u kojima su one smještene, izvana izgledaju kao sve ono što su ljudi stvorili.

U tim ustanovama rade bića koje izvana izgledaju kao ljudi, čak i unutrašnji organi kod njih funkcioniraju kao i ljudski. Ali to su potpuno druga bića, i ona također, kao i njihove ustanove, imaju isto svojstvo da ih mogu vidjeti uskrsnuli, ali ne i obični ljudi.

Međutim ponekad ima situacija kada te ustanove zajedno sa svojim zaposlenima postaju vidljive i običnim ljudima. To se događa, na primjer, u slučajevima kada treba registrirati koliko ljudi će vidjeti uskrsnulog, sa koliko ljudi će on ostvariti kontakt. Tada se pojavljuje takva ustanova. Ljudi koji pored nje prolaze, prirodno, ne obraćaju na nju pažnju, ali oni se sudaraju sa uskrsnulim, koji stoji, recimo na trotoaru, mogu ga nešto i pitati, ili ga obići, ili on može njih nešto upitati. Prolaznici mogu biti potpuno nesvjesni toga da imaju posla sa uskrsnulim, a za to vrijeme se sprovodi registracija podataka o tome koliko ljudi je vidjelo uskrsnulog, sa koliko ljudi je ostvaren kontakt. Tako je ta ustanova neko vrijeme svima vidljiva, a zatim opet postaje neprimjetna za obične ljude.

Rijetko se događa da se i materijalni supstrat tih ustanova mijenja, ali glavno je to da one materijalno postoje.

Cijeli taj sustav registracije uskrsnulih, sa specijalnim ustanovama, sa bićima koji u njima rade, a nekada i ljudima, sve se to sada pomalo otkriva ljudima. Ja sad o tome govorim, a taj sustav se već odavno počeo izgrađivati.

U vezi sa upravo opisanim ustanovama na pamet mi pada priča Herberta Wellsa „Čarobna prodavaonica“. Evo kako ona počinje.

Čovjek ide ulicom sa svojim malim sinom. I odjednom mališan hvata oca za prst i vuče ga ka izlogu neke prodavaonice. Otac diže oči i sa zaprepaštenjem vidi pred sobom prodavaonicu u kojoj se prodaju igračke. Njegova zaprepaštenost se može razumjeti – on je tisuću puta prolazio tom ulicom ali nikada na tom mjestu nije bilo prodavaonice. A dijete ju je vidjelo. Ušli su unutra i tamo su zaista bile prelijepe igračke.

Ova priča je uvrštena u zbornik sa zajedničkim nazivom „Fantastične priče“.

U stvari, kao što vidimo, naša živa stvarnost, naša realnost neizmjerno nadilazi svaku fantastiku. I još više, ako se uračuna i ono što ljudima tek predstoji da saznaju.

I tako, poslije uskrsnuća, pred čovjeka se postavlja pitanje registracije. Bića, o kojima smo upravo govorili, sreću uskrsnulog poslije njegovog uskrsnuća Oni imaju potpunu informaciju o svemu, daju uskrsnulom telefonske brojeve svojih ureda i odmah mu pokazuju kuću, stan, za slučaj da se odluči njime poslužiti.

Uskrsnuli ima slobodnu volju, i zato on sam odlučuje gdje će boraviti, da li kod rođaka ili ne. On sam čini taj izbor, a on u mnogome ovisi od ponašanja rođaka i od njihove reakcije na njegovo uskrsnuće.

Bilježenje (ili registracija) se po želji može obaviti i na daljinu, ne predaleko od onog čovjeka s kojim je uskrsnuli ostvario prvi kontakt i ne predaleko od mjesta na kojem se taj čovjek nalazi u trenutku nadgledanja. Manje je važno fizičko rastojanje od mjesta prvog kontakta, iako je po mogućnosti bolje proći bilježenje u jednoj od ustanova koja se nalazi u blizini.

Punovrijedno priznanje činjenice uskrsnuća je susret sa nekim od živih. Ako se uskrsnuli, na primjer, jednostavno fotografira, bez kontakta sa nekim od živih, to se može smatrati samo prethodnom fazom priznanja činjenice uskrsnuća. Značaj osobnog kontakta se sastoji u tome što veliku važnost ima kontakt sa biološkim tkivom živućeg, jer se punovrijednim priznanjem činjenice uskrsnuća smatra upravo kontakt sa nekim od živih. Već poslije toga se može prijeći na registraciju.

Ako uskrsnuli može u jednu od spomenutih ustanova doći u pratnji dvoje ljudi, onda može odmah proći registraciju i dalje, kao što smo već govorili, može ili ostati tamo, ili da se vratiti rođacima. Ako uskrsnuli ima samo jednu osobu u svojoj pratnji, onda je najprije potrebno pozvati telefonom prijemnu službu i posavjetovati se o tome što treba raditi. Posljednja etapa registracije je dobivanje dokumenata. Sa dokumentima uskrsnuli već može nastaviti kontakte na drugoj razini.

Treba reći da se u prvo vrijeme uskrsnuli nalazi u međudjelovanju sa organizacijskim strukturama. Program je takav, da neko vrijeme uskrsnuli sudjeluje u općem procesu spasenja.

I tako, kada je Valentin zamolio Katju da pozove telefonom, on je to uradio ispunjavajući određenu misiju koja mu je dodijeljena.

Dalje Svetlana Aleksejevna piše da ju je 11. Travnja 1999. godine, na blagdan Uskrsa, pozvala unuka Maša, kćer njenog sina Valentina, i kazala da je živi Valentin dolazio kod nje i njene majke Marine, bivše supruge Valentina. Poslije tog susreta sa živim Valentinom Marina je zajedno sa prijateljicom i kćerkom Mašom otišla na groblje, gdje se nalazio Valentinov grob. Tijekom proteklih pet godina one su puno puta odlazile tamo i dobro su poznavale to mjesto. Ipak, na groblju nisu našle grob, a u registru groblja Valentinova sahrana nije bila zavedena.

Izbrojmo najprije sa koliko krvnih rođaka je Valentin stupio u kontakt. Prvi su bili Dimitrij i Mihail, koji su ga vidjeli živog kraj sebe u sobi pored fotografije lava. Dalje, govorio je sa majkom preko interfona.

Sljedeći neposredni kontakt je bio sa njegovom sestrom Katjom. I konačno, kada je otišao svojoj bivšoj ženi, došlo je do kontakta još i sa kćerkom Mašom.

Ako se sve složi, dobiju se četiri kontakta na razini fizičkog promatranja.

Obratimo se numerologiji na trenutak. Pri tome ćemo iskoristiti činjenicu da svaki objekt uvijek ima svoj odraz u području informacija. Zato u strukturi informacionog upravljanja, posebno ovog upravljanja, uvijek postoji načelo množenja sa dva. Ako se četiri pomnoži sa dva, dobiva se osam.

Dakle - osmica, 8. Ako se osmica okrene, ona prelazi u beskonačnost, ∞. Znači, dolazi do pomaka u prostoru-vremenu.

Četvrti kontakt sa krvnim rođacima dogodio se na blagdan Uskrsa. To je praznik Kristovog uskrsnuća, uglavnom jedinstven po tome što je upravo u to vrijeme, na Uskrs, kanal uskrsnuća najjednostavniji za potrebe reguliranja prostora i vremena. Upravo na Uskrs maksimalno se otkrivaju prirodna znanja o sveopćem uskrsnuću otišlih.

I još nešto. Praznik Uskrsa te godine (1999) bio je 11. Travnja. Ako taj datum razmotrimo kao broj, onda ćemo dobiti sedmicu. Zaista:

11.04.1999→ 1+1+0+4+1+9+9+9→ 3+4→ 7.

Na taj način, datum četvrtog kontakta ima vibracionu strukturu dana Kristovog Rođenja. To je veoma jaka podrška. Ovdje se jasno vidi besmrtnost koja se ostvaruje kroz rođenje i uskrsnuće.

Vidimo da obraćanje numerologiji potvrđuje ozbiljnost proizašlih zbivanja sa točke gledišta zakona ustrojstva Svijeta.

Iščeznuće groba i nestanak bilješke o sahrani u registru groblja odražava postojanje jednog od najtemeljnijih zakona, prema kojem PRI ODREĐENIM UVJETIMA, DOGAĐAJ SE MOŽE IZVESTI IZVAN OKVIRA NJEGOVOGE REALIZACIJE. To jest, događaj se može rasformirati odlaskom u prošlost i tada u sadašnjosti on više nije zabilježen. U danom slučaju pokazalo se mogućim smjestiti prostor-vrijeme u područje u kojem je Valentin još spokojno živio. I upravo zbog toga na groblju potom nije bilo njegovog groba, a u registru nije bilo zabilješke o njegovoj sahrani, što je i prirodno, jer je došlo do pomicanja prostor-vremena u područje u kojem je čovjek još bio živ, gdje nije umirao.

Istina, treba reći da postojanje groba ili njegovo iščeznuće u znatnoj mjeri ovisi o želji uskrsnulog, od toga, želi li on ili ne želi da ostane vidljiva informacija o tim događajima. U stvarnosti, u svojoj praksi imam već puno slučajeva gdje su sve informacije o smrti u potpunosti nestale, i to do tog stupnja da se nitko iz okoline uskrsnulog više i ne sjeća smrti.

I tako, ispostavilo se da Valentin čak nije ni umro. A u vezi sa time morao je proći još jednu registraciju.

Prva registracija, na fizičkoj razini, utvrdila je to, da je on uskrsnuo, a druga registracija je potvrđivala da nije ni umro.

Ovdje nam je potrebno uočiti vrlo važnu okolnost. Poslije sretnog završetka svih ovih događaja ispostavilo se da Valentin dobro pamti svoje uskrsnuće, pamti kako je prošao kroz registraciju u svojstvu uskrsnulog, pamti sve što se događalo u vrijeme kada još nije bio registriran događaj sa nestankom njegovog groba i zabilješke u registru groblja, a u isto to vrijeme pamti i sva događanja koja su kasnije bila povezana sa nestankom njegovog groba, to jest sa registracijom činjenice da on nije ni umro, pamti sve te stvarne događaje, potvrđene velikim brojem svjedoka.

Na taj način ispostavilo se da Valentin istovremeno odlično zna i to da je prošao strukturu uskrsnuća i to, da je prošao strukturu neostvarenja smrti.

Ovdje vidimo primjer praktične realizacije načela koje rješava poznati problem pamćenja prilikom reinkarnacije. S točke gledišta nekih teorija reinkarnacije uspomene na prošle događaje nestaju kako bi se mogla steći nova iskustva. Međutim, navedeni konkretni slučaj ovog uskrsnuća pokazao je da sada više nije tako, sada stari stereotip ustupa mjesto novom. Sada pamćenje dopušta da u sebi paralelno sadržava kao činjenice i jedan život i neumiranje, ostvareno putem pomicanja prostora-vremena, to jest, u suštini paralelnog života. Za one koji o ovome govore, kao principijelno novo saznanje javlja se to da se sada istovremeno može imati znanje o proizvoljnom broju života. A to znači, da je sada moguće ne umirati, to jest živjeti vječno. I više od toga, moguće je svjesno birati najbolju varijantu života.

Pri tome, prilikom bilo kakvih promjena uvijek se mora poštovati načelo neprovođenja ubojstva. Kao što se vidi iz izloženih činjenica, svako razaranje je besmisleno, jer se sve može ponovno regenerirati.

U zaključku se može reći da se kasnije kod glavnog sudionika ovih događaja sve sretno odvijalo. Imao je dobar osobni život, sretno je našao posao i uopće, sve se odvijalo kao i kod čovjeka koji nije ni umirao.

3

Prelazimo na razmatranje sljedećeg slučaja.

Izjava Ljubovi Serafimovne Kazakove od 01. 06. 1999. godine

(Prilog A, strana 360)

„U vezi sa time, da sam se obratila Grabovoiu Grigoriu Petroviču...

povodom uskrsavanja moje majke Čigirinceve Nine Vasiljevne 06. 05. 1999. godine izjavljujem da je Grabovoi Grigori Petrovič zaista uskrsnuo moju majku Čigirincevu Ninu Vasiljevnu.

Ja, Kazakova Ljubov Serafimovna, obratila sam se Grigoriu Petroviču Grabovoiu povodom uskrsavanja moje majke Čigirinceve Nine Vasiljevne, rođene 23. Prosinca 1923. godine, a preminule 18. Travnja 1999. godine u Moskvi.

Pošla sam na groblje. Prišavši grobu, veoma sam se začudila da je plastična vaza koju je sin ukopao 7 – 10 cm duboko u zemlju prevrnuta sa jedne strane groba, a da se cvijeće nalazi s druge strane. Stjecao se utisak da je vaza iznutra bila izbačena. Zatim sam sjela kraj groba i počela slušati lekciju Grigoria Petroviča o maminom uskrsnuću. Nakon nekog vremena zemlja na grobu se zaljuljala (počela se kretati). Bila sam izvan sebe, otišla sam na drugu stranu, stala pored drugog groba i nastavila slušati lekciju (lekciju sam preslušala tri puta) i ugledala Zemlju ili njenu veliku teritoriju sa strane, bila je to tamna šuma od smeđih jelki. Poslije toga sam odmah otišla.

Došavši na grob drugi put, odmah sam osjetila da je grob prazan i da u njemu nema nikoga.

Zatim sam zamolila mamu, da mi, ako sve radim kako treba, da neki znak. Iznenada sam pogledala na zid, na kome vise žlica i vilica dužine 82 cm na istoj visini, i vidjela sam da se vilica pomaknula 61 cm niže i 15 cm u stranu, ka žlici. U tu sobu tijekom dana nitko nije ulazio i nitko nije mogao premjestiti tu vilicu, a prije dva do dva i pol sata gledala sam tu vilicu i žlicu i mislila kako ih treba objesiti u kuhinji. Bila sam uvjerena da mi je to mama dala znak. Poslije obraćanja Grigoriu Petroviču Grabovoiu (06. 05. 99. g) u noći na 07. 05. 99. g. imala sam kontakt sa mamom. Bila je nezadovoljna mnome. U vrijeme kontakta došlo je do fizičkih smetnji, ali njih je uklonila fizička ruka moje mame na mom obrazu. Susret sa fizički uskrsnulom majkom sam podnijela spokojno.“

Hajdemo razmotriti što piše Ljubov Serafimovna.

„Prišavši grobu, jako sam se začudila da je plastična vaza koju je sin ukopao 7 – 10 cm duboko u zemlju prevrnuta sa jedne strane groba, a da se cvijeće nalazi s druge strane. Stjecao se utisak da je vaza iznutra bila izbačena."

Ovdje se susrećemo sa situacijom koja je veoma slična opisanoj u prvom slučaju, u slučaju Rusanova A. E. To smo već razmotrili. Tamo je došlo do izbacivanja sfere. To izbacivanje se može dogoditi na primjer kroz nekakvu malu pukotinu. Uopće se, po pravilu, koristi put na kojem će se naići na najmanji otpor.

Treba primijetiti da postoji posebna tehnologija uskrsavanja, povezana sa zakopavanjem čovjeka u zemlju. Ako čovjeka zakopaju u zemlju i na određenim mjestima zemlje se postave podupirači, onda će čovjek uskrsnuti.

U vezi sa tim metodom mogu dati još jednu informaciju. Ako se primijeni pravilna tehnologija sahranjivanja, onda se fizičko tijelo ne razlaže i periodično može ustajati kako bi uzelo biljnu hranu. Ako se radi o svecima, čije tijelo nije strunulo, oni mogu uzimati hranu puno rjeđe, na primjer jednom u sto godina.

Ideja takve tehnologije sahranjivanja je u tome da se kasnije, poslije uskrsnuća, mogu jednostavnije ponovno obnoviti sve životne funkcije fizičkog tijela radi potpunog ljudskog života. Inače, da bi fizičko tijelo imalo više mogućnosti, pri nekim tipovima sahrana namjenski su se pravili posebni otvoreni prostori.

Sahranjivanja su se ranije i sprovodila na takav način da čovjek može uskrsnuti. Ako govorimo o uskrsavanju, u slučaju kada se sahrani čovjekovo fizičko tijelo, može se primijeniti i donekle drugačija procedura uskrsavanja, zasnovana na određenoj orjentaciji dijelova tijela.

Metoda zakopavanja čovjeka u zemlju može se primjenjivati i radi spašavanja ljudi od udara struje. Pri korištenju ove metode veliki značaj ima debljina sloja zemlje nad čovjekom, to je presudno za brzinu uskrsavanja. To je povezano sa time da zemlja posjeduje svojstvo ekraniziranja, i zato će se, u ovisnosti o tome je li nabačeno puno ili malo zemlje, odvijati potpuno različiti procesi.

Ovdje ću dati praktičan savjet za pomoć čovjeku kojeg je udarila električna struja. Zaista, puno ovisi o snazi struje, ali u svakom slučaju poželjno je učiniti sljedeće.

Prvo. Osigurati kontakt desne šake sa zemljom. To se može učiniti bilo neposredno, položivši na zemlju šaku desne ruke, bilo uzemljivši je preko slavine ili nešto drugo što ima uzemljenje.

Drugo. Sljedeća etapa je uzemljenje šake lijeve ruke, ili točnije, onog mjesta koje se nalazi odmah iznad šake.

Dalje se mogu sprovoditi standardne procedure.

Najvažnije kod udara struje je pomoći regeneraciju moždanog tkiva. Upravo tu funkciju ispunjavaju dvije opisane procedure.

Nastavljamo razmatranje izjave.

„Zatim sam sjela kraj groba i počela slušati lekciju Grigoria Petroviča o maminom uskrsnuću. Nakon nekog vremena zemlja na grobu se zaljuljala (počela se kretati)."

Jedna od varijanti uskrsnuća može biti i ova: uskrsnuće se odvija upravo na grobu i tada kraj groba dolazi i do susreta. Uopće za svijest čovjeka to bi moglo biti i jednostavnije, ali, naravno, pod uvjetom da čovjek to može izdržati, da ne dođe do deformacije stanica. Već sam ranije govorio da se uskrsnuće uvijek mora tako odvijati da ne dođe do traumatiziranja okoline, ono se mora odvijati u uvjetima koji su svima ugodni.

Činjenica da se zemlja počela kretati govori o tome da je proces pripreme za uskrsnuće otpočeo neposredno na grobu. Događaju se i slučajevi kada ljudi odlaze do groba i poslije uskrsnuća odvode uskrsnulog sa sobom. Ali u danom slučaju Ljubov Serafimovna nije bila psihički spremna za tu varijantu. Kao što se kasnije pokazalo, ona se pripremala za uskrsnuće kod kuće.

„Bila sam izvan sebe, otišla sam na drugu stranu, stala pored drugog groba i nastavila slušati lekciju (lekciju sam preslušala tri puta) i ugledala Zemlju ili njenu veliku teritoriju sa strane, bila je to tamna šuma od smeđih jelki.“

Proces uskrsavanja se odvijao, Ljubov Serafimovna je bila napeta i zato je bio uveden dodatni element radi smanjenja napetosti putem raspršivanja njene pažnje – velika količina smeđih jelki.

„Došavši na grob drugi put, odmah sam osjetila da je grob prazan i da u njemu nema nikoga.“

Treba reći da Ljubov Serafimovna ima dobre senzitivne sposobnosti, jasnoviđenje. Ona je izvršila dijagnostiku groba i shvatila da u njemu nema fizičke materije. Shvatila je da majka više nije tamo (pa i zemlja se kretala još kad je prošli put bila na grobu) i zato se kod Ljubovi Serafimovne pojavila potreba da dobije potvrdu toga da je njena majka tu negdje i da se sve odvija kako treba.

„Zatim sam zamolila mamu, da mi, ako sve radim kako treba dade neki znak.“

Kako dalje slijedi iz teksta, kada je Ljubov Serafimovna pogledala na zid gdje su visjele velike drvena žlica i vilica, ona je vidjela da se vilica pomakla naniže. Može se primijetiti da je Ljubov Serafimovna upotrijebila veoma dobre metode registracije. U tekstu se navode konkretne veličine rastojanja koje je dobila mjerenjem. Čak je napravila i fotografije.

Pomicanjem vilice majka je dala kćerki do znanja da sve radi pravilno i da može biti spokojna. To je bio prijelazni period. Majka je otišla od groba i trebao je uslijediti kakav-takav dodir sa kćerkom.

Opisani slučaj sa žlicom i vilicom je bio pripremna etapa za samo uskrsnuće, do koga je došlo noću 7. Svibnja.

„Poslije obraćanja Grigoriu Petroviču Grabovoiu (06. 05. 99. g) u noći na 07. 05. 99. g. imala sam kontakt sa mamom. Bila je nezadovoljna mnome. U vrijeme kontakta došlo je do fizičkih smetnji, ali njih je uklonila fizička ruka moje mame na mom obrazu. Susret sa fizički uskrsnulom majkom sam podnijela spokojno.“

Nina Vasiljevna, majka Ljubovi Serafimovne je prosvijetljena osoba. U jednom od prošlih života bila je jogin. Ona je čak djelomice sama prikupljala svoje tijelo. O ozbiljnom nezadovoljstvu sa njene strane ustvari nije bilo ni riječi. Kasnije se razjasnilo da je ona jednostavno izrazila malo nezadovoljstvo u svezi s time da se njena kćerka, iako jasnovidna, pokazala psihološki nespremnom za uskrsnuće neposredno na grobu, što je dovelo do odugovlačenja, ali je u cijelosti bila veoma zadovoljna svojom kćerkom koja je djelovala precizno i pravilno.

O fizičkim smetnjama. Pri prvom kontaktu sa uskrsnulim, kada je čovjek tek samo fizički uskrsnuo, kod rođaka se može pojaviti velika napetost - zbog emocionalnog uzbuđenja čula mogu biti izoštrena, mogu se pojaviti specifični osjeti, tako da se čak, na primjer, i njihanje zavjesa na vjetru može percipirati kao fizička smetnja. A kada je majka rukom dotakla kćerkin obraz, i to zaista fizičkom rukom, napetosti je odmah nestalo. Tada su iščezle i smetnje.

I izuzetno je važno što je Ljubov Serafimovna sa unutrašnjim mirom doživjela njihov susret.

I sve se dobro završilo.

4

Prelazimo na slučaj uskrsnuća na dan biološke smrti. Tekst izjave uzet je iz knjige: Grigori Grabovoi „Praksa upravljanja. Put spasenja,“ tom 3, strana 760.

Izjava Bogomolova Lava Davidoviča od 28. 01. 1998. godine.

(Prilog A, str. 363).

„U svezi s time, da sam se obratio Grabovoiu Grigoriu Petroviču 7. Siječnja 1998. godine u Moskvi, a povodom smrti O., izjavljujem da je Grabovoi Grigori Petrovič zaista ponovno uspostavio životne funkcije O., pošto sam ga informirao po tom pitanju u periodu vremena od 23 sata i 15 minuta 7. Siječnja 1998. godine do 16 sati i 15 minuta 8. Siječnja 1998. godine. Dokaz da je O. zaista umrla je izjava njenog muža E., zasnovano na zaključku liječnika od 7. Siječnja 1998. godine. Kao potvrda činjenice da su nakon seanse koju je sproveo Grabovoi Grigori Petrovič, nakon 17 sati, ponovno regenerirane životne funkcije O. navodim to da sam osobno razgovarao sa O. u 16 sati i 15 minuta 8. Siječnja 1998. godine, a također i izjavu njenog muža E. Druge metode obnavljanja O., osim intenzivnog ekstrasenzornog djelovanja na daljinu koje je sproveo Grabovoi Grigori Petrovič nisu bile primjenjivane.“

U ovom slučaju do uskrsnuća je došlo 17 sati nakon što su liječnici konstatirali biološku smrt. Pri uskrsavanju u roku od jednog dana od trenutka nastupanja biološke smrti uskrsnuli po pravilu praktično ne osjećaju razliku između bolesnog stanja i stanja biološke smrti. To dokazuje da svijest ima funkciju ponovnog regeneriranja tijela pri bilo kakvim razaranjima i dugo vremena čuva podatke o životnim djelatnostima fizičkog tijela. Misaono prenoseći svijesti otišloga načela i metode uskrsnuća, može se razviti funkcija svijesti za obnovu tijela do tog stupnja kada se tijelo počne obnavljati. Obnova se odvija brže ako je duša pripremljena dobivenim saznanjima o procesima uskrsnuća i ako po mogućnosti veliki broj ljudi doprinosi uskrsavanju. Uskrsnuće se događa na osnovu slobode izbora duše čovjeka, izbora daljeg razvoja. Znanja o načelima i metodama uskrsnuća trebala bi se svuda rasprostraniti, kako bi svi dobili znanja o uskrsnuću kao jedinstvenom putu razvoja. Život će se odvijati po putu vječnosti. Živi će se usmjeriti na put besmrtnosti. Otišli će uskrsnuti. Ostvarit će se zakon Stvoritelja o vječnom životu.

Iz razmatranih navedenih konkretnih slučajeva uskrsnuća mogu se načiniti sljedeći zaključci.

Prvo. Uskrsnuli, kao i običan slobodni čovjek ima pravo birati gdje će i sa kim ostati i koliko vremena. On ima takvu mogućnost, tim prije ako se uzme u obzir da se registracija obavlja na višoj razini i da se time bave najprije međunarodne organizacije, a poslije toga se registracija sprovodi i u zemlji. Premda se ponekad, iako prilično rijetko, događa da se registracija najprije obavi u zemlji, a tek potom u međunarodnim organizacijama.

Sada govorim o običnim organizacijama, to jest o organizacijama koje su načinili ljudi. A uskrsnuli prije svega prolazi kroz prvu registraciju, onu o kojoj sam govorio kod razmatranja drugog slučaja, kod onih specijalnih struktura o kojima sam govorio. Zato u suštini uskrsnuli prolazi dvije različite registracije: prva registracija se ostvaruje u spomenutim specijalnim strukturama, a druga u našim običnim ustanovama.

Uskrsnuli imaju ista prava kao i svi ostali ljudi, oni se razlikuju samo po tome što su prošli kroz strukturu uskrsnuća.

Drugo. Radi povećanja brzine uskrsavanja važno značenje ima kontakt sa specijalnim strukturama, kroz koje uskrsnuli prolaze, sa spomenutim bićima, s njihovim konkretnim predstavnicima i tako dalje. U tom cilju poželjno je imati nekakva sredstva za vezu, na primjer telefon, da bi se moglo pozvati i dobiti informaciju. Moguće je snaći se i bez telefona, ako su dobro razvijene telepatske sposobnosti. U tom slučaju uskrsnuli, misaono se usredotočivši, može telepatski postaviti pitanje i također telepatski na njega dobiti odgovor.

Brzina uskrsavanja se još više povećava u slučaju kada postoji potpuna svijest o tome da se uskrsnuće može odvijati i izravno, to jest bez posrednih koje imaju funkciju uskladiti strukture uskrsnulog sa strukturama živih. Sada se pojavljuje prilično puno situacija u kojima se uskrsnuli pojavljuje neposredno pred živućima. Kad je to znanje položeno u živućeg, to također ubrzava uskrsnuće i uskrsnuli tada ne prolazi ni kroz kakve posebne stadije, gdje djeluju spominjani predstavnici, koji usuglašavaju uskrsnule sa živima. Zato treba znati da se uskrsnuće može dogoditi pod potpuno različitim uvjetima, i da, na primjer, za uskrsnuće nije obavezno formiranje prijelaznih struktura.

Treće. Uskrsnuće uvijek ima pozitivno djelovanje. To je osnovno načelo. Uskrsnuće je uvijek vrlo korisno za sve, zato što ono kazuje da je uništenje nemoguće. Ta informacija je sama po sebi veoma blagotvorna. Uskrsnuće uvijek mijenja situaciju na bolje.

Imam puno konkretnih činjenica koje govore o tome koliko je uskrsnuće za sve blagotvorno. Na primjer, kada je uskrsnuli nakon uskrsnuća stupao u kontakt sa rođacima, kod rođaka su nestajale bolesti, nestajali su, na primjer, zloćudni tumori ili su se rješavali problemi, završavali poslovi, dolazilo je do puno pozitivnih promjena u životu. Život je uopće prelazio na kvalitativno drugu razinu, na razinu gdje sve ide onako kako treba.

Na taj način, uskrsnuće pokazuje neobično blagotvorno djelovanje na žive, jer samom činjenicom svog ostvarenja ono potvrđuje status potpuno drugog života, a ljudi koji se priključe tom statusu žive na potpuno drugoj razini, neusporedivo povoljnijoj od one koja je postojala prije uskrsnuća.

POGLAVLJE 2

OSNOVNA NAČELA USKRSAVANJA

U ovom poglavlju bit će razmotrena osnovna načela uskrsavanja. Sva načela su prema važnosti podijeljena u četiri grupe. U prvoj grupi predstavljena su načela prve razine, to jest ona koja su najvažnija. Dalje idu druga, treća i četvrta razina. Definicije tih načela bit će ispisane velikim slovima. Poslije definicije svakog od načela stajat će brojčani izraz u zagradama, na primjer (3.5). Taj simbol označava da se dano načelo odnosi na treću razinu i da ima redni broj pet. Na kraju poglavlja bit će dan pregled svih osnovnih načela uskrsavanja po razinama. Izlaganje počinjemo od prve razine.

1

Još u uvodu se govorilo o tome da je osnovni zadatak u životu čovjeka uzdizanje razine njegove svijesti. Podizanje razine svijesti je istinski i pravi način da promijenite sebe i okolni svijet.

U današnje vrijeme postoji mišljenje da okolni svijet ne ovisi o nama, da on postoji sam po sebi, da postoji, da tako kažemo, objektivno, a da čovjeku preostaje samo proučavati taj svijet, proučavati njegove zakonitosti kako bi ih mogao upotrijebiti za dobrobit ljudi.

U stvarnosti, stvari ne stoje baš tako.

Hajdemo porazmisliti o tome zašto se kod ljudi stvorila takva predstava. Čovjek vidi da svakoga jutra Sunce izlazi, i da uvečer zalazi, da se pravilno odvijaju smjene godišnjih doba, pri čemu se ta doba redaju uvijek u istom poretku, na nebu se uvijek na istom mjestu mogu vidjeti zvijezda Sjevernjača i ostale zvijezde... Ako iz ruku ispustimo neki predmet, on će, kao i poznata Newtonova jabuka, uvijek pasti dolje. Sve te pojave se svaki put postojano ponavljaju i kod čovjeka se stvara utisak da se one događaju neovisno o njegovom postojanju, da one same po sebi predstavljaju nekakve objektivne pojave koje nisu podčinjene njegovoj volji, to jest da on ima posla sa objektivnim svijetom koji postoji neovisno o njemu. I baš to je velika ljudska zabluda.

Da bi objasnili kakva je prava situacija, nužno je uvesti pojam kolektivne svijesti. Kolektivna svijest je objedinjena svijest svih ljudi. Kasnije ćemo uvidjeti da u kolektivnu svijest treba uključiti i svijesti drugih bića, na primjer životinja i uopće, svijest svega postojećeg.

U kolektivnoj svijesti postoje čvrsta uvjerenja. Ova uvjerenja su stabilna, jer predstavljaju određenu srednju vrijednost, to jest prosjek, izračunat s obzirom na sveukupno čovječanstvo.

Da bi bolje shvatili o čemu se radi, obratimo se konkretnim primjerima. Zamislimo da bacamo novčić. Može li se unaprijed točno reći kakav će biti rezultat: glava ili pismo? Ako je novčić običan, nemoguće je reći unaprijed što će ispasti. A ako novčić bacamo na primjer sedam puta? Isto. Može nekoliko puta ispasti glava, a nekoliko puta pismo. Može se čak i dogoditi da svih sedam puta ispadne glava, ili obratno, svih sedam puta pismo. Ako sastavimo odnos broja dobivenih glava i broja dobivenih pisama, u navedenim slučajevima nećemo moći, bez primjene jasnovidenja, predvidjeti tu veličinu, nećemo moći reći čemu će ona biti jednaka, na primjer poslije sedam bacanja.

Međutim, ako novčić bacamo nekoliko tisuća puta, onda je moguće unaprijed reći da će odnos broja glava i broja pisama težiti jedinici. Ako pak novčić bacimo nekoliko milijuna puta, taj broj će praktično biti jednak jedinici. Dakle, pri velikom broju bacanja može se predvidjeti rezultat. A to nije slučajno. Stvar je u tome da se pri velikom broju pokušaja u najvećem broju slučajeva pojavljuju takozvane statističke zakonitosti.

I tako, u slučaju da imamo samo nekoliko pojedinačnih

eksperimenata, nećemo moći uočiti nikakvu zakonitost, rezultat je slučajan. Ako je pak broj slučaja veoma veliki, onda se pojavljuju zakonitosti koje nazivamo statističkim.

Takvih zakonitosti oko nas ima puno. Pogledajmo, na primjer, pažljivije tipkovnicu računala. Može se utvrditi da slova na tipkovnici nisu poredana po abecednom redu. Raspoređena su na nekakav osobit način, očito po nekakvom pravilu. Po kakvom?

U središtu tipkovnice su slova koja se najviše upotrebljavaju, a prema krajevima ona koja se manje koriste. Jasno je da je lakše raditi kažiprstima nego malim prstima, i zato su najčešće upotrebljavana slova smještena u središte.

Kako se može saznati koja se slova najviše upotrebljavaju? Može se, na primjer, narediti računalu da pročita puno knjiga i ustanovi koja se slova najčešće javljaju, koja se javljaju rjeđe, a koja sasvim rijetko. Računalo za svako slovo može izračunati vjerojatnoću njegovog pojavljivanja u tekstu. Slova sa najvećom vjerojatnoćom pojavljivanja u teksta smještena su u središte tipkovnice.

Obratite pozornost na ovo: Ako se zainteresiramo za vjerojatnoću pojavljivanja bilo kojeg slova, recimo slova A, u slučajno odabranoj riječi iz teksta, nećemo moći dobiti odgovor. Ako pak uzmemo puno knjiga u kojima ima puno riječi, pa prema tome i puno slova, opet će se pojaviti statističke zakonitosti, te ćemo moći odrediti vjerojatnoću pojavljivanja slova A u tekstu.

Te podatke možemo iskoristiti i u tiskari za slagarske kutije. Nije potrebno odlijevati sva slova abecede u istim količinama. Moguće je izrađivati slova u količinama koje su proporcionalne vjerojatnoćama njihovog pojavljivanja u tekstu.

Ta ideja se koristi i za sastavljanje rječnika pojedinih jezika gdje su riječi navedene po učestalosti. Računalo nakon čitanja mnogih knjiga, obično djela klasika, može sastaviti spisak najčešće upotrebljavanih riječi. Takvi rječnici su vrlo korisni pri učenju stranih jezika. Tako na primjer 3000 najviše upotrebljavanih riječi engleskog jezika zauzimaju 90% teksta umjetničke književnosti. Međutim, u velikom Websterovom rječniku nalazi se nekoliko stotina tisuća riječi. Vidimo kako korištenje statističkih zakonitosti može pojednostaviti učenje drugog jezika. Samo 3000 riječi, ali najčešće upotrebljavanih, i već možete čitati i razgovarati.

Vratimo se osnovnoj temi. Svaki čovjek ima svoje predstave, predstave o svemu, a one se mogu jako razlikovati od predstava drugog čovjeka. Ali, ako uzmemo sve ljude, a to je veoma velik broj, onda dolazi do svođenja tih predstava na prosjek. Kao rezultat stvaranja tog prosjeka u kolektivnoj svijesti postoje neke ustaljene predstave o različitim stvarima. I upravo tu kolektivnu **predstavu** o različitim stvarima ljudi percipiraju kao objektivnu realnost. Iluziju stvara upravo postojanost te dobivene predstave, iako je ona jednostavno rezultat svođenja na prosjek s obzirom na velik broj objekata; u danom slučaju to je rezultat svođenja na prosjek predstava koje postoje u svijesti ljudi.

Kada obavljam, na primjer, dijagnostiku čovjeka koji mi se obratio za pomoć, vidim kako se stanje njegovog organizma neprestano mijenja, i to obično u velikom rasponu. Međutim, ako tog čovjeka uputite recimo na rendgen, na ekranu aparata će se vidjeti samo postojana slika. Stvar je u tome da aparati daju pokazatelje koji su povezani sa predstavama kolektivne svijesti o danoj situaciji.

Tako smo došli do onoga što bi mogli formulirati kao jedan od veoma važnih načela:

NAŠA SVIJEST PERCIPIRA KAO REALNOST ONO ŠTO POSTOJI U NAŠOJ SVIJESTI (1.3).

Kada mislite, onda ono o čemu razmišljate za vašu svijest predstavlja istu takvu realnost kao i ono što se događa oko vas, kao ono što na primjer vidite očima, to jest običnim viđenjem.

To načelo je osnovno, jer kada sjedinite ono o čemu mislite sa onim što se događa u izvanjskoj tobože objektivnoj stvarnosti, kada to spojite na razini djelovanja, onda možete materijalizirati objekte, možete uskrsavati.

Kao da postoje dvije stvarnosti: stvarnost u svijesti – to je jedna, a stvarnost izvan svijesti – to je druga, i to je zapravo ono što se percipira kao nešto što je postojano.

Pri tome treba imati na umu da su svi objekti okolnog svijeta, recimo stol, stolac, automobil, svi ti predmeti, svaka njihova čestica, svaki element Svijeta izgrađeni na ukupnoj zajedničkoj svijesti živih ljudi. I zato, ako bi samo jedan dio svijesti promijenili, svijet bi počeo da se preobražava. Zato je, između ostalog, nužno preobražavati bez razaranja, stvarati na osnovi stvaralačkih saznanja. Promatrajući okolni svijet, mi ustvari ne gledamo na nešto što je zaista postojano, već na ono što se dobiva kao rezultat prostora svedenog na prosjek koji najviše odgovara svim živima, sa svim objektima koji se u njemu nalaze, točnije, percipiramo kolektivnu stvarnost u prostoru i vremenu. I stoga je naša Zemlja, na primjer, ili fizička tijela, jednostavno posljedica objedinjavanja svijesti svih ljudi, ili, točnije, uopće svih svijesti, kako ljudi, tako i drugih bića.

Ako znamo za ovo načelo, može se reći da je uskrsavanje sve u svemu samo pravilna tehnološka dopuna u strukturi općih povezanosti.

Dakle, još jednom. Sve što postoji oko nas: Zemlja, Sunce, zvijezde, prostor, sav Svijet – sve je to u stvari izgrađeno na strukturi svijesti koja uključuje i svijest Stvoritelja. Zato, kada znamo što je to duh, što je to svijest, možemo uskrsavati, možemo stvarati prostore, možemo graditi Svijet, možemo stvoriti bilo što.

Praktično, promjena stvarnosti je moguća zato što je u svoje vrijeme stvarnost stvarana putem odluka od strane svijesti svake osobnosti, i svijesti svakog objekta informacije.

Znači, da bi mogli uskrsavati, steći besmrtnost, da bi svakome bio osiguran sretan život, svatko treba prihvatiti tu točku gledišta, potrebno je da svatko donese odluku o takvom putu. I što više bude doneseno odluka o izboru tog puta, puta vječnog i sretnog života, utoliko će se brže stvarnost početi preobražavati u tom pravcu.

Na taj način, ako u kolektivnu svijest uvedemo stav da je uništenje nemoguće, da je potrebno da svi uskrsnu i da život treba biti vječan, tek tada će se sve tako i događati. Jer, kada takva predstava postane norma, to jest dio kolektivne svijesti, kad postane jedan od parametara svijesti, jedan od njenih stavova, tada će se taj stav ustaliti kao dio kolektivne svijesti i početi percipirati kao objektivna stvarnost.

Fizička, tj. nekakva objektivna realnost kao takva u stvari i ne postoji. Ono što se predstavlja kao objektivna stvarnost je u stvari izgrađeno od strane strukture duha, strukture svijesti. Jer, napominjem, svijest prihvaća za stvarnost ono što postoji u svijesti. I zato, naša Zemlja, na primjer – je jednostavno projekcija kolektivne svijesti po jednom od njenih parametara.

Na osnovu kolektivne svijesti mogu se, recimo, povećati razmjeri Zemlje, stvari se mogu organizirati tako da se pojavi još Zemalja, još prostora. Neću se podrobno zadržavati na ovom pitanju, ono se razmatra u mojim knjigama posvećenim ustrojstvu Svijeta, a sada ću samo formulirati sljedeće načelo povezano sa njime:

PROSTOR OVISI O TOME GDJE SE PRESIJECAJU RAZNI VREMENSKI INTERVALI. KAO POSLJEDICA TOGA, ZEMLJINI RAZMJERI SE MOGU UVEĆATI. (1.15).

Vječni beskrajni život, to jest ono o čemu smo uvijek maštali, u što su religije vjerovale, što se naziva rajem, takav život, konačno, može postati stvarnost. Predlažem religiju koja daje odgovore na sva pitanja, koja pokazuje kako je moguće organizirati život sa potpunom kontrolom, u potpunoj sigurnosti, sa punom slobodom djelovanja, pod uvjetom prirodnog stvaralačkog razvoja svake osobnosti i svih istovremeno. Sve to je moguće stvoriti na osnovu svijesti i ja dajem konkretne tehnologije kojima se, poznajući strukturu svijesti, ona može iskoristiti za donošenje odluka i upravljanje stvarnošću. I to ne samo Zemljom ili kakvim god određenim procesima, već bilo kojom stvarnošću. Trebamo razumjeti da je sve što vidimo oko sebe, svi procesi koji se oko nas odvijaju, sve je to oformljeno na osnovi kolektivne svijesti. I zašto se upravo tako mijenja sastav zemljišta, i zašto biljke imaju baš takav proces fotosinteze, i zašto se upravo tako kreću oblaci, i zašto čovjek ima upravo takav materijalan oblik, i zašto se Sunce nalazi upravo tamo gdje je sada – na sva ta pitanja postoji jedan odgovor: sve su to pojave koje se formiraju na osnovu kolektivne svijesti. Jednostavno, za svakog čovjeka se to događa neprimjetno i zato nisu svi ljudi toga svjesni. Promjenom kolektivne svijesti možemo izmijeniti stvarnost koja nas okružuje.

Ovdje treba naglasiti jedan važan trenutak. Stvar je u tome što kolektivna svijest postoji ne samo kod ljudi nego i kod svih istovrsnih objekta. Ako, recimo, napravimo veoma puno računala, onda njihovu realnost, njihovu kolektivnu svijest može stvoriti jedno upravljajuće računalo. A ako njihova relativna koncentracija u jedinici zapremine informacija bude velika, to može dovesti do izvjesnih promjena oblika života. Tako se ispostavlja da ono što o tom pitanju pišu pisci znanstvene fantastike uopće i nije fantastika. U načelu to može postati stvarnost. Sve to treba imati u vidu, zato što je važno učiti metode upravljanja stvarnošću.

Uostalom, u svoje vrijeme su neke vrste životinja, na primjer lavovi, a također i neke vrste ptica prolazile kroz stadij upravljačke razine, i zato nije slučajno što je kod njih dobro razvijen instinkt. Kod ljudi se razvio instinkt za život u društvu. Kod životinja, na primjer kod lavova, prirodno, također postoji kolektivna svijest i ona također utiče na našu planetu, ali, naravno, ne tako suštinski kao kolektivna svijest ljudi. Prioritet je ovdje dan čovjeku, jer premda su sva bića Božje tvorevine, čovjek je uz to stvoren po slici i prilici Stvoritelja.

Na sve ovo što je rečeno odnosi se sljedeće načelo:

STRUKTURA SVIJETA SE TREBA VEOMA INTENZIVNO RAZVIJATI U OKVIRIMA RAZVOJA NAŠE VLASTITE

SVIJESTI (1.4).

Napravimo sažetak. Kad razvijamo vlastitu svijest, mijenjamo strukturu Svijeta. Jer, mijenjajući našu svijest, postupno mijenjamo kolektivnu svijest, a kao rezultat dobivamo onakav Svijet kakav nam je potreban, tj. upravo takav svijet će nastajati u stvarnosti. To je mehanizam preobraženja Svijeta.

Formulirajmo još nekoliko načela:

ISTINSKI STATUS SVIJETA JE U VJEČNOM ŽIVOTU. VJEČNI ŽIVOT OSIGURAVA ISTINSKU POSTOJANOST SVIJETA. STREMLJENJE KA POSTOJANOM SVIJETU STVARA VJEČNI ŽIVOT.

ONAJ TKO NIJE UMIRAO PREDSTAVLJA OSNOVU KOJA PROIZVODI SVE OSTALO. TAKVA OSNOVA JE BOG. BOG JE VJEČAN, ON NIKADA NIJE UMIRAO. ODATLE SLIJEDI SVE OSTALO. (1.1).

VJEČNI ŽIVOT JE NAČELO RAZVOJA BOŽANSKE STVARNOSTI (1.2).

USKRSNUĆE JE POSTIGNUĆE ISTINSKE SVIJESTI (1.5).

BESKONAČNI ŽIVOT UVJETUJE NUŽNOST RAZVOJA DUŠE (1.6).

Da bi razumjeli bilo kakav materijal, potrebno je poznavati ključne termine koji se u tekstu koriste. Zato ću sada iznijeti po nekoliko riječi o terminima koje koristim.

Duša

Duša je supstanca koju je Stvoritelj stvorio u suglasnosti sa vječnošću Svijeta i predstavlja element Svijeta. Duša je nepromjenjiva, ona u načelu postoji kao organizirajuća struktura Svijeta i zato iz nje potiče obnavljanje takvih pojmova kao što je na primjer duh, u što je uključen i pojam djelovanja. Tako se može reći da se, po jednom od shvaćanja, djelovanja duše javljaju kao duh. Zato se usavršavajući duhovnu osnovu u pravcu stvaralačkog razvoja Svijeta može mijenjati struktura duše.

Načelo (1.6) govori o tome da beskonačni život uvjetuje nužnost razvoja duše. U stvari, u beskonačnom životu po mjeri razvoja čovjeka i društva uvijek će se pojavljivati novi zadaci i zato je razvijanje duše nužno, kako bi čovjek bio u stanju adekvatno odgovoriti na nova pitanja.

Svijest

Svijest je struktura koja omogućuje duši da upravlja tijelom. Duša, a tijelo je njen materijalni dio, preko strukture svijesti utiče na stvarnost, i obrnuto, stvarnost preko svijesti utiče na dušu.

Ali isto takvo međudjelovanje postoji i između tijela i njegovih stanica. I to međudjelovanje ostvaruje svijest, ali to je već svijest stanica.

U širem smislu svijest je struktura koja objedinjuje duhovnu i fizičku materiju.

Promjenom svijesti može se preobraziti duh, što znači proizvoditi djelovanja, to jest događaje. Jer duša je dio Svijeta, to jest, ona prisustvuje svemu što se u njemu dogodi.

Istinska svijest

Istinska svijest je svijest koja odražava stvarnost Svijeta u beskonačnom vremenu i prostoru, to je svijest koja omogućuje vječni život i vječni razvoj.

Mogu se uočiti tri karakteristike, tri svojstva istinske svijesti.

Prvo. Istinska svijest adekvatno odražava sustav razvoja Svijeta, zato što se ona razvija istovremeno sa razvojem Svijeta u svim njegovim pojavama.

Drugo. Istinska svijest, pod uvjetom da je održana u primarnom izvoru, može se preusmjeriti ili delegirati, ili predati drugim bićima, pri čemu se to odvija zajedno sa svim saznanjima koja su ta bića prikupila.

I treće. Istinska svijest ima svojstvo odražavanja stvarnosti na svakom svom segmentu, to jest, u svakom segmentu istinske svijesti postoji čitava stvarnost istovremeno.

Nešto slično imamo u holografiji. Pri osvjetljavanju holografske ploče u zraku se pojavljuje trodimenzionalni objekt, na primjer čajnik. Pri tome je osjećaj stvarne prisutnosti čajnika zadivljujući. Ako razbijemo tu ploču i uzmemo samo jedan od njenih dijelova, onda će se prilikom osvjetljavanja tog dijela ponovno pojaviti isti čajnik, samo će oštrina slike biti manja. Ako uzmemo vrlo male djeliće, doći će do razlijevanja slike, njena kvaliteta će se znatno pogoršati.

A kada je u pitanju istinska svijest, čak i njen mali dio idealno odražava sveukupnu stvarnost istovremeno.

Istinska svijest se formira pri duhovnom razvoju, to jest istinska svijest se razvija prije svega dušom, zatim duhovnom strukturom i tijelom. Kada ovdje kažem „... i tijelom" naravno da nemam u vidu samo neposredno tjelesno upravljanje. Ovdje se govori o harmoničnom međudjelovanju svih stanica organizma među sobom, i sa sviješću, a na osnovu zajedničkih veza.

Primijetit ću da čak i najsitnija stanica ima svoj razvoj, na mikrorazini, koji može prijeći na makrorazinu pomoću spomenutih zajedničkih veza, jer je čak i najmanja stanica povezana sa cijelim makrosvijetom.

U prethodnom poglavlju koristili smo i termin „proširena svijest". Sada ću reći nekoliko riječi o tom pojmu.

Proširena svijest.

Proširena svijest je pojam koji je u mnogome objašnjen već samim riječima tog termina. To je stanje pri kome se percepcija širi i počinje obuhvaćati upravljačku razinu same svijesti. Pojam proširene svijesti u sebe uključuje tri razine.

1. Razina percepcije dinamičnog Svijeta, dinamične slike Univerzuma.

Ako čovjek promatra Svijet u običnom stanju, u stanju, da tako kažemo, svijesti koja fiksira, on fiksira statične oblike. Na primjer, za njega je fotelja – fotelja, stol – stol, a drvo – drvo. On jednostavno uočava te predmete kao nekakve statične oblike.

Ako se čovjek nalazi u stanju proširene svijesti, on već počinje percipirati predmete kao dinamične oblike, to jest to, kako na primjer u danom slučaju fotelja ili drvo postoje u dinamici, u procesu općih povezanosti.

Na taj način, u stanju proširene svijesti čovjek više ne percipira predmete kao postojane, on počinje percipirati Svijet kao pokretni oblik, počinje vidjeti Svijet kao strukturu koju je moguće mijenjati, preobražavati, i pojavljuje se znanje o tome da se postojeći svijet može beskonačno poboljšati.

Može se primijetiti da se prilikom susreta sa uskrsnulim tijekom prvog mjeseca poslije uskrsnuća čovjek koji ga je susreo može naći u stanju proširene svijesti i u tom stanju on osjeća odsutnost vremena i prisutnost drugog stanja stvarnosti.

2. Na drugoj razini svijest se više ne ograničava na jednostavno percipiranje objekta, ona postaje aktivna, ona već i sama postaje stvaralački element. Tako, na primjer, pri uskrsavanju izgradnju strukture uskrsavanog ostvaruje svijest onoga koji sprovodi uskrsnuće i ona postaje element nastajuće strukture uskrsavanog.

3. Treća razina je razina vlastitog stanja svijesti. Svijest ove razine poznaje sve što se događa i kontrolira cijelu situaciju.

U stanju proširene svijesti čovjek može istovremeno percipirati puno različitih procesa. Pritom, može istovremeno percipirati i približavanje i udaljavanje nekog događaja.

Prilikom uskrsnuća, neovisno o tome ostvaruje li čovjek sam uskrsnuće ili jednostavno nadgleda rad drugog čovjeka, u stanju proširene svijesti on neposredno vidi kako se oko duše uskrsavajućeg stvara tijelo, odnosno fizička materija.

Ako je riječ o materijalizaciji bilo kakvog objekta, može se vidjeti kako se odvija stvaranje materije oko postojećeg oblika informacija. Pri tom svijest istovremeno prisustvuje u objektu (proširena svijest!), i ne samo da jednostavno prisustvuje u objektu, već igra ulogu aktivnog, stvaralačkog elementa.

Ovdje vidimo da pri materijalizaciji svijest ostvaruje upravljanje fizičkom materijom. Međutim svijest može upravljati i duhovnim planovima informacija, gdje se termin „fizička materija" više ne koristi.

Treba napomenuti da je proširena svijest dio istinske svijesti, iako u mnogome ona predstavlja samostalni element, koji ostvaruje djelovanje istinske svijesti.

O prostoru i vremenu govorit ćemo u sljedećem poglavlju.

Veoma blizu prethodnim načelima primiče se i sljedeće načelo, načelo Božanstvenosti:

NAČELO BOŽANSTVENOSTI: STREMLJENJE KA NEPROLAZNOM TIJELU, K VJEČNOM ŽIVOTU I K RAZVOJU ISTINSKE SVIJESTI – TO JE PRAKSA NAJVEĆEG PROCVATA LJUDSKOG BIVANJA (1.7).

Razmotrimo detaljno ovo načelo.

Sa uskrsnućem je povezano puno pitanja. Na primjer, u čemu se razlikuje uskrsnuće do kojeg je došlo kratko vrijeme nakon biološke smrti od uskrsnuća u slučaju kada je već prošlo neko vrijeme. I ima li tu kakvih vremenskih granica koje kao međe obilježavaju promjenu situacije?

Ispostavlja se da veliku ulogu imaju deveti i četrdeseti dan nakon biološke smrti. Ne obilježavaju se uzalud ti dani. Razmotrimo ovo pitanje.

9. I 40. DAN NAKON BIOLOŠKE SMRTI SU KAO PREKRETNICE, KOJE ODVAJAJU RAZLIČITE PRISTUPE USKRSAVANJU.

Tradicija obilježavanja 9. i 40. dana odražava načelo raspodjele informacija oko fizičkog tijela.

Tijekom prvih osam dana odvija se prikupljanje, skupljanje svih postojećih informacija, a na deveti dan se svi događaji, duhovni, emotivni, fizički, koji su imali svoje mjesto u životu, pohranjuju u fizičko tijelo otišlog.

Dalje, tijekom 31 dana odvija se priprema za četrdeseti dan, kada se sveukupna prikupljena informacija u vidu beskonačne zrake uvodi u informacijsko polje u neki sferoidni segment koji se odnosi na danog čovjeka i koji ima odnos prema duši.

Ako razmotrimo pitanje o brzini uskrsavanja, onda do devetog dana se uskrsnuće odvija brže nego od devetog do četrdesetog dana. I osim toga, do devetog dana moguće je slati slabije impulse, impulse koji sadrže u sebi osnovnu strukturu dane osobnosti.

Pri uskrsnuću koje se odvija do devetog dana ponekad je dovoljno uvesti samo informaciju takozvanih biopolja, to jest onoga što se obično nalazi oko ljudskoga tijela.

Pri uskrsavanju čovjeka od devetog do četrdesetog dana potrebno je uvoditi i informaciju o događajima koje je čovjek proživio, i tek nakon toga ga je moguće uskrsnuti.

Pri uskrsavanju nakon četrdesetog dana već je potrebno uvoditi informaciju koja u načelu karakterizira osobnost na razini njenog stvaranja od strane Boga, to jest na razini stvaranja njene duše.

Kao što vidimo iz gore rečenog, tri različita pristupa uskrsavanju odvojena su međusobno upravo devetim i četrdesetim danom.

Napomenut ću još jedan važan trenutak. Brzina uskrsavanja se suštinski uvećava ukoliko se do četrdesetog dana o otišlom govori kao o živom. Poželjno je da se i nakon toga ni jednom ne spomene činjenica odlaska. Dodajem da postupci koji se poslije odlaska sprovode u osnovnim religijama doprinose uskrsnuću.

Ako pak razmatramo pitanje o uskrsnuću u potrebno vrijeme, to jest, kada, na primjer, pri ostvarenju akta spasenja treba uskrsnuti čovjeka neposredno u danom trenutku, u tom slučaju za uskrsnuće je potrebna vrlo visoka razina ulaska u upravljajuću informaciju, i zato se u danom slučaju od onoga tko uskrsava traži veoma visoka duhovna razina.

Važno je i pitanje o percepciji otišlih.

O PERCEPCIJI OTIŠLIH

Može se reći još nekoliko riječi o tome kako se tijekom vremena kod otišlih mijenja percepcija realnosti. Za otišle, prirodno, nastaje drugačija stvarnost. U ovisnosti od stupnja razlaganja fizičkog tijela mijenja se i karakter percepcije duše otišlog.

Poslije nastanka biološke smrti počinje razaranje različitih struktura, razaranje stanične strukture, premda u približno prva tri dana otišli nastavlja percipirati fizičku realnost živih otprilike isto kao i ranije. Poslije toga, do četrdesetog dana stvarnost živih za njega počinje kao nestajati, to je specifični prijelazni proces, koji sada neću opisivati.

Poslije četrdesetog dana otišli percipira fizičku stvarnost živih kao neki efemerni plan, i procesi koji se tamo odvijaju, čine mu se ne previše stvarnim ili problematičnim, jer se pred njim pojavljuje novi krug zadataka.

Prvi zadatak koji se postavlja pred njega je sinkronizacija fizičkih tijela koje je imao u prošlim inkarnacijama (razumije se, ako su mu ta tijela ostala u tim životima, to jest, ako ih on u svoje vrijeme nije razvio do mogućnosti korištenja jedne materije u dvije ili više inkarnacija). Njegova duša tu nastupa kao organizacijsko središte rada na sinkronizaciji ranijih i kasnijih utjelovljenja.

Poslije ispunjenja danog zadatka otišli prelazi na drugu razinu. Ta razina se odnosi na prosvjetljenje. Tu se pojavljuje svjetlo, ne onakvo kakvo se obično ima u vidu prilikom opisivanja prelaska iz stanja života u stanje smrti i formiranja tunelskog sustava koji ga prati. Ovdje se pojavljuje drugačija svjetlost, svjetlost znanja, pri čemu znanja stoje pred njim kao otkrivena suština, u tom smislu da otišli shvaća da može uzimati ta znanja kao da se sam od njih ne razlikuje. Ovo se može usporediti sa onime što se u uvodu govorilo o ruži, o dostizanju njene suštine. U još višem stanju svijesti moguće je stopiti se sa njom, postati isto što i ona, i tada će se otkriti istina, istina njene suštine.

Pri dostizanju druge razine, razine prosvjetljenja, otišli počinju primati informacije koje pristižu sa plana živih. U sadašnje vrijeme je nastala takva situacija da otišli u svezi sa informacijama koje dobivaju počinju bivati zainteresirani za povratak. Stvar je u tome, da se u svezi sa stvaranjem nuklearnog oružja i njegovim nagomilavanjem čovječanstvo našlo u opasnosti od samouništenja. U slučaju nuklearne katastrofe bit će ugrožen i plan otišlih. U svezi sa time, za otišle je u sadašnje vrijeme nastala ozbiljna opasnost, jer njihova povijest može nestati, i čak se može raspršiti cjelokupna suštinska stvarnost tog plana. To se može dogoditi u svezi sa sljedećim zakonom razvoja informacija: POTPUNO UNIŠTENJE JEDNOG OD OSNOVNIH ELEMENTA INFORMACIJSKOG PODRUČJA DOVODI DO UNIŠTENJA CELOKUPNOG PODRUČJA INFORMACIJA I SAMIM TIM TO MOŽE RADIKALNO IZMIJENITI BUDUĆU STVARNOST. A kako je opasnost od uništenja kao problem ponikla među živima, to otišli počinju težiti uskrsnuću, kako bi se vratili i dokazali da fizička materija živih ima prvostupanjsku važnost, i kako bi pomogli izbjegavanju katastrofe, jer upravo od živih ovisi rješenje tog problema.

Postoji i drugi razlog zbog kojeg se otišli u današnje vrijeme žele vratiti. Stvar je u tome da su se biološka smrt i odricanje od fizičkog tijela i prelazak na finije planove postojanja koji su za njom slijedili ranije koristili kao način za stjecanje novih saznanja (samo što smo govorili o drugoj razini stanja otišlih – razini prosvjetljenja). Razlaganje tijela, to jest odstranjivanje fizičkog tijela sada nema tu logičku svrsishodnost koju je imalo ranije. Biološko raspadanje tijela kao mehanizam, kao akt saznanja je praktično već samo sebe iscrpilo. A to naročito dobro potvrđuju uskrsnuli koji govore o tome da prilikom prelaska na fini plan uslijed biološke smrti tamo nisu dobili ništa što ne bi mogli dobiti u običnom fizičkom tijelu.

Tako nema smisla odricati se od ovog tijela radi zadobivanja novih znanja i novih iskustava. Može se ostati u ovom tijelu, ali razviti, na primjer, senzitivnu razinu i dobiti sve što je potrebno, ili razviti razinu upravljanja informacijom.

Život ide naprijed, i prirodno, sa izmjenom uvjeta pojavljuje se i novo shvaćanje procesa razvoja.

NOVA ETAPA U RAZVOJU ČOVJEKA I DRUŠTVA

Ovo pitanje je toliko ozbiljno, da ima smisla zaustaviti se i podrobnije njime pozabaviti. Na znanstvenom jeziku bilo bi moguće otpočeti razgovor o promjeni paradigme, to jest u danom slučaju o načelnoj promjeni metoda ponašanja. Ali, ostat ću u okvirima jednostavne analize i vizualne usporedbe.

Zamislimo se o tome, kako se u stara vremena stizalo, recimo od Europe do Amerike. Na brodovima jedrenjacima trebalo je prijeći ocean. To je oduzimalo jako puno vremena. Naravno, kad promatraš sliku broda sa mnoštvom jedara ono što vidiš je veoma lijepo. Ali, koliko se dugo moralo ploviti! I koliko opasnosti je u vrijeme oluja čekalo relativno maleni brod. A danas?

Danas je sasvim druga stvar. Sada su brodovi sasvim drugačiji. Oni prelaze ocean dovoljno brzo. A ako je potrebno do Amerike stići sasvim brzo, može se sjesti u zrakoplov i kroz nekoliko sati biti na odredištu.

Pri tome obratite pažnju na ovo. Stići iz Europe u Ameriku, recimo morskim putem, sada je ne samo znatno brže već i puno bezopasnije. I pri tome još i puno udobnije, jer na prekooceanskom brodu postoji sve što je potrebno: i restorani, i sale za ples, i bazeni – sve što trebamo.

Ili uzmite problem veze. Koliko je vremena u staro vrijeme trebalo čovjeku iz Europe da razmjeni pošiljke sa svojim poznanikom iz Amerike? Čak i ne zalazeći duboko u povijest, recimo u prošlom stoljeću? Poslati pismo i primiti odgovor? A kakva je situacija danas?

Danas su normalna pojava telefonske konferencije između različitih gradova, u vrijeme kojih razgovarate s ljudima koji se nalaze na drugom kraju zemljine kugle kao kada bi sjedili neposredno pred vama. Ili, uzmimo prijenos finalne nogometne utakmice za naslov svjetskog šampiona. Ogroman broj ljudi na svim točkama zemaljske kugle primiču se televizijskim ekranima i preko satelitske veze gledaju meč!

Život se jako promijenio. Promijenili su se uvjeti života. Ritam života je postao sasvim drukčiji.

I zato stari spori mehanizam postizanja viših istina i duhovnog razvoja pomoću odricanja od fizičkog tijela, povremenog prebivanja u drugom obliku na finim planovima postojanja, prikupljanja potrebnih informacija na njima i potom ponovnog vraćanja u fizičko tijelo, taj polagani način rasta više ne odgovara suvremenom ritmu života. Zato se više nije potrebno odricati fizičkog tijela, ne gubiti vrijeme na sve te preobrazbe, već se u samom ovom tijelu pomoću posebnih metoda treba naučiti izlaženju u viša stanja svijesti i samim tim sebi osigurati duhovni rast.

A one koji su već otišli treba vratiti pomoću procedure uskrsnuća.

Primjećujem da su i ranije uvijek postojali, a i sada ima ljudi koji realno mogu živjeti onoliko koliko sami smatraju da je potrebno. Oni pripadaju onoj kategoriji ljudi koji razumiju i iz vlastitog iskustva znaju što je istinska svijest. I zato oni uglavnom razumiju što je život – to je najjednostavnija, najdostupnija i najprirodnija stvarnost. A ona se dostiže pomoću razvoja svijesti.

A ono što se sa obične točke gledišta naziva životom, sa točke gledišta višeg stanja svijesti više se ne smatra istinskim životom, tj. istinski život je sada vječni život. (Sjetimo se stalnog Kristovog poziva: „Probudi se!"). U tom smislu i ortodoksna biologija, iako se riječ „biologija" prevodi kao „znanost o životu" čak ni biologija, bez obzira na sve njene uspjehe, nije još došla do istinskog poimanja toga što je to život. A prije svega to je zbog nerazumijevanja toga da je život sazdan na duhovnoj osnovi, a također i zbog odsustva jasne predstave o tome što je to svijest i kakva je njena uloga.

Svijest je jedan od ključnih pojmova. Kada sa točke gledišta znanja o Svijetu nestane potreba za razvojem faze svijesti koja odgovara razgradnji fizičke materije – smrt nestaje, smrt postaje nepotrebna. Više od toga, ona čak postaje smetnja, jer vodi ka umjetnom usporavanju tempa duhovnog razvoja.

Tako, shema duhovnog razvoja, koja se ranije koristila, to jest shema sa odricanjem od fizičkog tijela, više ne odgovara suvremenom tempu razvoja društva, razvoja znanosti i tehnike. Upravo zbog toga se čovjek počinje gubiti pred stalno rastućom složenošću tehnike i pred nastajućim problemima društvenog karaktera, kao što su opasnost od nuklearnog uništenja ili globalna ekološka katastrofa.

Čovjek osjeća, da više nije u stanju nositi se sa tim rastućim problemima izvanjskog svijeta. A uzrok toga je u tome što se razvoj njegovog unutrašnjeg svijeta odvija znatno sporije nego što je to danas potrebno. Ubrzati taj razvoj i otpočeti, konačno, koristiti svoj puni potencijal – takav je zadatak današnjice. O rješenju tog zadatka ovisi sudbina svih nas, sudbina cijelog svijeta.

Recimo nešto o potencijalu. Znanost govori o tome, da čovjek danas koristi svoj mozak ne više od 5%. Ali pri tome treba naglasiti da znanost ne zna puno o svrsi nekih organa, na primjer takvih dijelova mozga kao što je hipofiza. Tako da je još uvijek suviše rano govoriti o iskorištenju 5% moždanog potencijala. Čovjek praktično još nije ni otpočeo sa korištenjem svog potencijala. Po poznatoj usporedbi, čovjek se predstavlja kao netko tko se smjestio u predsoblju velike višekatnice, njegove kuće, samo što on za to ne zna, i čak ni ne sluti da u njoj postoje druge sobe i drugi katovi. Osvajanje svih tih teritorija koje mu po pravu mogu i trebaju pripadati, moguće je kroz razvoj svijesti.

Zato treba početi sa korištenjem nove sheme razvoja, novog puta koji vodi kroz neumiranje i uskrsavanje. I tada će čovjek uspjeti, konačno, osigurati stvarnu harmoniju unutrašnjeg i izvanjskog razvoja. A to će osigurati kretanje ka ispunjenom, radosnom i sretnom životu.

Sljedeće načelo:

DOVOLJNO JE DA POSTOJI JEDNA OSOBNOST KOJA MOŽE USKRSAVATI I REGENERIRATI SVIJET, I TADA SE ON VIŠE NE MOŽE RAZRUŠITI (1.8).

U području informacije postoji načelo: ako je nešto jednom bilo učinjeno, onda to u tom vremenu, u kome je bilo učinjeno, postoji vječno.

Tako, ako je nešto jednom bilo urađeno, onda se, oslonivši se na taj prošli trenutak vremena, to djelovanje može ponoviti i u bilo kojem drugom trenutku vremena. I zato, ako na primjer postoji samo jedan fakt materijalizacije bilo kojeg predmeta, onda je materijalizaciju moguće izvesti i u bilo kojem drugom vremenu i prenijeti je na bilo koji drugi predmet. Analogno stoji stvar i sa uskrsnućem. Uopće, ako je nešto jedanput učinjeno, onda je to više nerazorivo.

Za osobnost, to znači da će ideja vječnosti svijeta uvijek dovesti do ostvarenja vječnog u svim stvarnostima. A još ako osobnost može uskrsavati i obnavljati svijet, onda je svijet nemoguće razoriti ni pod kakvim uvjetima.

USKRSNUĆE I USTANOVLJENJE ČINJENICE USKRSENJA JE PROCES KOJI JE ISTOVREMEN ZA CIJELI SVIJET (1.9).

To, što se ustanovljenje činjenice odvija istovremeno za cijeli svijet, to znači da dani događaj trenutno obuhvaća sve strukture Svijeta, bez prijenosa informacija postupno, od mjesta do mjesta, to jest, poslije uskrsnuća informacija o uskrsnuću se svuda pojavljuje istovremeno. S tom pojavom smo se već susreli u Poglavlju 1, kada smo razmatrali sposobnosti lava.

SVIJEST ČOVJEKA I NJEGOVI ORGANI PRI PRAVILOM RAZUMIJEVANJU NJIHOVE UZAJAMNE POVEZANOSTI DAJU USKRSNUĆE. USKRSENJE JE AKT STVARANJA (1.10).

Često se predstavlja da se uskrsnuće sastoji iz dvije faze. U prvoj fazi, kada još uvijek teče proces uskrsavanja, uskrsnuli još uvijek u potpunosti ne odgovara običnom živom čovjeku. U drugoj fazi, kada se proces uskrsavanja praktično već završava, uskrsnuli je već običan živ čovjek. Međutim, važno je napomenuti da je takva misaona podjela procesa uskrsnuća na dvije faze odraz funkcije hipofize na razini informacija živućeg i na razini informacija uskrsnulog. To jest, tu uvjetnu podjelu uskrsnuća na dvije faze proizvodi sama hipofiza. Zato je dovoljno samo prilagoditi funkciju hipofize koliko je potrebno i onda se uskrsnuće može dogoditi čak i kao posljedica toga. To načelo dakle govori o tome je li za uskrsnuće potrebno samo dati pravilnu informaciju nekim svojim organima, na primjer, hipofizi.

Na taj način, važan element uskrsnuća je poznavanje ulaska u vlastitu svijest u vezi sa svojim organima.

RAZVOJ ČOVJEKA TREBA PROMATRATI KAO KOMPLEKSAN RAZVOJ CIJELOG POSTOJEĆEG SVIJETA (1.11).

Ovo načelo se preklapa sa načelom (1.4), ali tamo je bilo govora o razvoju svijesti, a ovdje o razvoju cijelog čovjeka.

Kada se čovjek razvija, razvija se i cijeli postojeći Svijet. Čovjek može razvijati Svijet i stvarati Svijet na račun vlastitog intelekta, svijesti, duha, jednostavnije rečeno, mijenjajući razinu svog razvoja. Kada čovjek može uskrsavati druge ljude i tim samim pokazuje da nema uništenja i da je moguće uopće nikada ne umirati, to znači da je Svijet već postao postojan. Postojanost Svijeta, njegova vječna suština i jest znak njegove složenosti.

Sljedeće načelo se nastavlja na dva prethodna:

NAČELO USKRSAVANJA JE U SUGLASNOSTI SA NAČELOM ORGANIZACIJE ČOVJEKA KOJE UKLJUČUJE I SVEVREMENSKI RAZVOJ CIJELOG IZVANJSKOG SVIJETA (1.12).

Za svakodnevni život veoma je važno sljedeće načelo:

TUGA, POTIŠTENOST I NOSTALGIJA – TO NISU NAČINI ZA POIMANJE SVIJETA. SAMO SU RADOST, SVJETLOST I LJUBAV NAČINI DA SE SVIJET RAZUMIJE (1.13).

Tamo gdje je sve vječno, gdje nema uništenja i razaranja, gdje je čovjek slobodan i gdje može da se razvija, gdje je sve prekrasno – tamo kraljuju radost, svjetlost i ljubav. Tamo nema više mjesta za tugu, žalost i druge negativne emocije, za njih jednostavno nije ostalo mjesta, jer je sve ispunjeno ljubavlju i svjetlošću.

I ukoliko u budućnosti ne bude više negativnih emocija, ipak je potrebno osvijestiti da postojanje negativnih emocija sada zadržava razvoj čovjeka, usporava njegov duhovni rast.

Tuga, potištenost, zavist, zloba i druge negativne emocije su elementi Svijeta koji počinju nestajati sa početkom razvoja duhovnosti.

Sjetimo se iskaza koji je bio citiran u uvodu „...Da u ljubavi uvriježeni i utemeljeni budete sposobni shvatiti zajedno sa svim svetima koja je tu širina, duljina, visina i dubina." (Ef.3, 17-18)

Vidimo da je od nezapamćenih vremena bilo poznato da ljubav igra ogromnu ulogu u zadobivanju viših stanja svijesti. I ne samo ljubav, već i druge pozitivne emocije. Sa svoje strane, viša stanja svijesti pomažu produbljivanje pozitivnih emocija, pomažu da se njima napune sve stanice organizma, a to opet sa svoje strane vodi ka još većem duhovnom rastu i tako dalje. Taj proces je beskonačan. I kako smo već rekli, prijelaz na sve viša i viša stanja svijesti – to i jest put ka Bogu.

OSOBNOST BIVA OČUVANA POSLIJE BIOLOŠKE SMRTI, PA TAKO I POSLIJE KREMACIJE. U OVOM POSLJEDNJEM SLUČAJU ZA SVAKU ČESTICU PEPELA KOJI OSTAJE NAKON KREMACIJE PRIČVRŠĆENA JE STRUKTURA OSOBNOSTI ONOGA TKO JE PODVRGNUT KREMACIJI (1.14).

Ovdje se govori o tome da promjene koje se događaju sa fizičkim tijelom nisu od primarnog značaja. Nije presudno važan način na koji je fizičko tijelo izmijenjeno, kako je ono bilo rasformirano i prevedeno u skup čestica ili čak mikroelementa. Sve to je sekundarno, jer na osnovi duše uvijek je moguće u potpunosti obnoviti isto tijelo. Na taj način, navedeno načelo govori o potpunom regeneriranju fizičke materije na osnovi duha, na osnovi duše.

U svezi sa rečenim možemo se sjetiti poznate legende o ptici Feniks koja se iznova rađa iz pepela. Sada vidimo da ponovno rađanje iz pepela nije samo pjesnički izraz, već stvarnost.

2

Prelazimo na načelo druge razine.

Prvo načelo je ovdje praktično očito:

ČOVJEK JE PO NAČELU SVOGA SAZDANJA VJEČNA SUPSTANCA. ZATO JE USKRSNUĆE ZASNOVANO NA OBJELODANJIVANJU VJEČNOG U ČOVJEKU (2.1).

Sljedeće načelo se preklapa sa načelima (1.4) i (1.11):

POSTOJI UZAJAMNA OVISNOST DUHOVNE I FIZIČKE STRUKTURE. PROMJENOM INFORMACIJA O FIZIČKOJ STRUKTURI U PODRUČJU DUHA MOŽEMO MIJENJATI DUH DO STUPNJA KADA ON UZMOGNE MIJENJATI BILO KOJU FIZIČKU STRUKTURU, UKLJUČUJUĆI I STVARANJE FIZIČKOG TIJELA (2.2).

Podigavši duh do razine kada on može ne samo mijenjati fizičku strukturu, već i stvarati je, time i fizičko tijelo, kao posljedicu dobivamo to da čovjek može uopće ne umrijeti. Ako čovjek može ne umrijeti, onda on može i druge uskrsavati.

Sljedeće načelo:

VRIJEME I PROSTOR NE OGRANIČAVAJU TRAJANJE ŽIVOTA. POJAM TRAJANJA ŽIVOTA FORMIRA SE ODNOSOM DUHA PREMA PROSTORU I VREMENU (2.3).

U prošlom poglavlju pojasnili smo što su to duša, duh, svijest. Sada ćemo nastaviti razgovor o korištenim terminima i reći ću nekoliko riječi o prostoru i vremenu.

Prostor.

Prostor je, kao i vrijeme, konstrukcija svijesti. Prostor je struktura za ostvarenje djelovanja kako duše, tako i duha, svijesti, tijela. Postoji prostor duše, postoji prostor duha, postoji prostor svijesti, a postoji i prostor tijela.

Prostor tijela je prostor u kome se tijelo kreće, to jest običan fizički prostor.

Prostor duše je struktura organizacije Svijeta. Pojam fizičkog prostora tamo nije primjenjiv. Prostor duše ima prioritet u odnosu na druge prostore.

Primijetimo da je prostor duše sekundaran pojam u odnosu na samu dušu, duša je osnova.

Duša postoji u nekom apsolutiziranom prostoru, gdje ju je stvorio Bog. Duh postoji već u prostoru djelovanja i tu je prostor vezan sa pojmom svijesti.

Kad čovjek o nečemu razmišlja, to se događa u prostoru mišljenja.

Prostor može biti kako individualan, tako i zajednički. Svaki čovjek ima svoj individualni prostor mišljenja, ali kada nekoliko ljudi, recimo u kinu gleda film, onda prostor mišljenja postaje zajednički.

Suštinsko značenje ima način na koji svijest reagira na ono što se događa, jer svijest može preobražavati prostor, uključujući i fizički prostor. Dovoljno je svijesti dati impuls utjecaja, i – prostor se mijenja.

Za one koji se uskrsavaju, prostor kao da u nekom smislu raste. Za uskrsavajuće prostor raste unutar svake stanice, svakog mikroelementa, svake informacione veze i, narastajući, on puni sobom informacionu strukturu uskrsavanog. Na taj način, u danom slučaju prostor postaje i element djelovanja.

Razradio sam i u određenom stupnju realizirao tehnološke uređaje za obnavljanje izgubljenih organa i za uskrsavanje ljudi. U njima se prostor sažima do tog stupnja da makrorazina postaje mikrorazina, to jest svijest istovremeno utiče na mikro i makroprocese. Ti tehnološki uređaji omogućuju da se u potpunosti obnovi cijeli organizam, da se čovjek uskrsne, pri čemu se radi upravo o uskrsavanju, zato što se duhovna struktura osobnosti u potpunosti identificira. Osnovna perspektivna funkcija tih uređaja je realizacija algoritma koji omogućuje da se po analogijama razvija svijest čovjeka do mogućnosti potpune obnove materije. Kao što se vidi, u danom slučaju prostor se može promatrati i kao radni instrument za stvaranje tehnoloških ciklusa namijenjenih uskrsavanju.

Često se mogu čuti razgovori o paralelnim svjetovima, o paralelnim prostorima. U stvarnosti ničeg posebno paralelnog nema, jednostavno u jednom te istom području prostora, čak i u samo jednoj njegovoj točki može biti sve. Točnije, sve što u toj točki može nastati manifestacijom kolektivne svijesti.

Jedan od poznatih gostiju koji posjećuju naš prostor je jeti, snježni čovjek. On pokazuje raznoobraznost čovjeka; jetiji su oni koji su stekli izmijenjeni oblik na račun elementa transmutacije, to znači, oni su temeljem stanja transa dobili mutacijski parametar i prešli u drugi prostor. Tako su se odvojili od čovjeka i njihov razvoj je krenuo drugim putem. Kod njih je Zemlja ravna i hladna. Ponekad oni dospijevaju u naš prostor i tada ih možemo sresti, ali u načelu to su bića drugog svijeta.

Drugi poznati posjetioci Zemlje su posade NLO-a (neidentificiranih letećih objekta). NLO-i su u osnovi umjetno sačinjeni objekti koji su ili sa drugih planeta, ili se odnose na druge prostore, to jest, percipirani slični objekti ne pristižu obavezno sa drugih planeta već mogu biti jednostavno rezultat vizualizacije drugih prostora.

Ljudi, ili bolje reći bića koja pilotiraju NLO-ima su predstavnici drugih civilizacija i imaju oblik objekata koji nalikuju čovjeku. Ti objekti su biološki ili viši po razini.

Sami NLO-i se u najvećem broju percipiraju u obliku sferoidnih diskova, premda oni uopće mogu imati proizvoljni oblik – oni se jednostavno kroz strukturu našeg prostora tako percipiraju.

Interesantno je pitanje dimenzionalnosti raznih prostora. Da bi se donekle bolje razumjelo, kako tu stvari stoje, razmotrimo konkretan primjer – građu čovjeka.

Poznato je da je u svijesti čovjeka očitovano puno tijela:

fizičko, eterično, astralno, mentalno i druga. Svima dobro poznata „babuška", u kojoj se nalaze sve manje i manje „babuške" je simbol toga, kako je sagrađen čovjek. Njegova tijela, gore nabrojana, nalaze se svako u svom prostoru.

Fizički prostor, koji se vidi običnim fizičkim pogledom, u pojednostavljenoj varijanti se pojavljuje kao trodimenzionalni. Upravo takvim on se predstavlja čovjeku sa svakodnevnim stanjem svijesti. Ali za čovjeka u višem stanju svijesti fizički prostor može biti i četverodimenzionalan (sjetite se riječi apostola Pavla, citiranih u uvodu).

Eterični prostor može biti sedmerodimenzionalan, astralni – deveterodimenzionalan, a struktura mentalnog prostora je dvojaka: on postoji i u šesterodimenzionalnoj i u četverodimenzionalnoj varijanti.

Hoću vas samo na nešto upozoriti. Ni u kojem slučaju nemojte misliti da su dimenzionalnosti koje sam gore naveo utvrđene jednom i zauvijek. Te dimenzionalnosti su danas takve, sutra mogu biti sasvim druge. Istinski život ne stoji u mjestu, on se sastoji u neprekidnom razvoju duha, i upravo to želim posebno naglasiti. Duhovno usavršavanje, duhovni razvoj daje mogućnost da se uvidi dinamika cijelog procesa, što opet sa svoje strane pomaže razvoj duhovne strukture.

Što se tiče dimenzija, tu treba imati u vidu sljedeće. Ukoliko duhovna struktura u sebe uključuje sve poznate pojave, ona može jednu dimenziju prevoditi u drugu. Tako poznavanje dimenzionalnosti različitih prostora i nije toliko važno, glavno je to da se duhovna struktura može mijenjati, razvijati, a ona određuje sve ostalo.

Vrijeme.

Na pitanje o tome, što je to vrijeme, može se različito odgovoriti, ovisno o tome, sa koje točke gledišta se to pitanje razmatra. Postoji i takav pristup sa čije točke gledišta vremena, onako kako se ono obično shvaća, jednostavno i nema. Ali to će, istina, biti prilaz sa točke gledišta viših stanja svijesti, u takvim stanjima svijesti percepcija Svijeta je i inače potpuno drugačija, o čemu smo već govorili u uvodu. U ovoj knjizi ograničit ću se samo na prve korake u rasvjetljavanju pitanja vremena.

Može se razmatrati nekoliko različitih pristupa.

O jednom se pristupu faktički već govorilo pri objašnjavanju načela (1.15). A upravo se vrijeme može promatrati kao nekakav transformator prostora. U tom slučaju vrijeme se može zamisliti u vidu nekih silnica prostora, duž kojih se odvija transformacija i pomicanje. Ako se razumije ta struktura vremena, onda je potrebno vrijeme u potrebnom prostoru moguće dobiti očitovanjem potrebnog prostora, a time postići i ostvarenje željenog događaja.

Tako, promjena vremena daje transformaciju prostora. Ali moguća je i obrnuta varijanta: promjenom prostora moguće je promijeniti vrijeme. Ovo se moglo očekivati, jer su obje strukture – i prostor i vrijeme – zapravo konstrukcije svijesti.

Može se razmatrati i pitanje o tome kako vrijeme percipiraju otišli ili oni koji bivaju uskrsavani. Ovdje je moguće usmjeriti pažnju na razne trenutke. U sljedećem poglavlju, na primjer, bit će rečeno da se uskrsavajućem vrijeme najprije čini diskretnim, iako je ono za živućeg u istom trenutku neprekidno.

Ali ono što je najvažnije u ovom pitanju je to što se za otišle i uskrsavajuće vrijeme uvijek kreće ka strani živih, ka strani živućih, i zato je njihov put uvijek samo jedan – za njih postoji samo put ka životu. Može se reći da otišli percipiraju vrijeme kao tok informacija, kao tečenje rijeke koja ih izbacuje na stranu života. U današnje vrijeme za njih ima još veoma malo mjesta, oni bivaju sve više sabijani jedni uz druge, i nastaje velika gužva. Zato za nove otišle faktički već nema mjesta.

Kada se provodi uskrsavanje čovjeka, određeno istiskivanje prema živima očituje se prilično jasno: uskrsavani osjećaju kao da se pod njima cijelo vrijeme kreće u jednom pravcu, većom ili manjom brzinom, struktura cjelokupne realnosti, a ona se sve vrijeme kreće u pravcu života. Dakle, u načelu je stanje otišlih prema njihovoj subjektivnoj percepciji vrlo nestabilno. I za to postoji valjani razlog.

Ranije, u prednuklearnoj epohi, mnogi od onih koji su otišli birali su put reinkarnacije, reinkarnacijski sustav svog razvoja. Zato su se malo udaljavali od tog toka vremena, gradili su događaje za svoj povratak i tek potom ulazili u već oformljeno tijelo, u rođeni plod.

Sada, u nuklearnoj epohi, zbog opasnosti od mogućeg sveopćeg nuklearnog uništenja, kod otišlih se zbog takvog stanja stvari osjeća značajna nepostojanost i sve više i više osobnosti se počinje orijentirati prema uskrsnuću. I tako oni sada ne odlaze daleko od tog toka vremena. I zato se može reći da je vrijeme u suštini struktura postojanja nekih od onih koji su otišli i uskrsavajućih, može se čak reći mnogih, ali ne svih. Ne svih, jer samo najprosvjetljeniji mogu upravljati situacijom i samostalno birati. Oni koji ne poznaju strukture padaju u veoma moćne tokove vremena. Napominjem da se ti tokovi uvijek kreću ka životu.

Ovdje želim naglasiti još jedan važan trenutak. Poslije uskrsnuća, informacija uskrsnulog daje mogućnost za početak življenja mnogima, potpuno drugim ljudima na potpuno drugim mjestima, a kao rezultat toga uvećava se prostor, uvećava se broj ljudi, što opet sa svoje strane dovodi do novih uskrsnuća, to jest, taj proces počinje teći kao lavina. Čak samo jedan jedini uskrsnuli može u prostoru, zbog promjene informacija regenerirati puno novih ljudi, i to ne na osnovu stvaranja informacije, nego na osnovu jednostavnog prijenosa informacije.

Duša uskrsnulog, znajući da je moguće uskrsnuti otišle, predočava drugim ljudima tu mogućnost, mogućnost uskrsavanja. To se radi ovako. Duša uskrsnulog u prostoru stvara oblik, ili, bolje rečeno, obris čovjeka, pri čemu je to obris samog uskrsnulog. Jedna duša tjedan dana poslije uskrsnuća može stvoriti dva takva obrisa, a poslije mjesec dana – puno više. U područja obrisa već postoji gotov put – postoje neophodni uvjeti za život, postoje svi potrebni događaji. Kada otišli dospije u taj oblik, taj obris, dolazi do njegovog uskrsnuća. Pri tom otišli, po pravilu, ne dospijeva u taj obris slučajno. On skenira prostor i tek kada otkrije takav gotov obris, ili, drugačije rečeno, gotovu stanicu prostor-vremena, ulazi u nju i tada dolazi do njegovog uskrsnuća.

Napominjem da se takav obris u početku odnosi na status onoga tko je sproveo uskrsnuće. Eto ja sam, na primjer, uskrsnuo čovjeka, a dalje uskrsnuće počinje da razvija prostor. U mnogome to je moj status, moja informacija, ali se ona počela razvijati, jer je uskrsnuli Svijetu dao novi impuls, a impuls daje novi prostor, nove ljude. Kao što sam već ne jednom rekao, uskrsnuće je uvijek veoma povoljan događaj za sve: i za uskrsle i za živuće, koji dobivaju dopunski prostor i nove povoljne događaje.

I još treba dodati, da postoji veoma važan zakon koji se sastoji u tome da se U PRISUTNOSTI USAVRŠENE TEHNOLOGIJE USKRSNUĆA VRIJEME ŽIVOTA SAMO PO SEBI POVEĆAVA DO BESKONAČNOSTI. Jer sa uskrsnućem počinje se povećavati prostor, a vrijeme života postaje beskonačno.

Mogu vam reći i kako se praktično odvija popunjavanje obrisa. Uskrsnuo sam, recimo, nekog čovjeka. I evo, idem ulicom, i odjednom vidim obris, obris koji je veoma sličan onom uskrsnulom, i u tu konturu, često i meni pred očima ulazi netko, na primjer neki od otišlih, i dolazi do uskrsnuća. Ali, onaj tko dospije u taj obris uopće ne mora obavezno biti netko od otišlih, to može biti i živući, kod koga je došlo do obustave događaja. On dospijeva u taj obris, u to područje, u tu stanicu prostora i vremena – i počinje živjeti dalje.

Još ćemo se vratiti na ovo pitanje kad budemo govorili o načelu (4.3).

Idemo dalje.

NAČELO BESMRTNOSTI, A U SKLADU S TIM I NAČELO OBNAVLJANJA NAKON MOGUĆE BIOLOŠKE SMRTI, LEŽI U

PRIMARNOM UZROKU, U PRIMARNU PRIRODU IMPULSA PRIRODNOG RAZVOJA ČOVJEKA (2.4).

Prirodni razvoj čovjeka u načelu se nalazi u skladu sa čitavim Svijetom, a Svijet je vječan, sama činjenica postojanja Svijeta je element Vječnosti. Zato je besmrtnost položena u primarnu prirodu impulsâ prirodnog razvoja čovjeka.

IMPULS, USMJEREN KA USKRSNUĆU, UVIJEK JE USMJEREN KA BESKONAČNOM RAZVOJU USKRSNULOG (2.5).

Metodologija uskrsavanja je zasnovana na uzajamnoj povezanosti onoga tko uskrsava ne samo sa uskrsavanim, već i sa svim događajima koji su sa njim povezani. Prema tome, radi se o sljedećem. Kada se odvija uskrsnuće, onda impuls onoga tko uskrsava mora biti usmjeren ne samo na neposredno ostvarenje akta uskrsnuća, to jest, na stvaranje, na primjer, fizičkih tkiva, već mora biti rasprostranjen na cijeli tijek događaja koji se odnose na uskrsavanog, treba pokazati cijeli tijek događaja tih zbivanja. Uopćeno govoreći, bilo kakav impuls je obično usmjeren ka obuhvaćanju zbivanja, ali u odnosu na uskrsnuće taj impuls ima specijalnu prirodu: on je uvijek usmjeren na beskonačni razvoj uskrsavajućeg.

Ako je potrebno doći do nekih događaja, koji nisu povezani sa uskrsavanjem, onda odaslani impuls u početku dovodi do formiranja nekog događaja, za kojim se na osnovu postojećih veza drugi događaji obrazuju kao posljedice.

Stvari drugačije stoje kod uskrsnuća. Impuls koji je usmjeren na uskrsavanje ima opći karakter: on je uvijek usmjeren na beskonačni razvoj uskrsavanog u svakom događaju.

USKRSAVANI UVIJEK VIDI I OSVJEŠĆUJE PROCES USKRSAVANJA I PRI TOME UVIJEK SUDJELUJE U USKRSNUĆU KAO OSOBNOST BOGATA INICIJATIVOM (2.6).

Uskrsnuće – to je uvijek ugodan i potreban proces, jer je usmjeren ka životu i otišlima osigurava optimalan put razvoja.

Taj proces se uvijek u potpunosti osvješćuje i kontrolira od strane uskrsavanog. I pored toga, napominjem, nema ni jednog slučaja, ni jedne činjenice, da je neki od otišlih, kada mu je predloženo uskrsnuće to odbio. Upravo suprotno, mogu reći da otišli uvijek sa zahvalnošću prihvaćaju prijedlog za uskrsnuće. Stvar je u tome da mnogi od njih ne vladaju znanjem pomoću kojeg bi njihova svijest mogla ponovno stvoriti fizičko tijelo. Zato, kada im prijedlog za uskrsnuće dođe sa strane, oni ga prihvaćaju sa zahvalnošću, i moram reći da ga uvijek prihvaćaju odmah.

O ovome govorim radi toga, da bi bilo jasno da je na moralnom planu uvijek moguće savršeno spokojno uskrsavati, i to bilo koji broj ljudi, glavno je to da im se istovremeno sa uskrsnućem ustupe i maksimalno povoljni uvjeti za normalan život.

USKRSAVANI UVIJEK SAVRŠENO TOČNO ZNA DA ĆE POSLIJE USKRSNUĆA ŽIVJETI KAO OBIČAN ČOVJEK (2.7).

USKRSNULI UVIJEK SMATRA DA ĆE MU SE ŽIVUĆI OBRAĆATI KAO SEBI RAVNOM, ON NE OSJEĆA DA JE NA BILO KAKAV NAČIN ODVOJEN OD ŽIVUĆIH, OSJEĆA SE ISTO TAKO NORMALNOM OSOBNOŠĆU KAO I ŽIVUĆI (2.8).

Dakle, uskrsavani sve vrijeme zna da će poslije uskrsnuća živjeti kao običan čovjek u svom običnom biološkom tijelu.

Napominjem, da se uskrsavani prilikom uskrsnuća po pravilu uglavnom koncentrira na osnovne trenutke samog procesa uskrsavanja, on ne prati budno tehničke detalje uskrsavanja. Uskrsavani tako postupa zato da bi mogao spoznati ono što se događa sa točke gledišta upravljanja, čime će kasnije i sam biti u stanju uskrsavati druge. Već sam govorio da je nekada u interesu spasenja potrebno praktično trenutno uskrsnuće, i tada često jednostavno i nema vremena za obraćanje pažnje na tehničke detalje, a i inače na prvom mjestu uvijek treba biti razumijevanje općih načela.

Treba reći da na informacijskoj razini između onih koji su umirali i onih koji nisu umirali neko vrijeme postoji razlika. Ona se sastoji u tome da onaj koji nije umirao ima savršeno providnu informacijsku matricu koja ima slobodan pristup u sve oblike svijesti i materije, dok u matrici uskrsnulog postoje strukture povezane sa elementom razaranja materije. Taj element je ljepljiviji, predstavlja veći balast, zbog čega svijest uskrsnulog ima određenu zadršku, na primjer u brzini obrade informacija. Ipak je uskrsnuće u svakom slučaju puno bolje od reinkarnacije, čak suštinski bolje, zato što poslije uskrsnuća čovjek počinje vladati instrumentom neprekidnog života i više ne umire, dok se kod reinkarnacije, istina, ne kod svih, ali kod većine, radi o sasvim drugoj osobnosti koja je često povezana sa drugačijim fizičkim parametrima.

I uopće, kao što sam ranije rekao, u sadašnje vrijeme reinkarnacija postaje nesvrsishodna. Na sadašnjem stupnju razvoja prirodni proces postaje uskrsnuće.

Onaj koji nije umirao uvijek znatno brže ovladava procesima upravljanja i uskrsavanja nego uskrsnuli. Jer proces razlaganja tijela predstavlja nekakvu dezintegraciju intelektualne forme, što dovodi, kao što sam upravo rekao, do promjene informacijske matrice osobnosti, a pritom još i razlaganje tijela predstavlja i gubljenje vremena, jer živući za to vrijeme ima mogućnost neprekidno uvećavati svoj potencijal i povećavati koncentraciju svoje svijesti.

Usporavanje kretanja zbog razlaganja fizičkog tijela može se usporediti sa posljedicama obične bolesti po školske aktivnosti. Ako je iznenada nastala potreba da se učenik smjesti u bolnicu zbog neke teške bolesti, onda je jasno da se on nalazi u nepovoljnom položaju u usporedbi sa onima koji mogu normalno ići u školu.

Međutim, a to želim posebno naglasiti, nakon nekog vremena, premda to može biti i prilično dugo, uskrsnuli se po objedinjenom statusu u potpunosti izjednačuje sa neumrlima. A budući da je život neuništiv, budući da je on vječan, to za čovjeka nakon nekog vremena više i nije od prvorazrednog značaja je li njegovo fizičko tijelo nekada bilo razgrađeno ili ne, a to uglavnom nikoga i ne interesira, osim strukture postojanosti Svijeta, kojoj su potrebni neumrli. Upravo zato tako veliko značenje danas zadobiva pitanje besmrtnosti. Besmrtnost se pojavljuje onda kada postaje poznata tehnologija uskrsnuća.

POSLIJE USKRSNUĆA OBAVEZNO JE POTREBNO SPROVESTI METODIČAN RAD NA OBJAŠNJAVANJU USKRSNULOME NJEGOVOG NOVOG STANJA, POVEZANOG SA TIME DA SADA IMA FIZIČKO TIJELO (2.9).

Kao što je već rečeno, otišli svjesno opažaju stanje u kojem su se našli nakon razlaganja fizičkog tijela ili poslije kremiranja. Oni doživljavaju tu etapu u svom životu kao fazu događaja koji su povezani sa tijelom. A kada se dogodi proces uskrsnuća i kod njih se ponovno pojavi fizičko tijelo, oni već očigledno postaju svjesni neuništivosti čovjeka. To je saznanje o neuništivosti ljudi, o besmrtnosti, koje svatko cijelo vrijeme nosi u duši, ali koje, može biti, nije svatko osvijestio. Poslije uskrsavanja to znanje o neuništivosti za uskrsnule postaje osviješteno samo u vidu jednokratnog akta, dok neumrli posjeduju to znanje kao rezultat neprekidanog tijeka života. Upravo je znanje o neuništivosti čovjeka sredstvo za ponovno stvaranje života njegovog fizičkog tijela. Uskrsnuli mora doživljavati znanje o neuništivosti na isti način kao i onaj koji nije umirao.

Nakon ponovnog zadobivanja fizičkog tijela uskrsnulom je potrebno prilagoditi se uvjetima života. U svezi s time potrebno je sprovesti metodičan rad sa uskrsnulima na njihovoj adaptaciji u odnosu na društvene norme.

Oni sve to uglavnom razumiju, jer to su obični zdravorazumski ljudi, i zato oni, prirodno, mogu reći da će se oni i sami sa svim time nekako snaći, ali ipak sve što je potrebno treba iskazati riječima. Da, oni sve to logički razumiju, ali riječ živoga neobično doprinosi prilagođavanju njihove svijesti na ono što se događa oko njih. „U početku bijaše riječ“ – živ čovjek, onaj koji nije umirao, treba sve reći riječima.

Pri pravilnom metodičnom radu prijelaz uskrsnulog iz stanja otišlih u stanje živućih se suštinski ukorjenjuje. Što se tiče vremena, to prilagođavanje može trajati do mjesec dana, nekada i više, premda se događa i da se taj prijelaz odigra trenutno. To je jako puno određeno razinom razuma uskrsnulog.

Razina razuma uskrsnulog ovisi o tome koliko je rada uloženo, kako oko njega, tako i unutar njega.

Naravno, uskrsnuli ima svoj vlastiti razum, premda se prilikom uskrsavanja odvija nešto što bi se u nekom smislu moglo shvatiti kao formiranje njegovog razuma, njemu se predaje određena tehnologija od strane onoga tko sprovodi uskrsnuće. Tako razum uskrsnulog ovisi i o radu koji je obavljan pri njegovom uskrsavanju. Primijetit ću da kao rezultat tog rada razum uskrsnulog ne mora se praktično i izmijeniti, ali on prije svega ovisi o kvaliteti i količini tog rada, taj rad određuje njegove mogućnosti brzog prilagođavanja životu u društvu.

U svoj sustav sam uveo ovaj pojam: razina razumnosti nastajućeg objekta. Uskrsnuli po mnogo čemu i jest objekt u nastajanju. Uvođenje tog pojma, pojma razumnosti, daje mogućnost klasifikacije. U ovisnosti o svojoj razini razumnosti uskrsnuli se može svrstati u jednu ili drugu kategoriju ljudi. Po pravilu, to je ista ona kategorija u koju je i ranije spadao. Na taj način, razina razumnosti određuje onu početnu razinu sa kojom uskrsnuli ponovno ulazi u život sa fizičkim tijelom.

Ako je odmah poslije uskrsavanja razina razumnosti uskrsnulog dovoljno velika, onda on ima velike mogućnosti da se brzo prilagodi i to prilagođavanje se može dogoditi recimo za sekundu, sat ili dan. Ako njegova početna razina nije jako visoka, onda prilagođavanje može potrajati prosječno mjesec dana, ali ne više od tri mjeseca.

Iz rečenog proizlazi važna činjenica, koju želim naglasiti: onaj, tko radi na uskrsavanju, uskrsnulom krči put.

KOD USKRSNULOG ČOVJEKA U POTPUNOSTI SU OČU-

VANE PROFESIONALNE I SVE DRUGE NAVIKE KOJE JE STEKAO RANIJE U ŽIVOTU (2.10).

Sadržaj ovdje iskazane tvrdnje je dobro ustanovljena činjenica.

POJAM DUHA DAJE ISTINITOST STRUKTURE SPOZNAJE (2.11).

Duhovni aspekt uvijek, pa tako i pri uskrsnuću, daje mogućnost upravljanja materijom i spoznajom. Struktura spoznaje postaje istinita kada osvijestimo duhovni aspekt, a ne usmjeravamo pažnju samo na uskrsnuće u fizičkom tijelu. Pri tome je prvenstveno važno da se dogodi stvaranje fizičkog tijela koje odgovara upravo toj duši. Faktički, pri uskrsavanju čovjeka njemu se predaju duhovna znanja na osnovu kojih duša obnavlja svoj fizički dio. Zato struktura spoznaje biva istinita kada se skladno spajaju duhovna i fizička struktura.

JEDAN OD ASPEKATA USKRSNUĆA JE OBNAVLJANJE STVARALAČKE SVIJESTI KOD ŽIVUĆIH LJUDI (2.12).

Stvaralačka svijest u načelu je svojstvena čovjeku od trenutka kada je njegov život počeo. Kada organizam raste, neko vrijeme on stalno stvara oko sebe, dok ne dospije u sustav umjetnih ideoloških postulata, izmišljenih misaonih oblika, netočnih psiholoških tvrdnji koje blokiraju njegov razvoj i tako dalje. Sve to na umjetan način kvari normalan prirodni razvoj i kod čovjeka dovodi do zatamnjenja stvaralačke svijesti. Zato je isključivo važan zadatak ponovno uspostavljanje stvaralačke svijesti kod ljudi. Jedna od metoda za postizanje tog cilja je meditacija, o kojoj smo već govorili u uvodu. Univerzalna metoda je praksa uskrsnuća kojom se ostvaruje besmrtnost.

Poslije regeneriranja stvaralačke svijesti čovjek počinje razumijevati kako je i on sam organiziran, i tada on već može i uskrsavati druge, predajući im taj impuls.

PROCESU USKRSNUĆA TREBA ISTOVREMENO PRI-

STUPATI I KAO PROCESU STVARANJA DJETETA (2.13).

Ovo načelo je formulirano sa točke gledišta organizacije života uskrsnuloga. Kada po biološkom zakonu od muškarca i žene nastaje plod, za njega se rezervira mjesto na kojem će on živjeti i razvijati se, i odmah se podrazumijeva da će on potom imati i pravni dokument, i tako dalje. Na analogan način treba pristupiti i procesu uskrsnuća, tj. unaprijed treba promisliti o različitim organizacijskim detaljima. Istina, kao što sam već rekao u prvom poglavlju, ključne trenutke u uskrsavanju kontroliraju tamo opisane strukture Svijeta.

OTIŠLI SE NE ZAUSTAVLJAJU U SVOM RAZVOJU. DUHOVNI RAZVOJ OSOBNOSTI ODVIJA SE STALNO, U SVIM UVJETIMA. ZATO SE NA DUHOVNOJ RAZINI USKRSNUĆE SHVAĆA KAO MANIFESTACIJA OPĆE HARMONIJE SVIJETA. I UPRAVO ZBOG TOGA SVI LJUDI U DUŠI ZNAJU ZA SVEOPĆE USKRSNUĆE OTIŠLIH (2.14).

Svijet je tako ustrojen da je kod čovjeka najprije nastala duša, Božja tvorevina, a da tijelo predstavlja fizički dio duše. Ranije se fizičko tijelo nije razmatralo kao element od opće važnosti i u svezi sa tim biološka smrt je značila samo određeni status duše, pri kome se razvoj duše odvija u odsutnosti fizičkog tijela.

Međutim, mi znamo da postoji uzajamna ovisnost duhovne i fizičke strukture. O tome govori načelo (2.2). Prisutnost fizičkog tijela doprinosi bržem razvoju duše. I sada, u uvjetima opasnosti koja se nadnijela nad svijet, opasnosti od globalnog uništenja, to pitanje, pitanje bržeg razvoja čovjeka zadobiva veliku aktualnost.

U sadašnje vrijeme, kad dođe do konflikta između ljudi ili država, ponekad se pribjegava nasilnom rješavanju problema. Često se biološka smrt protivnika koristi jednostavno za to da bi se izbjeglo rješenje, da se izbjegne principijelno razmatranje problema.

Sada treba dati prioritet fizičkom tijelu, potrebno ga je učiniti neuništivim. Samim tim postat će nelogično i čak besmisleno razvijanje sredstava za uništavanje.

Jer po zamisli Stvoritelja čovjek je vječan i zato se sada zadatak sastoji u tome da se ponovno raširi znanje o Stvoritelju i da se ljudima vrati svijest istinske razine Vječnosti. U svezi sa tim uskrsnuće se pojavljuje kao povratak razumijevanju vječnosti Svijeta.

Uskrsnuće se shvaća kao manifestacija opće harmonije Svijeta.

U duši svi ljudi znaju za sveopće uskrsnuće, jer je duša odraz čitavog Svijeta, ona se nalazi u uzajamnoj vezi sa čitavim Svijetom. Stvarajući vječnu dušu Bog je stvarao i vječnog pratioca te duše, to jest, stvarao je vječno tijelo kao vječni dio duše - i tako se može reći.

3

Prelazimo na razmatranje treće razine. Treba napomenuti da se sa točke gledišta hijerarhije ova načela u nekom smislu nalaze niže, ali da se ponekad mogu nalaziti i više od načela druge razine.

Kod čitaoca se može pojaviti pitanje zašto je to tako, zašto se načela ukrštaju i zašto ih uopće ima toliko puno, jer su ova načela nazvana osnovnim. To je ozbiljno pitanje i zato ćemo ga podrobno proučiti.

Zamislimo nekakvu zgradu, na primjer, glavnu zgradu Moskovskog univerziteta na Vorobjevim gorama. Da bi se o njoj dobila potpuna predstava, treba obići oko nje, jer ćemo je tek tako moći osmotriti sa svih strana. Treba ući i unutra i razgledati svečanu salu, predavaonice, trpezarije, sobe u studentskom domu, stanove predavača. Međutim, ako čovjek vlada visokim stanjem svijesti, onda, kao što smo rekli u uvodu, on može odjednom istovremeno vidjeti čitavu zgradu, i izvana i iznutra. Cijelu zgradu, sve prostorije odjednom. I pri tome nema značaja koliki je njihov ukupan broj. A onaj tko još uvijek ne opaža četvrtu dimenziju prostora, taj će morati puno hodati da bi upoznao čitavu zgradu.

Moguće je, obilazeći zgradu praviti i fotografije. Ako zgradu promatrate s jedne strane, a zatim je, obišavši oko nje, pogledate s druge strane, onda će vam, prirodno, ugao zgrade koji ste tek obišli ponovno biti vidljiv, ali u drugom rakursu. A to isto će se vidjeti i na fotografijama. Preklapanje je neizbježno.

Upravo tako stvari stoje i sa načelima. U stvari postoji jedno Načelo, ali uobičajenoj budnoj svijesti ono izgleda višestrano, i zato, kao i u primjeru sa zgradom, moramo ga razmatrati sa svih strana. Kao rezultat, pojavljuje se puno načela. Upravo tako, kao i kod upoznavanja zgrade putem fotografija, moramo razgledati puno snimaka. Jer, stvar je u stanju svijesti.

Može se navesti još jedan primjer. Prije izvjesnog vremena ljudi su se kod nas zanimali jogom, uglavnom hatha jogom. Mnogi su sa entuzijazmom počeli njome baviti, međutim s vremenom njihov entuzijazam se smanjivao, jer nisu vidjeli onakve rezultate na koje su računali. Međutim, takav rezultat je potpuno prirodan i situacija se ovdje preklapa sa prethodnim primjerom.

Stvar je u tome, da u stvari postoji samo jedna Joga, i nju su stvorili ljudi sa visokim stanjem svijesti. Svakodnevnoj budnoj svijesti ona se čini višedimenzionalnim objektom i zato se može opažati samo u dijelovima, samo u vidu razdvojenih strana, a sve te razdvojene strane Joge, Joge sa velikim slovom, predstavljene su kao hatha joga, radža joga, bhakti joga, karma joga, džnjana joga. Postoje i druge joge, ali ove možemo smatrati osnovnim.

Cilj Joge je uzdizanje stanja svijesti i na taj način približavanje Bogu. Sama riječ „joga“ znači spajanje, savez, jedinstvo. Tako i sama riječ „joga“ jasno pokazuje cilj: sjedinjenje sa Stvoriteljem.

Ako se prihvatimo samo jednog aspekta Joge, na primjer fizičke (hatha joge) a ne dodajemo makar samo ključne elemente drugih aspekata joge, a to su pravilno duhovno usmjerenje (bhakti joga), pravilno znanje (džnjana joga), načelo razvoja svijesti (radža joga) i razumijevanje toga, što je to pravilno djelovanje i kako se ono ispunjava (karma joga), ako su svi ti elementi odsutni, onda se bavljenje hatha jogom pretvara u puke fizičke vježbe, u običnu gimnastiku.

Analogna situacija postoji praktično u svim područjima ljudskih djelatnosti. Uzmimo jedno od najvažnijih pitanja – poimanje Svijeta. Pred nama je ponovno višedimenzionalni objekt. I zato se opet svi prihvaćaju samo po jedne njegove strane, i zato opet imamo, kao što smo vidjeli kod joge, odvojene pristupe, razdvojene putove: put religije u njenom suvremenom vidu, put znanosti, put umjetnosti. Postoje i drugi pristupi, ali ovi navedeni su osnovni u suvremenom društvu.

Hajdemo pažljivije pogledati te odvojene pristupe, na primjer, put znanosti. Pritom, uzmimo kao primjer fiziku, jednu od fundamentalnih znanost.

Uspjesi te znanosti, njena dostignuća, nesumnjivi su. Međutim, pod utiskom dostignutih uspjeha znanost se počela idealizirati, njene tvrdnje su počele zadobivati apsolutni karakter, riječ znanstvenika počela se smatrati istinom zadnje instance. U svezi sa time pojavljuje se potreba da razmotrimo kako se uopće gradi znanost.

Stvar je u tome, što kod ljudi koji se znanošću ne bave profesionalno, veoma često postoji predstava o tome da je, na primjer fizika, egzaktna, točna znanost, da se u njoj sve dokazuje i da se stoga možemo osloniti na tvrdnje znanstvenika. Međutim, u stvarnosti stvari su puno složenije.

Glavne opasnosti se kriju u polaznim postavkama, na osnovu kojih se izgrađuje cjelokupno zdanje znanosti. Te postavke se ne dokazuju, njih jednostavno nije moguće dokazati. Ako se neka tvrdnja može dokazati, to znači da taj stav nije osnovni. Samo postojanje mogućnosti da se nekakav stav dokaže već govori o tome da taj stav nije polazni, nije temeljan, fundamentalan. Fundamentalni stavovi svake znanosti su tvrdnje na kojima se, kao na temelju, gradi zdanje dane znanosti, to su tvrdnje, ili zakoni, iz kojih se može izvesti sve ostalo. Ali oni sami se ne izvode. Njih jednostavno proglašavaju, i to je sve.

Kao primjer možemo navesti drugi Newtonov zakon o kome smo učili još u školi. To je jedan od zakona koji leže u osnovi klasičnog strojarstva. On je predstavljen jednadžbom koja povezuje tri veličine: masu tijela, silu koja djeluje na to tijelo i ubrzanje koje tijelo dobiva pod utjecajem te sile.

Razmotrimo ukratko ta tri pojma.

Počnimo od mase. Problem mase je jedan od neriješenih zadataka suvremene fizike. I potpuno je nemoguće u potpunosti riješiti taj problem, ako se ne uzima u obzir da je svako tijelo, o čijoj masi se govori, proizvod kolektivne svijesti. To već znamo. Sva tijela su stvorena na osnovi kolektivne svijesti. Kao i zakoni, koji se zato mogu i mijenjati.

Sada o sili. Sila karakterizira uzajamno djelovanje tijela. Suvremenoj ortodoksnoj fizici poznata su četiri vida fundamentalnih međudjelovanja: gravitacijsko, elektromagnetno, i još dvije vrste koje su povezane sa nuklearnim silama. To je ono što je poznato suvremenoj znanosti. A u stvari postoje i druge vrste uzajamnih djelovanja.

Kao primjer razmotrimo slučaj iz nedavne povijesti. Prilikom izgradnje Asuanske brane u Egiptu, poslije podizanja vodostaja Nila pod vodom su se trebali naći neki od spomenika drevne arhitekture, uglavnom statue faraona. To su bile statue ogromne veličine načinjene iz jednog kamenog bloka. Tako se ispostavilo da suvremena tehnika nije u stanju da prenese te statue iz jednog mjesta na drugo, i zato su ih morali izrezati na odvojene dijelove. Pitamo se, a kako su se sa njima nosili ljudi koji su ih gradili? Magovi tog vremena su znali kako se nositi sa sličnim zadacima. Oni su sakupljali dovoljnu količinu ljudi i na potreban način usmjeravali kolektivnu svijest okupljenih. A kao rezultat, kameni blokovi su se premještali na određeno mjesto.

U Newtonovoj jednadžbi preostaje još i ubrzanje. Taj pojam nam je svima dobro poznat. On govori o tome koliko brzo automobil koji kreće iz mirovanja može postići potrebnu brzinu. I ubrzanje i brzina se mjere između dvije točke prostora. Znači, u krajnjoj liniji, pojmovi ubrzanja i brzine svode se na pojmove prostora i vremena.

Mi već znamo da su prostor i vrijeme konstrukcije svijesti. I sve što iz njih slijedi, prema tome, može se mijenjati putem svijesti.

I još trebam reći u čemu je ovdje problem: da bi se razumjelo što su to prostor i vrijeme, potrebno je postići više stanje svijesti.

I tako, dobiva se da u polaznoj jednadžbi klasične mehanike ima velikih nejasnoća. Analogno stoje stvari i u drugim područjima fizike. I zato ne treba očekivati da će sve izvedeno iz osnovnih jednadžbi biti točno. A posebno pažljivo treba prilaziti tvrdnjama znanstvenika koje se odnose na Svemir.

Kao što sam već ranije rekao, fizička, odnosno nekakva objektivna realnost kao takva zapravo i ne postoji. Ono što ljudi shvaćaju kao objektivnu stvarnost, u stvari je manifestacija kolektivne svijesti.

Položaj znanstvenika sa njihovom vjerom u postojanje objektivne stvarnosti može se pojasniti sljedećim primjerom.

Zamislimo čovjeka koji sjedi u kazalištu i promatra predstavu. Pažljivo prati razvoj događaja. Pri tome se može početi suživljavati sa nekim od likova, može se uzbuditi, može mu se čak i disanje promijeniti. Može se toliko uživjeti da zaboravi na sve i počne percipirati ono što se događa na sceni kao stvarnost. A stvarnost je sasvim drukčija. Glumci mogu otići sa scene, preobući se i početi igrati sasvim drugi komad.

Znanstvenici od ranog djetinjstva promatraju veliki komad na sceni postojanja. I mnogi se tako uživljavaju u nju, da u suštini počnu automatski percipirati okolni svijet kao stvarnost. A između ostalog, ljudi baš zbog toga često imaju puno problema u životu – oni ne shvaćaju da u slučaju potrebe treba samo promijeniti tijek radnje u komadu ili čak promijeniti cijeli komad. U stvarnosti, svaki čovjek ima ključeve sreće u vlastitim rukama. Treba samo pravilno razumjeti situaciju i na pravi način reći: „Sezame, otvori se!"

Vrlo često, ono što percipiramo kao bajku, kao nešto izmišljeno, u stvarnosti je živopisna priča o onim istinama koje se kriju iza izvanjske zavjese stvarnosti.

Tako, kad kao primjer navodim riječi „Sezame, otvori se!", samo hoću reći da se u toj frazi predaje znanje o upravljanju stvarnošću. I upravo ta praksa, praksa upravljanja stvarnošću, praksa upravljanja događajima u današnje vrijeme postaje aktualna za sve nas.

Vrativši se znanosti, hoću reći sljedeće. Problem se sastoji u tome što se znanstveniku, čak i istaknutom, ali sa svakodnevnim stanjem svijesti, stvarnost predstavlja savršeno drugačijom nego što se otkriva čovjeku u višim stanjima svijesti. Napominjem, da svakodnevna budna svijest promatra svijet kroz prizmu trodimenzionalnog prostora i vremena, a upravo takvim modelom se služi i ortodoksna znanost. Iz onoga što sam rekao ranije vidi se koliko je to ograničen i problematičan prilaz. Na osnovu takvog prilaza sagrađeno je i oružje masovnog uništenja.

I zato ne čudi što se ortodoksna znanost, često baš fizika, u današnje vrijeme nalazi u krizi. Pri tom, izlaz iz te krize znanost ne traži tamo gdje bi trebalo.

Kako bih pojasnio situaciju, poslužit ću se određenim usporedbama. Zamislite da se pred vama nalazi razgranato drvo s mnoštvom listova. Ako iznenada nastupi sušna sezona, listovi na drvetu će početi žutjeti, sušiti se, uvijati. Ako želite to lišće ponovno vidjeti zelenim, bilo bi nerazumno i besmisleno početi ga razgledati, ili ih nekako obrađivati pokušavajući im pomoći. Da biste riješili problem, trebate poći na sasvim drugo mjesto, trebate se baviti nečim sasvim drugim – trebate zaliti korijenje drveta i tada će svi listići ponovno ozelenjeti i ponovno početi živjeti punim životom.

Tako je i sa znanošću. Treba obratiti pažnju na korijenje. Treba zaliti korijenje svog organizma, treba izmijeniti njegovo stanje, treba izmijeniti stanje svijesti. Vaša vlastita svijest treba upravljati stvarnošću i upravo na toj osnovi treba graditi svaku znanost. Znanost koja se oslanja na upravljajuću svijest osobnosti omogućuje da se neutraliziraju razarajuće tehnologije i da se čovjek stvarno zaštiti.

Još jednom ponavljam da od razine svijesti čovjeka ovisi njegova percepcija i doživljavanje Svijeta. Zadobivanje višeg stanja svijesti pruža drugačije opažanje svijeta, drugo shvaćanje, drugo znanje. O tom problemu govori i poznata poslovica: Malo znanja udaljava od Boga, a puno znanja ponovno vraća k Njemu.

***

Želim vam obratiti pozornost na jedan veoma važan trenutak, povezan sa načelom (1.3). Navodim to načelo: NAŠA SVIJEST OPAŽA KAO STVARNOST ONO ŠTO POSTOJI U NAŠOJ SVIJESTI. Već znamo da je sve ono što čovjek vidi oko sebe, što ga okružuje, izgrađeno na temelju kolektivne svijesti. U svezi s tim javlja se sljedeće pitanje: a ako je razina stanja svijesti kod nekog čovjeka bitno viša nego razina kolektivne svijesti, kako bi se onda na tom čovjeku odrazila nuklearna eksplozija?

Za odgovor na ovo pitanje može se uvesti ovakvo usporedba. Zamislite da izvan grada hodate po polju. I odjednom nailazi oluja. Nebo se prekriva crnim oblacima, i iz njih na zemlju počinju udarati zasljepljujuće munje. A udar munje u čovjeka, kao što je poznato, ne nosi ništa dobro. Tako da je vaš položaj u ovom slučaju veoma ozbiljan.

Međutim, ako se u to vrijeme nalazite ne u polju, nego u trupu zrakoplova koji leti visoko nad oblacima, tako da se razbjesnjela oluja nalazi negdje ispod vas, onda kroz prozor možete sa zanimanjem pratiti ono što se dolje događa.

A još udobnije možete promatrati buduću oluju iz kabine satelita. Iz satelita možete vidjeti i mnoge druge pojave, na primjer, kako se po zemlji kreće uragan, rušeći sve na svom putu.

Isto tako, kao što s visina satelita možete spokojno promatrati rušilački uragan, možete i s visina bitno više razine stanja svijesti promatrati ono što se događa u području kolektivne svijesti.

I zato ista ta nuklearna eksplozija neće moći uništiti čovjeka koji je dostigao visoku razinu stanja svijesti, jer se takav čovjek već nalazi izvan domašaja običnih bura, on je već stao u bujicu Vječnosti. Takvi ljudi postoje, i mogu reći da će ih kroz izvjesno vrijeme biti puno više.

Ovo što smo rekli može se izložiti i malo drugačijim jezikom. Kako što smo govorili, postoje znanstvenici koji vjeruju u to da okolnim svijetom upravljaju nekakvi objektivni zakoni. S te točke gledišta postupno podizanje razine svijesti nekog čovjeka znači da, po mjeri svog rasta, to jest po mjeri sve većeg i većeg nadilaženja razine kolektivne svijesti, on se počinje podčinjavati sve manjem i manjem broju tih „objektivnih“ zakona.

Jedan od relativno jednostavnih primjera za to je levitacija, Jedan relativno jednostavan primjer toga je levitacija, tj. nadvladavanje sile gravitacije pomoću svijesti, rezultat čega je letenje tijela. Primijetit ću da mnogi jednostavno i ne razmišljaju o takvoj pojavi, a to se događa zato što se pod utjecajem ortodoksne znanosti u suvremenom društvu složila predstava o zakonima kao o nečemu fiksnom, kao o nečemu što predstavlja neko neizmjenjivo stanje.

Međutim, svaki čovjek za relativno kratko vrijeme može naučiti za sebe mijenjati zakon gravitacije i na taj način na vlastitom iskustvu saznati što je to levitacija.

A ako se promijeni kolektivna svijest u odnosu na to, onda će to dovesti do izmjene samog zakona.

U mojoj praksi spasenja veoma je važno ne jednostavno promatranje i uočavanje nekih zakona, nekih situacija, nego umijeće da se na osnovu upravljanja sviješću ti zakoni, situacije, događaji mijenjaju u pravcu koji su čovjeku potrebni.

Mislim da treba podrobnije razmotriti upravo spomenuti principijelni nedostatak ortodoksne znanosti, upravo to, da se ona bavi jednostavnim promatranjem pojava i formuliranjem otkrivenih zakona. Takav njen prilaz, naravno, objašnjava se time što postoji vjera u objektivni karakter pojava u okolnom svijetu, u njihovu neovisnost o čovjeku i zato zadatak znanosti postaje otkrivanje postojećih zakonitosti i njihovo opisivanje.

Razmotrimo konkretan primjer. Po tradiciji, krajem Prosinca svake godine izdavači jednog od vodećih znanstvenih časopisa „Science" („Znanost") biraju deset najznačajnijih znanstvenih dostignuća iz protekle godine. Pogledajmo što je bilo na prvom mjestu u izboru najznačajnijih dostignuća 1998. godine.

Za najvažnije znanstveno otkriće 1998. godine proglašen je zaključak da će se naš Svemir vječno širiti, i to sve većom brzinom.

Ovdje vidimo primjer toga kako znanstvenici na osnovu brižljivo provedenih eksperimenata jednostavno konstatiraju činjenicu koju su utvrdili. I to je sve. I to se smatra najvećim znanstvenim dostignućem. A istovremeno bi znanstveni prilaz morao biti sasvim drugačiji.

U navedenom konkretnom primjeru čak i nije od suštinske važnosti što su točno utvrdili znanstvenici, da li se Svemir širi ili sažima, nije u tome stvar. Stvar je u tome da prava znanost, tj. ona znanost koju ja predlažem, treba sebi postaviti sasvim druge ciljeve i imati sasvim drugi karakter. Utoliko prije u današnje vrijeme, kada se nad čovječanstvom i cijelim svijetom nadnijela realna opasnost od potpunog uništenja, znanost treba odrediti put, u suglasnosti sa nastojanjem da se svijet spasi od globalne katastrofe.

Zato svoju znanost gradim na načelima postizanja konkretnog rezultata nizom sukcesivnih stvaralačkih akata, pri ostvarenoj potpunoj kontroli nad svakim od njih. Moja znanost, koja je istovremeno i znanost spasenja, usmjerena je k tome da se kao krajnji rezultat dobije spasenje i da se pri tom na potreban način izmijeni postojeća stvarnost.

Prava znanost djeluje po sljedećoj shemi. Ovladavši situacijom ili spoznavši situaciju, ona od početka mijenja stvarnost tako da bi kao rezultat postigla spasenje. Zatim, kada je spasenje postignuto, utvrđuje se sigurnost. I konačno, kada je sigurnost utvrđena, na red dolazi zadatak daljnjeg razvoja svih događaja u pravcu koji je čovjeku potreban. Ista ta shema se primjenjuje i za postizanje bilo kojeg drugog blagotvornog rezultata.

Kao što se vidi, u pravoj znanosti ne može biti riječi samo o jednostavnoj konstataciji nekih činjenica. Ako bilo kakvi postojeći sustavi ili situacije ne doprinose dobivanju potrebnog rezultata, to znači da te sustave treba mijenjati, a time i sustav zakona.

Osnovni kriterij u mojoj znanosti je postizanje potrebnog rezultata stvaralačkim putem. Istinitost tvrdnje, da je neka znanost ispravna, sastoji se u činjenici da ona na samom početku, prije svega, postiže pozitivan rezultat, na primjer, spašava čovjeka, ili uskrsava čovjeka, ili spašava čitavo društvo, a tek se poslije, s takvim pozitivnim rezultatom, gradi znanstveni sustav koji pokazuje kako se to radi.

Da bi se bolje razumjela ova važna misao, obratimo se nečemu što nam je dobro poznato. Sa otprilike analognom situacijom srećemo se, na primjer, u glazbi.

Kao što je poznato, postoji teorija glazbe. Međutim, remek djela glazbene umjetnosti nisu napisana na osnovu teorije glazbe, već obrnuto, teorija glazbe se gradi na osnovu analize glazbenih remek djela, koja su napisali geniji. Na taj način, praksa je izvorna. Na osnovu najboljih obrazaca prakse gradi se teorija koja može pomoći početnicima da učine prve korake.

I tako, temeljni trenutak u mojoj znanosti je praksa, to jest postizanje željenog rezultata. A kako je najvažnija osobina sadašnjeg života njegov neprestani razvoj, onda ne gradim nikakve strogo statične sustave, u vidu fiksiranih, nepromjenljivih zakona, već jedna gibak dinamičan sustav čija je osnova potrebni rezultat.

Ako uzmemo gore navedeni primjer otkrića sve bržeg širenja Svemira, u svezi sa njim javlja se pitanje: što je konkretno potrebno uraditi glede tog otkrića? Jer ako jednostavno prihvatimo to sve brže širenje Svemira kao činjenicu, kako to rade znanstvenici, to jest, ako pođemo mehaničkim putem, očigledno je da će kontrola svake faze tog procesa postupno bivati sve slabija i slabija.

Zato bih postavio drugačije pitanje: kako da objasnimo navedenu situaciju, kako da je prikažemo na taj način da bi bilo moguće postići akt spasenja? Kako da preustrojimo svijest, to jest kako da napravimo takav mehanizam opažanja, mehanizam razvoja, da svaki akt izvanjskog svijeta bude kontroliran?

Za odgovor na ova pitanja vrlo je važno određivanje bilo kakve početne forme kroz koju se može upravljati svim procesima. Može se uzeti, na primjer, moje načelo o tome, da SE KROZ BILO KOJI IZABRANI ELEMENT SVIJETA MOŽE UPRAVLJATI BILO KOJIM NJEGOVIM ELEMENTOM, PRI ČEMU TAJ IZABRANI ELEMENT MOŽE BITI POSEBNO IZGRAĐEN OD STRANE VAŠE SVIJESTI RADI TOG CILJA. Na osnovu ovog načela uvijek je moguće upravljati procesima u cijelom Svemiru, i sa te točke gledišta ne percipirati ga kao onoga koji se širi ili skuplja, već ga shvaćati jednostavno kao sustav koji se nalazi u jednoj određenoj fazi, ali koji mijenja, recimo, oblik, i koji mijenja posljedice. Pri tome, ako je potrebno, treba promijeniti i neke zakone, kakvi god da su oni i kako god da su bili ustanovljeni.

Jer, čak iako se suština danog otkrića ostavi neizmijenjenom, to se otkriće može sasvim drugačije interpretirati, prema njemu se možemo sasvim drugačije odnositi. Svi elementi Svemira, međusobno povezani, su objekti informacije. Može se, naravno, kao što to radi znanost, među njima utvrditi i nekakva konkretna veza. Međutim, da bi se upravljalo ovim Svijetom, nije potrebno promatrati ga iznutra, dovoljno je izaći iz svoje svijesti u makrostrukturu i tada upravljati tom informacijom, glavno je da ona bude u zoni upravljanja, a to se uvijek može osigurati.

Tako, moja znanost rješava upravo takva pitanja, a ne pitanja registracije nekih procesa i njihovo uočavanje putem instrumenata, već pitanja **upravljanja** bilo kakvim svjetskim procesima.

Uvjerljivi primjeri takvog prilaza su u prvom poglavlju navedene konkretne činjenice o uskrsavanju ljudi. U četvrtom poglavlju razmotrit ćemo slučaj izlječenja od različitih ozbiljnih bolesti. Svi ti primjeri rječito ilustriraju istinsku znanost na djelu: ona se ne ograničava na puku konstataciju činjenice da čovjek, na primjer, nije više na našem svijetu, ili da je on, već u razvijenom posljednjem stadiju raka ili side, došao do granične crte. Prava znanost na osnovu pravog znanja o Svijetu, a uz pomoć načela upravljanja prije svega postiže željeni rezultat, u danom slučaju spas čovjeka: ako je on već otišao, ona ga vraća nazad u naš svijet, ili ako je bolestan, principijelno mijenja karakter odvijanja procesa u njegovom organizmu, tako da čovjek ponovno postaje zdrav.

Navest ću ovdje još jedan primjer iz prakse primjene moje znanosti. Radi se o prognozi zemljotresa i smanjenju njegove snage.

Za prognozu zemljotresa i drugih katastrofa i za smanjivanje njihove siline upotrijebio sam formulu opće stvarnosti i teoriju valne sinteze koje sam stvorio na osnovu jasnoviđenja. Na osnovu tih općih teorijskih postavki razradio sam i izgradio specijalni uređaj. To želim posebno objasniti. Stvar je u tome, da ja osobno mogu prognozirati zemljotrese i smanjiti njihovu snagu i bez bilo kakvih uređaja, meni osobno oni nisu potrebni. Ali, ako se govori o znanosti, onda je potrebno napraviti takve tehničke uređaje kojima bi se svi mogli služiti.

Zbog toga sad i govorim o ispitivanju uređaja koji sam konstruirao i koji se može pustiti u proizvodnju. Suština rada tog uređaja, a prema tome i provedenih eksperimenata sastoji se u sljedećem.

Prije svega uređaj omogućuje prognoziranje zemljotresa. On određuje geografski položaj budućeg zemljotresa i njegovu snagu.

Poslije toga taj uređaj počinje umanjivati snagu budućeg zemljotresa i umanjuje je sve dotle dok ima tehničke resurse koji su za to potrebni. I kada su resursi uređaja u tom smislu iscrpljeni, tek onda dolazi do fiksacije snage budućeg zemljotresa na razini do koje je bilo moguće smanjiti njenu veličinu. Prirodno, upotreba uređaja sa većim resursom daje mogućnost da se postigne veći efekt.

Dana metoda je bila ostvarena na osnovu korištenja informacija o prošlim i budućim događajima. Korišteni su podaci o ukupno tisuću zemljotresa koji su se odigrali u prošlosti i potvrđena je informacija faze prognoze.

Ovdje se može navesti veliki dio pisma rukovoditelja Agencije za monitoring i prognozu katastrofalnih situacija MČS Rusije Šahramanjana M. A. predsjedniku RAEN akademiku Kuznecovu O. L.

„Akademik RAEN Grabovoi Grigori Petrovič, koristeći formulu opće stvarnosti i teoriju valne sinteze koje je stvorio u cilju profilaktične prognoze zemljotresa i katastrofa, preveo je kristalni modul prognoze u brojčani oblik. Kao činjenični materijal koji dokazuje da navedeni modul omogućuje realizaciju profilaktične prognoze zemljotresa, korišteni su statistički podaci o zemljotresima Centralne eksperimentalno-metodičke ekspedicije geofizičke službe Ruske Akademije Znanosti. Ispitivanja numeričkog modela uređaja sprovođena su na zemljotresima iz prošlosti i budućnosti. Na zemljotresima prošlosti – prevođenjem polaznih parametara modela do početka zemljotresa. Na zemljotresima iz budućnosti – programom obrade elektronske karte lokacije i ekstrapolacijskih podataka monitoringa Zemljine površine sa satelita... Što se tiče zemljotresa koji su se stvarno dogodili u prošlosti, korišteni su podaci o 1000 zabilježenih zemljotresa do kojih je došlo u periodu od 7. Siječnja 1901. godine do 4. Srpnja 1918. godine... Što se tiče budućih zemljotresa, u Srpnju 1999. godine dobivena je potvrda prognoze za sva područja gdje se sprovodila programska obrada elektronske karte lokacija... U svim slučajevima dobivena je potpuna potvrda faza prognoze. U današnje vrijeme za prevođenje parametara kristalnog modula u numeričkom obliku u oblik mikroprocesora koji radi dugi vremenski period bez dodatnih izračunavanja nužno je sprovesti prijevod karakteristika laserskog zračenja sa fizičkog izvora u numerički oblik."

Ovdje preostaje još ne sasvim jasno pitanje o tome, kako se možemo uvjeriti da predloženi uređaj zaista smanjuje snagu zemljotresa, i da bi bez njega taj zemljotres imao veću razornu snagu. Jer, mi jednostavno registriramo zemljotres one snage koju smo izmjerili, i to je sve. A možda bi on i bez uređaja bio isti?

Odgovor na ovo pitanje bio je dobiven ranije, prilikom provođenja niza podzemnih nuklearnih ispitivanja. Može se izvesti nekoliko proba u kojima se u istim uvjetima izaziva eksplozija iste količine nuklearnog punjenja. Pri tome se isključuje uređaj i registrira veličina nastalog udarnog djelovanja. Zatim se uključuje uređaj i sprovodi druga serija analognih eksplozija pod istim uvjetima kao i ranije. Pomoću mjerenja se utvrđuje što se i koliko mijenja kada je uređaj uključen. Mjerenja su vršena na rastojanju od oko 20 km od epicentra eksplozije. Rezultat tih eksperimenata je istinski zadivljujući: pri samo jednom jedinom uključenom uređaju veličina rušilačkog udara smanjila se praktično dva puta. Uz savršeniji i moćniji uređaj veličina razaranja se može umanjiti puno puta, a uz nekoliko uređaja razaranje se u potpunosti može isključiti. Tako je uređaj prošao veoma ozbiljne provjere i u potpunosti potvrdio svoju isključivu djelotvornost.

Dodajem i to da, kada sam se i sâm uključivao u rad, razaranja praktično nije ni bilo.

Prilikom provođenja podzemnih nuklearnih eksplozija vršeno je i podešavanje instrumenta u ovisnosti o obliku i razmjeru korištenog kristala. Dobiveni grafikoni služili su potom kao računska osnova u eksperimentima sa zemljotresima.

A sada o korištenju uređaja u uvjetima stvarnog zemljotresa.

Poznato je da se od epicentra zemljotresa na sve strane šire udarni valovi koji su povezani sa deformacijom zemljine kore. Na izvjesnom rastojanju od epicentra može se vidjeti kakva će biti veličina tih deformacija. Razumije se da veličina tih deformacija ovisi o rastojanju i o snazi zemljotresa u epicentru. Početak zemljotresa može se registrirati i običnim uređajima. Ako je negdje došlo do zemljotresa, može se reći kakve će približno biti deformacije na mjestu promatranja. Međutim, ako se poslije početka zemljotresa na mjestu promatranja uključivao uređaj, onda se veličina izmjerenih deformacija zemljine kore na tom mjestu nekoliko puta smanjivala – ne za nekoliko postotaka, već nekoliko puta.

Tako je i u uvjetima realnih zemljotresa moj uređaj pokazao isključivu djelotvornost. Ali važno je još nešto. Važno je to, što je taj uređaj bio načinjen na osnovu nove znanosti, i upravo zato se pokazao tako djelotvornim.

Treba reći još nekoliko riječi o tome na čemu se zasniva prognoza. Moja znanost rješava zadatak koji pred njom stoji, to jest, dobivanje potrebnog rezultata, ali pri tome ona ne fiksira neki određeni oblik međuprocesa. Na primjer, ako uzmemo moju teoriju valne sinteze, u toj teoriji se bilo koji događaj razmatra kao rezultat uzajamnog djelovanja statičnih područja sa dinamičnim. Upravo iz međudjelovanja statične i dinamične faze realnosti nastaje događaj.

Teorija valne sinteze je posljedica mog otkrića područja stvaralačke informacije. To otkriće je 1997. godine registrirala Međunarodna komora za registraciju. Suština tog otkrića se sastoji u tome da U BILO KOJEM OBJEKTU INFORMACIJE UVIJEK JE MOGUĆE IZDVOJITI PODRUČJE STVARANJA TOG OBJEKTA, KOJE JE I STATIČNA FAZA REALNOSTI. A KADA PERCIPIRATE TAJ OBJEKT, TAD NASTAJE DINAMIČNA FAZA REALNOSTI, KOJA I STVARA INFORMACIJU. Odavde slijedi da je sve što na Svijetu postoji stvoreno kolektivnom sviješću, uključujući u nju i svijest Stvoritelja. I zato, poznajući zakone svijesti, dobivene od Stvoritelja, mogu se stvarati bilo kakvi svjetovi i ostvarivati vječni život. Korištenje ovog otkrića daje konkretan kriterij budućnosti. Na tome se i zasniva prognoziranje.

Dalje. Moja formula opće realnosti podrazumijeva da je svaka osobnost povezana sa svim objektima informacije. Kada čovjek na osnovu te formule shvati da može doći do zemljotresa, i pri tom se usmjerava na to da oslabi moguće posljedice prirodnih katastrofa, onda dolazi do smanjenja sile zemljotresa. Isti taj zadatak mogu ispuniti i pravilno konstruirani aparati koji su zasnovani na zakonima općih međusobnih povezanosti i funkcioniranju svijesti čovjeka. Takvi aparati ni u kojim uvjetima ne razaraju.

Na taj način, u mojoj znanosti je svaki objekt povezan sa svim ostalim, pri čemu je sve veze u Svijetu na osnovi svijesti moguće opisati savršeno točno u točnim simbolima. Pri tome svaki element, bilo da je to, na primjer, čovjek, biosustav, opći sustav ili čak samo formula, radi na postizanju jednog zajedničkog cilja – izgradnji stvaralačke sigurne budućnosti. I stoga je u istinskoj znanosti formalni mehanizam, koji ostvaruje taj cilj, u isto vrijeme i radni instrument koji utječe na konačno stanje problema koji se rješava.

I sve to se odnosi na korištenje moje znanosti za razmatranje bilo kakvih pojava, koje ne moraju obavezno biti povezane sa prirodnim katastrofama.

Suština moje znanosti sastoji se, dakle, u tome, da svaki njen element, prema tome i formalni aparat, treba mijenjati Svijet tako da bi se njime moglo upravljati, tako da on sam ne predstavlja problem.

Zato, ako je ostvareno otkriće koje kazuje o sve bržem širenju Svemira, onda bi se, po mom mišljenju, u saopćenju povodom tog otkrića obavezno morale navesti i preporuke o tome, kako se može učiniti da čovjek uzmogne kontrolirati tu pojavu i kako bi se ona mogla iskoristiti za sveopće dobro.

U tom cilju predložio bih upravljanje kroz nepromjenljivu statičnu realnost Svijeta. Reklo bi se da je to samo informacijski plan, ali gore citirano pismo dokazuje da se svi informacijski planovi mogu prevesti u stvarnost.

I tako, još jednom, usporedba moje znanosti sa ortodoksnom znanošću pomaže da se bolje shvati da kriterij znanstvenog mišljenja treba biti orijentacija ne na konstataciju neke uočene činjenice, već na dobivanje rezultata savršeno druge razine, takvih rezultata koji bi osigurali stvaralački razvoj društva sa punom kontrolom nad svim etapama tog razvoja.

Da je istinska znanost postojala u vrijeme otkrića radioaktivnosti, onda otkriće radioaktivnosti nikada ne bi dovelo do izgradnje nuklearnog oružja. Na žalost, mnoga otkrića ortodoksne znanosti mogu se usporediti sa duhom oslobođenim iz boce: kontrola nad njim poslije izlaska postaje problematična.

I to nije začuđujuće. Na primjeru gore razmatranog drugog Newtonova zakona može se vidjeti prvobitni uzrok tog stanja. Uvodi se masa tijela, njegovo ubrzanje i djelujuća sila i dalje se te tri veličine povezuju u jednu jednadžbu, ali zbog čega se sve to radi, da li zbog stvaranja ili razaranja, savršeno nije jasno, i više od toga, to pitanje se čak i ne postavlja. Ovdje se jasno vidi očitovanje potpune neodređenosti polaznih karakteristika, a to je karakteristično za ortodoksnu znanost u cjelini.

Svaka znanost je povezana sa pojmovima istraživanja i realizacije rezultata istraživanja. Istinska znanost u fazi istraživanja ne mora ništa razoriti (sjetimo se primjera sa cvijetom koji je naveden u uvodu), a u fazi realizacije ona treba osigurati poboljšanje za sve aspekte Svijeta.

I zato se suština istinske znanosti može formulirati na sljedeći način: suština znanosti je umijeće izučavanja, umijeće upravljanja i umijeće realizacije bez miješanja u stanje objekta istraživanja a nekada čak i bez dodira sa njim.

Jasno je da pri takvoj principijelnoj razlici između dviju znanosti, ortodoksne i istinske, one moraju koristiti i potpuno različite matematičke uređaje. A to je zaista tako. I može se odmah reći u čemu je principijelna razlika uređaja moje znanosti.

Svako otkriće, u suštini, stvara događaj. Prema tome, dolazi do promjene situacije. Ta promjena situacije treba biti popraćena u samim formulama. Zato treba mijenjati formule.

Moja matematika se mijenja istovremeno sa promjenom stvarnosti i u isto vrijeme ona sama mijenja stvarnost. Upravo zato ona može osigurati upravljanje rezultatom u bilo kojoj od etapa.

Obična matematika za svoju primjenu pretpostavlja poznavanje početnih i graničnih uvjeta i uopće, postojanje nekih podataka o ispitivanom objektu. Moja matematika može djelovati i dovoditi do potrebnih rezultata čak i u uvjetima kada su svojstva agresivne sredine nepoznata.

Uzrok takve djelotvornosti moje matematike se sastoji u tome što ona koristi operativno načelo djelovanja, isto koje koristi i duša. Znamo da je duša ta koja sprečava, da duša spašava, da ona regulira Svijet. Slično je i načelo djelovanja istinske matematike.

To je sasvim druga matematika. Ona je izgrađena po strukturi Svijeta, ona je dio Svijeta i stoga je osnovni element u njoj pojam djelovanja. I to djelovanja koje ne razara, djelovanja koje stvara.

Čudnovata razlika između znanosti koju sam predstavio i pređašnje, ortodoksne znanosti ima svoje objašnjenje. I vi, naravno, već osjećate o čemu se tu radi. Sve je u razlici između razina svijesti.

Karakter znanosti koju stvara znanstvenik se u načelu određuje razinom njegovog stanja svijesti. I zato u stvarnosti riječ „znanost" sama po sebi malo što govori. Jer, prvenstveno je važno to, kakva je razina svijesti čovjeka koji stvara tu znanost. Tako postoji znanost koja odgovara svakodnevnoj razini svijesti, a to je ortodoksna znanost, postoji i potpuno drugačija znanost koja odgovara višem stanju svijesti, a postoji i znanost koja odgovara još višoj razini svijesti, i tako dalje.

Uračunavajući sve to, može se reći da ortodoksna znanost kakva danas postoji i ne može biti drugačija. Ona je upravo takva kakva samo može odgovarati uobičajenom stanju svijesti. I zato sam malo prije i rekao da izlaz iz sadašnje krize znanosti i ključ za kvalitetnu promjenu njenog karaktera leži u mijenjanju stanja svijesti ljudi koji se njome bave.

Ovo što sam upravo rekao o znanosti, o njenim gradacijama, njenim razinama, odnosi se i na svaku drugu ljudsku djelatnost. Isto tako treba, na primjer, precizirati značenja riječi „umjetnost", ili „religija" u ovisnosti od toga kojoj razini svijesti odgovara neka od njihovih praksi.

***

A sada prelazimo na načelo uskrsnuća. Pri tome će nam upravo sprovedena analiza znanosti pomoći da razumijemo i čitav niz važnih trenutaka koji se odnose na ta načela. Jer načela uskrsnuća su primjer znanosti, istinske znanosti.

Prije svega, želim reći sljedeće. Obično se pod načelima podrazumijeva nešto fiksirano, nešto nepromjenjivo. I to nije slučajno. Svi pred očima imamo primjer svima poznate ortodoksne znanosti koja barata sa fiksiranim, nepromjenljivim zakonima, a analiza tih zakona i upoznavanje posljedica koje iz njih slijede ostvaruje se pomoću nepromjenjivog matematičkog uređaja sa fiksiranim formulama. Slično fiksiranje ključnih pojmova nameće nam se od djetinjstva, jednostavno na osnovu takve percepcije Svijeta koja je karakteristična za svakodnevnu budnu svijest.

Međutim, već smo vidjeli da se prava znanost ne ograničava na puku konstataciju stvarnosti. Jer stvarnost je, kao što znamo iz prvog dijela ovog poglavlja, u stvari veoma promjenjiva. Mogu, na primjer, materijalizirati objekte, dematerijalizirati ih. I zato prava znanost, istinska znanost koristi promjenjivi matematički uređaj. Mogu se također mijenjati i osnovni zakoni.

Na analogan način svako od načela uskrsnuća može s vremenom promijeniti svoj oblik. To odgovara osnovnoj karakteristici realnog života – njegovom neprekidnom razvoju.

I ostale osobine prave znanosti koje smo uočili mogu se također ovdje vidjeti. Ovdje također djeluju načela koja su usmjerena na postizanje potrebnog rezultata, ali u uvjetima odsutnosti razaranja i pod uvjetom potpune kontrole nad svakom od međuetapa.

Skrećem vam pozornost na to da podjelu načela na četiri razine i njihovu odgovarajuću raspodjelu na četiri dijela ne treba shvaćati statično. Prilaz svemu mora biti dinamičan, fleksibilan. Realizacija tih načela od strane ljudi može se odigrati, na primjer, tako što načelo iz četvrtog dijela može izazvati veći rezultat od načela iz prvog dijela. Reklo bi se, da ako se načelo odnosi na prvu razinu, onda treba dati i veće rezultate. Međutim, u stvari može biti i drugačije, situacija se može pokazati složenijom.

Može se dogoditi, na primjer, da čovjek pročita načela četvrtog dijela, a da nije pročitao načela prvog dijela. Ali svi oni se nalaze u informacijskom polju, on ih može neprimjetno percipirati i zato ih u stvari i poznavati. Sjetite se što se u svezi s tim govorilo u uvodu o Kozmičkoj mreži Internet.

I premda su formalno, u stvari načela koja su svrstana u prvi dio uopće gledano važnija, ipak je, ukoliko je njihovo djelovanje na čovjeka povezano sa konkretnim uvjetima, s nekom konkretnom situacijom, njihovo zajedničko, kolektivno djelovanje bitnije za čovjeka. Treba imati u vidu da zajedno, sve ukupno, ta načela predstavljaju jedan živi organizam. I kod vas, koji ste također živ organizam, bivaju u životu situacije kada vam je, recimo, ruka potrebnija od glave. Ali pritom nitko neće poricati ulogu glave.

Tako je ovdje najvažnija zapravo opća raspodjela načela i njihovo kolektivno međudjelovanje sa čovjekom. Ta načela, po suštini, predstavljaju sustav djelovanja usmjerenih na konkretna rješenja pitanja našeg života.

Prvo načelo u tom dijelu glasi:

STREMLJENJE BOGA I ČOVJEKA KA SJEDINJENJU U OKVIRIMA OBNAVLJANJA I PONOVNOG SJEDINJENJA DOVODI DO MATERIJALIZACIJE I DO USKRSAVANJA (3.1).

Ovo načelo je posebno blisko povezano sa načelom (1.2) i sa načelom Božanstvenosti (1.7).

Kao što sam već rekao na početku ovog poglavlja, sada je nastupila nova etapa u razvoju čovjeka. Pređašnji put razvoja, povezan sa odricanjem od fizičkog tijela, već se potpuno iscrpio. On ne odgovara potrebama sadašnjice. Čovjek stupa na novi put, put neumiranja, put besmrtnosti. I na tom putu počinje se puno jasnije pojavljivati njegova duhovna suština, njegova duhovna osnova, i počinje se ostvarivati sve veće osvješćivanje istine da je čovjek sazdan po slici i prilici Božjoj.

Uskrsnuće, to jest obnavljanje onih koji su otišli, i njihova stremljenja, kao i stremljenja živućih, ka sjedinjenju sa Stvoriteljem odražavaju istinsku prirodu čovjeka.

Uskrsnuli ljudi dokazuju bolje od ičega drugog, da je život sazdan na duhovnoj osnovi.

KONCENTRIRANJE VLASTITE SVIJESTI OD STRANE ČOVJEKA MOŽE DOVESTI DO RADIKLANE PROMJENE STRUKTURE SVIJETA (3.2).

To načelo je tijesno povezano sa načelom (1.4). Treba samo primijetiti da se riječ „koncentracija“ ovdje upotrebljava istovremeno u dva smisla.

Jedan smisao te riječi je dobro poznat, pri čemu naročito onima koji su se bavili takvim disciplinama kao što je na primjer joga. U nekim duhovnim disciplinama se objašnjava kako se uz pomoć koncentracije svijesti, na primjer, na neki tjelesni organ može izmijeniti stanje tog organa, učiniti ga zdravim.

Drugi smisao riječi „koncentracija“ koji se ovdje također podrazumijeva se sastoji u sljedećem. Kao što sam već govorio u prvom dijelu ovog poglavlja, svijest je struktura koja omogućuje duši da upravlja tijelom, a u širokom smislu te riječi svijest – to je struktura koja objedinjuje duhovnu i fizičku materiju. U tom kontekstu koncentracija svijesti označava njeno realno nagomilavanje.

Može se izvesti, istina, veoma približna analogija sa kompjuterima, jednostavno da bi se naglasila ideja. Sjetimo se, što se koristilo za obavljanje složenih proračuna u zoru kompjuterske ere. Prvi elektronski računski uređaji (EVM) zauzimali su po nekoliko prostorija, a suvremeno računalo se smanjilo toliko da može stati na dlan i pritom ima znatno veću moć.

Jasno je da se, ako je nekakav uređaj u početku zauzimao nekoliko prostorija, a sada je smanjen na veličinu dlana, može govoriti o koncentraciji tog uređaja u maloj zapremini, sa svim njegovim strukturama koje ga i čine računalom.

Analogno stoje stvari i sa sviješću, koja je, kao što znamo, također neka struktura. Po mjeri čovjekovog rada na njoj, po mjeri njegovog razvoja, po mjeri njegovog duhovnog rasta, odvija se i sve veća i veća koncentracija njegove svijesti. Upravo takav drugi smisao riječi „koncentracija“ se koristi u formuliranju danog načela.

Taj drugi smisao riječi „koncentracija“ je posebno važan. Koncentracija svijesti ovdje znači, u suštini, uvećanje gustoće informacija, uvećanje mase informacija po jedinici zapremine. Takva koncentracija svijesti može imati dalekosežne posljedice. Kada u procesu razvoja čovjeka u nekom prostoru koncentracija njegove svijesti dostigne određenu veličinu, onda se taj prostor počinje podčinjavati čovjeku, počinje se podčinjavati njegovoj svijesti. U takvoj situaciji mijenja se struktura Svijeta, više neće Svijet određivati strukturu čovjeka, već će sam čovjek diktirati.

Čim koncentracija svijesti postane veća od koncentracije materije, na primjer, istog tog uređaja, čovjek će postati nedodirljiv, bit će neuništiv. Misli, riječi i djela čovjekova postat će osnovni element, a uređaji, zdanja, planeti i svi drugi materijalni objekti će biti sekundarni element. I to će biti već sljedeća razina postojanja. Upravo zbog toga ja i predajem znanja, nova znanja, da bi ljudi nakon osvajanja tog novog sustava znanja mogli prijeći na upravljanje svjetovima.

To će biti savršeno druga razina postojanja. Tamo više neće biti mjesta raspadanju, tamo će se odvijati savršeno drugačiji procesi. To će biti procesi ponovnog obnavljanja Svjetova, tj. procesi pri kojima će vječno rađati vječno, pri kojima će se status Vječnosti prevoditi u status sljedeće Vječnosti.

U tom slučaju nastaje već nadkoncentracija svijesti, neobično uvećavana brzina razmjene informacija, i kao rezultat toga pojavljuju se potpuno druge strukture, strukture više svijesti, strukture višeg života. Na toj razini već je, na primjer, misao djelo, a djelo je misao. Za tu razinu, za takvu strukturu Svijeta, za te svjetove, objekt i djelovanje, fizičko i duhovno – sve je jedno.

Upravo o takvoj radikalnoj promjeni struktura Svijeta govori dano načelo. A čovjek mu može prići pomoću koncentracije svoje svijesti.

FIZIČKO TIJELO JE UVIJEK DIO DUŠE (3.3).

I TEORETSKI I PRAKTIČNO ČOVJEK SE MOŽE PROMATRATI KAO STRUKTURA SVIJESTI KOJA IMA TJELESNU OBLOGU (3.4).

Formulacija posljednjeg načela u ovdje navedenom obliku upotrijebljena je u prvom dijelu prethodnog poglavlja, tamo gdje se izlagala priča o uskrsavanju Rusanova.

Zahvaljujući iskazima onih koji su osobno boravili s one strane granične crte, a zatim se ponovno vratili u naš svijet, mogu se iz prve ruke dobiti podrobna svjedočenja o tome što su osjećali u trenutku biološke smrti, što su percipirali, što su osjećali i zatim i kako su doživljavali naš svijet gledano s one strane.

Na taj način, ta tajna iza sedam pečata, koja je postojala u svezi sa biološkom smrću, zahvaljujući uskrsavanju konačno prestaje biti velika zagonetka, a pred nama se otkriva istina koja iznenadjuje svojom jednostavnošću. A suština te istine, suština učinjenog otkrića sastoji se u tome da se sada, kada je sa te velike tajne podignut prekrivač, ispostavilo da smrt uopće nije potrebna. Više od toga, kako smo to maloprije zaključili, ona je već postala smetnja za daljnji razvoj čovjeka i zato je sada na dnevnom redu besmrtnost.

Ako govorimo konkretno o iskustvu Rusanova, on je dao podroban opis etapa kroz koje je njegova svijest prošla poslije njegovog odlaska. Tijekom prvog mjeseca događalo se kao nekakvo sažimanje svijesti, Rusanov je osjećao da negdje u području glave svijest ulazi u neku točku, apsolutno jasno je osjećao da mu se svijest nalazi u toj točki.

U prva dva tjedna Rusanov je pokušavao regenerirati svoj organizam do razine običnog života, međutim poslije toga njegova svijest je prešla na osmišljavanje nove etape u njegovom stanju, stanju u uvjetima tijela koje se razlaže. I pri tome je svijest jasno percipirala kako duša odlazi u strukturu Božanskog svijeta. Tamo se odvija stapanje svijesti i duše.

Treba napomenuti da su etape kroz koje prolazi svijest poslije biološke smrti kod različitih ljudi savršeno različite. To je krajnje individualan proces. Ali ovdje se neću upuštati u daljnje detalje, jer već znamo da taj put, put duhovnog razvoja uz upotrebu odricanja od fizičkog tijela već odlazi u prošlost, on već odlazi u povijest. Sada je drugačije vrijeme. Nitko sad više ne stremi tome da se prevozi u zaprežnim kolima, kada je moguće poslužiti se automobilom, ili zrakoplovom.

U svezi s dva razmatrana načela može se još reći nekoliko riječi o jednoj interesantnoj praksi drevnih magova. I sada je moguće naći informaciju o njoj, iako se ona sačuvala prije svega u bajkama.

Načelo koje sada razmatramo govori o tome da je oko duše

moguće sagraditi fizičko tijelo. Ali ne mora se nužno sagraditi tijelo čovjeka, može se sagraditi i tijelo neke životinje. To je upravo ta praksa, koju imam na umu, i kojom su se služili drevni magovi. Oni su mogli stvoriti tijelo životinje, ući u njega i potom se vratiti. Čitali smo o tome u djetinjstvu. Naglašavam, međutim, da je za takvo pretvaranje u životinje potrebno vladati dovoljno brzom obradom informacija u strukturi duha.

NA RAZINI STVARANJA INFORMACIJSKIH VEZA NIJEDAN OBJEKT SE NE UKRŠTA NI SA KOJIM OD DRUGIH OBJEKATA, PA TAKO NI SA SAMIM SOBOM. NAČELO USKRSAVANJA ČOVJEKA, ILI NAČELO PONOVNOG STVARANJA BILO KOJEG OBJEKTA SASTOJI SE U UKRŠTANJU POČETNE INFORMACIJE O OBJEKTU SA RAZVIJAJUĆOM INFORMACIJOM O NJEMU SAMOM U PODRUČJU POSLJEDIČNIH VEZA, KOJE NASTAJU PRI STVARANJU INFORMACIJA (3.5).

Radi daljnjeg pronicanja u suštinu ovog načela nužno je razumijevanje različitih aspekata Svijeta na informacijskoj razini. Informacijski prilaz će, mislim, biti razmatran u jednoj od knjiga ove serije, a sada ću se ograničiti samo na nekoliko pojašnjenja.

Ovaj princip u stvari govori o tome da u stanju svakodnevne budne svijesti čovjek može uskrsavati na osnovu postavljanja na isto mjesto svog početnog stanja svijesti sa sljedećim stanjem svoje svijesti, koje će nastati u trenutku uskrsnuća. Za čovjeka u svakodnevnom stanju svijesti na informacijskoj razini početnog stanja u načelu nikakav objekt ne može se presijecati ni sa kakvim vanjskim objektom, pa ni sa samim sobom. Potreban je prijelaz na višu razinu svijesti da bi postalo moguće presijecanje početne informacije o objektu sa razvijajućom informacijom o njemu samom, što i daje uskrsnuće čovjeka ili uopće, ponovnu obnovu bilo kojeg objekta.

Sjetimo se primjera sa cvijetom koji smo naveli u uvodu. U svakodnevnom stanju svijesti čovjek u načelu ne može postići suštinu cvijeta, a ni bilo koje druge tvorevine. On može koliko hoće promatrati cvijet, ali neće moći proniknuti u njegovu tajnu, tajnu njegovog bića. Međutim, u višem stanju svijesti čovjek se može sjediniti sa cvijetom, na jeziku danog načela može doći do svojevrsnog „križanja“ sa cvijetom, i kada se čovjek sjedini sa cvijetom, postane isto što i on, onda se događa dostizanje suštine cvijeta, tajna se otkriva.

Istinski put ka poimanju Svijeta je upravo povišenje razine svijesti, upravo viša stanja svijesti predstavljaju taj zlatni ključić, koji otvara vrata Svijeta.

Viša stanja svijesti dovest će do isključenja razaranja. Stvar je u tome da je u određenom stanju svijesti svaki element svijeta vječan. Zato će, kada osnovni dio kolektivne svijesti dostigne takvu razinu, razaranje postati nemoguće.

SUSTAV DUHOVNIH GLEDIŠTA ONOGA TKO SE BAVI USKRSAVANJEM I JEST NAČELO ORGANIZACIJE DRUŠTVA NA SLJEDEĆIM ETAPAMA NJEGOVOG RAZVOJA (3.6).

Načelo (2.1) kojeg smo već razmatrali govori o tome da je uskrsnuće zasnovano na otkrivanju vječnog u čovjeku. Zato onaj tko se bavi uskrsavanjem ima posla sa Vječnošću. U svezi s tim društvo će se na sljedećim etapama svog razvoja izgrađivati na načelima Vječnosti, što je u suglasnosti sa zamislima i idejama Stvoritelja. Te zamisli i ideje Stvoritelja u praksi realizira onaj koji uskrsava.

ODVOJENI OBJEKTI STVARNOSTI – TO JE ONO ŠTO JE PRIBLIŽENO USKRSNULOM A UDALJENO OD ŽIVUĆEG. (3.7)

Najprije ću objasniti suštinu ovog načela, a potom ću ga predstaviti u drugoj formulaciji, da bi se mogao bolje razumjeti.

U danom načelu, jedni te isti objekti, jedne te iste činjenice, razmatraju se sa dvije točke gledišta: s točke gledišta živućeg čovjeka i sa točke gledišta uskrsnulog. Ako se neki objekt sve više i više udaljava od živućeg, povećavajući rastojanje, onda će on za živućeg postajati sve udaljeniji i udaljeniji objekt. Međutim, od svih pojmova povezanih sa udaljenošću najudaljeniji je odlazak čovjeka s one strane granične crte jer ako se, na primjer, pri povećanju rastojanja može govoriti o nekakvim gradacijama, onda za živućeg nakon odlaska čovjeka nikakvih gradacija jednostavno više nema.

Međutim ta udaljenost, onako kako je percipiraju živući, uskrsnulome se pokazuje kao približenost. Upravo o tome se govori u formulaciji ovog načela.

Između ostalog, to da se ono što je za živućeg udaljeno uskrsnulom čini približenim, u prvom mjesecu poslije uskrsnuća može se primijetiti, na primjer, na izgradnji stanica. Pomoću citološke analize, to jest analize stanica, može se otkriti da izgradnja stanica u ovom periodu može biti unekoliko drugačija, na primjer sa točke gledišta raspodjele elemenata stanice u odnosu na staničnu jezgru. Mikroelementi stanice kod uskrsnulog mogu se raspoređivati na većoj udaljenosti od stanične jezgre, a i orijentacija njihovih struktura još uvijek je drugačija u usporedbi sa tim karakteristikama stanica kod živućih.

U svezi sa rečenim može se preformulirati razmatrano načelo. Uskrsnuli kao element upravljanja ima strukturu kroz koju je prošao, koju je zadobio, na primjer, svojim odlaskom. Međutim dani element upravljanja u stvarnosti nije djelotvoran, naprotiv, u cilju normalnog postojanja među živućima uskrsnuli treba obaviti veliki rad kako bi ponovno zadobio karakteristike živućih i u svim odnosima postao jedan od njih.

Na dano načelo može se pogledati i sa donekle druge strane. S točke gledišta djelovanja i razvoja uskrsnuli doživljava stvarnost, naročito u prvo vrijeme, na taj način da mu se Vječnost čini kao pokretna struktura, dok se živućem čovjeku u isto vrijeme Vječnost čini apsolutnom strukturom.

Upravo prolaz kroz strukturu odlaska i povratka dovodi do

toga da uskrsnuli percipira Vječnost kao dinamičnu i pokretnu strukturu. I u svezi s time javlja se problem adaptacije na svijet živućih, nužnost da se na pravi način realiziraju različiti elementi percepcije, kako bi Vječnost zadobila drugačiji karakter, kako bi postala statična i apsolutna.

Ovo tek rečeno je, u suštini, još jedna formulacija navedenog načela. Zbog njegove važnosti može se ponoviti još jednom u lakonskom obliku.

Uskrsnuli u prvo vrijeme poslije uskrsnuća percipira Vječnost kao dinamičnu strukturu. Da bi se prilagodio živućima, on se mora vratiti njihovoj percepciji, perceociji koja odražava apsolutnu realnost, odnosno ka tome da Vječnost ima statičnu strukturu.

Činjenica da u tom odnosu kod uskrsnulog dolazi do promijenjene predstave o stvarnosti objašnjava se time da je prilikom uskrsnuća on iz opće slike zahvatio samo jedan element – fazu uskrsavanja, a kao rezultat toga on vidi samo jedan od rakursa statike Vječnosti, one statike koja se onima koji nisu umirali čini kao apsolutna realnost i koja za njih odražava apsolutni karakter Vječnosti.

Dano načelo, ukazujući na suštinsku razliku koja u prvo vrijeme postoji između uskrsnulog i živućih, govori o postojanju nužnosti da im se pomogne u prilagođavanju. Pri tome proces prilagođavanja se odvija ne samo na društvenom planu. Kod uskrsnulih se odvija i pregrupiranje stanica, donekle se mijenja njihova građa, određeni atomi postavljaju se na potrebna mjesta, u potrebnu strukturu. Kao rezultat tih procesa, elementi udaljavanja od živućih o kojima sam govorio polako slabe i postaju nebitni za daljnji razvoj uskrsnulog. Zato je uskrsnulome potrebno predati posebne metode koncentracije kako bi se spomenuti procesi u tijelu odvijali uspješnije.

Sada se može dati i još jedna formulacija razmatranog načela. Uskrsnuli ima strukturu svijesti koja je djelomično bila oformljena i odlaskom, pa je u svezi s time potrebno prilagođavanje te nove strukture na strukturu svijesti živućih, onih koji nisu umirali, kako se kroz neko vrijeme njihove strukture svijesti faktički ne bi razlikovale jedna od druge.

USKRSNULI APSOLUTIZIRA PROSTOR I DETALJIZIRA VRIJEME. U POČETNOM PERIODU VRIJEME JE ZA NJEGA DISKRETNO, DOK JE ISTOVREMENO ZA ŽIVUĆEG VRIJEME NEPREKIDNO (3.8).

U kojem smislu uskrsnuli apsolutizira prostor? On apsolutizira prostor kao strukturu na osnovu koje se može sve dogoditi, kao na primjer razlaganje tijela i njegovo ponovno prikupljanje.

Apsolutiziranje prostora kod uskrsnulog je povezano još i sa vezanošću za određeno mjesto koju smo ranije razmatrali.

Živući ne apsolutizira prostor, zato što on nikada nije bio vezan za neko određeno mjesto. I pošto nikada nije bio vezan za neko određeno mjesto, pošto kod njega nikada nije bilo takve vezanosti, on i nije mogao proširiti tu vezanost u vječnu strukturu.

Stvari stoje drugačije kod uskrsnulog. Neko vrijeme on je bio vezan za prostor u nekoj točki, u nekom području. Taj konkretni dio prostora za njega je bio struktura Vječnosti. Zato ta njegova faza, tijekom koje je bio otišli, apsolutizira za njega prostor kao strukturu Vječnosti, iako u stvarnosti stvari ne stoje baš tako. A upravo je prostorom, mi to znamo, moguće upravljati pomoću impulsa misli, ili je čak moguće potpuno ga izmijeniti, kao što sam objasnio, putem kolektivne svijesti.

Uopće, uskrsnuli shvaća da je prostor moguće preobraziti, za njega je to čak i prirodno, za njega je to jednostavno očevidno, zato što je i on sam na isti način upravo bio preobražen. Ipak, poput otišlih, tako i uskrsnuli u prvo vrijeme apsolutizira prostor, čini ga apsolutnim, to jest prostoru pridaje jednaka svojstva za proces percepcije. Odatle slijedi praktična posljedica da je čovjeka moguće uskrsnuti na bilo kojem mjestu prostora, gdje god hoćete, neovisno o vremenu.

Može se primijetiti da se takav doživljaj vremena, uopćeno govoreći, čuva u svijesti uskrsnulog, premda on postupno prestaje obraćati pažnju na to, kao na činjenicu koja nije bitna.

A sada o vremenu. U kojem smislu uskrsnuli u početnom periodu detaljizira vrijeme? U početnom periodu uskrsnuli detaljizira vrijeme u tom smislu što se za njega svaki element Svijeta nalazi u različitom vremenu. To se može razumjeti, pogledavši, kako je tekao proces prikupljanja tijela. Kada je teklo uskrsnuće i kada se tijelo prikupljalo na staničnoj razini, tada se svaka stanica regenerirala u različito vrijeme. Razlike u vremenu mogle su iznositi samo male djeliće sekunde, ali ipak su različite stanice nastajale u različita vremena.

Ovdje se može vidjeti principijelna razlika od slučaja kada se čovjek rodi na običan način. Pri običnom rođenju također se odvija formiranje organizma, ali on se organizira monolitno, sinkrono, tu nema one asinkronije koja se uočava prilikom uskrsnuća. Kao što sam kazao, prilikom uskrsnuća neke se stanice formiraju brže, neke sporije, i čovjek to osjeća. On to opaža na taj način, kao da vrijeme za različite objekte teče različito. To dovodi do toga da se vrijeme uskrsnulome čini razdvojenim, jedno je ovdje, drugo tamo, a rezultat toga je da je vrijeme za njega u početku diskretno. Diskretnost vremena nastupa, posljedično, kao jedan od aspekata njegova detaljiziranja.

Ta diskretnost vremena, ili uopće njegovo detaljiziranje, odnosi se na probleme percepcije. Logički je shvatljivo da je Svijet moguće percipirati na različite načine. Svijest uskrsnulog je prošla fazu kada postoje kakve bilo točke gledišta, gdje je vrijeme i neprekidno i isprekidano. I kada uskrsnuli u prvo vrijeme vidi da je vrijeme u različitim pojavama različito, on u stvari jednostavno vidi diskretnu sliku Svijeta.

Specijalni seminari mogu pomoći uskrsnulome da dovoljno brzo, za otprilike dva tjedna regenerira percepciju vremena kao kod živućih.

Posebno su jasno vidljivi diskretnost i detaljiziranje vremena kada se tijelo čovjeka prikuplja iz pepela. U tom slučaju tijelo čovjeka je razloženo na veoma male čestice, čestice pepela, a pepeo može biti raspršen na velikom prostoru, i razdvojene čestice mogu dospjeti u potpuno druge uvjete.

Čestica pepela se i sama dalje razlaže na mikroelemente. Za raspršene čestice pri tome se pojavljuje nešto nalik kolektivnoj svijesti koja kontrolira svaki element praha. I kod svakog od tih elementa uočava se vlastiti protok vremena.

Čovjek u tom slučaju postaje kao rastresen – jer su sve čestice njegovog tijela raspršene. Međutim i u takvom stanju on osobno shvaća da je on ona ista duša, ona ista svijest, ona ista osobnost, i da poslije svega toga sledi uskrsnuće, jer je duši jednostavno nužno da uskrsne tijelo kako bi imala dodatne mogućnosti za brži rast.

Usporedite: ako je čovjek bolestan, on nije u formi, ne osjeća se jako dobro, zato što je bolest – otklon od norme. Tako i otišli osobno shvaća da je u rastresenom stanju daleko od norme, zato se on trudi vratiti normu, taj svoj prirodni status.

U usporedbi sa otišlim, živući se nalazi u neusporedivo boljem položaju: on ne treba ništa prikupljati, sve svoje sile i vrijeme može posvetiti onome što treba raditi. A pritom, zbog postojanja fizičkog tijela on ima i dopunske mogućnosti - na primjer, on može podići telefonsku slušalicu i pozvati, dok je za to vrijeme otišli lišen takvih mogućnosti. Uopće treba jasno razumjeti da s one strane granične crte nema ničeg dobrog, a pri tome još potom treba i prikupljati tijelo. To znači da se vrijeme ne smije gubiti.

Kao što sam rekao, za otišle put reinkarnacije već odlazi u prošlost, sada osnovni put postaje uskrsnuće. Pri tome, uskrsnuće će se u svakom slučaju dogoditi svim otišlima, a sada u odnosu na to postoje još solidniji uvjeti. Postoji i ovakva varijanta razvoja događaja: kada količina uskrsnulih dostigne neku određenu veličinu, može se reći, nominalnu masu, onda će odjednom uskrsnuti i svi ostali. Taj proces uskrsavanja je već u tijeku.

Mislim, treba napomenuti, da doživljavanje prostora i vremena ovisi o stanju svijesti, o razini duha. Ako čovjek nije prosvijetljen, onda on percipira prostranstvo i vrijeme u danom trenutku. Ako je pak čovjek prešao na višu razinu svijesti, onda on može percipirati Svijet putem jasnoviđenja. U tom slučaju može vidjeti razne prostore i različita vremena, i uopće drugu vrstu prostora i druga vremena, kao i, na primjer, odsutnost vremena. To je zato što su pojmovi prostora i vremena za svakog individualni i što je tu sve određeno razinom stanja svijesti.

NAČELO AUTONOMIJE FUNKCIONIRANJA INFORMACIJA U RAZNIM VREMENIMA (3.9).

Prije svega treba reći da autonomnost ovdje znači neovisnost. Dano načelo govori o tome da se informacija prošlosti, sadašnjosti i budućnosti, ili da se jednostavno prošlost, sadašnjost i budućnost javljaju neovisni jedan od drugog, neovisni u odnosu na trenutni impuls svijesti onoga tko uskrsava, ili sa točke gledišta onoga tko biva uskrsavan.

Razmotrimo podrobnije u čemu se sastoji suština tog načela. Kada netko želi uskrsnuti čovjeka i daje impuls svijesti za njegovo uskrsnuće, on treba u taj impuls čitko zabilježiti odvojene elemente informacija suglasno u odnosu na prošlost, sadašnjost i budućnost. Prošlost treba biti učitana, budućnost formirana, a sadašnjost treba biti usmjerena na tehnologiju: kako sada, u ovoj situaciji, sprovesti uskrsnuće, što konkretno raditi.

Korpusi informacija prošlosti, sadašnjosti i budućnosti postoje neovisno, oni imaju različite strukture i različitu usmjerenost. Uopće, među njima prirodno postoje međusobne veze, ali oni ipak postoje samostalno u raznim vremenima. A kada se sva ta tri sustava objedine, tada se ostvaruje, da tako kažemo, nekakvo načelo trojedinstva, i u tom slučaju se pojavljuje sustav međusobnih povezanosti između uskrsnulog i izvanjskog i unutrašnjeg svijeta.

To je jedan od rakursa navedenog načela, načela autonomnosti funkcioniranja informacija u različitim vremenima.

Drugi rakurs, druga strana tog načela kazuje da prilikom uskrsavanja svaki element informacije može imati autonomno značenje. To treba ovako shvatiti. Uzmimo na primjer da neki čovjek postoji u prošlosti do trenutka svog odlaska. Faza odlaska je autonomno područje, to jest područje koje ne ovisi o drugim područjima. Zato se faza odlaska mirno može izuzeti, isključiti. Već smo vidjeli primjenu tog načela na primjeru uskrsavanja Valentina iz prvog poglavlja. Iako su tamo taj događaj i to načelo bili opisani na donekle drugačijem jeziku, tamo se govorilo o rasformiranju događaja. Suština je međutim ista.

Na taj način, načelo autonomnosti funkcioniranja informacija u različitim vremenima zasnovano je na tome što svaki element informacije, u suglasnosti sa ustrojstvom Svijeta, funkcionira neovisno, drugačije rečeno, u svakom vremenu funkcionira po drugačijim vlastitim zakonima. To jest, element vremena je element strukture informacija. U danom slučaju vrijeme se, posljedično, razmatra kao strukturna forma informacije.

Između ostalog, upotrijebivši dublji prilaz, može se pokazati da je uskrsavani u načelu podjednako živ u prošlosti kao i u budućnosti. I može se pokazati što je konkretno potrebno uraditi radi praktičnog ostvarenja te situacije.

Vječnost života potiče iz smještanja sveukupnog vremena u tekući trenutak. I prema tome, moguće je iz tekućeg trenutka dobiti svu prošlost i budućnost, što znači i vječni život.

I tako, sa točke gledišta primjene navedenog načela na uskrsnuće, uskrsnuće se može ostvariti jednostavno izuzimanjem točke odlaska. To je prvo. A drugo, dodavanjem autonomnih karakteristika impulsu svijesti, to jest dodavanjem impulsu svijesti dovršenih formi za prošlost, sadašnjost i budućnost. Kao što sam već rekao, za prošlost – to je učitavanje postojećih konkretnih situacija za nekog konkretnog čovjeka, za sadašnjost – to je metoda koja se primjenjuje prilikom uskrsavanja, to je ono što uskrsavajući radi i kako se kod njega odvija reakcija, i konačno, za budućnost – to je formiranje budućnosti u potrebnom pravcu u ovisnosti od konkretne situacije.

ISTINSKA RELIGIJA JE ORIJENTIRANA NA TO DA DOPRINOSI STVARALAČKOM RAZVOJU DUŠE, TIJELA I DRUŠTVA (3.10).

I tako, nakon što smo malo ranije razmotrili probleme znanosti, sada prelazimo na pitanje religije.

Na samom početku ovog odjeljka već sam govorio da za čovjeka sa uobičajenim stanjem svijesti poimanje Svijeta predstavlja određene poteškoće. Razlog tih teškoća je u tome što se dani zadatak uobičajenoj budnoj svijesti čini višedimenzionalnim i zato ga ona u načelu ne može obuhvatiti u cjelini. A ako je tako, onda se moraju zahvaćati pojedinačne strane, kao na primjer sa glavnim zdanjem Moskovskog univerziteta ili sa jogom. I eto te pojedinačne strane, ti pojedinačni prilazi, ti odvojeni putevi i predstavljaju put religije, put znanosti, put umjetnosti i neke druge prilaze.

Jasno je da je podjela na odvojene putove umjetna, to je iznuđena mjera, to se mora raditi sve dok svi istovremeno ne dostignu više stanje svijesti. U višem stanju svijesti ta podjela jednostavno ne postoji, tamo postoji samo cjelovito jedno, stoga, kako čovjek bude postizao sve viša stanja svijesti, to će manja postajati granica između recimo, znanosti i religije.

U današnje vrijeme čine se pokušaji da se ustanovi veće uzajamno razumijevanje između znanosti i religije, održavaju se, na primjer, konferencije na kojima sudjeluju predstavnici crkve i znanstvenici, objavljuju se radovi sa tih konferencija, ali osnova tog sukobljavanja u stvari se krije u stanjima svijesti. Potrebno je samo početi uzdizanje k višim razinama stanja svijesti pa da taj problem, problem uzajamnog nerazumijevanja, počne nestajati sam od sebe, jer, ako je moguće tako reći, znanost će postati religioznija, a religija – znanstvenija. Na samom vrhu razlika više neće biti.

Međutim, kada sad budem govorio o religiji i znanosti, orijentirat ću se samo na najbliže više razine svijesti, i zato će neke razlike između ta dva prilaza još uvijek biti, ali one neće više biti velike.

Riječ „religija" ima drevne korijene, ona potiče od riječi koja je za svijest povezana sa riječju „realnost". Na taj način, religija je znanost o realnosti. Kao što vidite, usporedo sa riječju „religija" već se pojavljuje i riječ „znanost". I može se primijetiti kako su se one približile. Zaista, ako hoćemo vrlo kratko okarakterizirati suštinu znanosti, onda se može reći: znanost je upravljanje realnošću. Razumije se, ovdje se govori o istinskoj religiji i o istinskoj znanosti, koje ja predlažem.

I tako, religija je znanost o realnosti. I zato prije svega želim reći o onim izmijenjenim realnostima, o onim pogrešnim predstavama o realnosti koje su povezane sa religijom.

Moja religija ne prihvaća pasivan odnos prema životu, pa još i sa lažnom predstavom o tome da se tijekom zemaljskog života treba samo pripremati za nekakav istinski život. To je savršeno lažna predstava, ona je već nanijela ogromnu štetu i nastavlja lišavati život njegovih najboljih atributa i oduzimati mu njegov izvorni značaj.

Slične predstave nemaju ničega zajedničkog sa onim o čemu je govorio Krist, o čemu je on poučavao. Krist je govorio u alegorijama, i nisu svi uspjeli razumjeti pravi smisao njegovih riječi. On je pozivao ljude ne da se odreknu ovog života, ne od života na ovom mjestu, već od života u stanju svakodnevne svijesti, jer se život u takvom stanju svijesti još uvijek ne može nazivati životom u istinskom, Božanstvenom smislu. Krist je pozivao ljude da se probude iz tog stanja koje je on usporedio sa snom, i uđu u Kraljevstvo Božje, Kraljevstvo Nebesko, u Vječnost. Savršeno je očigledno da je Isus Krist svojim uskrsnućem pozivao u vječni život u fizičkom tijelu.

Pod Kraljevstvom Božjim Krist je podrazumijevao viša stanja svijesti. On je, dakle pozivao na razvoj čovjeka, na ostvarenje njegove Božanske biti, što bi čovjeku dalo mogućnost da napokon počne živjeti kako treba, živjeti u ovom svijetu i u ovom fizičkom tijelu, živjeti ovdje i sada. Pri tome, u suglasju sa istinskim smislom života poziv da se živi ovdje i sada označava osviješteno upravljanje događajima iz bilo kojeg vremena.

Ogromna šteta koju stvara pripremanje za bolji život sastoji se još i u tome da je čovjek, pogrešno pretpostavljajući da će pravi život nastati nekada kasnije, a da se sada odvija samo priprema za taj život, ogromna šteta te lažne predstave sastoji se u tome što čovjek, pri takvom pogledu na život u ovom svijetu ne cijeni sadašnji trenutak, ne cijeni tren u kome se sada nalazi, ne cijeni sam taj trenutak koji i jest realan život. Živjeti ovdje i sada! – to je velika mudrost. Samo na djelu, osviješteno proživljujući svaki trenutak, može se osjetiti ukus života, samo u tom slučaju može se osjetiti istina života, samo u tom slučaju otvara se čovjek za stvarni život, sadašnji život!

Jedna od najvažnijih osobina moje religije je njena praktična usmjerenost, njena orijentacija na postizanje konkretnog rezultata, zapravo na osiguravanje stvaralačkog razvoja duše, tijela i društva. I zato je sljedbenik moje religije istovremeno i praktičar koji gradi svoj život i pomaže drugima da grade svoje živote na osnovu stvaralačkog načela, onog načela koje odražava realne zakone Svijeta. I na taj način on svojim radom najpotpunije odražava i najpotpunije realizira zamisao Stvoritelja.

Pri tom je važno uzajamno djelovanje odvojenih osobnosti i grupa osoba radi neprestane razmjene tehnologije stvaralačkog razvoja.

U svakom društvu obično postoje ljudi koji zajedničkim naporima mogu usmjeravati različita društva, oni mogu formirati stvaralački razvoj društva i usavršavanje za to potrebne tehnologije. Ujedinjenje takvih ljudi može se nazvati rukovodećom grupom ili grupom lidera ili centrom.

Suštinski trenutak u mojoj religiji je tijesna međupovezanost pojedinih osobnosti sa rukovodećom grupom. Ako je netko, na primjer, pronašao korisnu tehnologiju, potrebno je da se ona odmah proslijedi u centar i postane imovina svih, što će doprinositi uspješnijem razvoju cijelog društva i kolektivnom kretanju unaprijed.

Na taj način, istinska religija naglašava ono što je opće, svima zajedničko, zajedničko za sve pojedinačne ljude, rukovodeće grupe i društva u cjelini. Bilo kakvo djelovanje u svijetu istovremeno se odražava u svakom i u zajedničkom za sve. Pri tome djelovanje istovremeno odražava i tehnologiju stvaranja.

Već sam govorio o praktičnoj usmjerenosti moje religije. Religija kao znanost o realnosti je dužna da adekvatno odražava postojeći Svijet. I ona je dužna da se u prvom redu bavi životno važnim problemima, naravno onima čije rješenje ne trpi odlaganja. Najozbiljniji takav problem je sada postojeća opasnost od globalnog uništenja. Zato je u sadašnjoj situaciji glavni zadatak religije – razvijanje tehnologija usmjerenih na sprečavanje sveopće katastrofe.

Takva linija ponašanja će i biti odraz realnosti, jer su sva bića stvorena od Boga, stvorena radi života, radi razvoja, a pogotovo su to ljudi koji su stvoreni po slici i prilici Božjoj – svi oni imaju pravo na život i slobodan razvoj. I zato pri opasnosti od globalnog uništenja prvi impuls svakog bića, naravno, mora biti usmjeren ka Stvoritelju, pri čemu taj impuls treba uvijek biti orijentiran k tome da se stvarno realizira pravo na život koje nam je dao Stvoritelj, što u praksi znači nužnost svemogućih djelovanja koja su usmjerena prema sveopćem spasenju.

Moja religija prema tome daje praksu, kako djelovanje, tako i istinsku vjeru, pri čemu u pojam vjere ulazi i obraćanje Stvoritelju kroz konkretna tehnološka načela, kroz konkretna izvanjska djelovanja, usmjerena na podržavanje i razvoj života. U isto vrijeme paralelno je prisutno i djelovanje koje je usmjereno k vlastitoj unutrašnjosti, u one dubine gdje se čuvaju prikupljena iskustva i gdje se može dobiti neposredna uputa od Gospoda o tome kako treba pravilno raditi u svakoj konkretnoj situaciji.

Na taj način u istinskoj religiji dolazi do objedinjavanja djelovanja vjere i izvanjskog djelovanja, a time se osigurava beskonačni stvaralački razvoj. Jer, kao što znamo, vanjski svijet je izgrađen na temelju svijesti, a svijest je struktura koja objedinjuje duhovno i fizičko, i zato, kada djelovanje kreće iznutra, iz samog centra, iz izvora same duše, to je u suštini takvo djelovanje koje već postaje Božji akt.

Isto to se može reći i drugim riječima: izvanjsko djelovanje mora se odvijati pri istovremenom osvješćivanju samoga sebe, svog djelovanja, cjelokupne situacije.

Sada sve vrijeme govorim o jednom te istom, ali sa nekoliko različitih stanovišta. Već u uvodu je bilo napomenuto da je napredak čovjeka, njegov razvoj, prije svega povezan sa razvojem svijesti. Istinska religija zahtijeva od čovjeka da povisi razinu stanja svijesti, ali ona mu u tome i pomaže. Istinska religija govori o tome da je za razvoj svijesti veoma djelotvorna praksa osvješćivanja sebe i svojih djelovanja.

Želim pojasniti što to imam u vidu, kada govorim o osvješćivanju sebe samog i svojih djelovanja.

Zamislite da je netko sjedio u svojoj kući i nešto pisao, kada su ga iznenada pozvali telefonom i zamolili da odmah negdje dođe, u svezi sa nekim događajem. Vrativši se potom kući, taj čovjek, želeći da nastavi pisati, otkriva da mu nema olovke ni pored stolice gdje je sjedio prije telefonskog poziva, ni na stolu kraj telefona, i on jednostavno ne zna gdje je ona – uopće se ne može sjetiti gdje ju je u žurbi ostavio. To upravo znači da je on negdje spustio olovku potpuno nesvjesno, da nije osvješćivao sebe i svoja djelovanja u tom trenutku.

Slična situacija nam je svima dobro poznata, mi se često sudaramo sa tom pojavom. A analiza tih slučajeva nam ukazuje na to da uz pomoć sve većeg i većeg osvješćivanja sebe i svojih djela možemo sve više i više podizati razinu svoje svijesti, a kretanje ka sve višim i višim stanjima svijesti i jest, kao što znamo, put k Bogu.

Svijet je u praksi i ustrojen kao struktura očitovane svijesti, svijesti vrhovne suštine, to jest Boga.

Bog je stvorio Svijet onakvim, kako je i sam ustrojen. A kako je sam Bog vječan, on je stvorio Svijet tako da svaki element Svijeta bude vječan. Bog na taj način ostvaruje svoju ideju koja se sastoji u tome da Njegov vlastiti život u Vječnosti pronalazi Vječnost u bićima koje je stvorio. I zato sljedbenik moje religije treba stremiti vječnom životu u fizičkom tijelu, jer će tada on u sebi odraziti i suštinu Boga.

Međutim, ne treba misliti da čovjek treba raditi samo na sebi. Razvoj ljudi se treba prenositi i svim drugim bićima, na primjer, i lavovima, kako bi se i oni mogli istovremeno razvijati ka Vječnosti. Tako je zadatak svakoga koji vjeruje, svakog sljedbenika moje religije – osigurati beskonačan razvoj svakom elementu stvaralačkog plana. A kada ovdje kažem „svakom elementu", onda imam u vidu ne samo životinje, ptice, insekte, stanovnike mora, već i drveće, cvijeće, trave, sve biljke i uopće sve objekte Svijeta, to jest, govorim o osiguravanju beskonačnog razvoja i besmrtnosti zaista svim elementima Svijeta. Napominjem, da svi oni daju svoj doprinos zajedničkoj kolektivnoj svijesti.

U svezi sa time da je Stvoritelj u sam temelj Svijeta položio vječni život i vječni razvoj, u svezi sa tim postaje očevidno da ništa što doprinosi razaranju ne može biti istinski zadatak Boga. To znači, potrebno je razvijati se na korjenito drugačiji način, u društvu ne treba biti mjesta za stvari kao što je nuklearno oružje. I zato je nužno transformirati život na duhovnoj osnovi, a istinska religija, kao znanost o realnosti, upravo i ukazuje ljudima put.

Prvenstveni zadatak čovjeka je uzdizanje razine svijesti. Tome veoma doprinosi težnja k upoznavanju i osvješćivanju samog sebe i svojih djela, te svakoga dana treba posvećivati pažnju toj praksi. Veoma su važne i one jednostavne vježbe za svaki dan u mjesecu koje su opisane u Prilogu G.

Suština moje religije je pravilan odnos prema svemu postojećem u suglasju sa zamišlju samoga Stvoritelja. Takav pravilan odnos omogućuje da se bilo koji proces, čak i onaj koji je izvanjski opasan, preobrazi u koristan i stvaralački.

U svezi sa rečenim u mojoj religiji važno mjesto zauzima tehnologija, tehnologija vlastite besmrtnosti, tehnologija predavanja znanja drugima, tehnologija preobražavanja različitih procesa u stvaralačke i, konačno, tehnologija potpuno drugog mišljenja, takvog mišljenja koje je usmjereno na to da se zamislimo o podršci vječnom životu svih elementa svijeta i njihovog vječnog razvoja.

Pri ovome je vrlo važno to da je moja religija doista tehnološki potkrijepljena već postojećom razinom razvoja, u mnogome je čak i tako obrazložena – potkrijepljena dokazima. U četvrtoj glavi ću na primjer ispričati o tehničkim uređajima koji su razrađeni za realizaciju tehnologije uskrsavanja ljudi ili ponovnog stvaranja njihovih uništenih organa. I tako je moja religija u mnogome potvrđena čak i tehnološki.

USKRSNUĆE JE NAJREALNIJA, NAJPRAGMATIČNIJA, NAJSVRSISHODNIJA I NAJDOKAZANIJA OSNOVA ZA BUDUĆI RAZVOJ, ZA RAZVOJ MIŠLJENJA BUDUĆIH POKOLJENJA (3.11).

To, da je uskrsnuće najrealnija, najpragmatičnija, najsvrhovitija i najdokazanija osnova za budući razvoj, sve je to potpuno očevidno. Zato ću reći samo nekoliko riječi o ulozi koju ima uskrsnuće u razvoju mišljenja budućih pokoljenja. Međutim, prethodno je potrebno objasniti neke termine. Treba razmotriti što su to intelekt, um, znanje, misao i osjećanje.

Intelekt.

Intelekt je struktura koja ujedinjuje reakcije svijesti, tijela, duha i duše. To je sustav njihovog preplitanja na razini percepcije, preplitanja informacijskog ili faktičnog. Ovdje nam korištena riječ „preplitanje“ daje ideju o tome, kako bi nam se činile spomenute reakcije u svojoj sveukupnosti kada bismo ih promatrali sa strane. Pri tome treba imati u vidu da svijest, tijelo, duh i duša u percepciji postoje na razini njihovog djelovanja, djelovanja na percepciju i na onoga tko percipira.

U kojem je slučaju intelekt harmoničan? Intelekt je harmoničan u slučaju kada duša, duh, tijelo i svijest, a pored njih tu treba dodati još i pojave stvarnosti, kada se svi ti elementi, svi ti objekti međusobno harmoniziraju, tada intelekt postaje harmoničan. U tom slučaju, u slučaju sklada, može se govoriti o istinskom intelektu. On se može nazvati i intelektom razvoja, ili intelektom osobnosti.

Ako za određenje intelekta treba upotrijebiti još sažetiju varijantu, onda se može i ovako reći: intelekt je struktura osobnosti koja razumije veze unutar promatrane pojave i u isto vrijeme upravljački prepoznaje povezanost te pojave sa svim ostalim pojavama Svijeta.

Um.

Um je način, sredstvo reakcije na informaciju, na vanjski utjecaj. Kako reakciju na informaciju, na izvanjsko djelovanje može imati bilo koji objekt, to znači da se pojam uma može proširiti na bilo koji objekt. Ali mi ćemo govoriti o umu čovjeka. Pri tome mi se posebno interesantnim čini razmatranje karakteristika uma u razvoju.

Prilikom uskrsavanja, u procesu uskrsnuća, um se formira od stanične razine. Formiranje uma se odvija, razumije se, na razini duše. U um se polaže informacija o stvaranju svakog elementa stanice, čak i svakog mikroelementa, atoma, jezgre, i elemenata još dubljih razine.

Um može poslužiti kao opredjeljujuća karakteristika objekta.

Na primjer, ako probamo stanicu ubosti iglom i ona se tome počne suprotstavljati, onda tu stanicu možemo nazvati umnom u usporedbi sa onima koje pokazuju manje aktivno suprotstavljanje ili se uopće ne suprotstavljaju.

Um se može razmatrati i kao pojam koji objedinjuje dušu, duh, svijest i tijelo. U umu se odvija raspoznavanje i objedinjavanje objekata po načinu njihove reakcije.

Treba primijetiti da je problem uskrsnuća u značajnom stupnju također i problem uma. Ako je čovjekov um dovoljno razvijen, onda mu se uskrsnuće ne čini kao nešto neobično, on nalazi da je ta pojava prirodna. Tako je isto i sa besmrtnošću. Ako čovjek shvaća besmrtnost kao normalno stanje, to govori o tome da je um tog čovjeka vrlo dobro razvijen, u danom slučaju se čak može reći da je njegov um odraz Vječnosti i Stvoritelja.

Gore sam odredio um kao strukturu koja objedinjuje različite elemente po tehnologiji njihove reakcije. Sada tome dodajem još i sljedeće: um je i organizirajuća struktura za dostizanje ciljeva, za dostizanje uopće čega god. To jest, um se može promatrati kao mehanizam postizanja, kao sustav postizanja, na primjer, uskrsnuća ili besmrtnosti, ili bilo čega drugog.

<u>Znanje.</u>

Znanje je i sam prijelaz iz svijesti u dušu a onda obratno, iz duše u svijest, a i posljedica tog prelaska. To mogu jednostavno obrazložiti ovako. U svijesti postoji neki element koji periodično navraća u skrovište duše, tamo crpi informaciju i vraća se, recimo tako, prosvjetljeniji. Kao posljedica toga, u svijesti se prikupljaju znanja, to jest, u suštini dolazi do preobražaja strukture svijesti zbog njenog kontakta sa dušom. I tako je znanje zapravo ono, što se dobiva kao rezultat tog kontakta. To jest, u suštini znanje je kontakt svijesti sa dušom. Znanja se mogu stjecati, na primjer, čitanjem, premda treba imati u vidu da pročitano, po zakonu opće povezanosti, u stvarnosti već od početka postoji u duši. To se isto odnosi i na bilo koji drugi način stjecanja znanja. Napominjem, da se jasnoviđenje zasniva na neposrednoj percepciji znanja sadržanih u duši. Znanjem upravlja duša. Status upravljanja pripada duši.

Nakon stjecanja znanja, postavlja se pitanje njihove realizacije. Realizacijom znanja se bavi um.

Rečeno se sada može ilustrirati na sljedeći način. Zamislimo, da imamo veliki rezervoar. Taj rezervoar se može usporediti sa umom. Rezervoar, to jest um, sadrži znanja. Um regulira izlaz znanja iz rezervoara.

Treba spomenuti još jednu specifičnu ulogu znanja kod uskrsnuloga. Prilikom uskrsavanja, kod uskrsavanog dolazi do formiranja znanja, pri čemu se znanje formira u procesu registracije svega što se događa, znanje nastaje na osnovu svojevrsne obrade događaja koji su u tijeku. Zbog toga, u početnom periodu je upravo znanje, to jest ono, što Svijet sam po sebi predstavlja u percepciji, za uskrsnulog kriterij razvoja Svijeta. To je jedna od razlika između uskrsnulog i živućih.

Živući čovjek se odmah pri rođenju nalazi u vezi sa cjelokupnom stvarnošću. Uskrsnuli se neko vrijeme nalazio u drugačijem stanju, živio je bez formiranog fizičkog tijela. Zato se, tijekom prikupljanja njegovog tijela, a zbog registracije procesa koji su u tijeku, formira njegovo znanje o Svijetu, a to znanje je nekakav međuelement veze između njegovog nastajanja i izvanjske stvarnosti, i zato je u početnoj fazi za njega upravo znanje kriterij sveukupnog Svijeta u razvoju.

Odavde se vidi da je tijekom uskrsavanja znanje još i određeni mehanizam. Ta okolnost se koristi u tehnološkim uređajima koje sam razradio za uskrsavanje ljudi i za ponovno stvaranje izgubljenih ili oštećenih organa i tkiva. Ideja je ovo. S jedne strane uređaja ulazi potrebna informacija, a sa druge strane uskrsavani tu informaciju doživljava kao stvarnost. Spoj tih dviju strana osigurava jedan međumehanizam, mehanizam znanja, a to je upravo funkcionalna svrha znanja u danom slučaju.

Korištenjem jasnovidenja brzina uskrsavanja se višestruko povećava i uskrsnuće može biti čak i trenutno.

Cilj izgradnje tehničkih naprava za uskrsavanje ljudi je stvaranje takvog kolektivnog znanja koje će svakom čovjeku omogućiti da sprovodi uskrsnuće na svojoj vlastitoj duhovnoj osnovi.

Naravno, ovdje postoji još i niz konkretnih tehničkih trenutaka, na primjer to da je uskrsavajućem najbolje prenositi informacije u odvojenim porcijama, diskretno, naročito u prvim satima, kako bi se on mogao ponovno regenerirati kao da se penje po stubama. To je važno – davati informaciju u određenim porcijama, zato što upravo ta informacija, upravo to znanje za uskrsavanog postaje kriterij stvarnosti i upravo kroz taj kriterij on međudjeluje sa stvarnošću.

Prijelaz na kriterije stvarnosti kojima se koriste živući obično se događa kroz otprilike mjesec dana, u rijetkim slučajevima za mjesec i pol ili dva.

Kada se za uskrsnulog završava taj prijelazni period, onda nisu više znanja, već je sama stvarnost to što za njega postaje kriterij Svijeta.

<u>Misao</u>.

Misao je ona informacija koja je zapravo vezujuća karika između svijesti, duha i tijela. Pri tome, duša organizira misao.

Odnosi između glavnih pojmova ovdje mogu se bolje sagledati na primjeru sljedeće analogije. Zamislimo vodopad. Voda pada i slijeva se naniže pod djelovanjem sile zemljine teže. Sila teže se može usporediti sa duhom, a voda sa sviješću. Tijelu odgovara korito rijeke kroz koje voda teče, korito rijeke na sebi nosi vodu. A duša odgovara onome što je sve to stvorilo: i Zemlju, i silu teže, i vodu.

Uopće duša sudjeluje u stvaranju kako neposredno, tako i

posredstvom misli.

Može se reći da je misao sjedinjena sa cjelokupnom strukturom Svijeta i označava konkretno djelovanje čovjeka u toj općoj strukturi.

Osjećanje.

Osjećanje je manifestacija duše u dinamici duha, i to u onom dijelu gdje je duh povezan sa sviješću i tijelom. Kada duša organizira tijelo, onda se osjećanje javlja kao konstrukcija na kojoj se tijelo izgrađuje. Prema tome, osjećanje predstavlja osnovu, tlo, na kome se gradi tijelo. I zato se smatra da osjećanje potiče iz tijela.

Pri međudjelovanju sa stvarnošću osjećanje brže od misli uočava informacije.

Već sam prešao na razmatranje onoga u čemu se sastoji razlika između misli i osjećanja. Osjećanje brže reagira upravo zato čovjek često može reći ili uraditi nešto i tek kasnije shvatiti da to nije trebalo reći ili uraditi.

Druga razlika se sastoji u sljedećem. Kad čovjek misli, onda se u fazi upravljanja nalazi osjećanje. A kada čovjek osjeća, onda se u fazi upravljanja nalazi misao. Ovdje je riječ o upravljanju stvarnošću. Vidimo da misao i osjećanje mogu zamijeniti mjesta, zamijeniti (svoje) područje. Pritom, kad na primjer misao radi na upravljanju, osjećanje se može razvijati.

Misao i osjećanje se mogu nalaziti u jednom te istom prostoru, ali oni se u osnovi ne mogu istovremeno nalaziti u fazi upravljanja. Izuzetak od ovog pravila javlja se samo u nekoliko specijalnih slučajeva, zapravo u sljedećim: kada se stvara i razvija fetus ili kada oživljava neka stanica ili kada teče proces izlječenja od nekakve bolesti, ili u tijeku uskrsavanja. U tim posebnim slučajevima misao i osjećanje mogu biti ujedinjeni i zato se mogu istovremeno nalaziti u jednoj istoj fazi.

Postoji još jedna važna razlika između misli i osjećanja. Zamislite da se čovjek susreće sa nekakvom pojavom, Naravno, kod njega će se, u svezi s tom pojavom, pojaviti i misli i osjećanja. Međutim, oni se različito formiraju.

Misao se formira sviješću, na osnovi cjelokupne informacije o vanjskom i unutrašnjem svijetu, povezane sa danom pojavom. Svijest stvara i osjećanje u odnosu na tu pojavu, ali drugačije. U tom procesu svijest osjeća tijelo, prolazi kroz tijelo, koristi sve informacije tijela i u takvom potpunom međudjelovanju s tijelom svijest formira osjećanje.

Postoje i neke finije razlike, ali u ovoj knjizi neću se upuštati u sitnije detalje.

A sada o tome, što misao i osjećanje imaju zajedničko.

Zajedničko je to, što i osjećanje, i misli određuju poredak djelovanja u strukturi svijesti. Može se govoriti o postojanju poretka u procesima svijesti, svijest ima svoje zakone razvoja, tako da su misli i osjećanja ono što kontrolira i određuje taj poredak.

Radi ilustracije ovoga možemo pogledati, recimo, kako radi arhitekt. Ako se ne upušta u detalje, na primjer, ako pri izradi nacrta ne unosi pedantno sitne detalje, nego krupnim potezima kista predočava samo ono što je najvažnije, onda se može reći da misli arhitekte određuju skicu zdanja, a osjećanja mogu ocijeniti tu skicu sa gledišta harmonije, a pored toga mogu kod arhitekta probuditi i želju da poslije završenog posla pođe nešto pojesti ili popiti čaj.

Tako misli i osjećanja mogu ispunjavati jednu istu funkciju, a to je određivati poredak djelovanja u strukturi svijesti.

Može se navesti još jedan interesantan primjer područja gdje misao i osjećanja imaju nešto zajedničko. To je reakcija izvanjskog objekta, na primjer, kamena ili biljke, na čovjeka.

Ovdje će biti potrebno pojasniti da ne samo biljke, već i kamenje imaju elemente reakcije koji odgovaraju mislima i osjećanjima čovjeka. Naravno, oni su potpuno drukčiji, ali ipak i kamen živi svoj život, a uz to još i ne treba zaboraviti da sva bića daju svoj doprinos zajedničkoj kolektivnoj svijesti. Taj doprinos je, razumije se, kod svih različit, ali on postoji, i to je najvažnije.

Što bi se sa točke gledišta čovjeka moglo nazvati mišlju kamena, a što osjećanjem?

Mišlju kamena može se nazvati njegova reakcija na vanjsku sredinu. Osjećanje - to je također reakcija na vanjsku sredinu, ali drugog tipa, na primjer, to može biti deformacija. Nešto je palo na kamen, ili, recimo, na njega je počela kapljati voda – pojavljuju se deformacije – nekad su one čak i jako male, stvar nije u veličini, stvar je u tome da one postoje i da se mogu promatrati kao osjeti kamena, kao njegovo osjećanje, koje je nastalo uslijed međudjelovanja.

Tako se ispostavlja da, kada čovjek promatra kamen, nastaje reakcija koja se stvara u kamenu usmjerena je duž linije koja spaja kamen s čovjekom, pri čemu je usmjerena prema čovjeku, i ta reakcija je često istovremeno i osjećanje i misao kamena, to jest, osjećanje i misao kamena su ovdje objedinjeni.

Kada čovjek pogleda biljku, kod nje također dolazi do objedinjavanja misli i osjećanja, ali, za razliku od kamena, reakcija biljke usmjerena je okomito na liniju koja je spaja sa čovjekom. Ako u stanu imate sobnu biljku, onda će vam percepcija njenih misli i osjećanja omogućiti da stupite s njom u kontakt, i tako na primjer nikada nećete imati problema sa zalijevanjem: biljka će vam sama reći trebate li je zaliti vodom ili još nije vrijeme za to.

Rasuđivanja o reakciji kamena u vidu misli i osjećanja na prvi pogled mogu se nekome učiniti apstraktnim. Međutim, u stvarnosti to nije sasvim tako. Ako razmotrimo slučaj kada misli i osjećanja kamena bivaju objedinjena, i ako razumijemo zbog čega se to događa, onda je uopće moguće shvatiti kako je ustrojena misao sa točke gledišta prijelaza znanja sa jednog objekta k drugom. Više od toga, ukoliko združivanje karakteristika pri njihovom prijenosu na druge strukture daje zakon veze, onda je općenito moguće spoznati čitavu stvarnost i svim objektima svijeta predati tehnologije vječnog razvoja.

Zamislite da prenosite misli i osjećanja, na primjer, na kamen ili na biljku. Tada se kamen i biljka po jednom od svojih obilježja nalaze u istom svijetu u kojem i čovjek. A u tom slučaju o njima se može saznati sve, točnije, mogu se saznati sve njihove funkcije.

Ovdje se može napraviti analogija sa mojom matematikom, o njoj sam već govorio na početku ovoga dijela. Pomoću moje matematike mogu dobiti informaciju i o nepoznatom objektu, mogu saznati sve njegove funkcije. To je nova matematika. Njeni operateri u sebi odražavaju ustrojstvo Svijeta. I zato nije obavezno poznavati sve karakteristike objekta, među njima i destruktivne. Korištenje ove okolnosti postaje naročito važno u sprečavanju katastrofa strukturiranjem svoje svijesti u područja upravljajućeg jasnoviđenja. U tom području zadatak jasnoviđenja je ne izraziti negativne podatke, već maksimalno djelotvorno formirati pozitivne događaje. Primjenjivati upravljajuće jasnoviđenje je svrhovito i u onim slučajevima kada su podaci za nastanak katastrofe već fiksirani. Ja sam već spriječio nekoliko takvih katastrofa globalnog karaktera.

Može se govoriti o još nečemu. Kada se među strukturama pojavi zajedništvo, onda je moguće prevesti jednu strukturu u drugu. A to znači da se, pri određenom pravilnom radu, iako možda i samo poslije dugog treninga, može naučiti da se misao prevodi u osjećanje, a osjećanje – u misao. Ili, drugačije, možemo se naučiti da jednu stvarnost prevodimo u drugu.

Uopće svatko iz svog iskustva zna da misao izaziva određeno osjećanje, i da obrnuto, osjećanje može izazvati misao. Čovjek u ujedinjenom stanju svijesti često brka misao sa osjećanjem, on može jedno prepoznati kao drugo. Na primjer, netko može misliti, i to potpuno iskreno, da nekoga voli, iako u stvarnosti on možda još jednostavno ni ne zna, ne osjeća, pa čak i ne sluti, što je to istinska ljubav. Slično miješanje misli i osjećanja u životu na svakom koraku dovodi do nerazumijevanja, a nekada i do velikih komplikacija.

Vidite da razgovor o mislima i osjećanjima otkriva nove sfere za razmišljanje. U svezi s tim možemo se sjetiti mota „Upoznaj sebe". Jedan od njegovih aspekata je upravo i pitanje o osjećanjima i mislima. Ako se ovo pitanje razumije, onda je već moguće graditi svoju strukturu poimanja.

Sada se možemo vratiti na proučavanje razmatranog načela. Govorio sam o važnosti uskrsnuća za daljnji razvoj a time i za razvoj mišljenja budućih pokoljenja.

Uskrsnuće je, kao što već znamo, uvijek povoljan događaj. Uskrsnuće u širokim razmjerima dovodi do promjene kolektivne svijesti. Djeca će, na primjer, početi vladati drugačijim intelektom, drugačijim umom, drugačijim znanjima. Njihove misli i osjećanja i organizam u cjelini će se odlikovati većim skladom. Oni će sa puno većom lakoćom moći dobivati informaciju (sjetite se, da sam u uvodu govorio o različitim načinima dobivanja informacija). Zbog toga će dijete moći, na primjer, pisati književna djela ili odlično poznavati višu matematiku. I pri tome neće morati ulagati nikakve titanske napore niti se preopterećivati. Jednostavno, imat će drugačiji intelekt, um, i sve ostalo. Ono sâmo će biti drugačije. I još dodajem da će uskrsavanje u širokim razmjerima dovesti do globalne promjene znanja. I ne samo znanja.

Buduća pokoljenja će dobivati informacije i materijalne objekte iz vlastitog mišljenja, iz vlastitog duha. Zato otpada problem ograničenosti resursa našeg planeta. Eto ja, na primjer, u postupku širenja tehnologije, sprovodim materijalizaciju objekata pokazujući samim tim i realnu mogućnost toga.

Na taj način, uskrsnuće dovodi do usavršavanja intelekta, uma, misli i osjećanja čovjeka, do njegovog usavršavanja u cjelini i k ustanovljenju većeg sklada čovjeka s Univerzumom.

ONAJ OD ŽIVUĆIH KOJI NIJE UMIRAO, UVIJEK ĆE MOĆI POVRATITI OTIŠLOG U OPTIMALNIJE VRIJEME I

U NUŽNIJOJ VARIJANTI NEGO ŠTO ĆE TO MOĆI URADITI USKRSNULI (3.12).

Prije svega o tome, da onaj koji nije umirao uvijek može povratiti otišlog u optimalnijem vremenu. Pri razmatranju načela (2.7) i (2.8) već smo vidjeli da na informacionom planu onaj koji nije umirao ima suštinske prednosti u usporedbi sa uskrsnulim.

Ako se okrenemo osnovama ustrojstva Svijeta, ka onoj razini odakle sve potiče, onda je moguće govoriti o matričnoj organizaciji Svijeta. Na informacijskom planu svaki čovjek ima svoju matricu. A kako je istinski status života – odsutnost smrti, tj. vječni život i konstantan razvoj, onda po istinskom statusu života onaj koji nije umirao ima savršeno prozračnu matricu, koja ima potpuni pristup u sve forme svijesti i materije. Zato neumrli ima veću brzinu obrade informacija i, prema tome, može regenerirati onoga koji je otišao u najpovoljnijem vremenu.

Sada o drugom dijelu načela, o tome, da onaj koji nije umirao može povratiti onoga koji je otišao u nužnijoj varijanti. Prije svega, što znači povratiti onoga koji je otišao u nužnijoj varijanti? Zar ne postoji samo jedna varijanta?

Naravno, varijanta je za uskrsnulog samo jedna, zato što je uskrsnuli upravo onaj čovjek koji je bio i ranije. To je jasno. Kada kažem „u nužnijoj varijanti“, imam u vidu nužniju varijantu sa točke gledišta stvaralačkog organizacijskog plana, to jest, onaj koji nije umirao vraća onoga koji je otišao na taj način da na prvom mjestu stoji prioritet života i zato se ostvaruje najnužnija varijanta za sve.

Može se napomenuti da će vremenom uskrsnuli ispraviti svoje nedostatke, povezane sa njegovom prošlom biološkom smrću, on ih može kompenzirati svojim kasnijim pravilnim razvojem i po svom statusu postati apsolutno isti kao i oni koji nisu umirali.

PRAKSA USKRSNUĆA, PRAKSA VRAĆANJA NE PROTURIJEČI NI JEDNOJ OD RELIGIJA, NI JEDNOM ZAKONODAVSTVU I NI JEDNOM OD USMJERENJA

STVARALAČKOG PLANA (3.13).

Dani iskaz je savršeno očevidan, jer, kao što sam već nekoliko puta rekao, uskrsnuće je uvijek događaj koji je koristan za sve, a u današnje vrijeme ono je i fundamentalna osnova sveopćeg spasenja.

USKRSNUĆE LJUDI DAJE MOGUĆNOST USKRSAVANJA I VRAĆANJA BILO KOJIH OBJEKTA (3.14).

Sjetimo se početka načela (1.1):

Istinski status Svijeta je u vječnom životu. Vječni život osigurava istinsku postojanost Svijeta. Stremljenje ka postojanom Svijetu stvara vječni život.

Ako je Svijet istinski vječan, onda svaki objekt postoji uvijek. Ta činjenica se koristi u tehničkom uređaju za obnavljanje izgubljenih organa koji sam razradio. Ideja prilaza je sljedeća.

Vrijeme se može promatrati i kao sustav paralelnih ekrana. Tada, naravno, iza nekog od tih ekrana postoji objekt. Zato sa točke gledišta tehnologije povratiti objekt – znači jednostavno otići iza potrebnog ekrana – i to je sve.

U realnom uređaju ugrađuje se, recimo, do sto paralelnih ekrana. Oni mogu biti i veoma tanki. Kroz te ekrane propušta se impuls svjetlosti sa informacijom o organu koji nas interesira. Taj impuls pri prolasku kroz jedan od ekrana, upravo kroz nužni ekran, prolazi kroz strukture gdje je razmatrani organ još postojao, gdje je bio zdrav. Uslijed toga impuls prenosi informaciju o tom zdravom organu na potrebno mjesto u organizmu čovjeka. I taj organ se obnavlja.

Ako pogledamo Svijet u tom kontekstu, onda u njemu ništa nikuda ne odlazi, i zato je uvijek moguće uzeti nešto sa jednog mjesta i premjestiti ga na drugo, to jest, izvršiti običan premještaj.

Zato nije slučajno što za osnovu uzimam ne prostor-vrijeme, nego premještanje. Ako se za osnovu uzme prostor-vrijeme, onda je potrebno izračunavati koordinate, a to je suvišan, nepotrebni rad, a kada se oslonite na premještanje, onda nije potrebno da se bilo što izračunava, ne treba misliti o tome gdje je objekt koji nas interesira – premještanje već pokazuje mjesto gdje se on nalazi.

I tako, uvijek je moguće ući u ono vrijeme koje nam je potrebno, uzeti predmet koji nam je potreban i prenijeti ga ovdje, u naše vrijeme. Bavio sam se tim pitanjima kada mi je bilo dvanaest godina. Pored toga, otkrio sam da, kada sa svojim fizičkim tijelom prelazim u prošlost, tamo također postojim. Naravno, može se odlaziti u bilo koje vrijeme i u bilo koju točku prostora kroz duhovnu strukturu, ali sada govorim upravo o odlasku u fizičkom tijelu. Postoji mehanizam putovanja u fizičkom tijelu kamo god vam se sviđa, tako da je moguće trenutno se pojaviti u bilo kojoj točki Svemira.

Hoću napomenuti jednu važnu okolnost. Načelo (2.2) govori o međuovisnosti duhovne i fizičke strukture. Pri tome se poznata izreka: „U zdravom tijelu zdrav duh“ može pročitati i obratno: „U zdravom duhu zdravo tijelo“. Vidimo da je druga izreka kao neki odraz prve. U samoj stvari ovdje imamo primjer čitanja u odrazu. Drevni Grci su na primjer mnoge tekstove čitali u odrazu, premda suvremenim ljudima ta tehnika nije poznata.

Izraz „U zdravom duhu zdravo tijelo“ govori o tome da se tijelo nalazi u duhu i prema tome i u duši, to jest, da je tijelo dio duše.

Gore sam izložio svoju ideju na osnovu koje radi uređaj za obnovu izgubljenih organa. Ali tehnički aparati su prolazna pomoćna sredstva koja su potrebna samo dok još nije dostignuta potrebna razina duhovnog razvoja. Kada ta razina bude dostignuta, onda neće biti potrebna nikakva pomoćna sredstva, za uskrsnuće će biti dovoljna snaga duha. I tada će postati očevidno da uskrsnuće pokazuje da duša, duh, svijest, i uopće sve ono što pripada osobnosti, najpotpunije, najskladnije odražavaju postojeći Svijet, a potpuni odraz – to i jest, u suštini, stvaranje Svijeta. Uskrsavanje je oličenje te istine. I zato uskrsavanje ljudi zaista daje mogućnost za uskrsavanje i obnavljanje bilo kojih drugih objekta. Uvijek je moguće u potpunosti obnoviti objekte koji su postojali u prošlosti, čak iako su oni u sadašnjosti uništeni. Čak i samo istinsko poimanje tih načela će omogućiti obnavljanje bilo kojeg objekta. Pri tome to obnavljanje može biti i trenutno.

Kao primjer mogu navesti slučaj iz moje prakse. Na primjer, u jednom zrakoplovu je bila oštećena komandna ploča, zbog čega je zrakoplov počeo padati. Realno sam obnovio tu ploču u padajućem zrakoplovu – i situacija se popravila, zrakoplov je ponovno nastavio normalno letjeti. Taj događaj su potvrdili podaci dobiveni dešifriranjem zapisa iz crne kutije.

4

Prelazimo sada na posljednje poglavlje načela uskrsnuća.

USKRSNUĆE JE UPRAVLJANJE SVIM VANJSKIM PROSTOROM (4.1).

Pri uskrsavanju imamo posla sa sljedećom zanimljivom pojavom: sav vanjski prostor kao da igra ulogu pritiska. Ta situacija se može usporediti sa onom u kojoj se svatko od nas nalazi na Zemljinoj površini. Radi se o atmosferskom pritisku. Zrak je veoma razrijeđena sredina, njegova gustoća je mala u usporedbi sa gustoćom tvrdih tijela. Međutim, visina atmosferskog sloja je veoma velika i zbog toga on svaki kvadratni centimetar na površini Zemlje pritiska silom od jednog kilograma. Tako je svaki kvadratni centimetar našeg tijela podvrgnut djelovanju sile od jedan kilogram.

Isto tako pri uskrsavanju može se promatrati djelovanje takvog fizičkog i u isto vrijeme biološkog načela: na svakom regeneriranom elementu pojavljuje se pritisak informacija, informacijskih sustava, bioloških sustava, fizičkih sustava. Taj pritisak koji se pojavljuje prilikom uskrsavanja djeluje na svaku stanicu, na svaku molekulu, na svaki element u nastajanju.

Ovdje treba napomenuti da prilikom ponovnog stvaranja nekog elementa radi njegove materijalizacije treba faktički razgrnuti prostor, a isto tako i vrijeme, ali najprije prostor, i to vanjski, jer se uskrsnuće ostvaruje na osnovu impulsa koji dolazi iznutra, to je unutrašnji impuls, impuls duše.

Odavde slijedi da je pravilno odašiljanje duhovnog impulsa, stvorenog, kako kažu, na unutrašnjoj razini, to jest na razini duše – upravo i jest mehanizam uskrsnuća. Vidimo, prema tome, da pri pravilnim pulsiranjima duše, da tako kažemo, tijelo postaje vječno. Ili, drugim riječima, kada je upravljanje cjelokupnim vanjskim prostorom pravilno, čovjek postaje besmrtan.

Ako razmatramo ponovno stvaranje elementa obnovljenog objekta, onda se može primijetiti sljedeće. Eto, na primjer, kao rezultat impulsa svijesti bila je načinjena stanica. Sada treba upravljati cijelim vanjskim prostranstvom tako da ta stanica ne nestane, da se ona očuva, da bi nastala još jedna stanica. Sada imamo već dvije stanice i vanjski prostor. Nastavljamo dodavati stanice. Evo, već imamo organ i vanjski prostor, onda cijeli niz organa, i eto, na kraju, već postoji i cijeli čovjek i cjelokupni vanjski prostor. Tu treba dodati i još nekoliko karakteristika navedenog događaja, na primjer, na kojem se konkretnom mjestu treba dogoditi uskrsnuće.

Postupno razmatranje procesa uskrsnuća po elementima uzelo nam je nešto vremena, međutim u stvarnosti taj proces se može odigrati jako brzo, i čak praktično trenutno.

Smisao razmatranog načela možemo i ovako formulirati. Vanjski prostor se može doživjeti i kao savršen sustav, i onda se pri određenoj reakciji na taj sustav u procesu uskrsnuća i pojavljuje uskrsnuli ili obnovljeni objekt. I to je uostalom još jedna od tehnologija uskrsavanja, pri kojoj se prostor koristi za obnavljanje objekta.

Treba još napomenuti da je pri uskrsavanju moguće koristiti dva prilaza: iznutra i izvana. Pri prvom prilazu onaj tko uskrsava, gleda na vanjski prostor kroz uskrsavanog, i kao da pritišće na potrebnu točku prostora. Pri drugom prilazu uskrsavajući, obrnuto, iz perspektive vanjskog prostora. Konačni rezultat je, razumije se, jedan te isti.

Dakle, kada se odvija proces uskrsavanja, sve veze Svijeta umiješane, sve se one počinju mijenjati i u svezi s time treba ostvariti upravljanje cijelim vanjskim prostorom na taj način, da bi se dogodio čin uskrsnuća.

ČOVJEK – TO JE CELOKUPNI IZVANJSKI I UNUTRAŠNJI SVIJET ISTOVREMENO (4.2)

Čovjek u Svijetu zauzima zaista posebno mjesto. Već sam o tome govorio. A to je povezano s time što je čovjek stvoren na sliku i priliku Božju.

Ranije sam govorio o orlu, o njegovim zadivljujućim sposobnostima, o tome da vlada teleportacijom, o tome da zna stvarati antigravitaciju i o još puno toga. Ali ako se promatra unutrašnji i vanjski svijet orla, ispostavlja se da je njegov unutrašnji svijet realiziran u manjem stupnju nego izvanjski. Drugim riječima, informacije unutrašnjeg i vanjskog svijeta kod orla su različite, a kod čovjeka su one iste. I čak se može reći da, ako je kod nekog objekta informacija unutrašnjeg i vanjskog svijeta ista, istovremeno, onda taj objekt i jest čovjek. I može se dodati, kako pokazuje analiza razvoja Svijeta, da se svi objekti informacija razvijaju u pravcu k čovjeku. U pravcu čovjeka, k njegovom obliku, njegovim načelima reagiranja i razvoja teži, općenito govoreći, cijeli Svijet.

Očitovanja ovoga mogu se vidjeti svuda. Obratimo se, na primjer, radu astronoma. Znanstvenici, koji su se naoružali teleskopima, proučavaju zvijezde, sazviježđa, galaksije, ukratko sve što se otkriva njihovom pogledu. Hajdemo sa strane pogledati djelatnost znanstvenika. Tada možemo napraviti usporedbu.

Zamislite da ste se odjednom našli u unutrašnjosti čovječjeg organizma, recimo u plućima. Osvrnuvši se oko sebe, počeli biste unositi u dnevnik promatranja sve što vidite iz svoje pozicije. Također bi mogli snimiti različite objekte i svakakva nagomilavanja, na primjer, istih tih stanica. Takva slika bi vam se otkrila iznutra. Isto tako znanstvenici nisu svjesni toga da optičkim teleskopima promatraju veliki organizam iznutra. Kada bi mogli pogledati taj organizam izvana, sa strane, onda bi ugledali informacijski lik čovjeka.

I tada kao otkrovenje dolazi novo poimanje već spomenute izreke: „Čovjek je stvoren na sliku i priliku Božju." Taj iskaz, kao i svaka velika istina, ima puno grana, puno strana.

Ako objektima Svemira koje promatraju astronomi, priđemo sa upravo opisane točke gledišta, onda se može čak i prognozirati, kako će se ti objekti i sam Svemir dalje razvijati. Za to je potrebno jednostavno poznavati razvoj čovjeka ovdje. Znajući razvoj čovjeka ovdje, može se govoriti i o budućem razvoju Svemira. Može se reći, na primjer, o tome, kakva će biti dinamika Vječnosti. Mogu reći da će statični likovi prijeći u dinamične. Tamo čak neće biti pojma prostora. Prostor će se tamo uvući u strukturu duše, u strukturu duhovnog impulsa. I zato se dobiva da se tamo već u samom neposrednom smislu kao osnova pojavljuje duša, duh, a on, duh, sve formira.

Po analogiji sa čovjekom, koristeći načelo sličnosti, može se reći da se uzajamno formiranje percepcije i Svijeta sada odvija na razini atoma, molekula, stanica. U budućnosti će se koncentracija materije uvećavati, pojavljivat će se organi, iako se oni i sada formiraju, pojavit će se mozak, oformit će se međudjelovanje među odvojenim dijelovima tog gigantskog organizma.

I kada govorim da je spas Svijeta na jednom mjestu – i upravo u vrijeme spasenja svega, onda je i to lako shvatiti na osnovu načela sličnosti. Ako čovjek ima nekakvu tešku bolest, na primjer, bubrega ili srca, onda mu život može biti ugrožen. Ako se poboljša funkcija tih konkretnih organa, ako se oni učine zdravima, onda će i cijeli čovjek postati zdrav. Tako je i sa svijetom. I još treba imati u vidu da je sve stvoreno na osnovu načela uzajamnog djelovanja, međusobne isprepletenosti, uzajamne uvjetovanosti.

I tako, sada se formiranje Svemira odvija uglavnom na razini atoma, molekula, stanica, premda se već uočavaju i procesi i njihove koncentracije, pa, shodno tome, i formiranje tvorevina tipa organa, na primjer, srca, a dalje će se ostvarivati prijelaz ka pulsirajućim razinama, tipa kucanja srca. Zato ono, što znanstvenici nazivaju širenjem Svemira, u stvari predstavlja samo izdvojenu fazu u jednom od otkucaja „srca" u nastajanju, i sa time povezanim širenjem pluća.

Znajući sve ovo, moguće je stvoriti takve sustave teleskopa kroz koje će se moći sagledati prostor sa druge strane, a samim tim moći će se promatrati zvijezde, kuglaste nakupine, galaksije, sa koje bilo strane, i izvana, i iznutra. Više od toga, znajući kako se razvija Svemir, mogu se napraviti i takvi optički sustavi koji će moći vidjeti i buduću strukturu objekta, to jest, kakav će on biti. Može se napomenuti, da su se u davna vremena za slične ciljeve upotrebljavali kristali: potrebnu informaciju davali su oblici koji su u njima nastajali. Iako je, naravno, najjednostavnije dobiti informaciju pomoću jasnoviđenja.

U svezi s rečenim može se dati i napomena o kozmičkim putovanjima. Sve je, kao što sam već rekao, povezano sa likom čovjeka, s njegovim oblikom, sa djelovanjem i međudjelovanjem njegovih organa. Ako znamo kako se u čovjeku kreće krv, kako radi njegovo srce, kako uopće radi čovječji organizam, onda se mogu praviti svemirski brodovi koji će se kretati na prirodnoj razini kretanja prostora. Ovo ću objasniti malo podrobnije.

Još jednom ponavljam, da se sada nalazimo na razini razvoja koji se odlikuje time da uglavnom opažamo molekularnu strukturu Svemira. Upravo se tako mogu interpretirati rezultati promatranja astronoma. Međutim, ako to uzmemo kao točku gledišta, onda se odmah može reći kako treba organizirati svemirski let.

Ako uzmemo bilo kakvu česticu krvi, sasvim sićušnu, a koja

se u sadašnjem trenutku nalazi, recimo, u područja noge, onda će se ona, kroz neko vrijeme, zbog kretanja krvi kroz krvne sudove, po kanalima u organizmu, naći u područja srca. Napominjem, bez ikakvog truda sa vaše strane. To premještanje se dogodilo jednostavno zato što se ta čestica nalazi unutar živog organizma. Naš Svemir je također živi organizam, samo jako veliki. Analogija koju smo upravo upotrijebili daje nam mogućnost shvatiti da svemirskom brodu u stvari nisu potrebni nikakvi pokretači. Jedino što treba uraditi da bi se ostvarilo svemirsko putovanje, je da se svemirski brod postavi u korito potrebnog kanala – i to je sve. A onda će se kroz neko vrijeme brod sam pojaviti tamo gdje je potrebno. Više od toga, ako dublje proniknemo u ova pitanja, postat će jasno da se naš brod može čak i trenutno stvoriti, na primjer u drugoj Galaksiji. U načelu, kada se dostigne određena razina duhovnog razvoja, svaki čovjek i bez ikakvih brodova može se po svojoj želji stvoriti u bilo kojoj točki Svemira.

Mogu navesti još jedan važan primjer primjene moje znanosti, koji se odnosi neposredno na ovu temu.

U sadašnje vrijeme razradio sam tehnologiju gradnje svemirskih brodova kojima se upravlja putem optičkog sustava. Taj sustav je ostvaren na bazi kristala. Dovoljno je u kristal poslati misaoni signal da bi on počeo pokretati cijeli mehanizam, pri čemu je u početnom impulsu dovoljno zadati samo koordinate odredišta – sve ostalo kristal će sam uraditi. Sam će odrediti potreban kanal i sam će postaviti brod u potrebnu točku. U osnovi ovog principijelno novog načina svemirskih letova nalazi se načelo sličnosti, sličnosti Svemira i čovječjeg organizma.

Kao što sam ranije rekao, na osnovu ove sličnosti mogu se praviti prognoze o daljnjem razvoju Svemira. Međutim, da bi te prognoze bile ozbiljne, one se moraju bazirati na poznavanju zakona, zakona razvoja. Zato, ako želimo razumjeti tijek daljnjeg razvoja Svemira koristeći načelo sličnosti, trebamo ne samo dobro upoznati građu ljudskog organizma, već izučiti i psihologiju čovjeka, i načine na koje on opći sa drugim ljudima, i razaznati kako se uopće ostvaruje veza u ljudskom društvu. Nakon rješavanja tih pitanja bit će moguće kontrolirati već značajno velika područja Svijeta, jer ovo načelo je dovoljno jednostavno.

Upravo razmatrano načelo sličnosti može se proširiti na razradu novih tehnologija, na izradu principijelno novih tehničkih uređaja, sličnih svemirskim brodovima, o kojima sam upravo govorio. A ono što je vrlo važno, to je da će to načelo osigurati harmoničnost razvoja.

Navest ću i druge primjere iz moje prakse koji govore o primjeni načela sličnosti. Pri preobražavaju jednog objekta u drugi, svaki objekt treba se preobražavati po načelima organizacije čovjeka. Kada, na primjer, prevodim jednu materiju u drugu, onda oblik čovjeka može poslužiti kao oblik prijelaza. Kada sam, pretpostavimo, počeo promatrati neku materiju, i kad sam počeo percipirati informaciju koju ona emitira, onda neovisno o tome kakva znanja postoje o toj materiji, simbolična ili u vidu formula, u navedenoj materiji, u svakom njenom elementu, uvijek se vidi čovjek.

Ako ponovno pogledamo, na primjer, onog lava, vidjet ćemo da je on zapravo struktura misaonih oblika čovjeka. Ako sa te točke gledišta pogledam orla, postat će jasno, da on predstavlja strukturu događaja koje čovjek priželjkuje. Ovaj niz se može produžiti do beskonačnosti. Ako dublje proniknemo u sve to, može se otkriti da je sva izvanjska sredina, izvanjska u odnosu na čovjeka, stvorena u oblicima njegovih očitovanja. To jest, da bi se razumjelo zašto su životinje ili drugi objekti, ili uopće materija, stvoreni upravo takvim kakvi jesu, da bi se to razumjelo treba pogledati čovjeka i njegova djelovanja. Sve što čovjeka okružuje – to su njegova sadašnja djelovanja i rezultat prethodnih njegovih djelovanja. Odavde slijedi da kada čovjek istrijebi neku vrstu, on time faktički samog sebe povređuje. U razumijevanju ovoga krije se istinska ekologija.

Na osnovu znanja koja predajem, odmah se može reći što će se dogoditi kao rezultat istrebljenja neke određene vrste životinja od strane čovjeka, kakva će se evolucijska vrsta pojaviti u budućnosti, to jest kakav će biti konkretni oblik sljedeće vrste životinja. Može se također reći i do kakvih će konkretno promjena dovesti tehnološki put razvoja. Znajući sve to, može se balansirati i mogu se stvarati onakvi oblici kakvi su potrebni.

U budućnosti ukrštanje vrsta i rodova, njihova sinteza, više neće biti principijelan problem, za razliku od onog što imamo danas. I ako budemo htjeli napraviti nekakvu složenu vrstu, to će biti izvodivo. Tu je tehnologija prilično jednostavna – treba znati organizaciju čovjeka.

Tako iz davnih vremena poznata izreka: „Spoznaj sebe!", kao što vidimo, ima puno strana. Postizanje tog načela daje izvorno poimanje ustrojstva Svijeta, a njegova realizacija dovest će do efektivnog otvaranja cvijeta života.

DILATACIJA (RASTEZANJE) VREMENA, NJEGOVO UDALJAVANJE ILI PRIBLIŽAVANJE ZA NEKE ASPEKTE PROSTORA UPRAVO I PREDSTAVLJA USKRSNUĆE (4.3).

U drugom dijelu ovog poglavlja već se govorilo o tome, da je vrijeme konstrukcija svijesti. Vrijeme se stvara u odnosu na prostor mislima ljudi. Za ljude sa uobičajenim stanjem svijesti uvođenje vremena je, može se reći, veoma korisno, čak i nužno. Ono im stvara puno udobnosti. Uzmimo samo vozni red željeznice ili polijetanja zrakoplova. Raspored polazaka osigurava uređenost i sigurnost kretanja. I uopće pojam vremena se praktično primjenjuje u svim područjima života.

Stvaranje pojma „vrijeme" označava i stvaranje informacije, i stvaranje prostora, takvog prostora u kojem postoji pojam vremena. U formulaciji načela govori se o dilataciji, udaljavanju i približavanju vremena za neke aspekte prostora. Tu se radi o onim prostorima u kojima vrijeme postoji. I pored toga, još i o tome, da vrijeme nije povezano samo sa prostorom, nego da ima još i njegove karakteristike, kao što je širenje (dilatacija), udaljavanje ili približavanje.

Taj prostor, u kojem postoji pojam vremena, za uskrsnulog znači život. A vrijeme se u odnosu na prostor, upravo sam rekao, stvara mislima ljudi. Zato možemo vrijeme misaono rastezati, udaljavati, približavati. A kako su za ljude sa svakodnevnim stanjem svijesti mnoge pojave povezane sa vremenom, kao na primjer, pojam odlaska, onda njima biva razumljivo da se širenjem vremena, njegovim udaljavanjem ili približavanjem zaista može ostvariti uskrsnuće.

Na upravo razmatrano pitanje može se pogledati iz donekle drugačijeg ugla. U odnosu na pojmove života i uskrsnuća, dilatacija vremena, njegovo udaljavanje ili približavanje u stvari znači uvođenje misaonog oblika o uskrsnuću. A uvođenje misaonog oblika dovodi do promjene strukture stvarnosti.

Sada ću pojasniti termin „misaoni oblik".

Misaoni oblik.

Misaoni oblik – to je struktura koja se percipira putem ljudske svijesti, a koja se odnosi na onaj korpus informacija koji se naziva mišlju. To jest, misaoni oblik je faktički konkretni geometrijski oblik koji sadrži misao čovjeka.

Ako uzmemo prostor misli (možemo ga zamisliti ili neposredno ući u njega), onda, na primjer, stol u njemu predstavlja jednu konfiguraciju informacija, stolac – drugu, čovjek – treću. To jest, misaoni oblik je upravo oblik koji u svezi sa mišlju koja je u njemu sadržana odgovara nekom objektu informacije.

Rezimirajući rečeno, može se reći sasvim jednostavno: misaoni oblik je oblik misli koji sadrži neku konkretnu informaciju.

Kao što sam rekao, misaoni oblik se poima putem svijesti. Kada se u životu susretnete sa nekim objektom, možete ga razmotriti iz različitih uglova. Ako je to na primjer zrakoplov, možete razgledati, recimo, pilotsku kabinu, ili krila, ili rep. Tako je i sa misaonim oblikom. Ukoliko je to zaista postojeći objekt, stvarni oblik, onda pri njegovoj percepciji svijest mu može prići se različitih strana. I kao što kod zrakoplova možete vidjeti njegove različite elemente, tako i u ovom slučaju pri susretanju svijesti sa raznim stranama misaonog oblika odvija se percepcija različitih misli.

Razmotrimo jedan konkretan primjer. Neka si je, recimo, čovjek pošao u prodavaonicu kupiti bocu mineralne vode. U odgovarajućem misaonom obliku sadržana je ideja čovjeka o kupovini mineralne vode, ali ne samo to. U njemu je sadržan i pojam o tome kuda će ići, kojim putem, i da je za to potrebno obući se, ako je recimo napolju zima. Sve to i puno što drugoga sadržano je u jednom danom misaonom obliku.

Koristeći se znanstvenim jezikom, može se reći da je u jednom misaonom obliku sadržano puno misaonih parametara. Skeniranje misaonog oblika radi uočavanja tih parametara, to jest, obrada informacije sadržane u misaonom obliku može se odvijati različitom brzinom u ovisnosti od razine razvoja čovjeka, a razlika tu može biti veoma bitna. Čovjek sa uobičajenim stanjem svijesti, po pravilu, percipira samo dio misaonog oblika. Ako je razina duhovnog razvoja čovjeka dovoljno visoka, onda se percipiranje misaonog oblika odvija istovremeno sa svih strana, to jest u potpunosti, a uz to i trenutno.

Razmatranje pojma misaonog oblika je važno i još sa jedne praktične točke gledišta. Radi se o upravljanju tehničkim sustavima. Pozabavimo se ovim pitanjem.

Postoji ovakva činjenica: misaoni oblici se po geometrijskim parametrima obavezno spajaju sa jednim od očitovanja duše. Takav je život. Takva je realna situacija. Misao je po hijerarhiji povezana sa dušom neposredno, što je, istina, jako rijetko, ili posredno, preko strukture nagomilanog iskustva. Zato se misaonim oblikom upravlja neposredno iz duše. A ukoliko duša reagira na realnost fundamentalnog plana, dobiva se usporavanje procesa razmjene misaonog oblika sa vanjskim svijetom ili ta razmjena tijekom nekog perioda uopće i ne postoji.

I tako, misaonim oblikom upravlja se neposredno iz duše i zato impuls iz vanjskog svijeta ne može doprijeti do njega, ne može ga izmijeniti, pa prema tome upravljanje pomoću misli predstavlja najzaštićeniji sustav upravljanja.

Reklo bi se na prvi pogled da kod upravljanja tehnologijom najpouzdanija trebaju biti tehnička sredstva, jer bi ona trebala biti postojanija nego misao. Međutim, u stvarnosti nije tako. U stvari misao je najpostojaniji sustav i zato upravljanje tehnikom pomoću misli ili misaonog oblika predstavlja najpouzdaniji vid upravljanja.

Ovo se može razumjeti na konkretnom primjeru. Neka, recimo, zrakoplovom upravlja automatski pilot. Kontakt tehnologije, u ovom slučaju automatskog pilota, sa vanjskom sredinom postoji neprestano, i to predstavlja značajnu potencijalnu opasnost. U automatski pilot može, na primjer, dospjeti strano tijelo, ili se on može oštetiti na neki drugi način. Ako je pak upravljački sustav misao, ona faktički uopće ne može imati kontakt sa vanjskom sredinom. I premda, naravno, u načelu kontakti postoje među svim elementima, u ovom slučaju radi se o vremenu trajanja kontakta, o tome da kontakt ostvaren mišlju može biti trenutan, dok je kontakt automatskog pilota kako sa zrakoplovom tako i sa vanjskim prostorom neprestan. A ako je kontakt upravljačke misli sa zrakoplovom trenutan, onda vanjska sredina tu misao više ne može promijeniti. I zato zrakoplov može spokojno letjeti po planiranoj putanji leta, i on će je i preletjeti, što god se pri tome događalo.

Ovdje želim posebno naglasiti da se u misao može unijeti i element sigurnosti bilo kojeg objekta. Ta mogućnost se bazira na zaštićenosti misli od vanjske sredine.

Za uređaj za prijenos informacija i upravljanja pomoću misli dobio sam pronalazački patent.

Vraćamo se pitanju korištenja misaonih oblika u cilju uskrsavanja.

Stvorivši potrebni misaoni oblik, moguće je obnoviti tijelo, ponovno ga stvoriti na bilo kojem mjestu čak i tamo gdje, pretpostavimo, sredina nije pogodna za život, gdje, recimo, nema zraka, ili postoji samo vakuum. Međutim, ako je misaoni oblik sačinjen pravilno, onda će se u toj sredini umjesto vakuuma pojaviti kisik i sve ostalo što je potrebno, i sve će biti kako treba.

Jednom su me zamolili da oživim davno uginulu sobnu biljku. Stvorio sam potrebni misaoni oblik i biljka je izrasla i ozelenjela, iako tamo nije bilo vode, a zemlja se od onog vremena odavno osušila. Pravilni misaoni oblik mijenja vanjsku sredinu na potreban način.

Kako se mogu objasniti slične pojave? U osnovi takvih pojava leži sljedeće fundamentalno načelo:

SVIJET SE SASTOJI OD UZAJAMNO DJELUJUĆIH STRUKTURA. ZATO PROMJENA JEDNE STRUKTURE DOVODI DO PROMJENE SVIH DRUGIH STRUKTURA. PERCEPCIJA I SVIJEST SU JEDNA OD STRUKTURA SVIJETA. PREMA TOME, PROMJENOM PERCEPCIJE I SVIJESTI MOGUĆE JE PROMJENITI SVIJET.

Eto zbog čega stvarnost reagira na misaoni oblik, reagira na njega, i naš zadatak sastoji se u tome da odziv stvarnosti na misaoni oblik o uskrsnuću dovede do samog uskrsnuća. Faktički to liči na obučavanje stvarnosti. Da, stvarnost je tako ustrojena da ju je moguće trenirati, ona se može obučavati. Može se, na primjer, mirno sjesti i početi sa prakticiranjem. Cilj toga je sljedeći: treba tako istrenirati stvarnost da se ona počne podavati i da kao rezultat daje uskrsnuće. To jest, stvarnost se u ovom slučaju promatra kao sredina kojom se može upravljati i koja se može trenirati.

Na ove procedure može se baciti pogled i iz drugog ugla. Iako se u stvari, naravno, sve vrijeme radi o jednom te istom, jednostavno se koriste različite riječi. Za čovjeka sa običnim stanjem svijesti u prostoru, u kojem postoji pojam vremena, postoji i pojam „život".

Mi uvodimo riječ „uskrsnuće“ i počinjemo je pokretati: udaljujemo je, približavamo, postavljamo u različite položaje u odnosu na život. Ako odmah dospijemo u područje prostora-vremena, gdje se pojam života poklapa sa elementom njegove vječnosti, onda se uskrsnuće događa trenutno.

U drugom dijelu ovog poglavlja govorio sam kako se odvija uskrsnuće čovjeka kada on dospije u specijalnu stanicu prostora-vremena. Govorio sam i o tome, da u tu stanicu može dospjeti i čovjek kod koga je došlo do prekida događaja. On dospijeva u tu stanicu – i nastavlja dalje živjeti. Sada ću navesti primjer jedne od varijanti prekida događaja.

Poznato je puno slučajeva kada je čovjek odjednom nestajao, često svima pred očima. Samo što je bio ovdje, razgovarao sa nekim – i odjednom je nestao, kao da je u zemlju propao. Ponekad se on nakon izvjesnog vremena ponovno pojavljivao, pri tome apsolutno isti, u istom odijelu, u istoj starosnoj dobi, i za njega samog to nestajanje je bilo neprimjetno, njemu se činilo da je trajalo samo jedan trenutak, iako je moglo proći sto ili dvjesto godina. Taj čovjek kao da je propao u nekakvu pukotinu u prostoru-vremenu a sada se opet našao među nama. Ako je od trenutka njegovog nestanka prošlo puno vremena, onda njegova odjeća, govor, riječi i izrazi koje upotrebljava odmah govore onima okolo da čovjek dolazi iz druge epohe.

Suština ove pojave sastoji se u tome da u sličnim slučajevima čovjek dospijeva u prostor u kojem ne postoji pojam vremena. Između ostalog imao sam i ovakve slučajeve u vidu kada sam prilikom razmatranja načela (2.3) govorio o privremenom prekidu događaja za nekog čovjeka.

ONO O ČEMU ČOVJEK RAZMIŠLJA, ONO, ŠTO ON GOVORI I ONO ŠTO RADI NOSI OSOBINE VJEČNOSTI. (4.4)

Prilikom objašnjavanja načela (1.8) već sam rekao da u području informacija postoji ovakvo načelo: ako je bilo što jednom bilo urađeno, onda to u tom vremenu, u kome je urađeno, postoji vječno.

I misli su djela. Zato, ako je čovjek o nečemu mislio, onda se ta misao fiksira u bazi podataka. Pri tome se ona fiksira zauvijek, jer tamo nema ničega što nalikuje računalnim virusima koji postoje u običnim računalnim mrežama i koji mogu uništiti informaciju koja se u njima čuva. U bazi podataka Kozmičke Mreže informacije se zauvijek čuvaju.

U djela se ubrajaju i izgovorene riječi, to jest razgovor. Uopće ovo načelo neposredno slijedi iz toga da je čovjek stvoren po slici i prilici Božjoj, a Gospod Bog je vječan i stvara samo vječno, i zato sve što radi čovjek nosi karakter Vječnosti. To je dovoljno jasno načelo.

NAČELO VJEČNOSTI. ONO OSIGURAVA OTIŠLIMA SJEĆANJE NA TO, DA ĆE SE DOGODITI NJIHOVO PONOVNO STVARANJE (4.5).

Načelo Vječnosti govori o tome, da su u vječnom sustavu veza postojeće veze organizirane na takav način da će otišli ponovno biti živi. Međutim ovdje je važnija duhovna strana, ovo je u suštini duhovno načelo.

Već znamo da je život u načelu vječan, to je pohranjeno u strukturi Svijeta. A ukoliko je u pojam duha od početka položen pojam Vječnosti, onda živući zna, uvijek zna, u krajnjoj mjeri na razini duše, da neće umrijeti, da će živjeti vječno i da će, ako bude vladao odgovarajućom tehnologijom, moći uskrsavati druge. I zato svijest otišlih i njihova duša jako dobro shvaćaju kako sami, tako i kroz dodir sa sviješću živućih, da će biti vraćeni.

I zato ovo načelo, načelo Vječnosti, istupa kao nosilac svjetlosti, kao svjetlost koja može voditi čovjeka i razvijati ga.

Treba napomenuti da, kada čovjek odlazi, već u prvom trenutku poslije odlaska ovo načelo otišlima postaje jasno, i oni ga percipiraju ne više samo na razini duše, već i potpuno svjesno.

Mnogi od onih koji su preživjeli kliničku smrt pričaju o zadivljujućem spokojstvu koje ih je obuzimalo u tom stanju, o svjetlosti koja se pojavljuje. To spokojstvo i ta svjetlost nastaju od dodira sa Vječnošću. To Stvoritelj onome koji pokušava otići daje takav rakurs poimanja Vječnosti. U nastaloj svjetlosti Bog predaje znanje o vječnom životu. Oni koji su razvili strukturu svijesti i prije primanja tih znanja odmah se vraćaju.

Napominjem da, ostajući u našem običnom fizičkom tijelu možemo brzo steći sposobnost da proživimo opisana stanja i razumijemo ova i druga načela. Za to je potrebno povisiti razinu svijesti. U višim stanjima svijesti sva ta načela su jednostavno očite istine.

KRETANJE OTIŠLIH PO NJIHOVOJ ZEMLJI ŽIVOTA, BAJKOVITOJ ZA NAŠE POIMANJE, U STVARI SE OSTVARUJE KROZ STRUKTURU NAŠE SVIJESTI (4.6).

Kako da se razumije tvrdnja da se kretanje otišlih po njihovoj zemlji života ustvari ostvaruje kroz našu strukturu svijesti? U ovoj tvrdnji ima nekoliko strana. Jednu od njih već smo razmatrali u svezi s prethodnim načelom (4.5). A čak i ako živome nije puno poznata tehnologija uskrsavanja ili čak i ako o tome uopće ništa ne zna, ipak je u strukturu njegove svijesti položeno znanje o tome, da će otišli biti obnovljeni. U strukturi svijesti živućih to već postoji. Zato preminuli, kao što sam rekao, imaju znanje o tome, kako na razini duše, tako i uslijed kontakta sa sviješću živućih.

Postoji i druga strana ove tvrdnje. Kretanje otišlih se ostvaruje kroz strukturu naše svijesti, zato što u našoj svijesti za sada još postoji pojam o odlasku i o otišlima. Ta naša predstava o normalnosti odlaska, o njegovoj prirodnosti daje mogućnost da se odlazak i ostvaruje. Otišli postoje samo zbog dopuštenja u našoj svijesti da oni postoje. Kada naraste opće poimanje toga da je život u stvari vječan, da smrt nije nužna, da ona, naprotiv, samo usporava duhovni razvoj čovjeka, kada zbog sve većeg razumijevanja tih iskonskih stvarnosti (realija) života od strane čovjeka iz strukture njegove svijesti nestanu pojmovi odlaska i otišlih, i to novo poimanje postane sastavni dio kolektivne svijesti, tada će svi vječno živjeti, nikakvog odlaska i nikakvih otišlih jednostavno više neće biti. Na taj način, dovoljno je pravilno razumjeti Svijet i neće biti otišlih, svi će vječno živjeti.

U formulaciji ovog načela važna je riječ „kretanje“. Ali ne radi se samo o dinamici koja postoji u stanju kliničke smrti ni o onoj o kojoj pričaju oni koji su se iz tog stanja vratili nazad u naš svijet. Hodnici koje oni opisuju, pojavljivanje spokojstva, pojava svjetla – sve se to zaista događa, i to, kao što sam rekao, kao rezultat dodira sa Vječnošću. Međutim sad govorim o sasvim drugačijem kretanju, o dinamici potpuno drugog plana.

Radi se o sakupljanju baze mikroelementa i baze događaja. U stanju otišlih zapravo ne postoje pojmovi zaustavljanja ili prekida procesa. Poslije nastupa biološke smrti odmah počinje sakupljanje, sakupljanje po strukturi Vječnosti. Nastaje kretanje, na primjer informacija, počinje organizacija životnih postavki, počinju određeni mikroprocesi i puno drugoga. Ti procesi se usmjeravaju k unutrašnjosti čovjeka, kako i treba biti po logici stvari pri skupljanju njegove baze mikroelemenata i događaja.

Na taj način, samo što nastupi trenutak odlaska i počne biološki raspad stanica, to jest, čim počne razlaganje tijela, odmah počinju i procesi koji su nužni za uskrsnuće, počinje prikupljanje po usmjerenju okrenuto unutar čovjeka.

Sve ovo u velikoj mjeri potvrđuje apsolutno odsutnost pojma smrti. Postoji samo život i njegov beskonačni razvoj.

Ovo što smo upravo rekli o prikupljanju baze mikroelemenata i događaja poslije odlaska, daje nam mogućnost da uvidimo još jednu stranu toga kako se ostvaruje kretanje otišlih kroz strukturu naše svijesti. Imam u vidu sljedeće. Kada živući obilježavaju deveti i četrdeseti dan ili sudjeluju u bilo kakvim ritualima ili proslavama, poput Rođenja Kristovog, samim tim oni iskazuju otišlima suštinsku podršku. Jer naša svijest je kao što već znamo tako ustrojena, da u sebi sadrži načelo obnavljanja, to jest uskrsnuća, a kako se u vrijeme spomenutih praznika odvija posebno jako međudjelovanje struktura svijesti živućih i otišlih, to svijest živućih, čak i ako oni toga nisu ni svjesni, ipak pomaže otišlima da se aktivno obnavljaju. Upravo to i jest glavni cilj postojećih obreda i proslava. Oni podržavaju uskrsnuće otišlih, pomažu njihovom prelasku u unutrašnju strukturu, ubrzavaju proces prikupljanja.

Poznajući načelo organizacije čovjeka, njegovo prikupljanje se može ostvariti trenutno. Također se trenutno može i zaustaviti nastupanje biološke smrti. U suvremenoj medicini za izvođenje čovjeka iz stanja kliničke smrti koristi se impuls visokog napona. Sve je to svojevrsni potres. Kako je to, međutim, mehanička metoda, on zapravo rijetko uspijeva.

U drevnoj Kini mogli su povratiti čovjeka čak i iz veoma razloženog stanja. U tu svrhu se koristila akupunktura. Naravno, razni stupnjevi razlaganja zahtijevaju različite prilaze. Ako je poslije biološke smrti prošlo, na primjer, ne više od tri dana, onda su se koristile točke na udovima. Uvođenje igala u prave točke dovodilo je do uskrsnuća. Međutim i to je mehanički pristup, on se zasniva na korištenju mehaničkih načela. Zato se neću zadržavati na tim metodama. Ovdje prije svega dajem duhovna načela.

Ipak može imati smisao i napomena o još jednoj zanimljivoj pojavi iz prošlosti. U drevna vremena u nekim mjestima su poznavali tajnu „konzerviranja" ljudi uz njihovu suglasnost. To se u osnovi primjenjivalo u slučaju ratnika. Kada je bilo nužno da se vojnici prevezu na veliko rastojanje, oni su se arhivirali, to jest negdje skladištili, kao što se na primjer u arhiv odlažu papiri koji će kasnije možda dobro doći. Vojnici su se isušivali, i u takvom stanju su se mogli, jednostavno kao hrpa materije, očuvati neograničeno dugo. Kada se ukazala potreba za njima, u svakog vojnika se na posebnom mjestu uvodila igla, ili su se oni polijevali specijalnom otopinom ili im se davao potreban impuls svijesti – i vojnici su oživljavali. Tako je bilo moguće odmah dobiti cijelu vojsku obučenih vojnika. Analogno se pod specijalnim uvjetima mogu oživjeti i neke mumije.

Vraćamo se razmatranju načela (4.6). U njemu se govori o kretanju otišlih po njihovoj zemlji života, koja se našem poimanju čini kao bajka. Ja ovdje međutim namjerno koristim riječ „zemlja" i čak više od toga izraz „zemlja iz bajke". Jer riječ „bajkovita" u ovom slučaju ima posebnu težinu.

Stvar je u tome da postoji međudjelovanje između svijeta otišlih i svijeta živućih. Ne govorimo samo mi, živući, govore i oni, otišli. Oni govore odande. A bajka je prijenosnik njihovog govora. Bajka, pripovijest, sadrži ne samo ono što smo mi pričali, nego i ono što su oni ispričali. A kada oni govore, onda se njihove riječi za živuće obznanjuju u bajkovitim oblicima. Koristeći se znanstvenim jezikom, može se reći da je bajka sustav preobražavanja, preobražavanja informacije odande ovdje, pri čemu se ta informacija prenosi na našem jeziku.

Mnogi elementi bajke su dani za dječje shvaćanje. Upoznatost sa čak samo dvije-tri dobre bajke suštinski olakšava proces daljnjeg razvoja djeteta. Dalje se ono već razvija dinamički.

Naravno, pored bajki djeci se može predati i savršeno konkretna tehnologija i tada ona mogu postati vječna gotovo odmah, od samog početka. I počet će se razvijati kao što treba. Istina, vanjski svijet ih može različito orijentirati, ali ipak se djeci može predati takav program koji će za rezultat imati ostvarenje preobrazbe društva, i to vrlo brzo.

Jer da bi steklo dinamični oblik razvoja djetetu su potrebne samo dvije-tri bajke. A ako se djeci dâ još i odgovarajuća tehnologija, onda će se ona odmah moći razvijati po načelima samoregeneracije i vječnog života. Tada će svatko već odmah postati sjedinjen sa statusom Vječnosti.

PROMJENE GEOGRAFSKOG RELJEFA, DO KOJIH

DOLAZI PRILIKOM ZEMLJOTRESA ILI PRI OBRUŠAVANJU VELIKIH KOLIČINA KAMENJA PRILIKOM LAVINA DOVODI DO GENETSKIH I STRUKTURNIH PROMJENA U ČOVJEKU, JER ČOVJEK REAGIRA NA CIJELI PROSTOR (4.7).

Prije svega sjetimo se o čemu govori načelo (4.2): Čovjek - to je cijeli vanjski i unutrašnji svijet istovremeno. Zato su reljef, geografski pejzaž, zemljotresi koji se ponekad događaju, i uopće sav okolni svijet – sve to su faktički očitovanja statusa čovjeka.

Ali zašto su u formulaciji načela izdvojene upravo promjene reljefa, koje se događaju kod zemljotresa i pri velikim odronima kamenja prilikom lavina? Zato što upravo to u prvom redu dovodi do genetskih i strukturnih promjena u čovjeku, jer reljef i krupne stjenovite formacije imaju duži period formiranja i zato su više povezani sa općom genetskom strukturom čovjeka.

Važna uloga koju ima vrijeme postojanja može se vidjeti i na primjeru građevina. Neka građevina počinje ostvarivati utjecaj na genetiku ako je bila izgrađena, prije recimo više od tisuću godina. U tom slučaju već se u nekom smislu može govoriti o vječnosti. Naravno, taj broj od tisuću godina je da pravo kažemo uvjetan, ali on ipak odražava postojeću situaciju, a to je da takve građevine već utiču na genetiku čovjeka. One pokazuju osobito djelovanje na njegovu percepciju. To je povezano sa time da je neka građevina utoliko bolje prilagođena kolektivnoj svijesti ukoliko je duže vrijeme njenog postojanja. Takva građevina formira neki status. Poznat je i izraz: privlačna sila građevine. Takve zgrade, takve građevine ili njihovi ostaci postoje i danas, i nije slučajno to što se k njima ustremljuju rijeke turista.

Analogno stoje stvari i sa umjetničkim djelima. Sa vremenom njihova vrijednost raste, a to jako dobro potvrđuju aukcije.

U svezi s rečenim napominjem da se razvoj Vječnosti u mnogome sastoji u uzdizanju ne samo vremenskog statusa nego i prostornog. To jest, ukoliko se više zemalja osvaja, ukoliko se osvaja više prostora, utoliko struktura biva postojanija. Zato kod čovjeka i postoji težnja ka osvajanju.

Sjetimo se još jednom načela (4.2): Čovjek – to je vanjski i unutrašnji svijet istovremeno. To načelo nam ukazuje na to kako treba pravilno postupati u našim vanjskim djelatnostima. Ako, na primjer, gradimo zdanja, onda ih treba graditi tako da bi težila slici i prilici čovjeka. Ako, recimo, uzmemo London i pogledamo kako je postavljen, postat će nam jasan pojam glave čovjeka. Moskva teži obliku srca.

Postoje dva prilaza u građenju po ljudskom liku: na osnovi vanjskih područja i unutrašnjih. To su različiti pristupi. Vanjska područja – to su područja velikog očitovanja kolektivne svijesti. Ona se nalaze izvan čovjekovog fizičkog tijela. A unutrašnja područja – to su područja velikog očitovanja individualne svijesti osobnosti. Ona se nalaze unutar čovjekovog fizičkog tijela.

Zašto su, na primjer, dugo vremena postojale religiozne zabrane koje nisu dopuštale da se na ljudima radi obdukcija, nisu dopuštale da se pogleda unutra? Razlog je u tome što se u vrijeme tih zabrana još uvijek odvijalo formiranje informacijskih veza između vanjskih i unutrašnjih područja čovjeka po slici i prilici Božjoj, a također je bilo u tijeku i formiranje čovjekove svijesti.

Ako pažljivo pročitate vježbe koje dajem u Prilogu, uvidjet ćete da tamo predlažem koncentraciju uglavnom na vanjske objekte. To je u svezi s time da se unutrašnji sustav čovjeka često mijenja, a mijenja se principijelno, dok vanjski objekti imaju postojanost sa točke gledišta njihovog trajnog postojanja u percepciji.

Treba još utanačiti i ovaj trenutak. Kada govorim da zgrade treba graditi po slici i prilici čovječjoj, ni u kojem slučaju to ne treba shvatiti doslovce, to jest, da zgrade trebaju imati izgled čovjeka. Pitanje je ovdje znatno dublje. Radi se o vezama i o međudjelovanju oblika. Potrebno je, na primjer, razumjeti kako je ploha povezana sa oblikom čovjeka, ili kako je sa oblikom čovjeka povezana sfera.

Kad postoji takvo znanje mogu se graditi potpuno postojane, vječne konstrukcije, između ostalog i na anti-gravitacijskom načelu. Zgrade izgrađene na taj način i uopće bilo kakva građevina bit će harmonične u odnosu na čovjeka i tim samim i u odnosu na Stvoritelja.

Glede problema oblika, povezanosti oblika i informacije, a također i drugih pitanja koja se na to odnose, sva ona će biti obrađena u jednoj od sljedećih knjiga ove serije.

PREGLED OSNOVNIH NAČELA USKRSNUĆA

1

1.1. ISTINSKI STATUS SVIJETA JE U VJEČNOM ŽIVOTU. VJEČNI ŽIVOT OSIGURAVA ISTINSKU POSTOJANOST SVIJETA. STREMLJENJE K POSTOJANOM SVIJETU STVARA VJEČNI ŽIVOT.

ONAJ TKO NIJE UMIRAO PREDSTAVLJA OSNOVU KOJA PROIZVODI SVE OSTALO. TAKVA OSNOVA JE BOG. BOG JE VJEČAN, ON NIKADA NIJE UMIRAO. ODATLE SLIJEDI SVE OSTALO.

1.2. VJEČNI ŽIVOT JE NAČELO RAZVOJA BOŽANSKE STVARNOSTI.

1.3. NAŠA SVIJEST PERCIPIRA KAO STVARNOST ONO ŠTO POSTOJI U NAŠOJ SVIJESTI.

1.4. STRUKTURA SVIJETA SE TREBA VRLO INTENZIVNO RAZVIJATI U OKVIRIMA RAZVOJA NAŠE VLASTITE SVIJESTI.

1.5. USKRSNUĆE JE POSTIGNUĆE ISTINSKE SVIJESTI.

1.6. BESKONAČNI ŽIVOT PODRAZUMIJEVA NUŽNOST RAZVOJA DUŠE.

1.7. NAČELO BOŽANSTVENOSTI: STREMLJENJE K NEUNIŠTIVOM TIJELU, K VJEČNOM ŽIVOTU I K RAZVOJU ISTINSKE SVIJESTI – TO JE PRAKSA NAJVEĆEG PROCVATA LJUDSKOG BIVANJA.

1.8. DOVOLJNO JE DA POSTOJI JEDNA OSOBA KOJA MOŽE USKRSAVATI I OBNAVLJATI SVIJET, I TADA SE ON VIŠE NE MOŽE RAZRUŠITI.

1.9. USKRSNUĆE I UTVRĐIVANJE ČINJENICE USKRSAVANJA JE PROCES KOJI JE ISTOVREMEN ZA CIJELI SVIJET.

1.10. SVIJEST ČOVJEKA I NJEGOVI ORGANI PRI PRAVILOM RAZUMIJEVANJU NJIHOVE UZAJAMNE POVEZANOSTI DAJU USKRSNUĆE. USKRSAVANJE JE AKT STVARANJA.

1.11. RAZVOJ ČOVJEKA TREBA PROMATRATI KAO KOMPLEKSAN RAZVOJ CIJELOG POSTOJEĆEG SVIJETA.

1.12. NAČELO USKRSAVANJA JE U SUGLASJU S NAČELOM ORGANIZACIJE ČOVJEKA, KOJI UKLJUČUJE I SVEVREMENSKI RAZVOJ CIJELOG IZVANJSKOG SVIJETA.

1.13. TUGA, MALODUŠNOST I NOSTALGIJA – TO NISU NAČINI ZA POIMANJE SVIJETA. SAMO SU RADOST, SVJETLOST I LJUBAV NAČINI DA SE SVIJET RAZUMIJE.

1.14. OSOBNOST BIVA OČUVANA POSLIJE BIOLOŠKE SMRTI, PA TAKO I POSLIJE KREMACIJE. U SLUČAJU KREMACIJE ZA SVAKU ČESTICU PEPELA KOJI OSTAJE NAKON KREMACIJE PRIČVRŠĆENA JE STRUKTURA OSOBNOSTI ONOGA TKO SE PODVRGNUO KREMACIJI.

1.15. PROSTOR OVISI O TOME GDJE SE PRESJECAJU RAZNI VREMENSKI INTERVALI. KAO POSLJEDICA TOGA, ZEMLJINI RAZMJERI SE MOGU UVEĆATI.

2

2.1. ČOVJEK JE PO NAČELU SVOJE KREACIJE VJEČNA SUPSTANCA. ZATO JE USKRSNUĆE ZASNOVANO NA OČITOVANJU VJEČNOG U ČOVJEKU.

2.2. POSTOJI UZAJAMNA OVISNOST DUHOVNE I FIZIČKE STRUKTURE. PROMJENOM INFORMACIJE O FIZIČKOJ STRUKTURI U PODRUČJU DUHA MOŽEMO MIJENJATI DUH DO STUPNJA KADA ON UZMOGNE MIJENJATI BILO KOJU FIZIČKU STRUKTURU, UKLJUČUJUĆI I STVARANJE FIZIČKOG TIJELA.

2.3. VRIJEME I PROSTOR NE OGRANIČAVAJU TRAJANJE ŽIVOTA. POJAM TRAJANJA ŽIVOTA FORMIRA SE ODNOSOM DUHA PREMA PROSTORU I VREMENU.

2.4. NAČELO BESMRTNOSTI, A PREMA TOME I NAČELO OBNAVLJANJA NAKON MOGUĆE BIOLOŠKE SMRTI POLOŽENI SU U PRVI UZROK, U PRVU PRIRODU IMPULSA PRIRODNOG RAZVOJA ČOVJEKA.

2.5. IMPULS USMJEREN K USKRSNUĆU UVIJEK JE USMJEREN K BESKONAČNOM RAZVOJU USKRSNULOG.

2.6. USKRSAVANI UVIJEK VIDI I OSVEŠĆUJE PROCES USKRSAVANJA I PRI TOME UVIJEK SUDJELUJE U USKRSNUĆU KAO INICIJATIVOM BOGATA OSOBNOST.

2.7. USKRSAVANI UVIJEK SAVRŠENO TOČNO ZNA DA ĆE POSLIJE USKRSNUĆA ŽIVJETI KAO OBIČAN ČOVJEK.

2.8. USKRSNULI UVIJEK SMATRA DA ĆE MU SE ŽIVUĆI OBRAĆATI KAO SEBI RAVNOM, ON NE OSJEĆA DA JE NA BILO KAKAV NAČIN ODVOJEN OD ŽIVUĆIH, OSJEĆA SE ISTO TAKO NORMALNOM OSOBNOŠĆU KAO I ŽIVUĆI.

2.9. POSLIJE USKRSNUĆA OBVEZNO JE POTREBNO SPROVESTI METODIČAN RAD NA OBJAŠNJAVANJU

USKRSNULOME NJEGOVOG NOVOG STANJA, POVEZANOG SA TIME DA SADA IMA FIZIČKO TIJELO.

2.10. KOD USKRSNULOG ČOVJEKA U POTPUNOSTI SU OČUVANE PROFESIONALNE I SVE DRUGE NAVIKE KOJE JE STEKAO RANIJE U ŽIVOTU.

2.11. POJAM DUHA DAJE ISTINITOST STRUKTURE ZNANJA.

2.12. JEDAN OD ASPEKATA USKRSNUĆA JE OBNAVLJANJE STVARALAČKE SVIJESTI KOD ŽIVUĆIH LJUDI.

2.13. PROCESU USKRSNUĆA TREBA ISTOVREMENO PRISTUPATI I KAO PROCESU STVARANJA DETETA.

2.14. OTIŠLI SE NE ZAUSTAVLJAJU U SVOM RAZVOJU. DUHOVNI RAZVOJ OSOBNOSTI ODVIJA SE STALNO, U SVIM UVJETIMA. ZATO SE NA DUHOVNOJ RAZINI USKRSNUĆE SHVAĆA KAO OČITOVANJE OPĆE HARMONIJE SVIJETA. I UPRAVO ZBOG TOGA SVI LJUDI U DUŠI ZNAJU ZA SVEOPĆE USKRSNUĆE OTIŠLIH.

3

3.1. STREMLJENJE BOGA I ČOVJEKA K SJEDINJENJU U OKVIRIMA PONOVNOG STVARANJA I PONOVNOG SJEDINJENJA DOVODI DO MATERIJALIZACIJE I USKRSAVANJA.

3.2. KONCENTRIRANJE VLASTITE SVIJESTI OD STRANE ČOVJEKA MOŽE DOVESTI DO RADIKALNE PROMJENE STRUKTURE SVIJETA.

3.3. FIZIČKO TIJELO JE UVIJEK DIO DUŠE.

3.4. I TEORETSKI I PRAKTIČNO ČOVJEK SE MOŽE PROMATRATI KAO STRUKTURA SVIJESTI KOJA IMA TJELESNI OKLOP.

3.5. NA RAZINI STVARANJA INFORMACIJSKIH VEZA NIJEDAN OBJEKT SE NE PREKLAPA NI SA KOJIM OD DRUGIH OBJEKATA, PA TAKO NI SA SAMIM SOBOM. NAČELO USKRSAVANJA ČOVJEKA, ILI NAČELO PONOVNOG STVARANJA BILO KOJEG OBJEKTA SASTOJI SE U PREKLAPANJU POČETNE INFORMACIJE O OBJEKTU SA RAZVIJAJUĆOM INFORMACIJOM O NJEMU SAMOM U PODRUČJU POSLJEDIČNIH VEZA, KOJE NASTAJU PRI STVARANJU INFORMACIJA.

3.6. SUSTAV DUHOVNIH GLEDIŠTA ONOGA TKO SE BAVI USKRSAVANJEM I JEST NAČELO ORGANIZACIJE DRUŠTVA NA SLJEDEĆIM ETAPAMA NJEGOVOG RAZVOJA.

3.7. UDALJENI OBJEKTI STVARNOSTI – TO JE ONO ŠTO JE PRIBLIŽENO USKRSNULOM A UDALJENO OD ŽIVUĆEG.

3.8. USKRSNULI APSOLUTIZIRA PROSTOR I DETALJIZIRA VRIJEME. U POČETNOM PERIODU VRIJEME JE ZA NJEGA DISKRETNO, DOK JE U ISTO VRIJEME ZA ŽIVUĆEG VRIJEME NEPREKIDNO.

3.9. NAČELO AUTONOMIJE FUNKCIONIRANJA INFORMACIJA U RAZNIM VREMENIMA.

3.10. ISTINSKA RELIGIJA JE ORIJENTIRANA NA TO DA DOPRINOSI STVARALAČKOM RAZVOJU DUŠE, TIJELA I DRUŠTVA.

3.11. USKRSNUĆE JE NAJREALNIJA, NAJPRAGMATIČNIJA, NAJSVRSISHODNIJA I NAJDOKAZANIJA OSNOVA ZA BUDUĆI RAZVOJ, ZA RAZVOJ MIŠLJENJA BUDUĆIH POKOLENJA.

3.12. ONAJ OD ŽIVUĆIH KOJI NIJE UMIRAO, UVIJEK ĆE MOĆI VRATITI OTIŠLOG U OPTIMALNIJE VRIJEME I U NUŽNIJOJ VARIJANTI NEGO ŠTO ĆE TO MOĆI URADITI USKRSNULI.

3.13. PRAKSA USKRSAVANJA, PRAKSA OŽIVLJAVANJA NE PROTURJEČI NI JEDNOJ OD RELIGIJA, NI JEDNOM ZAKONODAVSTVU I NI JEDNOM OD USMJERENJA STVARALAČKOG PLANA.

3.14. USKRSNUĆE LJUDI DAJE MOGUĆNOST USKRSAVANJA I OBNAVLJANJA BILO KOJIH OBJEKATA.

4

4.1. USKRSNUĆE JE UPRAVLJANJE SVIM VANJSKIM PROSTOROM.

4.2. ČOVJEK – TO JE CELOKUPNI IZVANJSKI I UNUTRAŠNJI SVIJET ISTOVREMENO.

4.3. DILATACIJA VREMENA, NJEGOVO UDALJAVANJE ILI PRIBLIŽAVANJE, ZA NEKE ASPEKTE PROSTORA UPRAVO I PREDSTAVLJA USKRSNUĆE.

4.4. ONO O ČEMU ČOVJEK RAZMIŠLJA, ONO, ŠTO ON GOVORI I ONO ŠTO RADI NOSI OSOBINE VJEČNOSTI.

4.5. NAČELO VJEČNOSTI. ON OSIGURAVA OTIŠLIMA SJEĆANJE NA TO, DA ĆE SE DOGODITI NJIHOVO PONOVNO STVARANJE.

4.6. KRETANJE OTIŠLIH PO NJIHOVOJ ZEMLJI ŽIVOTA, BAJKOVITOJ ZA NAŠE POIMANJE, USTVARI SE OSTVARUJE KROZ STRUKTURU NAŠE SVIJESTI.

4.7. PROMJENE GEOGRAFSKOG RELJEFA, DO KOJIH DOLAZI PRILIKOM ZEMLJOTRESA ILI PRI OBRUŠAVANJU VELIKIH KOLIČINA KAMENJA PRILIKOM LAVINA DOVODI DO GENETSKIH I STRUKTURNIH PROMJENA U ČOVJEKU, JER ČOVJEK REAGIRA NA CIJELI PROSTOR.

POGLAVLJE 3

METODE USKRSAVANJA LJUDI

Metode uskrsavanja ljudi zasnovane su na fundamentalnim zakonima Svijeta. U njima je odraženo poimanje uloge svijesti u našim životima i toga kako se ona može iskoristiti radi uskrsavanja. Primarnu ulogu pri tom ima i znanje o tome da je život vječan.

Metode uskrsavanja ljudi zasnovane su i na dubokom razumijevanju toga da je duši uskrsavanog moguće prenijeti informaciju o uskrsnuću, a to se može učiniti na bezbroj različitih načina. Od svih tih raznovrsnih načina odabrao sam pedeset. Taj broj je uostalom jednak broju osnovnih načela uskrsavanja izloženih u prethodnom poglavlju. Ako ih prebrojite, dobit ćete točno pedeset.

Pri prenošenju informacije o uskrsnuću duši uskrsavanog u suštini se oslanjamo na to da njegova duša razumije načela i metode uskrsavanja. Na razini duše ta znanja postoje kod svakoga, ona su uvedena u strukturu svijesti svakog čovjeka. Druga je stvar što se svi još nisu probudili i osvijestili ih, ali to je već problem duhovnog rasta čovjeka. Po mjeri duhovnog razvoja čovjeka, po mjeri uzdizanja razine njegove svijesti sve te istine postajat će sve jasnije i jasnije.

Budući da se različiti ljudi nalaze na različitim razinama razvoja, u praktičnom radu s predloženim metodama uskrsavanja treba uzeti u obzir sljedeće. Prije svega, treba razumjeti da do uskrsavanja dolazi pri pravilnom osvješćivanju svega što je napisano u ovoj knjizi. Osvješćivanje treba biti orijentirano ka individualnosti svake ličnosti.

Kod nekoga se sve može odigrati odmah, ali mnogi će osjećati da su nepripremljeni. Odnosite se prema tome spokojno, jer to samo znači da trebate još poraditi sa ovom knjigom.

Pažljivo pročitajte drugo poglavlje „Osnovna načela uskrsavanja“. O tim načelima treba razmisliti. Potrebno je da počnete osjećati kako ih razumijete. Pročitajte ponovno i prvo poglavlje „Konkretne činjenice uskrsavanja ljudi." To su živi primjeri. Analiza opisanih slučajeva će vam pomoći da razumijete karakteristične trenutke koji se javljaju prilikom uskrsavanja. Navedene činjenice već sadrže sva nužna znanja o uskrsavanju.

Potrebno je pročitati i četvrto poglavlje „Načela uskrsavanja i svakodnevni život." Pitanja koja se tamo razmatraju dopunjuju vaše razumijevanje svega što je povezano sa uskrsavanjem.

I konačno, treba vrlo pažljivo još jednom pročitati komentar koji se odnosi na načelo (3.10), gdje se daju preporuke za praktični rad na sebi. Vrlo je važno maksimalno svjesno pratiti upute koje su tamo dane.

I tada ćete s vremenom sigurno doći do uspjeha. Ova knjiga je i napisana radi toga da vi postignete uspeh. U vašoj prirodi već postoji ta sposobnost. Ona kod svakoga postoji još od rođenja. Potrebno je samo dostići njenu praktičnu realizaciju.

Kada duši uskrsavanog prenosite informaciju o uskrsnuću i pristupate tom poslu, i on sam se aktivno uključuje u taj rad. O tome se govorilo u drugom poglavlju. Upamtite to. I uvijek uočavajte konkretne situacije pri kojima dolazi do uskrsavanja.

Zašto sam predložio tako veliku količinu metoda uskrsavanja, pedeset? Stvar je u tome da smo svi mi vrlo različiti. I to je prirodno. Svatko od nas ima svoje sklonosti, svoje poglede, svoje ukuse. Veliki broj metoda svakome daje mogućnost da od njih izabere onu koja mu najviše imponira, koja mu se najviše sviđa, a prije svega, upravo ta metoda će za njega i biti najdjelotvornija. Tako se stvar može postaviti u početnoj etapi. S vremenom, ćete se već moći podjednako uspješno služiti većinom danih metoda.

Drugi razlog za to što sam predložio tako veliki broj metoda uskrsavanja sastoji se u sljedećem. Te metode se na prvi pogled zaista čine vrlo različitim. Međutim, čitajući ih, razmišljajući o njima, postupno ćete početi osjećati da, iako su po obliku možda i različite, u pozadini svih njih postoji jedno te isto, a to je upravo ono što ih objedinjuje, što ih zapravo i čini metodama uskrsavanja. Raznoliki oblici tih metoda pomoći će vam da bolje osjetite i razumijete jedinstvenu, dubinsku suštinu koja stoji iza njih.

Vrlo je važno razumijevanje izloženog materijala. Upražnjavanje vježbi navedenih u Prilogu također dovodi do uskrsavanja i vječnog života, pomaže vam da postignete veliku harmoniju sa okolnim svijetom. Kada budete postigli bolje razumijevanje i znatnu harmoniju sa okolnim svijetom onda će se uskrsavanja početi odvijati znatno brže.

Prve metode izložene su vrlo podrobno. Što se više budemo bližili kraju, u razmatranju ove ili one metode bit će izložene samo njihove osnovne ideje.

Usporedo sa brojem svake metode stajat će i njezin naziv. Izlaganje materijala sam tako organizirao da će se poslije upoznavanja sa nekom od metoda jednostavno, već samo koncentracijom na njezin naziv osiguravati prijenos znanja duši uskrsavanog. Iako je, naravno, bolje ispuniti sve što se tamo preporučuje.

Prelazimo neposredno na same metode uskrsavanja.

1. USKRSAVANJE NA OSNOVU RADA UDALJENIH DIJELOVA SVIJESTI.

Najprije je potrebno da razlučimo što su to udaljeni dijelovi svijesti. Zamislite da razmišljate o nekom pitanju, da ga pokušavate razumjeti. Stupnjevi razumijevanja tog pitanja mogu biti različiti. Možete ga jasno razumjeti, ili ne sasvim jasno, ili vam ono može biti potpuno nejasno. A kako se razumijevanje nalazi u prostoru svijesti, onda se stupanj razumijevanja može shvatiti kao obična udaljenost u fizičkom prostoru. Može se reći da se ono što dobro razumijete nalazi u najbližim dijelovima svijesti, a ono što ne razumijete baš dobro nalazi se u njenim udaljenim dijelovima.

I tako su dijelovi vaše svijesti povezani sa pitanjima koje niste razumjeli, ili u koje se niste počeli udubljivati, računajući da ćete se njima pozabaviti u budućnosti, ili kojima jednostavno ne pridajete značenje, u okvirima ove metode nazivaju udaljenim dijelovima svijesti. Tako se ispostavlja da se uskrsavanje može odvijati na račun takvih udaljenih dijelova svijesti. Taj proces je vrlo obiman. Njime se možete koristiti onda kada ne možete istovremeno obuhvaćati sve procese koji se odvijaju.

Pri uskrsnuću se odvijaju promjene u mikro i makrostrukturama, odvijaju se procesi u stanicama, formiraju se organi. Veliko je mnoštvo tih raznolikih procesa, jer je u tijeku stvaranje fizičkog tijela čovjeka. Ukoliko ne obuhvaćate sve te procese, može biti da ih ne razumijete. Međutim ova metoda upravo i koristi takvo nerazumijevanje. Nerazumijevanje se u određenom slučaju ispostavlja kao pozitivna okolnost zato što je tada moguće koristiti udaljene dijelove svijesti. Kada se služite udaljenim dijelovima svijesti nije vam važno da znate i istovremeno učitavate sve veze, nije potrebno da ih sve držite u svijesti, nije potrebno koncentrirati se na njih, i tako dalje.

A sada ćemo prijeći na to kako je moguće uporabiti udaljene dijelove svijesti u cilju uskrsavanja.

Predlažem dvije varijante ove metode.

I. Prva varijanta koristi misaoni geometrijski objekt - sferu.

Zamislite udaljene dijelove svijesti u obliku sfere. Postavite tu sferu pravo ispred sebe, 25 cm udaljenu od površine tijela. Promjer sfere treba biti 5 cm. Sada se usredotočite na njeno središte. Usredotočite se na lik čovjeka kojeg želite uskrsnuti i na ideju njegovog uskrsnuća. Time stvarate prijenosni kanal. To je način prijenosa informacije duši čovjeka kojeg želite uskrsnuti.

II. U drugoj varijanti primjenjuje se zakon koji glasi:

KADA ČOVJEK REAGIRA NA INFORMACIJU, ONDA SE, U OVISNOSTI O STUPNJU NJEGOVE REAKCIJE,

INFORMACIJA U NJEGOVOJ SVIJESTI SMJEŠTA U BLIŽA ILI UDALJENIJA PODRUČJA.

Ukoliko je reakcija čovjeka slaba, onda se odgovarajuća informacija postavlja u dalja područja njegove svijesti. U udaljena područja svijesti smješta se, prema tome, informacija koju on ili nije dovoljno razumio, ili je čak uopće nije razumio, ili je nije razumio jednostavno zato što na nju nije obratio dovoljno pažnje. Upravo ti udaljeni dijelovi svijesti koriste se u ovoj metodi. Njihova primjena, kao što smo već rekli, ima tu prednost što nije potrebno da imate jasnu predstavu o svim povezanostima i svim procesima koji postoje prilikom uskrsavanja.

Da bi se ova metoda djelotvorno primijenila potrebno ju je dobro razumjeti. Pored toga, nužno je dobro proučiti osnovna načela uskrsavanja. Tada ćete već moći uskrsavati druge i obnavljati bilo kakve objekte.

Neposredni rad na uskrsavanju na osnovu ovog pristupa odvija se na sljedeći način.

Usredotočite se na lik onoga kojeg želite uskrsnuti. Promatrajte taj lik kao dio svoje svijesti. On se zaista i nalazi u nekom njenom odjeljku. Nalazite se sada u prostoru svijesti. Na jednom mjestu u njemu se nalazi lik uskrsavanog. A sada u drugom odjeljku svijesti načinite odraz tog lika, a zatim u još jednom - još jedan odraz. Nastavite na raznim mjestima u svojoj svijesti stvarati sve nove i nove odraze likova uskrsavanog.

U nekim zabavnim parkovima postoji ovakva atrakcija. U prostoriji se na poseban način postavi mnoštvo zrcala tako da čovjek, kada uđe u tu prostoriju, vidi bezbrojno mnoštvo svojih odraza.

Nešto slično trebate i vi uraditi prilikom primjene ove metode uskrsavanja. U raznim odjeljcima vaše svijesti trebaju se pojavljivati novi i novi odrazi. A kada u vašoj svijesti bude vrlo puno odraza lika uskrsavanog, onda će taj lik prijeći u stvarnost - doći će do uskrsnuća.

Prijenos informacija duši uskrsavanog ovdje se ostvaruje kako putem onog dijela svijesti u kome je oformljen lik uskrsavanog, tako i putem onih dijelova gdje su formirani njegovi odrazi. Praveći u raznim područjima svijesti odraze lika i postupno uvećavajući njihov broj, samim tim u prijenos informacija uključujete sve veći i veći broj područja svijesti.

U radiotehnici postoji analogija sa ovim procesom. Radi se o antenama. Zahvaljujući širokoj rasprostranjenosti televizije gotovo svi znaju što su to antene. A mnogi znaju i to da ako se slika na ekranu odjednom počne kvariti, jedan od razloga može biti i nekakav poremećaj na anteni. Antena je važan element emitiranja i prijema informacija.

I tako, radi prijenosa i prijema signala koriste se specijalni uređaji koji se zovu antene. Jedna jedina antena je pojedinačni emiter.

Njen rad se karakterizira nekim određenim parametrima. Ako se uzme puno takvih emitera, od njih se može načiniti antenska mreža. Mreža antena već ima svojstva koja pojedinačni emiteri nemaju.

Tako je i u našem slučaju. Element svijesti koji sadrži odraz lika i koji prenosi informaciju može se promatrati kao pojedinačni predajnik. Kada povećavate broj odraza željenog lika, samim tim povećavate broj predajnika. Pri vrlo velikom broju elemenata dolazi do kvalitativne promjene u prijenosu i prijemu informacija. U udaljenim dijelovima svijesti dolazi do nagomilavanja elemenata informacija, dovoljnog za uskrsavanje.

Ova pitanja smo već razmatrali u Uvodu. Sjetite se što se tamo govorilo o radu mozga i o laserskom zračenju. Tamo navedena analogija važi i ovdje.

U svezi sa pitanjima o emitiranju i prijemu informacija pada nam na pamet znamenita „Bhagavad-Gita“ iz indijskog epa. Sjetimo se kako ta knjiga počinje. Sjedeći u svome dvoru, vladar Dhrtaraštra moli jasnovidog Sanjđaju koji sjedi kraj njega da mu ispriča kako se na bojnom polju odvija bitka. I cijela „Bhagavad-Gita" je zapravo pripovijedanje jasnovidog o udaljenim događajima. U ovom slučaju jasnovidi prevodi područje svijesti koje odgovara udaljenim događajima u područje svijesti koje je dovoljno blizu i iz kojeg se ti događaji jasno mogu vidjeti.

2. UPRAVLJANJE USKRSAVANJEM PUTEM ELEMENATA BILJNOG SVIJETA

U ovoj metodi se za prijenos potrebne informacije duši uskrsavanog koristi neka, bilo koja biljka. Može se iskoristiti i drvo, i grm, i trava, ukratko, sve što vam se sviđa. Možete se umjesto na cijelu biljku usredotočiti i na samo jedan jedini list.

Promatrate taj listić kao strukturu Svijeta, kao element Svijeta. A kako je u Svijetu sve međusobno povezano, onda je i taj listić povezan sa svim elementima Svijeta, pa tako i sa dušom čovjeka kojeg se spremate uskrsnuti. Razumije se da te veze imaju određeni vid.

Vid veza koje ima list biljke može se uvidjeti promatrajući konturu tog lista. List možete zamisliti, ili možete promatrati opipljivi fizički list. Vaš zadatak se sastoji u tome da u biljci zapazite one veze putem kojih se ostvaruje prijenos informacija duši uskrsavanog.

Da bi prijenos informacija bio uspješan potrebno je imati u vidu sljedeći tehnički moment. Radi se o orijentaciji biljke. Orijentaciju u prostoru zadajete sami položajem svojeg tijela. Vi ste zapravo aktivno djelujuća osoba. Zato je položaj biljke potrebno misaono prilagoditi položaju vašeg tijela.

Konkretno, recimo da na primjer radite sa drvetom. Osovina drveta, to jest linija koja se pruža od njegovog korijena do vrha, treba uvijek biti u suglasju sa pravcem koji spaja vaše noge i glavu. Tako, ako dok primjenjujete ovu metodu stojite, i ako drvo raste vertikalno uvis, onda je u tom slučaju sve u redu. A ako recimo ležite horizontalno, onda i drvo morate u mislima postaviti u horizontalan položaj, tako da ono u vašoj misaonoj slici bude, takoreći, paralelno vašem tijelu.

Drvo se tako koristi kao predajnički kanal. Misaono se usredotočite na to kako drvo raste, kako se sokovi u njemu kreću od korijena ka vrhu, ka vrhovima grančica, ka vrhovima listova. U to kretanje od korijena ka kruni polažete informaciju namijenjenu duši uskrsavanog, pozivate ga na uskrsavanje. Već znamo kako se u takvim slučajevima ponašaju otišli. Dobivši informaciju o tome da ste spremni pomoći im, oni se odmah i sami aktivno uključuju u rad.

U ovoj metodi uskrsavanja u stvari je moguće koristiti ne samo elemente biljnoga svijeta. Na opisani način moguće je odašiljati i informaciju na primjer i putem strukture kamena, kristala, kroz strukturu planina. Možete iskoristiti recimo planinu koja se nalazi pravo pred vama, ili planine koje se naziru u daljini. Rastojanje nema značaja. Vi se usredotočujete na vrhove planina i kroz njih šaljete informaciju koju želite prenijeti uskrsavajućem.

3. METODA RAZVOJA DUŠE USKRSAVAJUĆEG KOJI U SVIJETU ŽIVUĆIH STVARA SPOZNAJU USKRSAVANJA

Kao što govori i sam naziv ove metode, njezin cilj je da se duši uskrsavanog prenese informacija koju će njegova duša iskoristiti za ponovno uspostavljanje fizičkog tijela u svijetu živućih.

Praktična primjena ove metode može se uvjetno razložiti na četiri etape.

I. Usredotočite se na dušu uskrsavanog tako da se ona prosvijetli, to jest, da se u njoj pojavi jasna svijetlost znanja.

II. Misaono pripovijedajte duši uskrsavanog o tome da je u sadašnjoj situaciji, kada se nad svijetom nadnijela opasnost nuklearnog uništenja i ekološke katastrofe, za sveopće spasenje nužno umijeće uskrsavanja fizičkog tijela. To obnavljanje fizičkog tijela, njegovo formiranje, odvija se na osnovu vama već poznatih znanja. Trebate vrlo podrobno i točno ispričati uskrsavanom o svemu tome. Pri tome, u razgovoru sa njim treba uzimati u obzir njegove individualne osobine. Imajte na umu da on nastavlja biti ista osoba kao i ranije. Tako razgovor treba biti potpuno konkretan.

III. Da bi uskrsavani bolje primao informaciju od vas, trebate se nalaziti u stanju spokoja. I bit će vrlo korisno ako pri tome budete svjesni toga da je vaš spokoj za uskrsavanog izvor znanja. Može se reći da je vaše stanje mira nešto kao svjetionik koji mu osvjetljava put, koji mu pomaže da se orijentira u oceanu informacija.

IV. Trebate odrediti gdje, na kojem mjestu se treba dogoditi samo uskrsavanje. To mjesto trebate misaono pokazati uskrsavanom, kako bi on znao gdje treba uskrsnuti. Razumije se da uskrsavani, kao samostalna osoba, može imati i svoje mišljenje o tome. Možda će on predložiti svoju varijantu. To nije od primarnog značaja. Jednostavno, u takvom slučaju trebate mu pokazati konkretno mjesto susreta, na kojem treba prići već uskrsnulima, to jest pojaviti se u svom fizičkom tijelu.

Kada misaono pokazujete uskrsavanom mjesto susreta, trebate u sebi vrlo precizno zamisliti prostor, na primjer ulicu ili sobu ili kakvo god drugo mjesto gdje će se odigrati vaš susret. Obvezno ste dužni u mislima vidjeti kako uskrsavani prilazi tom mjestu, i odakle k njemu ide. Trebate dobro zamisliti situaciju u promjeru od barem sto metara od mjesta susreta. Još jednom ponavljam: dužni ste razgovijetno, vrlo jasno u sebi zamisliti kako on može proći tih sto metara, obavezno vidjeti kako on evo dolazi, i pozorno pratiti sav njegov put na tom rastojanju sve do mjesta susreta.

A sada mala dopuna. U prvom dijelu ove metode i još ranije u ovoj knjizi koristio sam termin „prosvjetljenje". Sada ću reći što znači taj termin.

Prosvijetljeni čovjek. Prosvjetljenje.

Prosvijetljeni čovjek - to je onaj kod kojeg je svijetlost duše vidljiva. To znači da duša takvog čovjeka ima svijetlost znanja, svijetlost budućnosti, svijetlost stvaranja. Kada se govori o svijetlosti, a prema tome i o prosvjetljenju, imaju se u vidu stvaralački aspekti duše, njena orijentacija ka svijetlu.

Tako je prosvijetljeni čovjek - onaj, koji nosi znanje stvaranja, znanje razvoja, znanje harmonije.

A prosvjetljenje kao proces - to je duhovni rast, to je duhovni razvoj čovjeka koji postaje prosvijetljen.

4. DOBIVANJE ZNANJA O TEHNOLOGIJI USKRSAVANJA KROZ FIKSIRANJE PAŽNJE NA BEZGRANIČNU POVRŠINU VODE.

Zamislite da je pred vama ocean. Beskrajna vodena glatka površina koja se prostire na sve strane. Beskrajna, bezgranična. I kao što je taj ocean beskonačan, tako su beskonačna i vaša znanja o Svijetu, a ona se nalaze u vašoj duši.

Želite uskrsnuti nekog konkretnog čovjeka? Prekrasno. Znanje o tome kako se to radi već postoji u vašoj duši.

Istina, javlja se i pitanje kako da se u tom oceanu znanja koji u vama postoji pronađe upravo ono što je potrebno za uskrsavanje tog konkretnog čovjeka, u određenom trenutku, a ne pregledavati redom svu tu beskonačnu količinu podataka, jer to može potrajati vrlo dugo.

Uopće, dužan sam vam reći da je vrijeme razmatranja čak i beskonačnog sustava uvijek konačno. Postoji takav zakon. To jest, čak i beskonačan sustav znanja uvijek možete pregledati u nekom konačnom vremenu. Premda ćete, naravno, potrošiti neko vrijeme na to, a količina tog vremena ovisi o razini razvoja čovjeka. U ovisnosti o razini razvoja čovjeka to vrijeme može iznositi nekoliko sekundi, nekoliko sati, dana, i tako dalje.

Važna osobina metode koju sada razmatramo sastoji se u tome da ona dopušta ostvarivanje trenutnog uskrsnuća.

Zamislite da su piloti koji upravljaju putničkim avionom odjednom umrli, na primjer od trovanja, i eto, avionom više nema tko upravljati. U sličnoj situaciji potrebno je trenutno uskrsavanje. Spasenje pilota u ovakvom slučaju znači spašavanje mnogih ljudi.

Ili uzmimo, recimo, čovjeka u čijim se rukama nalazi kontrola nuklearne elektrane. Dovoljno je sjetiti se černobilske katastrofe i njenih posljedica da bi se razumio sav značaj posla svakog od operatera. Ali ako se iznenada na elektrani dogodio nekakav kvar, a kod operatera je u to vrijeme neočekivano nastupila biološka smrt, što tada uraditi? U takvom slučaju nužno je smjesta ga uskrsnuti kako bi mogao ponovno uspostaviti normalan rad elektrane.

Još jedan primjer može biti na primjer transport nuklearnih tereta. U životu može biti puno sličnih situacija. Zato je potrebno ovladati metodom trenutnog uskrsavanja ljudi.

Vraćamo se opisu metode. Potrebno je da se usredotočite na ocean znanja i u njemu nađete točku gdje se uskrsavanje dotičnog čovjeka odigrava trenutno, na potrebnom mjestu.

Međutim, nastaje pitanje kako je moguće u bezgraničnom oceanu znanja trenutno pronaći upravo ono što je potrebno za uskrsavanje dotičnog čovjeka. Cijelo pitanje sastoji se u tome, kako se znanje može pronaći trenutno, jer se radi o trenutnom uskrsnuću.

Pretpostavimo na tren da vi već imate to znanje. Tada ovo pitanje odmah postaje razriješeno. Zato što je Svijet tako ustrojen da su znanja o uskrsnuću koja su vam potrebna - već sama činjenica uskrsavanja.

I to u potrebnim uvjetima, u određenoj konkretnoj situaciji.

Sve se prema tome svodi na to da treba dobiti znanja o tehnologiji uskrsavanja. A kako se ovdje radi o trenutnom uskrsnuću, jasno je da to znanje ne možete tražiti, jer za to jednostavno nemate vremena.

Međutim, ispostavlja se da nije ni potrebno da ga tražite. Trebate uraditi nešto drugo. Trebate stvoriti takav svoj duhovni status pri kome će se čitava realnost početi mijenjati u pravcu koji vam je potreban.

Ovdje se radi o tome da ste vi sami centar oceana znanja, vaš duh, vaša duša, a prirodno i vaš razum, intelekt, svijest i sve ostalo. A kako ste vi središte oceana znanja, onda su sva ta znanja - vaša. Na osnovu tih znanja trebate obrazovati informaciju, kako bi se stvarnost, odazvavši joj se, očitovala uskrsavanjem.

Prema tome, potrebno je shvatiti kako se može formirati takva reakcija stvarnosti. Metoda za to je sljedeća. Promatrajte sebe kao jednog od elemenata Svijeta, i to onog elementa koji upravo organizira ispunjenje cilja koji ste postavili pred sebe, u danom slučaju uskrsavanje čovjeka. Izjednačivši se sa tim elementom Svijeta, možete uvidjeti kako i koliko zapravo treba biti razvijen vaš duh da bi se ostvario potrebni događaj.

Stanje duha se odražava u odgovarajućem unutrašnjem stanju. Sa razvojem duha uvećava se snaga vašeg unutrašnjeg sjaja, silina njegove svijetlosti. Radi se o tome da je potrebno da vi, kao u nekakvom svojevrsnom bljesku, uzmognete dostići tu razinu svijetlosti, tu razinu stanja duha koja osigurava trenutno ostvarenje potrebnog događaja.

A pri tome ne trebate ništa tražiti. Iako je, naravno, ta točka u oceanu, to znanje koje je potrebno za navedeno konkretno uskrsavanje, ono vam je, razumije se, nužno. To je tako. Ali nije potrebno da ga tražite.

Poznato je da noćni leptiri lete ka plamenu. Dovoljno je upaliti svijetlo u tami - i već cijeli roj kruži uokolo. Svijetlost ih privlači.

Tako je i u našem slučaju. Vi ste svijetlost u ovom Svijetu. Osvijestite to. Ali nemojte to osvijestiti samo formalno, umom, već cijelim svojim bićem. Ako to osvijestite, odjednom ćete otkriti da ništa ne trebate tražiti. Sve će vam samo prići.

Potrebno je da uskrsnete određenog konkretnog čovjeka?

Odlično. Prenesite sebe impulsno u više stanje duha, u više stanje svijesti i uvidjet ćete da se uskrsavanje već dogodilo. Čak iako to više stanje duha još nije postalo vaše uobičajeno stanje, neka bude tako, neka ste se na njega podigli samo na trenutak, ali u tom trenutku postali ste svijetlost, jarka svijetlost - i potrebna znanja o uskrsnuću iz beskonačnog oceana su sama došla k vama a stvarnost se na taj bljesak svijetlosti odmah odazvala uskrsavanjem.

I tako, ova metoda uskrsavanja se sastoji u tome da se putem fiksiranja pažnje na bezgraničnu površinu vode iz beskonačnog oceana znanja dođe do samog sebe, uzdigavši svoj duh, a potrebno je podići ga toliko koliko je potrebno da se potrebni događaj sam formira pored vas.

5. UPRAVLJANJE MIŠLJU RADI USKRSAVANJA LJUDI.

U ovoj metodi za uskrsavanje ljudi upravljate mišlju, i zato je važno da shvatite kako misao mora biti sasvim konkretna. To jest, trebate jasno odvojiti misao o uskrsnuću konkretnog čovjeka, ako je u pitanju jedan čovjek, ili konkretnih ljudi, ukoliko ih je nekoliko. To je prvo.

Dalje, ta misao se treba, da tako kažemo, objektivizirati, to jest prenijeti na bilo kakav objekt i sa njim povezati. Najbolje je u tu svrhu izabrati mali prst desne ruke, ako ne, onda se može iskoristiti nekakav plosnati predmet, a ako takvog nema u blizini treba izabrati nekakav obli predmet.

Da biste objektivizirali misao trebate se usredotočiti na izabrani predmet, na primjer, na mali prst desne ruke, i vidjeti tu misao. Tu misao o uskrsnuću trebate vidjeti u obliku konkretnog elementa informacije. Ugledati misao u ovom slučaju znači da trebate jasno vidjeti one ljude koje želite uskrsnuti, njihovi likovi trebaju biti razgovijetni, živi, u boji. Trebate ih dobro promotriti.

Ako vam to baš ne polazi za rukom, onda se možete jednostavno usredotočiti na tu misao, promatrajući mali prst, gledajući fizičkim vidom ili misaono, a koncentracija u ovom slučaju treba trajati ne manje od pet sekundi. Ovom procedurom povezujete svoju misao o uskrsavanju sa konkretnim objektom, to jest, objektivizirate. Taj objekt je u ovom slučaju vaš mali prst desne ruke.

Dalje nastaje pitanje o upravljanju objektiviziranom mišlju. U tom cilju trebate iskoristiti svoju svijest. Vaša svijest ovdje nastupa u svojstvu upravljačkog sustava. Pri tome je osobito važno postići da vaša svijest, točnije neki element vaše svijesti, neko njeno područje okružuje tu misao sa svih strana, tako da ta misao postane dio vaše svijesti, da postane dio vaše svijesti na konkretnom mjestu, na primjer, u području predmeta na koji se usredotočujete.

Ova situacija se može pojasniti pomoću analogije sa kokošjim jajetom. Objektiviziranu misao usporedit ćemo sa žumancetom, a područje svijesti koja je okružuje - sa bjelancetom. Žumance se u potpunosti nalazi unutar bjelanca. Analogno se i objektivizirana misao u potpunosti nalazi unutar nekog područja vaše svijesti.

Misao i područje svijesti koje je okružuje nisu vidljivi za obično oko. Isto tako fizičkim okom se ne mogu vidjeti ni žumance ni bjelance. Vidljiv je samo izvanjski omotač jajeta - ljuska. U našoj analogiji, pri uskrsnuću ljusci, tj. vanjskom omotaču jajeta, odgovara fizičko tijelo uskrsnuloga. I njega je, kao i ljusku, moguće vidjeti običnim viđenjem.

Ako imate cijelo jaje, njegovu unutrašnju strukturu možete vidjeti pomoću specijalnih aparata. Analogno, pomoću jasnoviđenja može se vidjeti unutrašnja struktura čovjeka, njegove misli. Pomoću jasnoviđenja uglavnom se može vidjeti cijeli proces uskrsavanja.

Vraćamo se pitanju o upravljanju objektiviziranom mišlju. Upravo razmatrana analogija pomaže nam shvatiti da se cijeli proces uskrsavanja može podijeliti na unutrašnji dio u koji spada sve ono što se ne vidi fizičkim pogledom, i na izvanjski dio gdje spada ono što se vidi fizičkim gledanjem. Tako upravljanje objektiviziranom mišlju se treba ostvarivati na taj način da misao najprije prilazi onome mjestu koje je vidljivo fizičkim vidom.

Obraćam vam pozornost na to da ovdje, kao i svugdje, postoje određeni konkretni zakoni. Zato upravljanje mišlju pri uskrsnuću treba biti u suglasnosti sa njima. A ti zakoni govore o tome da trebate dovesti svoju misao o uskrsavanju na konkretno fizičko mjesto, a na tom konkretnom fizičkom mjestu se ona i treba nalaziti.

Ovdje je situacija slična sljedećoj situaciji: Vi možete, na primjer, uzeti knjigu sa svog pisaćeg stola, odnesti je u susjednu prostoriju i staviti je na policu u ormaru za knjige. Tamo će se ona i nalaziti. Tako je i sa mišlju. Treba imati na umu da je misao - realni objekt.

Na taj način, ako se planira da se uskrsavanje treba dogoditi na nekom određenom mjestu, onda je misao o uskrsavanju određenog čovjeka potrebno postaviti upravo na to mjesto. Ako pak uskrsavani želi uskrsnuti na nekom drugom mjestu, onda pomičete misao o njegovom uskrsnuću na ono mjesto gdje se treba odigrati vaš susret.

Kako da se misao praktično premjesti na potrebno mjesto?

Taj zadatak se i rješava pomoću objektiviziranja misli. Pri tome je potrebno razlikovati dva slučaja.

I. Misao o uskrsnuću objektivizirate na nekom predmetu sa strane, na primjer, na listu papira. Na listu papira si zamišljate lik uskrsavanog. Usredotočite se na tog čovjeka, držeći u glavi misao o njegovom uskrsnuću. Poslije toga misaono prenosite taj list papira na ono mjesto gdje se treba odigrati uskrsavanje ili gdje se treba odigrati vaš susret.

II. Ako za objektiviziranje misli ne koristite neki predmet iz okoline, već neki od elemenata svog tijela, recimo mali prst desne ruke, onda se ne prenosi slika elementa tijela. Prijenosi se oblik nekog predmeta koji se nalazi u vašoj neposrednoj blizini. Ovdje se međutim ne radi o tome da se izabrani predmet treba nalaziti na maksimalno bliskom rastojanju od vas. Može se iskoristiti bilo koji predmet iz vaše blizine. Oslonite se na svoj unutrašnji osjećaj. Vaša usmjerenost na ove događaje je individualni pristup predaji podataka. Kada individualno mislite, kada je prijenos informacija obojen crtama vaše ličnosti, onda se uskrsavanje brže odvija.

6. METODA UPRAVLJANJA SVIJEŠĆU PRI KOJOJ SVIJEST FORMIRA MISAO O USKRSNUĆU.

Na čemu se zasniva ova metoda? Znamo da je sve u Svijetu međusobno povezano. Živimo u svijetu različitih veza. Kada na primjer idete ulicom ili kada o nečemu razmišljate, kod vas se mogu pojaviti različite misli u kojima se fiksiraju nekakve veze. Idući ulicom, nešto ugledate, nekakve zgrade, ili automobile, ili nekakva događanja.

Percipirate ih, možete analizirati to što vidite. Kada nešto percipirate, to se događa putem rada vaše svijesti. A kada na neki način djelujete, tu se već radi o drugoj razini svijesti, o razini razvoja svijesti.

I tako, kada promatrate okolnu stvarnost, ona u vama izaziva određene misli. I tako se suština ove metode uskrsavanja sastoji u tome da obrnete tijek dešavanja. Zapravo, potrebno je da pomoću svijesti oblikujete takvu misao koja će izazvati potrebni događaj, u ovom slučaju uskrsavanje. Pomoću svijesti treba formirati misao o uskrsnuću pri čemu misao mora imati potreban oblik i potreban sadržaj.

Kako se to praktično radi u ovoj metodi? Razmotrite raspored predmeta koji su vam najbliži. Ako to učinite, moći ćete dobiti jednostavno načelo. Evo o čemu se ovdje radi.

Kada razmatrate ono što vas okružuje, onda ma gdje se nalazili u određenom trenutku uvijek možete vidjeti nekakve veze, na primjer sa točke gledišta rasporeda predmeta. Jedan predmet se nalazi bliže vama, drugi stoji dalje. Prema tome, postoji pojam rastojanja. Rastojanje se može, naravno, izmjeriti u metrima, ali se ono može opažati i u vidu osjećaja, ili u vidu nekakvog lika. Samim tim možete tako jednostavan pojam kao što je rastojanje razmatrati kao jedan vid veze. A sada prevedite rastojanje u lik, i dobit ćete uskrsnulog čovjeka. Takvo je načelo.

Trebate nalaziti ona mjesta gdje možete faktički stvarati uskrsavanog čovjeka u vidu lika, a čim on bude stvoren na nekom mjestu, prenesite ga bliže sebi, to jest prenesite ga u onu razinu svoje svijesti koja vam najviše odgovara, gdje će, kako osjećate, uskrsavanom ili već uskrsnulom biti udobno, i tada upravo ta razina svijesti i formira vašu misao.

Kada ste oformili takvu svijest, onda oblik misli se može odrediti i kasnije, kroz neko vrijeme, na primjer kroz nekoliko sekundi, a nekada to može biti i kroz nekoliko dana. Ovdje je važno napomenuti da kada govorimo o formiranju misli putem svijesti treba razumjeti da se tu radi o tome da se svijest sama treba razvijati u pravcu formiranja misli takve kvalitete. Za razliku od recimo usredotočenja misli na osnovu svijesti, ovdje svijest sama obrazuje misao i ona sama tu misao treba uvesti u potrebnu strukturu. A kada vaša svijest tako radi onda vi sami možete pratiti cijeli taj proces, kao da stojite sa strane.

7. RAZVOJ SVIJESTI DO RAZINE SAMOSPOZNAJE U GRANICAMA PODRUČJA ISTE TE SVIJESTI

Ova metoda koristi tu okolnost da se naša svijest razvija. Pritom, svijest kao da se razvija sama po sebi, vi joj trebate samo zadati potrebne karakteristike. Pri beskonačnom razvoju svijesti nalazite se u situaciji da obrađujete informaciju vrlo velikom brzinom, i tada postaje moguće bilo kakvo djelovanje, između ostalog i uskrsavanje. Pri tome, uskrsavanje postaje realno moguće u onom roku koji vi sami odredite. Prema tome, samim tim bit će moguće upravljati i vremenom uskrsavanja.

I tako, promatrate svijest kao sustav koji se samostalno razvija. Pri tome je važno da se razvoj svijesti odvija u skladu sa vašom osobnošću. To jest, nalazeći se i dalje u istim socijalnim uvjetima, općeći sa ljudima na isti način kao i ranije, ostajući u okvirima svog uobičajenog ponašanja, treba da imate toliko proširenu svijest da ona bude beskonačna u odnosu na obim informacija koji treba obraditi radi uskrsavanja.

Pojam beskonačnosti ovdje ima relativni karakter. Beskonačnost jednog obima informacija u odnosu na drugi znači da je prvi obim neusporedivo veći od drugog. Pri tome taj drugi obim informacija, to jest u ovom slučaju ukupna informacija nužna za uskrsavanje, sam taj obim informacija može biti vrlo velik pa čak i beskonačan. Međutim vi već znate da vaša svijest može i beskonačan obim informacija obraditi za konačno vrijeme. Takvi pojmovi kao što su obim informacije, konačni ili beskonačni nizovi podataka, ni na kakav način ne mogu utjecati na brzinu obrade informacija.

Za vas je najvažnije - da odlučite o tome što će za vas biti upravljanje. Kada govorim o tome da se svijest beskonačno razvija, onda prije svega imam u vidu da vaša duhovna osnova već zna, vaša duhovna osnova to može raditi, vaša duša sve to kontrolira i vaša duša je sa tim suglasna. Faktički, vaš zadatak je ovdje da steknete unutrašnju harmoniju, steknete unutrašnju suglasnost, usuglasite se sa samim sobom, jer će se tada vaša svijest razvijati beskonačno brzo.

Zadobivanje ovog suglasja se zasniva na vrlo jednostavnom načelu. Trebate shvatiti da, kako biste se normalno razvijali, trebate imati beskonačnu budućnost, trebate imati sustavnu budućnosti, trebate imati budućnost koja je bezopasna za razvoj. A kada postavite takav cilj, bit će potrebno da precizno formulirate svoje konkretne zadatke. Upravo je radi toga, da svijet ne bude uništen, da ljudi ne budu uništeni, potrebno usvajati uskrsavanje, treba pokazati da je tijelo u potpunosti obnovljivo na osnovu znanja duše, i to u bilo kojoj točki prostora-vremena. Sve ovo će biti osnova za beskonačni razvoj vaše svijesti.

I tako, budući da vaša svijest može kontrolirati bilo koji proces, između ostalog i beskonačni proces razvoja same svijesti, onda povrh toga upravljanje procesima se može ponekad ostvariti i tijekom jedne sekunde, čak i milisekunde, i za još kraće vrijeme, onda taj proces sa točke gledišta forme može imati konačni oblik.

Postaje jasno da se prijelaz vaše svijesti u stanje beskonačnog razvoja ostvaruje kroz poimanje i usvajanje ovog postulata, ove metode. A kada se odlučite i usmjerite, vaša će se znanja početi beskonačno razvijati. A da biste uskrsavali ljude uzimajući u obzir i vrijeme, to jest, da biste u proces uskrsavanja unosili još i vrijeme uskrsavanja, prije svega je potrebno da u beskonačni razvoj svoje svijesti unesete vrijeme uskrsavanja u obliku misli, i svijest će se razviti na taj način da dobijete mehanizam uskrsavanja sa ugrađenom kontrolom vremena. Premda to, naravno, nije obvezno. Ipak, imat ćete još jedan parametar upravljanja - moći ćete upravljati i vremenom uskrsavanja.

I moći ćete ga, u ovisnosti o okolnosti, mijenjati po svom nahođenju.

8. PODJELA SVIJESTI NA VANJSKO I UNUTRAŠNJE PODRUČJE I OSTVARENJE USKRSAVANJA NA GRANICI IZMEĐU NJIH

Ova metoda se sastoji u sljedećem. Koristite načelo koje vam omogućuje da na određeni način razdvojite svoju svijet. Zapravo, zamišljate da vam je svijest podijeljena na dva dijela, na izvanjski i unutrašnji.

Okruženje razmatrate kao unutrašnji dio svoje svijesti. To je ono što vidite očima ili opažate putem osjećaja fizičkih organa. Uopće sve ono što se događa u fizičkoj realnosti, na primjer, kupovine u prodavaonicama, posjete kafićima, različite veze među fizičkim objektima - sve je to unutrašnji dio vaše svijesti. A sve objekte i procese izvan fizičke realnosti, kao što su recimo misli - trebate promatrati kao vanjski dio svoje svijesti.

Odmah ću reći da je takva podjela svijesti na izvanjsku i unutrašnju strukturu uvjetna. U potpunosti biste im mogli i zamijeniti mjesta. To nije od primarnog značaja. Važna je samo ta podjela.

A sad, kada se načinili tu podjelu, pronalazite veze između unutrašnjeg i izvanjskog dijela svijesti. I eto to pronalaženje veze između unutrašnjeg i izvanjskog dijela svijesti omogućuje vam na granici među njima uskrsavati ljude.

U suštini ova metoda je zasnovana na sljedećem načelu. Kada promatrate izvanjski dio svijesti, to jest ono što se sa vaše točke gledišta nalazi izvan pojava fizičke stvarnosti, dospijevate u fundamentalnu strukturu Svijeta. Fundamentalna struktura Svijeta zasnovana je na kolektivnoj svijesti, na svijesti svih, na svijesti Stvoritelja. A vaš zadatak je da djelujete u suglasnosti sa time kako se razvijala svijest Stvoritelja. U tom slučaju vaša svijest će imati pravilne karakteristike. Zato uvijek se trebate nalaziti na potrebnom mjestu, bilo u unutrašnjem dijelu svoje svijesti, bilo u izvanjskom, ali uvijek na onom mjestu gdje svijest ima pravilne karakteristike.

Granično područje između fizičkih procesa i procesa izvan fizičke realnosti je ono područje u kojem je moguće stvarati. Kada, na primjer, materijaliziram nekakav predmet, ja često čak stvaram materiju istovremeno na raznim mjestima graničnog područja, a pri tome je svu dovodim u jednu točku ili na jedno mjesto. Kao rezultat dobiva se odvijanje materijalizacije predmeta, ili obnavljanje organa, ili uskrsavanje čovjeka. I vi možete tako činiti.

Tako, u okviru ove metode potrebno je da podijelite strukturu svoje svijesti na izvanjski i unutrašnji dio. A kada to učinite, i utvrdite vezu među njima, otkrit ćete da ste u graničnom području uskrsnuli čovjeka.

9. UPRAVLJANJE TIJELOM PRI USKRSAVANJU

Ova metoda se zasniva na tome da putem upravljanja svojim tijelom možete oko njega faktički stvarati prostor u kojem čovjek može uskrsnuti. A samo vaše tijelo mu treba poslužiti kao neki etalon.

Zato uskrsavani koji se nalazi na nekom rastojanju od vas treba vidjeti vaše tijelo, njegove parametre. On treba vidjeti, na primjer, kako se spokojno krećete, spokojno radite, spokojno rješavate sve svoje zadatke, a to za njega predstavlja kanon, obrazac, etalon. Imajte na umu da ste vi za njega jedan od predstavnika živih.

Ako govorimo o tijelu uskrsavanog ili uskrsnulog, onda njegov rad treba biti usuglašen sa radom nekog etalonskog tijela, uzetog kao obrazac. A kako u ovom slučaju upravo vi ostvarujete uskrsavanje, onda normalno vaše tijelo i služi kao obrazac. Suština ove metode sastoji se u tome da vi osvijestite tu činjenicu. U svezi s tim trebate težiti da osigurate maksimalno visoku razinu zdravlja svog tijela, jer će uskrsavani percipirati i usvajati upravo vašu razinu zdravlja. Prijenos informacije o načinima formiranja zdravog tijela ostvaruje se usmjerenjem ka harmoniji sa okolnim svijetom. Sveopće pravilo je sljedeće: ukoliko se više bavite uskrsavanjem, utoliko više dobrog zdravlja trebate imati, sve do idealnog zdravlja. Događaji u vašem životu i onih koji vas okružuju pri tome trebaju postati sve bolji.

Dakle, upravljanje tijelom u uskrsavanju u znatnom stupnju sastoji se u njegovom razvoju, u stvaranju maksimalno visoke razine njegovog zdravlja. I onda će se obnavljanje tijela uskrsavanog odvijati znatno brže.

10. USKRSAVANJE PUTEM PRIDODAVANJA SPECIJALNIH FUNKCIJA NEKIM DIJELOVIMA SVOG TIJELA

U ovoj se metodi uskrsavanje ostvaruje putem pridodavanja, na informacijskoj razini, posebnih funkcija nekim dijelovima tijela. Konkretno, koriste se mali prsti na obje ruke.

Promatrajte oba mala prsta kao elemente Svijeta. Mali prst desne ruke može se promatrati kao element Svijeta beskonačne razine, a mali prst lijeve ruke - kao krajnju točku cjelokupne informacije. Ako misaono sjedinite male prste obje ruke, onda na mjestu njihovog sjedinjenja možete dobiti uskrsavanje čovjeka. Za to je potrebno samo da sprovedete misaono sjedinjenje pored svog fizičkog tijela i zatim prenesete tu misao na označeno mjesto uskrsavanja.

11. PRIMJENA KONCENTRACIJE NA BROJEVE

Prilikom primjene ove metode potrebno je koncentrirati se na nizove brojeva ili na svaku znamenku iz tog niza odvojeno, po redu. Pri tome kod vas treba postojati misao o uskrsnuću konkretnog čovjeka. A pored toga tu misao preko broja trebate koncentrirati na primjer, na neku biljku. Korištenje biljaka - to je jedna varijanta, a reći ću nešto i o drugim varijantama.

Na taj način, trebate uvijek dok izgovarate broj prenositi ga na biljku zajedno sa mišlju o uskrsnuću. To jest, zamišljate da se misao o uskrsnuću nalazi na broju, a da se sam broj nalazi na biljci.

A sada konkretni brojevi koji su potrebni za ovu koncentraciju.

Brojevi 1, 2, 3, 4, 8, 1, 4 - to je brojčana koncentracija na biljke.

Brojevi 8, 2, 7, 5, 4, 3, 2, - koncentracija na kamenje i kristale.

Brojevi 2, 1, 4, 5, 4, 3, 2 - koncentracija na lik uskrsavanog.

Ako za uskrsavanje koristite brojčanu koncentraciju na biljku, onda izgovarajući naglas odgovarajuće brojeve redom, možete jednostavno gledati na biljku.

Umjesto da čitate brojeve redom možete djelovati i na sljedeći način. Najprije se usredotočite istovremeno na prvi i posljednji broj niza, zatim na drugi i pretposljednji, potom na treći od početka i treći od kraja, i konačno, na centralnu znamenku. Svaki od napisanih nizova sastoji se od po sedam znamenki. Pomoću ove prakse može se postići uskrsavanje.

Brojčana koncentracija na kamenju i kristalima se sprovodi analogno.

A sada o koncentraciji na lik uskrsavanog. Na izvjesnom rastojanju od sebe zamislite lik uskrsavanog čovjeka. Negdje između vas i tog lika se treba nalaziti potreban niz brojeva. Možete jednostavno napisati te znamenke na listu papira i položiti ga između vas. Pri koncentraciji vaš kontakt sa likom se treba odvijati duž ravne crte koja se pruža preko znamanki. Vrlo je važno upamtiti da dok se koncentrirate na brojeve morate stalno na umu imati misao o uskrsnuću tog čovjeka.

Kao i u prethodnim varijantama, možete ili redom prelaziti cijeli niz brojeva, ili početi od krajnjih i tako doći do centralnog broja.

12. VIZUALIZACIJA OSJEĆAJA USKRSAVANOG

U ovoj metodi trebate percipirati i doživjeti osjećaje uskrsavanog i na osnovu tih osjećaja stvoriti njegov lik. Da bi se osjećaj pretvorio u lik, u općenitom slučaju treba uraditi sljedeće.

Osjećaj treba formirati u vidu informacije, zapravo u vidu lika koji se treba nalaziti na beskonačnoj udaljenosti od vas. A kada taj lik, koji je od vas beskonačno udaljen, uzmognete vidjeti, to će značiti da je taj lik zaista postao osjećaj.

I tako, ako možete stvoriti vizualizaciju osjećaja uskrsavanog, njegovo uskrsavanje će se dogoditi.

13. PRIMJENA ALTERNATIVNIH NAČINA PERCEPCIJE.

Ova metoda se zasniva na tome da promatrate stvarnost kao sustav alternativnih, uvjetno suprotnih znanja. Ako se na primjer proces uskrsavanja odvija na jednom mjestu, vi onda trenutno prenosite to uskrsavanje na drugo mjesto, koje se uvjetno može nazvati suprotnim. Konkretno, ako se, recimo, mjesto uskrsavanja nalazi nedaleko od vas, vi ga onda prenosite negdje daleko. Ako se pak, obrnuto, ono nalazi daleko, onda ga približavate sebi. Ili ako se uskrsavanje odvija na primjer danju, onda ga premještate u noćno doba, a ako se događa noću, onda ga ostvarujete danju. Na taj način, trebate iznutra mijenjati percepciju, a to ubrzava uskrsavanje.

Ova metoda se u osnovi koristi za skraćivanje vremena uskrsavanja.

14. VIZUALIZACIJA SJEDINJENIH ELEMENATA FIZIČKE STVARNOSTI.

U fizičkoj stvarnosti koja nas okružuje može se vidjeti puno slučajeva sjedinjenja elemenata. Uzmimo, na primjer, drvo. Često na jednoj razini iz jedne grane raste druga, to jest, u nekoj određenoj točki one se sjedinjuju. To je upravo ono što se koristi u ovoj metodi.

Običnim vidom vidite kako iz jedne grane raste druga. I ovdje se može načiniti analogija sa uskrsavanjem. Jer, uskrsavanje je također rast, izrastanje fizičkog objekta iz postojećeg svijeta. Rast jedne grane iz druge, taj element fizičke stvarnosti prenesite na uskrsavanje, i promatrajte uskrsavanje kao rast uskrsavanog iz tog svijeta. To jest, jednu granu promatrate kao svijet živućih, a drugu, onu koja iz nje raste, kao uskrsavanog.

Treba se usredotočiti na točku u kojoj jedna grana raste iz druge. Koncentrirajući se tako, možete ostvariti uskrsavanje.

15. PRIJENOS DOGAĐAJA STVARNOSTI U DOGAĐAJ INFORMACIJE.

Razmotrimo kakav god događaj. Zamislite da, na primjer, idete po mostu. Nad vama je zrak, a dolje pod mostom je recimo put, ili rijeka. Ako se taj događaj, to jest to, da vi idete preko mosta, prevede u informaciju, onda se za to mogu upotrijebiti najmanje tri elementa fizičke stvarnosti. U ovom slučaju, ako promatramo po vertikali, to će biti gore zrak, onda vi i most po kojem idete, i konačno još i to što se nalazi ispod mosta. Uopće, bilo koji događaj se može prevesti u informaciju na osnovu tri elementa tog događaja, kao što smo upravo uradili.

Drugi primjer. Prolazite pored drveta. Ili stojite pored njega, Prvi element - to je drvo, drugi - opet vi i vaš položaj u prostoru, i treći element - to je vanjska okolina.

Kada prevodite događaj u informaciju vrlo je važno da se taj prijenos obavi na maksimalno jednostavan način. Na primjer, fizičko djelovanje se može prenijeti u misao. A praktično taj prijenos se ostvaruje na sljedeći način.

Koncentrirate se na mali prst desne ruke, a zatim prelazite na palac desne ruke, sa njega predajete informaciju na mali prst lijeve ruke, a potom prelazite na palac lijeve ruke. Kada predajete informaciju sa prsta na prst, trebate živo zamišljati taj prijelaz informacije. Ova procedura ostvaruje prenošenje fizičke realnosti u informacijsku realnost.

Ta procedura uostalom predstavlja trening vaše svijesti i vaše prcepcije. Faktički, to je trening upravljanja stvarnošću.

U životu na svakom koraku imamo posla sa percepcijom informacija. Kada promatramo nekakav pejzaž ili sjedimo pred televizijskim ekranom mi percipiramo i usvajamo to što vidimo. Međutim treba se učiti ne samo percepciji informacije, nego i njenoj optimizaciji i prijenosu. To što primate trebate moći i prenijeti.

Opisani trening predaje informacije dovest će do toga da ćete steći tu sposobnost i tada ćete svoju želju moći fokusirati u fizičku stvarnost. Ovdje je važan sljedeći moment. Kada sakupljate informaciju, trebate jasno zamišljati svoj zadatak, u ovom slučaju uskrsavanje. Sakupivši informaciju, vi je tako preobražavate da njen prijenos dovede do potrebnog događaja u okolnom svijetu.

I tako, postavivši zadatak uskrsavanja, vi iz događaja fizičke stvarnosti prikupljate informaciju, zatim je preobražavate na taj način da se ona, nakon što bude prenijeta uskrsavanom, realizira u vidu njegovog uskrsavanja u fizičkom svijetu.

16. USPOSTAVLJANJE VEZE IZMEĐU RAZLIČITIH ELEMENATA SVIJETA.

U ovoj metodi razmatrate veze koje postoje među različitim elementima Svijeta. Osnova za uspostavljenje tih veza je vaše poimanje Svijeta.

Razmotrimo jedan primjer. Zamislite da ste ušli u prodavaonicu i da nešto tamo kupujete, neku stvar. U toj stvari postoji puno veza. Prije svega, važno je gdje je ona bila načinjena, tko je njen proizvođač. Za kupca to je uvijek važno pitanje. Potom, ta stvar ima cijenu. I konačno, ta stvar je sada povezana i sa vama, vi ste je kupili. Kao i u prethodnoj metodi, ograničit ću se na tri elementa.

Obratite pažnju na to da sam u navedenom primjeru naveo povezanosti u kronološkom poretku, to jest, suglasno tome kako su one redom nastajale u vremenu. Zaista, najprije je ta stvar bila negdje napravljena, zatim su je dopremili u prodavaonicu i odredili joj cijenu, i konačno, vi ste ugledali tu stvar i kupili je.

Vidimo da se nastajanje veza odvija postupno u tijeku vremena. Ovdje se vaš zadatak sastoji u tome da prilikom uspostavljanja veza među elementima Svijeta izbrišete bilo kakvu ovisnost o vremenu. To jest, u vašem shvaćanju element vremena ne treba postojati, trebaju biti prisutne samo veze same. Kada uzmognete usmjeriti svoju svijest na taj način, onda ćete postići uskrsavanja, i to pod potpuno različitim uvjetima.

17. DAVANJE OBLIKA LIKU USKRSAVANOG SA GLEDIŠTA VAŠE SVIJESTI.

U vašoj svijesti postoji lik čovjeka kojeg želite uskrsnuti. Taj lik može imati različite oblike. Možete na primjer vidjeti cijelog čovjeka ili samo neki njegov dio.

Radi pojašnjenja ove ideje uzmimo fotografiju. Čovjek na njoj može biti prikazan u cjelini. Ako prilikom uskrsavanja uzmete tu fotografiju, onda je zgodno da upravo taj prikaz pretvorite u oblik. Ako je na fotografiji prikazano samo lice, onda se po želji to lice može pretvoriti u oblik, podrazumijevajući pritom pod tim oblikom cijelog čovjeka općenito, vi birate oblik po svom nahođenju.

I tako, vi u svojoj svijesti liku uskrsavanog pridajete oblik. Pritom se ovdje podrazumijevaju i takvi detalji kao na primjer u kakvoj biste ga odjeći htjeli vidjeti kad bude uskrsnuo. Pridavanje oblika uskrsavanom sa vaše strane uz uzimanje u obzir i takvih detalja je važno evo zbog čega. Uskrsavani tada ne mora razmišljati o tome u kakvom se obliku treba pojaviti. Vi ga oslobađate nepotrebne koncentracije na nebitne detalje.

Da biste prenijeli uskrsavanom informaciju o obliku, razumije se da trebate s njim uspostaviti kontakt. Taj kontakt se postiže pomoću koncentracije svijesti na njegov lik u potrebnom obliku.

18. PRIMJENA OKRUŽENJA KAO ANALIZATORA DOGAĐAJA STVARNOSTI.

Obično, kada promatramo okruženje, promatramo ga sa svoje točke gledišta. Ova metoda se sastoji u tome da preorijentirate svoju svijest tako da pogledate na sebe i okolni svijet očima nekog drugog objekta. Možete uzeti, na primjer, drvo, ili kamen, ili zrak (neku njegovu zapreminu, recimo jedan kubni metar) i pogledati što vi ili okolni svijet predstavljate gledano sa njihove točke gledišta.

Možete izabrati bilo koju svoju radnju, na primjer, svoja kretanja. Sa točke gledišta drveta ona imaju beskonačnu strukturu u ograničenom obliku. S točke gledišta kamena vaša kretanja su vrlo odsječena, nagla, isprekidana. Sa točke gledišta zraka, vi imate beskonačne veze - nalazite se u središtu, a oko vas je beskonačan milje. O tome kako okolni svijet percipiraju drvo, kamen, zrak ili drugi objekti može se saznati pomoću jasnoviđenja.

Vidimo kako razni objekti na različite načine percipiraju svijet. A kako se sve temelji na kolektivnoj svijesti, onda uz takvu raznovrsnost percepcija i nije jako komplicirano raspodijeliti ih, tako da bi se dobila percepcija uskrsavanog i samim tim osiguralo uskrsavanje u još kraćem roku. Potrebno je samo uspostaviti telepatski kontakt s uskrsavanim i pozvati ga ovdje.

19. PREOBRAŽAVANJE SUŠTINE BROJA U CILJU USKRSAVANJA.

U životu stalno imamo posla sa brojevima, počevši od datuma rođenja. Živite u kući koja ima broj. Vaša putovnica ima broj. I vaš telefon ima broj. Svaki automobil je opskrbljen brojem. Svi dani u mjesecu su označeni brojevima. Brojevi se svuda upotrebljavaju.

Što se odvija u našoj svijesti kada ugledamo neki broj? U suglasnosti sa suštinom broja, on određuje smještaj jednog od elemenata naše svijesti u trenutku kada ste ga percipirali. Ugledamo ih - i u našoj svijesti se rađa, ili obznanjuje mjesto na kome se oni nalaze. Drugim riječima, kada percipiramo neki broj, mi ga zapravo percipiramo onim elementom svijesti koji je upravo mjesto na kome se on nalazi.

Eto tako se ideja ove metode sastoji u tome da se mehanizam rada suštine broja iskoristi u obrnutom smjeru, ne od percepcije ka odgovarajućem elementu svijesti, već od elementa svijesti ka percepciji. To jest, neka se iz vaše svijesti obznani datum uskrsavanja, a također i mjesto, na primjer, broj kuće i broj stana, i na određeni dan na određenom mjestu će se i dogoditi uskrsavanje.

Takva upotreba brojeva naziva se preobražavanjem suštine broja.

20. PRIMJENA POVEZANOSTI OKOLNIH PREDMETA U CILJU USKRSAVANJA.

U životu nas uvijek okružuje mnoštvo predmeta. A na svaki od njih se može pogledati sa nekoliko točki gledišta. Raznovrsnost mogućih točaka gledišta objašnjava se time da svaki predmet ima puno veza, o tome sam već ranije govorio.

Ova metoda sastoji se u tome da pri promatranju različitih predmeta sa raznih točaka gledišta pronalazite smislene veze među njima, postojano imajući na umu da je uskrsavanje očitovanje razvoja svih veza. Djelujući na taj način, moći ćete steći metodologiju uskrsavanja i samo uskrsavanje.

21. USTANOVLJAVANJE VEZE MEĐU RAZLIČITIM OBJEKTIMA INFORMACIJE I OSTVARENJE USKRSAVANJA PUTEM PROBRAŽAVANJA TIH OBJEKATA U ELEMENTE VLASTITE SVIJESTI.

Kad promatramo bilo kakav objekt stvarnosti, na primjer drvo, kuću, zvijezde ili nekakav proces, svi ti objekti se stvaraju u našoj svijesti. Međutim, vaš zadatak je da ih u svojoj svijesti dobijete ne sa točke gledišta percepcije, nego sa točke gledišta upravljanja njima.

Trebate naučiti da upravljate bilo kojim procesom. Prema tome, radi se o tome da možete na razini svijesti imati pristup do bilo kojeg objekta informacije.

U cilju dobivanja takvog pristupa, a suglasno mogućnosti upravljanja trebate učinite sljedeće. Trebate se misaono, a faktički sviješću, duhom ili, ako se na sve to pogleda sa još fundamentalnijih pozicija onda dušom, prenijeti na ono mjesto, u onu sredinu gdje želite ostvariti upravljanje. Kao što znate, duša je beskonačna struktura. Zato se vaša duša nalazi i na mjestu gdje je prisutno vaše fizičko tijelo, a istovremeno i tamo gdje se nalazi objekt koji vas interesira ili gdje teče proces koji vas interesira, a koje, kada objedinimo, možemo nazvati sredinom koja vas interesira. Tu sredinu vaša duša polaže na vašu svijest u onoj njenoj točki gdje ostvarujete upravljanje tom sredinom.

Najbolje je početi sa vježbom na nekim konkretnim, jednostavnim stvarima. Uzmite na primjer jabuku ili krušku, ili rajčicu. Počnite s voćem. Projicirajte jabuku izvana na svoju svijest. Projiciranje objekta, u danom slučaju jabuke, na svoju svijest znači preobražaj tog objekta u element vlastite svijesti. Kada isprojicirajte jabuku na svoju svijest pojedite je i zapazite kako na to reagira okolni svijet.

Promatranje reakcije okolnog svijeta dat će vam mogućnost da pronađete potrebnu razinu upravljanja, te ćete shvatiti da je upravljanje uskrsavanjem u stvari prilično jednostavno, zato što je taj proces faktički također projekcija, ali sada samo projekcija vaše svijesti na fizičku stvarnost.

22. PRIMJENA DISKRETNIH ZNAČENJA BROJEVA I DISKRETNIH ELEMENATA SVIJETA U CILJU STVARANJA NEPREKIDNOG RAZVOJA.

Neka imamo mnoštvo cijelih pozitivnih brojeva: 1, 2, 3, 4, 5, 6, 7 i tako dalje do beskonačnosti. Ako se ograničimo samo na cijele pozitivne brojeve, onda napisani niz sadrži sve takve brojeve i zato mi u njemu vidimo neprekidni prijelaz od jednog broja ka drugom.

Ako pak uzmemo samo tri elementa tog niza, na primjer brojeve 1, 10, 20, onda ti brojevi predstavljaju diskretni skup brojeva. Ovdje već nema neprekidnosti zato što između brojeva 1 i 10 ima osam propuštenih brojeva, između brojeva 10 i 20 devet, a brojeva koji slijede iza 20 uopće ni nema.

Međutim, koristeći ova tri elementa puno puta, možemo zbrajanjem jednog elementa sa drugim dobiti sve brojeve između 1 i 10, potom između 10 i 20 i zatim poći dalje. Na primjer, 1 + 1 = 2, 2 + 1 = 3, 10 + 1 = 11. Kao što se vidi, zbrajanjem smo već dobili brojeve 2, 3, i 11. Kao rezultat takvog zbrajanja odvojenih elemenata od diskretnog skupa brojeva možemo dobiti neprekidni niz svih cijelih pozitivnih brojeva.

Drugi primjer je izgradnja mosta. Na dno rijeke se kao oslonci zabijaju odvojeni stupovi (diskretnost!) kako bi se dobila neprekidna konstrukcija - most.

Navedeni primjeri pokazuju da je sjedinjavanje diskretnih elemenata Svijeta put izgradnje, to je stvaranje neprekidnog razvoja. I eto kada se diskretna značenja brojeva ili diskretni elementi Svijeta počnu sjedinjavati - dobiva se uskrsavanje.

U krajnjem slučaju, uvijek imate tri diskretna elementa za uskrsavanje. Prvi - to je sustav spasenja, drugi - kao i uvijek, ste vi sami, i treći - to je okolna sredina.

Na primjeru sa brojevima vidjeli smo da se sjedinjenjem diskretnih elemenata može dobiti cijeli neprekidni niz pozitivnih cijelih brojeva. Nešto analogno se događa i prilikom uskrsavanja. Za to je potrebno samo da u svojoj svijesti sjedinite sve elemente zajedno.

23. TEHNOLOGIJA MIŠLJENJA ZA USKRSAVANOG RADI NJEGOVOG USKRSAVANJA.

Kod uskrsavanog na dubokoj razini, na razini duše postoji potpuno znanje o fizičkom tijelu. Na toj razini kod njega postoje i misli koje su povezane sa fizičkim tijelom. Vi trebate usmjeriti uskrsavanog ka osvješćenju te veze, koristeći pritom vlastiti primjer.

Kako ste vi živ čovjek koji ima fizičko tijelo, kod vas postoji veza između misli i tijela. Za uskrsavanog, ona može poslužiti kao obrazac. Analogna povezanost treba postojati i kod njega. Zato se vaš zadatak sastoji u tome da uskrsavanom prenesete svoju misao i tada će kod njega veza između misli i fizičkog tijela biti ista kao i kod vas. To će odmah dati oblik uskrsnuću i ono će se odigrati znatno brže.

Na taj način ostvarujete uskrsavanje putem prijenosa svojih misli o fizičkom tijelu uskrsavanom. Na razini opće slike, te misli se faktički poklapaju sa njegovim mislima, dok će za vas one biti vaše vlastite.

24. REGISTRACIJA MISLI USKRSAVANOG U UDALJENOM PODRUČJU SVIJETA.

Metoda se sastoji u sljedećem. Razmatrate misli uskrsavanog, prenosite ih u beskonačno udaljeni kraj Svijeta, u prošlost ili u beskonačnu budućnost, i promatrate kako te misli stvaraju lik uskrsavanog, fizički i duhovni, i kako oni osiguravaju beskonačni razvoj tog čovjeka.

Pri pravilnom usmjerenju na beskonačnu udaljenost ova metoda daje brzo uskrsavanje.

25. PROMJENA SLIKE SVIJETA NA OSNOVU BILO KAKVE SIMETRIJE.

U ovoj metodi radi se o sljedećem. Promatrajući cio Svijet, položite ga, na primjer, na ravan ili na sferu. Možete si stvoriti njegovu sliku u vidu nekih predstava. Ovdje je glavno da odredite neku simetriju, ne obavezno u matematičkom smislu. Nije toliko važno što će za vas u ovom slučaju biti simetrija. Radite po svom nahođenju. Možete odrediti simetriju, recimo, u odnosu na točku, ili liniju, ili ravan, ili čak u odnosu na misao. Nakon što izaberete element u odnosu na kojeg određujete simetriju, vaš zadatak je ovaj. Pri prijenosu vaše predstave Svijeta kroz izabrani element koji određuje simetriju, trebate neposredno u trenutku prelaska kroz taj element predati uskrsavanom svoja znanja.

Da bih pojasnio ovo što sam rekao, navest ću konkretan primjer. Uzmimo list papira koji leži na stolu. Promatrajući čak i samo djelić Svijeta, na primjer, onu stranu lista koja je okrenuta ka vama, prevrćete list i na djelić sekunde prije trenutka kad on bude spušten na stol drugom stranom, to jest upravo u trenutku njegovog prevrtanja trebate trenutno predati uskrsavanom svoju predstavu Svijeta.

I tako, na osnovi bilo kakve uvjetne simetrije koju ste izabrali preobražavate sliku Svijeta i u trenutku tog preobražaja praktično trenutno duši uskrsavanog predajete svoja znanja. A onda će uskrsavanje postati rezultat vašeg preobražaja Svijeta. A to je mehanizam i metoda uskrsavanja.

26. UPRAVLJANJE SVIJETOM U PODRUČJU NJEGOVE SAMOORGANIZACIJE.

Svijet je stvorio Bog. Prema slici i prilici Božjoj.

Kada se pojavi pitanje kako se Stvoritelj organizirao, onda je odgovor sljedeći: On se samoorganizirao. A na pitanje o tome što je postojalo prije samostvaranja Boga, odgovor je ovaj: treba imati na umu da samo uobičajena svijest percipira Svijet kroz prizmu vremena. U višim stanjima svijesti situacija je potpuno drukčija. Sjetimo se još jednom u Uvodu navedenih riječi koje opisuju jednu od karakteristika viših stanja svijesti „I zakle se... da vremena više ne će biti.“ (Otk. 10, 6). U Božanskoj realnosti vremena uopće nema.

U procesu samoorganizacije Stvoritelj je stvarao sve elemente Svijeta i čovjeka. Svakoj životinji, biljci, svakoj mikrostrukturi i makrosvemiru i uopće svakom elementu Svijeta odgovara točna informacija o vezi koja postoji između njega i čovjeka. Misaono predajući ta znanja uskrsavanom, vi mu faktički predajete metodu samoorganizacije, isto onakvu kakvu je koristio i sam Stvoritelj.

27. PREOBRAZBA SVIJETA U PODRUČJE NJEGOVOG RAZVOJA

Promatrate Svijet. U njemu postoji mnoštvo povezanosti. Neke od njih poznajete, neke naslućujete, a postoje još i povezanosti o kojima ćete tek u budućnosti saznati. Tako, eto i vašeg zadatka - preobraziti Svijet u područje budućnosti, u područje njegovog razvoja. A razvoj Svijeta treba biti uskrsavanje, razvoj Svijeta treba biti vječni život, i na taj način i vi se trebate rasprostraniti u budućnost.

Praktično, ovo znači da vi trebate to željeti unutrašnjim duhovnim snagama, trebate to zahtijevati od Svijeta i trebate se starati da to odmah razvijete do beskonačne razine. A čim to učinite, postat će vam suštinski lakše uskrsavati i razumjeti sve procese povezane sa metodologijom uskrsavanja.

28. PREOBRAĆANJE OKRUŽENJA U PODRUČJE VAŠEG MIŠLJENJA.

Sa točke gledišta informacija preobražavanje okolne sredine u područje mišljenja se sprovodi uz pomoć dva ili tri impulsa koji su usmjereni ka savladavanju te sredine. To jest, kada savladavate sredinu istovremeno je i preobraćate u područje mišljenja.

Praktično to izgleda ovako. Obavljajući neki profesionalni posao, ili radeći nešto po kući, ili uopće, radeći bilo što, trebate sve to, sav taj proces vidjeti u području svog mišljenja. Poslovi se mogu obavljati i automatski, ne pridajući im u sebi nikakvu pažnju. Vaš zadatak se eto sastoji u tome da sve radite osviješteno, trebate u području mišljenja vidjeti kako se sve odvija, trebate vidjeti sveukupnu sliku i samog sebe, kao da stojite negdje sa strane. I kada uzmognete sve raditi na taj način i preobražavati okruženje u područje svog mišljenja imajući u pozadini misli o uskrsnuću, onda ćete moći i ostvariti uskrsavanje.

29. UPRAVLJANJE FIZIČKOM REALNOŠĆU USMJERENO KA DOBIVANJU MATERIJE POTREBNE ZA USKRSAVANJE.

Ovakvo upravljanje fizičkom stvarnošću se sastoji u tome da fizičku materiju koja je potrebna uskrsavajućem uzimate iz prostora, iz zraka, iz vode i hrane.

Praktično ovo upravljanje se ostvaruje ovako. Promatrate područje u kojem se treba nalaziti uskrsavani, neovisno o postojanju zraka, vode, hrane i svega drugog u tom prostoru. Sve to stvarate sami, kao iznova, to jest, iznova stvarate misaono. Kao rezultat, dogodit će se da uskrsavani dođe u područje koje ste stvorili. Potom se odvija prilagođavanje na područje kolektivne svijesti, to jest na cijeli Svijet, i tada uskrsnuli čak već od početka neće biti odvojen od živućih. To jest, pri ovakvoj tehnologiji uskrsnuli praktično već prvi tren poslije uskrsnuća neće biti odvojen od živućih.

30. PREOBRAŽAVANJE SUSTAVA ZNANJA USKRSAVANOG U SUSTAV ZNANJA KOJI ĆE MU BITI POTREBAN ZA USKRSAVANJE A POTOM I POSLIJE USKRSAVANJA.

Uskrsavani, naravno, ima svoj vlastiti sustav znanja. Međutim, u cilju uskrsavanja on mora ovladati upravo onim znanjima koja su mu nužna za uskrsavanje. Naravno da se može misaono obratiti nekakvoj informaciji, bilo prije uskrsavanja, bilo neposredno u trenutku uskrsavanja. Kao što sam rekao, radi uskrsavanja njemu je potrebno preobražavanje znanja. Ovdje se radi o sustavu znanja koji mu omogućuje da se uvijek nalazi u stanju života, da nikad ne umire, da za to ima vlastite metode i tako dalje.

Vi mu trebate pomoći da proizvede takav preobražaj znanja. Praktično, to se radi ovako. Koncentrirajte se (na jedno mjesto) nad njegovom slikom, nad njegovom glavom, i predajte mu svoja znanja o životu, uskrsnuću, o beskonačnom razvoju. I to će dovesti do uskrsavanja.

Treba napomenuti da se isti ovakav postupak može primijeniti i za obnavljanje zdravlja. Možete sprovesti opisanu proceduru sa bilo kojim čovjekom. A pored obnavljanja zdravlja ona će čovjeku pružiti još i razumijevanje uskrsavanja i razvoj ideologije besmrtnosti, to jest vječnog života.

31. UPRAVLJANJE ŽIVOM REALNOŠĆU, PROŠIRENO

NA SVE NJENE ELEMENTE.

Sve što se sa vaše točke gledišta odnosi na pojam života prenosite na sve elemente stvarnosti, i tada u jednom od tih elemenata dolazi do uskrsavanja. Širenje pojma života na sve elemente stvarnosti ostvaruje se na sljedeći način. Osvješćujete da život svuda izrasta i svuda se razvija, u svim sustavima, posvuda. U tom slučaju dolazi se do toga da vi postajete nosilac života, vi postajete nosilac njegovog razvoja, i upravo zato u jednom od elemenata stvarnosti dolazi do uskrsavanja.

Metodološki to može ovako izgledati. Može se promatrati život čovjeka, ili leptira, ili biljke. Sve te konkretne pojave vidimo oko sebe. Biljka je na primjer u međudjelovanju sa zemljištem. Zemlja joj osigurava hranljive tvari i zbog toga dolazi do rasta biljke. To je uobičajena situacija. Ali, ako postavite pitanje o životu biljke na primjer unutar kamena? Razmatranje takve situacije zahtijeva misaoni napor. Tako, vi trebate zamisliti kako bi se biljka mogla razvijati unutar kamena. A kada tu zamisao razvijete do konkretnog upravljanja, to jest kada iz kamena zaista budu mogle izrasti biljke, onda će moći da se proizvede i uskrsavanje.

32. UPRAVLJANJE FIZIČKOM STVARNOŠĆU, USMJERENO KA HARMONIZACIJI ODNOSA MEĐU VAMA I USKRSAVANIM, A POSLIJE USKRSAVANJA MEĐU VAMA I VEĆ USKRSNULIM.

U čemu se sastoji harmonizacija koja se spominje u nazivu metode? Stvar je u tome da se uskrsavani prema vama odnosi kao čovjeku koji ga inicira i koji mu pomaže, dok vas već uskrsnuli promatra kao čovjeka koji se nalazi na istoj razini razvoja kao i on. Tako se eto harmonizacija odnosa sastoji u tome da se i u tijeku uskrsavanja uskrsavani treba nalaziti na istoj razini kao i vi, iako on sam može smatrati da u određenoj mjeri ovisi o vama. A kada ga uvedete u strukturu potpunog upravljanja, to jest potpune slobode i neovisnosti, onda će uskrsavani, koji je naravno u vezi sa vama, zbog znanja koje je primio od vas biti vrlo postojan i samostalan.

A osim toga, pri ovoj metodi uskrsavanja on će moći drugima prenositi više znanja.

33. UPRAVLJANJE MIŠLJU USMJERENO KA POSTOJANJU MISLI U SVIM ELEMENTIMA STVARNOSTI, U CIJELOM SVIJETU, U SVIM DIJELOVIMA SVIJETA.

Kada razvijate svoju misao tako da se ona počinje nalaziti u cijelom Svijetu, onda dobivate uskrsavanje čovjeka u točki prostora i vremena koja vam je potrebna. Zaista, kada se misao nalazi u čitavom svijetu, u svim elementima Svijeta, onda se ona, prirodno, nalazi i tamo gdje se uskrsavanje već dogodilo, u potrebnoj točki, u potrebno vrijeme. Ovaj pristup također daje metodologiju za mišljenje koje upravlja stvarnošću.

34. USKRSAVANJE ČOVJEKA PRENOŠENJEM NJEGOVOG LIKA IZ BUDUĆNOSTI U SADAŠNJOST.

Predložena metoda zasniva se na sljedećem. Kao elemente stvarnosti ne treba razmatrati samo ono što se događa sada, već i ono što se može dogoditi u budućnosti. Određeni čovjek kojeg želite uskrsnuti, kao već uskrsnuli postoji u budućnosti. To je element stvarnosti u budućnosti. A kada taj element stvarnosti koji u sebi sadrži uskrsnulog u vidu lika prenesete ovamo, u sadašnjost, na taj način ostvarujete uskrsavanje.

35. RASPROSTIRANJE LIKA ČOVJEKA U SVE ELEMENTE INFORMACIJE, U SVE ELEMENTE SVIJETA.

Ova metoda uskrsavanja se sastoji u tome da nastojite realizirati stvarnost koja je svuda podobna životu čovjeka. Pri tom shvaćate nužnost razvoja čovjeka po slici i prilici Božjoj. Promatrajući lik čovjeka u svim dijelovima Svijeta, što samim tim faktički znači da ste taj lik prenijeli na beskonačno rastojanje od sebe, vi, naravno u isto vrijeme na beskonačno rastojanje premještate i lik čovjeka kojeg želite uskrsnuti. Čineći tako, vi premještate njegov lik u onu točku prostora-vremena gdje će informacija poraditi na uskrsnuću.

36. STJECANJE ZDRAVLJA U UVJETIMA RAZVOJA OKOLNOG SVIJETA I STJECANJE ZDRAVLJA ZA BESKONAČNI RAZVOJ USKRSAVANOG, BESKONAČNI RAZVOJ ŽIVUĆIH I BESKONAČNI RAZVOJ SVIJETA.

Zadobivanje zdravlja je zasnovano na povezanosti duše sa tijelom. Trebate steći zdravlje pomoću promatranja toga kako tijelo funkcionira na osnovu znanja duše. Ta znanja se mogu povećavati upotrebom svijesti. Znači, na taj se način u biti moguće beskonačno razvijati.

37. DOBIVANJE INFORMACIJE PUTEM IZRAVNOG KANALA VIĐENJA.

Trebate gledati fizičkim vidom i duž linije fizičkog gledanja dobivati informaciju o uskrsnuću. Dalje djelujete u suglasnosti sa dobivenom informacijom.

38. DOBIVANJE VEZE IZMEĐU UDALJENIH I BLISKIH ELEMENATA DOGAĐAJA.

Trebate znati dobivati veze među udaljenim i bliskim elementima događaja. Na taj način možete upravljati uskrsavanjem.

39. DOBIVANJE LINIJE VEZE MEĐU DOGAĐAJIMA.

Trebate se koncentrirati na događaje dotle dok ne dobijete linije veze. U tim linijama se može dogoditi uskrsavanje. Bit će vam pokazani i put i metoda.

40. PREOBRAŽAVANJE INFORMACIJE U PRAVCU USKRSAVANJA.

Ako postoji informacija o odlasku čovjeka trebate preobraziti tu informaciju na takav način da ta informacija o odlasku sa svim pratećim okolnostima nakon preobražaja koje ćete izvesti počne raditi u smjeru uskrsavanja, to jest, da uz njenu pomoć ostvarite uskrsavanje.

41. OSTVARENJE PLANOVA USKRSAVANOG O VJEČ-

NOM ŽIVOTU.

U suvremenim uvjetima svaki uskrsavani čovjek teži vječnom životu. Vi trebate razmotriti njegove planove nakon uskrsenja i pomoći da se oni ostvare. To trebate odmah početi raditi. O planovima uskrsavanog može se doznati putom jasnoviđenja. Ako odmah počnete pomagati uskrsavanom u ostvarivanju njegovih planova, onda će se njegovo uskrsavanje brže odvijati.

42. STJECANJE SPOSOBNOSTI USKRSAVANJA ZA BESKONAČNI ŽIVOT.

Težeći ovladavanju praksom uskrsavanja, vi od samog početka trebate u osnovu postaviti načelo beskonačnog razvoja. Tada će se prvo uskrsavanje dogoditi ranije.

Prakticirajući uskrsavanja, vi ćete naravno, kao i u svakoj drugoj praksi, steći odgovarajuće sposobnosti. Eto te sposobnosti trebaju postati takve da možete uskrsavati svuda, uvijek i pod bilo kojim uvjetima.

43. PREPOZNAVANJE ZNAKOVA USKRSAVANOG U ELEMENTIMA STVARNOSTI.

U različitim elementima stvarnosti trebate „loviti“ osjećaje koji su bili ili su mogli biti u blizini živog čovjeka. Na osnovu opažanja tih osjećaja trebate vidjeti da li se odvija uskrsavanje ili se ono već dogodilo, i trebate se samo susresti sa uskrsnulim. Jednom riječju, ma gdje se nalazili, trebate motriti na stvarnost kako bi „hvatali“ takve njene nijanse.

44. STJECANJE TAKVOG STATUSA MIŠLJENJA PRI KOME MISAO O USKRSNUĆU POSTAJE POSTOJANO PRISUTNA MISAO.

Suština dane metode uskrsavanja se sastoji u sljedećem. Treba misliti tako da kod vas uvijek, pri svim uvjetima, usporedo sa bilo kakvim drugim mislima postoji i misao o uskrsnuću. To jest, stalno prisutnost misli o uskrsnuću treba postati karakteristika vašeg mišljenja.

45. PREPOZNAVANJE USKRSAVANOG U LIKOVIMA.

Ako promatrate na primjer drvo ili bilo koji drugi element stvarnosti, onda među gomilom utisaka koje primate trebate prepoznati lik uskrsavanog, Možete ga vidjeti, recimo, cijelog, a može to biti i samo njegovo lice.

U djetinjstvu su mnogi od nas promatrali zagonetne crteže. Na crtežu je predstavljeno na primjer drvo, pored njega grmlje, a vama se kaže da na njemu trebate naći recimo zeca. Promatrate tu sliku i na njoj ne vidite nikakvog zeca. Na prvi pogled to uopće nije jednostavno. Počinjete okretati sliku u raznim pravcima. Ne, ničeg nema.

Nikakvog zeca. Međutim, produžavajući pažljivo promatrati crtež, u nekom trenutku odjednom vidite upravo tog zeca. On sjedi, na primjer pod grmom, položenih ušiju. I vi se eto već čudite kako ga niste odmah ugledali.

Prilikom opažanja elemenata realnosti nešto analogno trebate učiniti i sa likom uskrsavanog. Pri tome taj lik treba biti takav da dovodi do uskrsavanja ili do konkretnog mjesta gdje se uskrsnuli nalazi, ako se uskrsavanje već dogodilo.

46. PRIVLAČENJE CJELOKUPNE VANJSKE INFORMACIJE RADI USKRSAVANJA.

Za uskrsavanje je potrebno tražiti i privlačiti bilo koju vanjsku informaciju. Iako je uvijek bolje upotrijebiti vlastite misli i vlastita znanja, koja su zasnovana prije svega na načelima uskrsavanja.

47. PRIVLAČENJE RAZINE NADRAZUMA, RAZINE BOGA ZA USKRSAVANJE.

Suština ove metode je obratiti se Bogu radi uskrsavanja.

48. OBRAĆANJE GRIGORIU GRABAVOIU RADI DOBIVANJA INFORMACIJE O USKRSNUĆU I RADI

DOBIVANJA NEPOSREDNE POMOĆI.

Moguće je obratiti se meni kao nekome tko prakticira uskrsavanje i tko je stvorio ovu teoriju. Meni se možete obratiti misaono, radi uspostavljanja telepatske veze i radi dobivanja informacije o uskrsnuću koja vam je potrebna. Možete se obraćati i drugim ljudima, koji se konkretno bave uskrsavanjem.

49. DOBIVANJE ZNAKOVA USKRSAVANJA KROZ ŠIRENJE SVIJESTI NA CJELOKUPNU VAŠU BUDUĆNOST.

Nužno je proširiti vašu svijet na sveukupnu budućnosti, kako biste osvijestili svoju vječnu budućnosti u vječnom razvoju Svijeta. Takvo osvješćivanje omogućuje trenutno uskrsavanje.

50. DOBIVANJE ZNAKOVA USKRSAVANJA PUTEM ŠIRENJA VAŠE SVIJESTI UOPĆE NA CJELOKUPNU INFORMACIJU O PROŠLOSTI, SADAŠNJOSTI I BUDUĆNOSTI.

Trebate tako proširiti svoju svijest na cjelokupnu informaciju prošlosti, sadašnjosti i budućnosti, da bi vaša svijest cijelu tu informaciju percipirala u realnom vremenu i da biste točno znali da je ta svijest rasprostranjena apsolutno svuda, kako u vremenu, tako i u prostoru. Tada će se uskrsavanje odvijati upravo onako kako vi želite.

Pročitavši sve ove metode od početka do kraja, povezavši sve to sa osnovnim načelima uskrsavanja, sa cjelokupnim sadržajem knjige i primijenivši ih u praksi, dobit ćete konkretan instrument za uskrsavanje ljudi. To se može iskoristiti i za ponovno uspostavljanje zdravlja, za ponovno uspostavljanje bilo kojeg objekta informacije, za upravljanje događajima. Ali osnovna svrha je spasenje ljudi od opasnosti globalnog uništenja. I zato kod vas treba stalno biti prisutna misao o tome da su vaša djela usmjerena ka spasenju ljudi od globalnog uništenja.

POGLAVLJE 4.

NAČELA USKRSAVANJA I SVAKODNEVNI ŽIVOT

U ovom poglavlju ćemo razmotriti vezu načela uskrsavanja sa svakodnevnim životom. Već znamo da su načela uskrsavanja - zakoni vječnog razvoja života, i zato korištenje tih načela u svakodnevnom životu vodi ka blagotvornom preobraženju. Sa usvajanjem tih načela i njihovim uvođenjem u svakodnevnu praksu život zadobiva čvrstu i trajnu osnovu za stvaralački razvoj.

Najprije ću nešto reći o novoj medicini - medicini budućih milenija. Međutim hoću naglasiti da je ta medicina već stupila u djelovanje, njena era je već započela. Ta nova medicina će kao svoj osnovni zadatak postaviti neumiranje živućih, tj. besmrtnost. Besmrtnost već postaje stvarnost sadašnjice. Najvažniji zadatak nove medicine je također i uskrsavanje onih koji su ranije otišli.

U osnovi nove medicine leže teorija i praksa uskrsavanja. Upravo teorija i praksa uskrsavanja određuju načela nove medicine, a prije svega načelo potpunog obnavljanja materije.

Svijet se može promatrati kao sveukupnost uzročno-posljedično povezanih pojava. Stvoritelj je stvarao svijet na isti način na koji je i sebe stvarao. Zato će se u ovom poglavlju svaki razvoj smatrati proizašlim na osnovu istih onih zakona koje je Stvoritelj realizirao radi ostvarenja samog sebe. Polazeći odatle, može se reći da izraz „po slici i prilici Božjoj“ prije svega znači da se svaki stvaralački element Svijeta može samostvoriti.

JASNO JE DA JE ČOVJEK ZAISTA STVORITELJ, JER GA JE ON I STVORIO. ZATO JE MAKSIMALNO I ISTINSKI SPASONOSNO OČITOVANJE STVORITELJA NJEGOVO VLASTITO UTJELOVLJENJE U ČOVJEKU I PUT U SVOJSTVU ČOVJEKA. STOGA STVORITELJ MOŽE PREDATI ZNANJA SVIMA, KAO ČOVJEK ČOVJEKU.

Kada se koristi termin „na sliku i priliku“, nigdje se zapravo ne govori o vanjskom preslikavanju, već o dubinskim vezama i uzajamnom djelovanju oblika.

Kada govorimo o načelu sličnosti, onda govorimo i o tome da je Stvoritelj, uzevši oblik čovjeka i sačinivši čovjeka, stvorio sav okolni Svijet. Stvaranje Svijeta se ostvaruje na taj način što lik čovjeka dovodi do stvaranja svakog elementa Svijeta. Pri tome je u svaki element Svijeta ugrađeno i načelo samostvaranja. Prema tome, na osnovu oblika fizičkog tijela čovjeka i njegovih misaonih formi uvijek je moguće dobiti nužnu informaciju o bilo kojem događaju u Svijetu. U sadašnje vrijeme postoje aparati koji registriraju misaone forme.

Bilo koji događaj se može preobraziti tako da bude povoljan, ako naučimo mijenjati misaone oblike tako da budu usmjereni ka tom cilju. Strukturirana svijest može svrsishodno mijenjati misaone forme. Taj pristup strukturizaciji svijesti u cilju upravljanja misaonim formama nalazi se u osnovi mog Učenja „O spasenju i harmoničnom razvoju" koje je službeno ratificirano u ustavnim dokumentima UNESCO-a. Moja dugogodišnja praksa u potpunosti je potvrdila sve stavove mog Učenja.

Dobiveni rezultati su izloženi u trotomnom djelu „Praksa upravljanja. Put spasenja".

Osnovne postavke mog Učenja su takve da ih svaki čovjek, neovisno o uzrastu, može lako usvojiti. Zato moji učenici odmah otpočinju praktični rad i brzo postižu rezultate u spasenju i harmoničnom razvoju.

Kada se postavlja pitanje o tome što je realno spasenje za sve ljude, onda je odgovor na to sljedeći. Stvarno spasenje za sve ljude i za sva vremena je predaja istinskih znanja Stvoritelja. Pri tome, svatko tko je primio ta znanja, mora ih širiti dalje što je više moguće. Upravo je na taj način sazdano moje Učenje „O spasenju i harmoničnom razvoju". To Učenje daje tehnologije spoznaje, praktične primjene znanja i njihovog širenja dalje. Kada se svatko bude razvijao na takav način, onda će sustavna sigurnost Svijeta biti zajamčena.

Iz rečenog se može uvidjeti da Svijet ima potpuno konkretne konture, savršeno jasan sustav, i da svako djelovanje u Svijetu ima odgovarajuću jedinicu organizacijske cjeline, određenu strukturu i savršeno točne koordinate. Svi događaji u Svijetu, prošli i budući, imaju potpuno točne koordinate, ako se polazi od toga da se Svijet razvija iz oblika Stvoritelja.

Primjenjujući sliku Svijeta koju sam upravo izložio, to jest faktički primjenjujući načelo oblika, slike i prilike koje je Stvoritelj prenio na sve pojave Svijeta, primjenjujući to načelo na praksu svog života možete uvidjeti da se načela uskrsavanja i metode uskrsavanja koje sam dao mogu proširiti na obnavljanje bilo kojeg objekta informacije. U suštini, načela uskrsavanja i metode uskrsavanja su načela i metode upravljanja stvarnošću. Ako sva načela i metode uskrsavanja promatrate sa te točke gledišta, uvidjet ćete da njihova primjena na bilo koji proces stvarnosti u cilju njegove potpune obnove znači također i potpuno upravljanje odgovarajućim elementom stvarnosti.

Polazeći od toga i slike Svijeta koju sam upravo izložio, a koja govori o tome da se Svijet obnavlja po slici i prilici Božjoj, polazeći od toga može se shvatiti konkretna tehnologija toga kako se načela i metode uskrsavanja ljudi primjenjuju na ponovno uspostavljanje zdravlja, na upravljanje događajima. Pri tome je, razumije se, upravljanje događajima suštinski širi pojam: obnova zdravlja spada u upravljanje događajima kao njegov prirodni i harmonični dio.

Načela uskrsavanja ljudi su fundamentalni zakoni Svijeta. Kao što svakodnevno za razne svrhe možete upotrijebiti silu gravitacije, tako se isto fundamentalni zakoni Svijeta mogu iskoristiti za rješavanje konkretnih zadataka.

Dalje ću pokazati kako se osnovna načela Svijeta primjenjuju za saznavanje Svijeta, za upravljanje događajima i za liječenje.

Podrazumijeva se da su to samo neke od primjena, jer kao i svi ostali fundamentalni zakoni, i oni se mogu primjenjivati svuda.

Primjena načela uskrsavanja u svakodnevnim praktičnim poslovima dokazuje da je uskrsavanje običan proces u ljudskom životu.

§1. NOVA MEDICINA KAO JEDNA OD POSLJEDICA NAČELA USKRSAVANJA.

U ovom poglavlju želim pokazati da razumijevanje načela uskrsavanja vodi razumijevanju suštine nove medicine. Radi toga ću ponovno redom razmotriti osnovna načela uskrsavanja, ali sada vrlo kratko.

1.1. ISTINSKI STATUS SVIJETA JE U VJEČNOM ŽIVOTU. VJEČNI ŽIVOT OSIGURAVA ISTINSKU POSTOJANOST SVIJETA. STREMLJENJE KA POSTOJANOM SVIJETU STVARA VJEČNI ŽIVOT.

ONAJ TKO NIJE UMIRAO PREDSTAVLJA OSNOVU KOJA PROIZVODI SVE OSTALO. TAKVA OSNOVA JE BOG. BOG JE VJEČAN, ON NIKADA NIJE UMIRAO. ODATLE SLIJEDI SVE OSTALO.

U prvom djelu načela govori se o uzajamnom kretanju: težnja ka postojanom Svijetu stvara vječni život, a vječni život osigurava istinsku postojanost Svijeta. Ovdje je izloženo načelo uzajamne težnje i uzajamno uvjetovanog razvoja. Iz ovog načela slijedi da svaki element Svijeta u dinamici svog razvoja postoji kao struktura koja se u krajnjem slučaju sastoji od dvije komponente.

U drugom dijelu razmatranog načela govori se o tome da Bog predstavlja osnovu koja proizvodi sve ostalo.

Ovo načelo se može primijeniti na razmatranje bilo koje pojave. Pri tome treba uzeti u obzir i ono što je bilo rečeno u početku ovog poglavlja. Neka je, na primjer, potrebno da ponovno stvorimo neku biljku.

Obnavljanje biljke na razini misli dovodi do obnavljanja biljke u fizičkoj stvarnosti.

Ili, ako recimo uzmemo obnovu tjelesnih organa. Ovdje je sve isto. Obnavljanje bilo kojeg organa na razini misli dovodi do obnavljanja tog organa u fizičkoj stvarnosti. Stvarnošću se može upravljati. To pitanje smo razmatrali prilikom objašnjavanja načela (4.3).

1.2. VJEČNI ŽIVOT JE NAČELO RAZVOJA BOŽANSKE STVARNOSTI.

Čitav Svijet se razvija po ovom načelu. Svaki element Svijeta je tako načinjen da je samo jedan tren njegov vječni status razvoja. Polazeći od toga, moguće je obnavljati bilo koji objekt.

I događajima se može upravljati. U tom cilju treba poći od načela vječnosti određenog događaja u određenoj točki. U ovom poglavlju se prije svega govori o zdravlju. Zato ću prije svega pod nužnim događajem podrazumijevati uspostavljanje zdravlja.

Ovo načelo prije svega obnavlja sustav srca i krvnih sudova, a zatim, posljedično, i čitav organizam. Obnova organizma događa se kroz poimanje vječnosti svakog elementa razvoja.

Veliki značaj ovdje ima razmatranje upravo statusa Božanske stvarnosti, jer se istinska Božanska stvarnost uvijek razvija u pravcu vječnosti.

1.3. NAŠA SVIJEST OPAŽA KAO STVARNOST ONO ŠTO POSTOJI U NAŠOJ SVIJESTI.

Iz ovog načela sledi da naša svijest može ponovno stvoriti bilo koji od elemenata stvarnosti. Poimanje ovoga omogućuje upravljanje bilo kojom stvarnošću, između ostalog i vlastitim zdravljem i zdravljem drugih ljudi. Ovo načelo prije svega obnavlja stanični sustav i procese razmjene tvari u organizmu.

1.4. STRUKTURA SVIJETA SE TREBA VRLO INTENZIVNO RAZVIJATI U OKVIRIMA RAZVOJA NAŠE VLASTITE SVIJESTI.

Razmatranjem ovog načela u svezi s njegovom primjenom na zdravlje i upravljanje događajima možete uvidjeti da se cijeli Svijet odražava u svijesti i da intenzivni razvoj Svijeta rađa vaš vlastiti organizam, ili pak rađa nekakav događaj.

Kada osvijestite novo rođenje svakog elementa Svijeta kao činjenicu sljedećeg života, onda vam postaje jasno da će medicina budućnosti svaki element u prošlom ili budućem vremenu promatrati kao trenutak novog rođenja organizma. Sjedinivši te diskretne elemente rođenja koji ishode iz vaše duše postići ćete da vaša vlastita svijest već može upravljati elementom razvoja.

1.5. USKRSNUĆE JE POSTIGNUĆE ISTINSKE SVIJESTI.

S jedne strane, obnavljanje nekog objekta pomaže tom objektu da postane vječan, a vječni objekt uvijek ima maksimalnu moguću informativnost i maksimalno mogući broj procesa razmjene i povezanosti. S druge strane, istinitost se odlikuje maksimalnim osmišljanjem objekta. Zato, kada govorimo o tome da je uskrsavanje postignuće istinske svijesti, treba razumjeti da umijeće obnavljanja bilo kojeg objekta upravo i jest istinitost svijesti.

1.6. BESKONAČNI ŽIVOT UVJETUJE NUŽNOST RAZVOJA DUŠE.

S jedne strane, beskonačni život uvjetuje nužnost razvoja duše. S druge strane, status duše je nužno promatrati kao primaran, jer upravo on formira beskonačni život. Ovdje ponovno vidimo načelo uzajamnog stremljenja i uzajamno uvjetovanog razvoja.

Ovo načelo daje mogućnost upravljanja beskonačnom količinom događaja.

1.7. NAČELO BOŽANSTVENOSTI: STREMLJENJE KA NE RASPADANJU TIJELA, KA VJEČNOM ŽIVOTU I KA RAZVOJU ISTINSKE SVIJESTI - TO JE PRAKSA NAJVEĆEG PROCVATA LJUDSKOG BIVANJA.

Da bi se ovo načelo primijenilo na upravljanje događajima, treba da promatrate status ne raspadanja tijela kao istinski status bilo kojeg događaja.

Gradeći događaj oko vječnog tijela dobit ćete upravljanje događajem, a prema tome potpuno zdravlje.

1.8. DOVOLJNO JE DA POSTOJI JEDNA OSOBA KOJA MOŽE USKRSAVATI I OBNAVLJATI SVIJET, I TADA SE ON VIŠE NE MOŽE UNIŠTITI.

Ovo načelo govori o tome da je, polazeći od pojedinačnog poimanja, to jest od poimanja jednog jedinog čovjeka, moguće imati vječni Svijet. To se objašnjava time što je, iako se ovdje radi o saznanju jedne jedine osobe, ipak duša čovjeka po zapremini beskonačna struktura, ona je dio Svijeta i prisutna je u svakom događaju. I više od toga, duša čovjeka je organizacijska struktura Svijeta.

Kada ovo znate, možete upravljanje događajima prevesti na razinu upravljanja sa kontrolom vremena. To jest, ovo načelo se može iskoristiti za upravljanje događajima u potrebno vrijeme.

1.9. USKRSAVANJE I IDENTIFIKACIJA ČINJENICE USKRSAVANJA JE PROCES KOJI JE ISTOVREMEN ZA CIJELI SVIJET.

Prilikom primjene ovog načela na upravljanje osobnim događajima trebate promatrati sebe kao nositelja statusa Svijeta, to jest, Svijet je, očitovanje i vaše duše u sveukupnom poimanju. Pored toga, treba uračunati i istovremenost ustanovljenja činjenice uskrsavanja za cijeli Svijet, o kojoj se govori u formulaciji načela. Pošavši odatle, vidite da svaki element Svijeta može biti manifestiran isto tako kao i vi, te se zbog toga njime može upravljati. Počinjete shvaćati mehanizme očitovanja Svijeta i zadobivati upravljanje sveopćom stvarnošću.

1.10. SVIJEST ČOVJEKA I NJEGOVI ORGANI PRI PRAVILNOM RAZUMIJEVANJU NJIHOVE UZAJAMNE POVEZANOSTI DAJU USKRSAVANJE. USKRSNUĆE JE AKT STVARANJA.

Da bi se u punoj mjeri razumjelo djelovanje ovog načela, treba uzeti u obzir još jedan vrlo važno načelo, koji glasi:

ČOVJEK JE OSNOVA SVIJETA. OBLIK ČOVJEKA STVARA ELEMENTE SVIJETA I ODREĐUJE DOGAĐAJE.

Kao primjer mogu reći da čak i obična lutka koja ima oblik čovjeka i koja je stavljena u vakuum, kroz neko vrijeme može oko sebe stvoriti kisik. A to će se dogoditi zbog toga što lutka ima oblik čovjeka.

Sada formulirano načelo po suštini se tijesno preplіće sa načelom (4.2) koje smo već razmatrali: „ČOVJEK - TO JE CELOKUPNI IZVANJSKI I UNUTRAŠNJI SVIJET ISTOVREMENO."

Kada promatrate organe uskrsavanog, vidite da se njihova izgradnja odvija ovisno o svijesti čovjeka, to jest, organe uskrsavanog stvara osvješćivanje čovjekovog oblika. Pošavši od toga, pomoću koncentracije na različite svoje oblike i pomoću upravljanja možete dobivati potpuno obnavljanje organizma.

Ovo načelo prema tome govori o tome da oblik formira događaje. Kada pred sobom vidite neki događaj, poznavanje oblika sudionika tog događaja ili čak i oblika bilo kojeg objekta koji se tamo nalazi daje vam upravljanje tim događajem.

1.11. RAZVOJ ČOVJEKA TREBA PROMATRATI KAO KOMPLEKSNI RAZVOJ CIJELOG POSTOJEĆEG SVIJETA.

Kompleksnost u razvoju - to je prije svega uključenost u proces svih dijelova, svih elemenata strukture. Pri tome ovdje važnu ulogu igra pojam istovremenosti. Samo jednovremeno obuhvaćanje i uzimanje u obzir svih elemenata Svijeta može osigurati njegovu postojanost u procesu njegovog neprekidnog razvoja.

Razmatrajući primjenu ovog načela na upravljanje događajima, vidite da se upravljanje ostvaruje kroz kompleksnost odraženu u razvoju čovjeka.

1.12. NAČELO USKRSAVANJA JE U SUGLASJU SA NAČELOM ORGANIZACIJE ČOVJEKA KOJE UKLJUČUJE I SVEVREMENI RAZVOJ CIJELOG IZVANJSKOG SVIJETA.

Kada se govori o organizaciji čovjeka, onda se nema u vidu samo njegov fizički oblik, radi se također i o organizaciji njegovog mišljenja i djelovanja. Ako imate u vidu svevremeni razvoj cijelog izvanjskog svijeta, onda prema tome vidite organizaciju čovjeka, i znači, vidite svaki njegov događaj. To je fundamentalno načelo koje daje mogućnost upravljanja na osnovu razumijevanja.

1.13. TUGA, MALODUŠNOST I NOSTALGIJA - TO NISU NAČINI ZA POIMANJE SVIJETA. SAMO SU RADOST, SVJETLOST I LJUBAV NAČINI DA SE SVIJET RAZUMIJE.

Svaki stvaralački događaj - to je događaj koji se gradi na stvaralački način. A stvaralačka izgradnja događaja odvija se brže na osnovu pozitivnih emocija. Upravo zato su u stvaralačkom događaju uvijek prisutni radost, svjetlost i ljubav kao elementi izgradnje strukture tih događaja. A upravo zato su radost, svjetlost i ljubav način poimanja Svijeta.

1.14. OSOBNOST BIVA OČUVANA POSLIJE BIOLOŠKE SMRTI, PA TAKO I POSLIJE KREMACIJE. U SLUČAJU KREMACIJE ZA SVAKU ČESTICU PEPELA KOJA OSTAJE NAKON KREMACIJE PRIČVRŠĆENA JE STRUKTURA LIČNOSTI ONOGA TKO SE PODVRGNUO KREMACIJI.

Ovo načelo omogućuje shvaćanje da u svakom parcijalnom

elementu događaja postoji sve što se odnosi na taj događaj. Zato se svaki događaj može ponovno stvoriti čak i samo na osnovu bilo kakvih naznaka sudionika, ili naziva, ili čak i u odsutnosti bilo kojeg naziva, pomoću uvida dobivenog na osnovu jasnoviđenja.

Za upravljanje događajima, ovo načelo znači sljedeći fundamentalni zakon: „UVIJEK JE MOGUĆE OSTVARITI STVARALAČKO UPRAVLJANJE, JER JE SVE OBNOVLJIVO". A kao posljedica ovoga postoji i sljedeći fundamentalni zakon: „U BILO KOJOJ KOMBINACIJI DOGAĐAJA UVIJEK JE MOGUĆE SPASITI SVIJET". Odavde proizlazi da bilo koje stvaralačko upravljanje uvijek dovodi do željenog rezultata.

1.15. PROSTOR OVISI O TOME GDJE SE PRESJECAJU RAZNI VREMENSKI INTERVALI. KAO POSLJEDICA TOGA, ZEMLJA MOŽE POVEĆATI VELIČINU.

Vrijeme se može promatrati kao element koji u procesu svog razvoja postoji usporedo sa prostorom. To znači da se svaki vremenski interval može promatrati kao element koji stoji u uzajamnoj vezi ili sa samim prostorom ili sa nekakvim objektom u prostoru. Ako imamo pomicanje objekta, onda možemo uvesti vremensku koordinatu. Isto to, razumije se, može se učiniti ako imamo i nekoliko objekata koji se kreću. Ako pomicanja nema, onda možemo uvesti vremensku koordinatu polazeći od svoje percepcije, to jest polazeći od određenog osjećanja koje imamo, od određene reakcije. A onda se vrijeme vrlo jasno manifestira kao konstrukcija čija je povezanost sa prostorom formirana na osnovu zavisnosti od naše svijesti. Vrijeme se može naznačiti u vlastitoj svijesti, ali moguće je to i ne činiti, to jest, vrijeme se može izvesti iz sfere percepcije.

Dakle, ako se objekt kreće, onda je, naravno, potrebno na neki način opisati njegovo kretanje, a tada je potrebno uvesti vrijeme. Ako su pak objekti nepokretni, onda jednostavno naznačite vrijeme u svojoj svijesti. Međutim, u stvarnosti ovakve situacije se mogu istovremeno pojavljivati u svijesti, a osim toga, može biti i više objekta. Uzimajući u obzir povezanost svijesti i prostora-vremena, može se uvidjeti da ukrštanja vremenskih intervala do kojih dolazi mogu dovesti do promjene prostora. Pokazuje se da je povećanje opsega povezano sa povećanjem količine informacija. Uopće, uvijek je moguće upravljati bilo kojim događajem povećavajući kvantitet informacija.

Do razumijevanja ovog načela može se doći i na malo drugačiji način. Neka se neki objekt kreće. Čak iako ga samo promatrate, ipak u svojoj svijesti možete dobiti impuls od kojeg se neki drugi objekt može početi kretati. To jest, kretanje jednog objekta na osnovu načela prijenosa informacije može izazvati kretanje drugog objekta. Dobiva se, da se to kretanje može odvijati po vašoj želji, i tada će vaša duhovna razina omogućiti uvećavanje prostora. Napominjem da su prostor i vrijeme konstrukcije svijesti.

Radi pojašnjenja razmatranog načela ovdje sam naveo konkretne primjere kretanja, ali moguće je snaći se i bez njih. Ako pogledamo suštinu izloženog, vidimo da uvijek možete uvećati bilo koju informaciju onoliko koliko vam je potrebno radi ostvarenja željenog događaja.

2.1. ČOVJEK JE PO NAČELU SVOJE SAZDANOSTI VJEČNA SUPSTANCA. ZATO JE USKRSAVANJE ZASNOVANO NA OBJELODANJIVANJU VJEČNOG U ČOVJEKU.

Pojavljivanje vječnog u bilo kojem objektu informacije dovodi do toga da uvijek možete vidjeti strukturu određenog objekta u svim njegovim očitovanjima. A u tom slučaju objekt postaje takav da se njime u potpunosti može upravljati.

2.2. POSTOJI UZAJAMNA OVISNOST DUHOVNE I FIZIČKE STRUKTURE. PROMJENOM INFORMACIJA O FIZIČKOJ STRUKTURI U PODRUČJU DUHA MOŽEMO MIJENJATI DUH DO STUPNJA KADA ON MOŽE MIJENJATI BILO KOJU FIZIČKU STRUKTURU, UKLJUČUJUĆI I STVARANJE FIZIČKOG TIJELA.

Ovo načelo omogućuje da se razumije sljedeći važan pristup upravljanju događajima. Neka u događaju koji nas interesira sudjeluje neki objekt. Tada ga promjenom informacije u području tog objekta možemo izmijeniti tako da on može utjecati na sam događaj. To jest, događajem se može upravljati mijenjanjem informacijske strukture samo u jednom objektu informacije. Međutim promjena informacijske strukture objekta pretvara taj objekt u neki drugi. Zato se upravljanje faktički ostvaruje kroz drugi objekt, zapravo kroz objekt u kome ste na potreban način izmijenili informacijsku strukturu.

2.3. VRIJEME I PROSTOR NE OGRANIČAVAJU TRAJANJE ŽIVOTA. POJAM TRAJANJA ŽIVOTA FORMIRA SE ODNOSOM DUHA PREMA PROSTORU I VREMENU.

Ovo načelo govori o tome da je zapravo svaki objekt vječan. Kada promatrate bilo koji objekt, on uvijek postoji. Prenoseći to duhovno stanje na element događaja koji vam je potreban dobivate da i sam događaj u potpunosti dolazi pod vašu kontrolu.

U posebnom slučaju dobivate apsolutno zdravlje, jer vaša usmjerenost ka zdravlju u tom statusu Vječnosti omogućuje da i vaše zdravlje bude vječno.

2.4. NAČELO BESMRTNOSTI, A PREMA TOME I NAČELO PONOVNOG OBNAVLJANJA NAKON MOGUĆE BIOLOŠKE SMRTI POLOŽENO JE U PRIMARNI UZROK, U PRIMARNU NARAV IMPULSA PRIRODNOG RAZVOJA ČOVJEKA.

Primijenjen na upravljanje stvarnošću, ovaj stav govori o tome da je načelo obnavljanja objekta nakon njegovog razaranja ugrađeno u samu osnovu svakog objekta. Upravljanje bilo kojim objektom može se nazvati događajem. Vi u njega uvodite puno raznih elemenata događaja, na primjer, direktivu da Svijet ne bude uništen. To uvođenje elemenata događaja se ostvaruje na sljedeći način. U načelo obnavljanja voljnim ili duhovnim naporom uvodite metodu razvoja i tada više ni jedan element događaja ne može biti uništen.

Nastala harmonična struktura omogućuje vam takvo upravljanje događajem da čak ne trebate ni ulagati nikakav napor, a događaj se razvija kao sam od sebe, na način koji je za vas najpovoljniji.

2.5. IMPULS USMJEREN KA USKRSNUĆU UVIJEK JE USMJEREN KA BESKONAČNOM RAZVOJU USKRSNULOG.

Bilo koji impuls, usmjeren ka uskrsnuću uvijek je usmjeren na beskonačni razvoj uskrsavanog. Takva usmjerenost tog impulsa objašnjava se time da vi u njega polažete potpunu obnovu čovjeka, a po zakonu sveopće povezanosti svih elemenata informacije kao rezultat se dobiva potpuna, savršena obnova na svim razinama.

2.6. USKRSAVANI UVIJEK VIDI I OSVJEŠĆUJE PROCES USKRSAVANJA I PRI TOME UVIJEK SUDJELUJE U USKRSNUĆU KAO OSOBA BOGATA INICIJATIVOM.

Ovo načelo omogućuje nam shvatiti da svaki objekt informacije uvijek reagira na promjene koje se odvijaju u našoj svijesti. Kada upravljate događajem ili, kao u promatranom konkretnom slučaju, obnavljate objekt informacije, onda na stvaralačkoj razini taj objekt informacije uvijek teži podesiti se tako da se događaji odvijaju harmonično. To jest, svaki element informacije pri svom obnavljanju uvijek doprinosi kretanju ka najvećem skladu. To se događa na osnovu načela izloženog na početku ovog poglavlja, a koje govori o razvoju po slici i prilici Božjoj. A prilika Božja - to je istovremeno i Božje stvaranje. A kako je harmonija ugrađena u svaki element stvarnosti, onda naravno svaki element stvarnosti harmonično međudjeluje sa vama. I zato se pri upravljanju događajem može koristiti proizvoljni broj elemenata.

2.7. USKRSAVANI UVIJEK SAVRŠENO TOČNO ZNA DA ĆE POSLIJE USKRSNUĆA ŽIVJETI KAO OBIČAN ČOVJEK.

Ovo načelo nam omogućuje razumjeti da je svaki događaj kojim upravljate, svaki vaš organ, svaki element informacije, praktično ustrojen na takav način da je u njega od početka ugrađena potpuno jasna informacija o tome kakav on treba biti.

Zato, kada nešto činite, na primjer, kada obnavljate organ čovjeka, onda je u taj proces, u ponovno stvaranje organa, već ugrađen obrazac etalona, jer u tom organu već postoji informacija o tome kakav on treba biti, i zato će nakon obnove on uvijek biti onakav kakav je od početka uvijek i bio.

Ako pak sprovodite duhovnu materijalizaciju nekog potpuno novog objekta, kakvog ranije nije bilo, ipak će on uvijek biti harmonično i maksimalno razvijen po slici i prilici Božjoj, to jest, u biti, po volji Boga.

Ovo što je rečeno odnosi se i na stvaranje novih sustava i novih tehnologija. Navedeni primjeri pomažu shvatiti da je u početku Bog stvorio svaki element Svijeta. Upravo o tome govori i razmatrano načelo.

Kada prilikom upravljanja događajem upravljate i razinom elementa kojeg je Bog u početku stvorio, onda će vaše upravljanje uvijek biti harmonično.

2.8. USKRSNULI UVIJEK SMATRA DA ĆE MU SE ŽIVUĆI OBRAĆATI KAO SEBI RAVNOM, ON NE OSJEĆA DA JE NA BILO KAKAV NAČIN ODVOJEN OD ŽIVUĆIH, OSJEĆA SE ISTO TAKO NORMALNOM OSOBOM KAO I ŽIVUĆI.

Postoji načelo jednakosti svih objekta informacije. U suglasnosti sa njime, SVAKI OBJEKT INFORMACIJE UVIJEK POSTOJI USPOREDO SA BILO KOJIM DRUGIM OBJEKTOM INFORMACIJE. To je zakon Svijeta. Poznajući taj zakon, možete, pridajući mu status slobode, upravljati bilo kojim događajem. Znači, upravljanje se često osigurava time što događaju ili objektu pridajete status slobode koju ranije nisu imali ili za koju oni ranije čak jednostavno nisu ni znali.

Dakle, možete obnavljati svoj organizam ili organizme drugih ljudi, možete upravljati stvarnošću, pridajući događajima i objektima status slobode.

Rečeno pomaže da se shvati i ovako: načelo pune slobode osobe je prirodno duhovno načelo razvoja.

2.9. POSLIJE USKRSNUĆA OBAVEZNO JE POTREBNO SPROVESTI METODIČAN RAD NA OBJAŠNJAVANJU USKRSNULOME NJEGOVOG NOVOG STANJA, POVEZANOG SA TIME DA SADA IMA FIZIČKO TIJELO.

Ovo načelo omogućuje upravljanje događajima na osnovu njihovih posljedica. To je još jedna metoda upravljanja stvarnošću.

Ranije smo razmatrali drugačiji mehanizam. Tada smo na potreban način mijenjali polaznu situaciju i onda se događaj dalje razvijao u smjeru povoljnom po nas.

Prilaz koji sada razmatramo je potpuno drukčiji. Ne mijenjamo početnu situaciju, već krećemo od njenih posljedica. Zapravo, pomoću jasnoviđenja ili nekim drugim putem možemo pratiti razvoj događaja, promotriti njegov daleki tijek. Vladajući tim podacima, možemo izabrati neki trenutak iz promotrene budućnosti, ili, bolje rečeno, iz daljnjeg razvoja događaja kojeg smo vidjeli. Promijenivši u području informacije taj trenutak koji smo odabrali, odnosno promijenivši jednu od posljedica početne situacije, putem promjene posljedica ostvarujemo promjenu i same prvobitne situacije. A nova polazna situacija dovodi, razumije se, do novog daljnjeg razvoja događaja, i to upravo onom koji nam je potreban.

Primijenite taj pristup na svoje zdravlje - i apsolutno zdravlje je u vašim rukama. Kao i pri bilo kojem drugom pravilnom pristupu.

2.10. KOD USKRSNULOG ČOVJEKA U POTPUNOSTI SU OČUVANE PROFESIONALNE I SVE DRUGE NAVIKE KOJE JE STEKAO RANIJE U ŽIVOTU.

Postoji načelo: SVAKI ELEMENT STVARNOSTI ČUVA POTPUNU INFORMACIJU O SVEMU. Na osnovu ovog načela u svakom ponovno stvorenom objektu uvijek je sačuvana informacija koja se na njega odnosi. Zato se kod uskrsnulog čovjeka u potpunosti zadržavaju navike koje je stekao ranije u životu.

Poznavanje načela kojeg smo sada izrekli omogućuje upravljanje bilo kojim objektom informacije iz bilo koje točke, u bilo koje vrijeme. A pritom nikakvog značaja nema na primjer to, što se objekt odabran u početku već premjestio na potpuno drugo mjesto gdje već funkcionira u potpuno drugim uvjetima.

2.11. POJAM DUHA DAJE ISTINITOST STRUKTURE SPOZNAJE.

Znamo da je duh djelovanje duše. A za svaki objekt informacije, a u prvom redu za čovjeka, istinitost strukture spoznaje je njegova osobina, ugrađena u njegov status. Već sam se doticao ovog pitanja u Uvodu, kada smo govorili o dobivanju informacija iz opće Kozmičke Mreže.

Na osnovu ovog načela upravljanje može biti brzo i jednostavno, ako vam je duhovno stanje takvo da osigurava sljedeće: reakcija objekta ili situacije treba biti takva da u određenom trenutku daje najveću harmoniju Svijeta za vašu svijest, i uz to još i na svim razinama. Zato je ovdje upravljanje zapravo razumijevanje toga da u svaki događaj treba unositi vlastiti duhovni element i samim tim osigurati veliki sklad. Drugim riječima, treba imati potrebno duhovno stanje, a upravo ono će i ostvarivati upravljanje.

Dakle, razmatrano načelo omogućuje upravljanje putem spoznaje, kroz stanje duha na maksimalno mogućoj visokoj razini.

2.12. JEDAN OD ASPEKATA USKRSAVANJA JE OBNAVLJANJE STVARALAČKE SVIJESTI KOD ŽIVUĆIH LJUDI.

Obnavljanje stvaralačke svijesti kod živih ljudi je jedan od najvažnijih zadataka. Da biste riješili taj zadatak možete djelovati na sljedeći način.

Dok promatrate bilo koji objekt, svojevrsnim naporom volje možete mu predati stvaranje. Samim tim, događajem možete upravljati ugrađujući u njega element stvaralačkog razvoja. Ako na primjer želite obnoviti zdravlje, ili imate želju da upravljate nekim događajem povezanim sa, recimo, vašim osobnim životom ili poslom, onda prije svega možete ponovno uspostaviti stvaralačku svijest kod ljudi koji sudjeluju u događaju, uključujući, razumije se, i sebe samog. Ili možete osigurati daljnji razvoj stvaralačke svijesti kod čovjeka, ako ona kod njega već postoji. Ili pak možete učiniti nešto korisno, na primjer da kroz svoju svijest, kroz svoj duh sprovedete ekološko čišćenje okoline i kao rezultat dobiti upravljanje na takav način.

Dakle, na osnovu razmatranog načela zadobivate upravljanje ili uspostavljanjem stvaralačke svijesti ili njenim razvojem, ili jednostavno stvaralačkim djelovanjem.

2.13. PROCESU USKRSAVANJA TREBA ISTOVREMENO PRISTUPATI I KAO PROCESU STVARANJA DJETETA.

Svakom procesu treba pristupati uzimajući u obzir njegov daljnji razvoj. Upravo o tome i govori ovo načelo. Ono govori o tome da bilo kojim događajem treba upravljati tako da svako vaše djelovanje osigurava nužni dalji razvoj tog događaja.

2.14. OTIŠLI SE NE ZAUSTAVLJAJU U SVOM RAZVOJU. DUHOVNI RAZVOJ OSOBNOSTI ODVIJA SE STALNO, U SVIM UVJETIMA. ZATO SE NA DUHOVNOJ RAZINI USKRSAVANJE SHVAĆA KAO OČITOVANJE OPĆE HARMONIJE SVIJETA. I UPRAVO ZBOG TOGA SVI LJUDI U DUŠI ZNAJU ZA SVEOPĆE USKRSAVANJE OTIŠLIH.

Svaki element stvarnosti uvijek ima informaciju o mogućnosti potpunog obnavljanja drugog elementa. Ako se primijeni na organizam, to znači da se rezervne mogućnosti svakog organa nalaze u bilo kojem drugom organu. To znači, ustrojstvo svake stanice je takvo da u njoj postoji najmoćnija rezerva za obnavljanje bilo kojeg drugog elementa organizma. Drugim riječima, u stanici su skoncentrirani praktično svi elementi organizma i zato možemo obnoviti cijeli organizam uz pomoć samo jednog jedinog impulsa usmjerenog ka obnavljanju jedne stanice.

Isto to se odnosi i na bilo koji događaj. U suglasnosti sa načelom opće povezanosti svaki element događaja sadrži sve druge njegove elemente. Zato možemo obnoviti bilo koji događaj ili upravljati njime iz bilo koje točke pomoću bilo kojeg njegovog elementa.

3.1. STREMLJENJE BOGA I ČOVJEKA KA SJEDINJENJU U OKVIRIMA PONOVNOG STVARANJA I PONOVNOG SJEDINJENJA DOVODI DO MATERIJALIZACIJE I VODI KA USKRSAVANJU.

Može se govoriti i o težnji Boga i uopće bilo kojeg objekta informacije ka utjelovljenju ideje Stvoritelja u okvirima ponovnog stvaranja.

U formulaciji načela govori se o tome da stremljenje Boga i čovjeka ka sjedinjenju u okvirima ponovnog stvaranja i ponovnog sjedinjenja dovodi do uskrsavanja i materijalizacije. Ovdje se ima u vidu materijalizacija ne samo bilo kojeg objekta, već i događaja. Na osnovu tog načela možete upravljati praktično svakim događajem, uključujući i buduće, koji se u danom trenutku još nije očitovao u fizičkoj stvarnosti.

3.2. KONCENTRIRANJE VLASTITE SVIJESTI SA STRANE ČOVJEKA MOŽE DOVESTI DO RADIKALNE PROMJENE STRUKTURE SVIJETA.

Za poboljšanje zdravlja, u ovo načelo je ugrađeno sljedeće upravljanje. Promatrajte svoju svijest kao element Svijeta. Unesite je u područje Svijeta koje vam je potrebno, na primjer, u neki od unutrašnjih organa. Kao rezultat, taj unutrašnji organ će se promijeniti u suglasnosti sa onime što ste ugradili u svoju svijest. Stavite u svoju svijest potpuno zdravlje i moći ćete u potpunosti obnavljati ne samo svoje zdravlje, nego i zdravlje bilo kojeg drugog čovjeka.

3.3. FIZIČKO TIJELO JE UVIJEK DIO DUŠE.

Da biste ponovno uspostavili zdravlje na osnovu ovog načela, trebate uvijek promatrati tijelo kao dio duše, kao očitovanje duše. Uz takav pristup prilično jednostavno ćete moći obnoviti svoj organizam ili organizam drugog čovjeka. Pri tome je važno imati na umu da je tijelo - samo dio duše.

Putem unutrašnjih organa, putem organa mišljenja, putem bilo kojeg dijela svog organizma možete od vlastite duše dobiti potrebne navike i informaciju. Moguće je sve to dobiti i direktno od Stvoritelja. Jer dušu čovjekovu je stvorio Stvoritelj, to je Njegova vlastita tvorevina. Duša - to je svjetlost Stvoritelja.

Kad možete dobivati znanja neposredno od svoje duše, to znači da ste se već približili Bogu. Ali znanja je moguće dobiti i izravno od samog Gospoda. U tom slučaju imate izravno znanje. A u tom slučaju sjedinjenje sa Stvoriteljem već se odvija na razini fizičkog tijela. To znači da je fizičko tijelo dio duše.

A otuda s druge strane slijedi da je na osnovu takvog načela višestranog funkcioniranja ustrojen i svaki organ fizičkog tijela. Tako uvijek i svuda kod sebe ili kod drugog čovjeka možete obnoviti bilo koji organ. To se može učiniti pomoću koncentracije na svoje ili tuđe organe.

Može se postupiti i drukčije. Možete misaono predati ta znanja drugom čovjeku, i onda će on sam moći za svoje zdravlje učiniti sve što je potrebno.

3.4. I TEORETSKI I PRAKTIČNO ČOVJEK SE MOŽE PROMATRATI KAO STRUKTURA SVIJESTI KOJA IMA TJELESNI OMOTAČ.

Hajdemo razmotriti kako se ovo načelo može upotrijebiti za upravljanje događajima.

Svaki element stvarnosti se može promatrati kao struktura koja može dovoditi do djelovanja u fizičkom ili u bilo kojem drugom području stvarnosti. Što se može reći u slučaju kada promatramo svijest čovjeka u odnosu na bilo koji objekt? Odgovor je ovo: područje svijesti čovjeka koje je povezano sa objektom je područje reakcije tog objekta ili područje njegovog stvaranja.

Obrativši se izravno Stvoritelju, može se vidjeti kako se stvara događaj. Svaki događaj možemo promatrati kao očitovanje volje Stvoritelja. Kako svijetom upravlja sam Bog, onda razumijevanje zakona razvoja Svijeta, njihovo poimanje, daje mogućnost upravljanja bilo kojim događajem.

3.5. NA RAZINI STVARANJA INFORMACIJSKIH VEZA NIJEDAN OBJEKT SE NE PRESIJECA NI SA KOJIM OD DRUGIH OBJEKTA, PA TAKO NI SA SAMIM SOBOM. NAČELO USKRSAVANJA ČOVJEKA, ILI NAČELO PONOVNOG STVARANJA BILO KOJEG OBJEKTA SASTOJI SE U PRESIJECANJU POČETNE INFORMACIJE O OBJEKTU SA RAZVIJAJUĆOM INFORMACIJOM O NJEMU SAMOM U PODRUČJU POSLJEDIČNIH VEZA, KOJE NASTAJU PRI STVARANJU INFORMACIJA.

Prije svega ovo načelo omogućuje da se shvati u čemu se sastoji autonomnost, to jest neovisnost svakog elementa Svijeta. Kada se stvara neki element Svijeta, onda u procesu njegovog stvaranja u svakom djelovanju postoji autonomnost. A neovisnost, samostalnost u svakom djelovanju je, u biti, sloboda volje objekta informacije.

Kada promatrate bilo kakav događaj sa te točke gledišta, to jest na osnovu načela slobodne volje, onda situacija za vas postaje potpuno jasna. Vi poznajete sve povezanosti tog događaja, a pritom ih možete vidjeti i daleko unaprijed. To jest, jasno vidite sve veze, ne samo one koje postoje u sadašnjem trenutku, nego i one koje su postojale u prošlosti, i one koje će nastati u budućnosti. Ta okolnost, da možete vidjeti nastanak budućih veza opredjeljuje konkretnu tehnologiju upravljanja događajem. Upravo, razmatrano načelo omogućuje upravljanje događajem na osnovu shvaćanja njegovog budućeg razvoja.

Kada se primijeni na zdravlje, ovo načelo kazuje sljedeće. Za prisutnost potpunog zdravlja potrebno je da postoji harmonična veza organizma sa svim elementima vanjske stvarnosti. Razumijevajući ulogu tih elemenata i uzimajući u obzir njihovu prisutnost u svim događajima, možete dobiti prekrasno zdravlje.

3.6. SUSTAV DUHOVNIH GLEDIŠTA ONOGA TKO SE BAVI USKRSAVANJEM JEST NAČELO ORGANIZACIJE DRUŠTVA NA SLJEDEĆIM ETAPAMA NJEGOVOG RAZVOJA.

Kada promatrate društvo kao nešto što je nastalo na načelu samoobnavljanja i kao nešto što postoji na temelju potpune samoorganizacije, to jest kada shvaćate put razvoja kojim je i sam Stvoritelj prošao, onda time shvaćate i sljedeće načelo Stvoritelja - načelo sveopćeg i vječnog stvaranja Njega samog u svim elementima Svijeta i na svim etapama razvoja. A onda već svaki trenutak stvaranja i samoobnavljanja daje upravo tu suštinu razvoja.

Zato, kada se razvijate tako da se vaše kretanje ostvaruje po Božjoj slici, onda prilazite Svijetu koji postoji u harmoniji sa vama i u kojem svaki element raspolaže univerzalnom rezervnom sposobnošću. Ta univerzalna rezervna sposobnost se sastoji u tome da svaki objekt može stvoriti bilo koji drugi objekt.

Kada vam je ovo poznato, onda možete shvatiti mnoge mehanizme razvoja događaja, eto na primjer, zašto se ponekad događaji razvijaju na takav način da neki maleni objekt može zadržavati nastupanje velikih događaja, ili, kako neki manji problem može dugo na odlučujući način utjecati na sve događaje, i zašto je ponekad dovoljno poznavati samo taj problem, jednostavno poznavati, da biste u potpunosti riješili pitanje, na primjer, vlastitog samoobnavljanja ili obnavljanja drugih ljudi.

U cilju obnove zdravlja potrebno je prije svega ustanoviti razlog njegovog pogoršanja, prvobitni uzrok. Odstranivši taj uzrok i uspostavivši normalno stanje može se u potpunosti obnoviti i cijeli organizam.

To je jedan način. Ali moguć je i drugi. Primijenjen na upravljanje događajima, upravo razmatrano načelo govori o tome da je pomoću bilo kojeg elementa Svijeta moguće uspostavljati bilo koji drugi njegov element. Zato, ako čovjek vlada visokom duhovnom razinom, onda on može jednostavno sve odjednom izmijeniti, sve izmijeniti tako da organizam odjednom postane potpuno obnovljen.

3.7. UDALJENI OBJEKTI REALNOSI - TO JE ONO ŠTO JE PRIBLIŽENO USKRSNULOM A UDALJENO OD ŽIVUĆEG.

Znamo da je uskrsnuli - čovjek koji je u vezi sa svojim odlaskom i kasnijim povratkom imao različite strukture svijesti. Analogno, i svaki obnovljeni objekt je imao različita stanja. Promjene u stanju objekta prilikom njegovog ponovnog stvaranja mogu se usporediti sa promjenama koje se događaju kada formirate potrebni događaj.

Razumijevanje toga omogućuje upravljanje događajima na sljedeći način.

Može se smatrati da se događaj u formiranju sastoji i od dijelova koji su udaljeni i od dijelova koji su približeni elementima tog događaja.

Tako, može se reći da onaj koji upravlja, tko stvara, uvijek radi sa udaljenim elementima, jer za njega su oni vanjske stvarnosti. A ono što je već stvoreno može dobiti ulogu približenog elementa, jer sudjeluje u stvaranju sljedećeg, sebi susjednog elementa. Zaista, ako recimo lijepite razbijenu vazu, vi je zapravo sastavljate od razdvojenih djelića. Onda onaj djelić koji ste tek prilijepili uz one koje već imate, u odnosu na onog koji ćete tek dodati vazi možete promatrati kao približni element.

Ako ste razumjeli sve što je rečeno, možete obnavljati zdravlje po načelu približnog lika. U tom cilju gledajte kroz svoj vlastiti organ, ako je on zdrav, ili kroz organ drugog čovjeka, ili u mislima predstavite sebi taj organ, pa tu sliku zdravog organa približavajte ili jednostavno položite na oboljeli organ koji trebate izliječiti. U tome se sastoji suština načela približnog lika, koji daje mogućnost brzog uspostavljanja potpunog zdravlja.

3.8. USKRSNULI APSOLUTIZIRA PROSTOR I DETALJIZIRA VRIJEME. U POČETNOM PERIODU VRIJEME JE ZA NJEGA DISKRETNO, DOK JE U ISTO VRIJEME ZA ŽIVUĆEG VRIJEME NEPREKIDNO.

Ovo načelo omogućuje stvaranje upravljanja događajima na osnovu sljedeće činjenice: kada se neki događaj počinje organizirati, onda u početnom periodu vrijeme ima povećano detaljiziranje, to jest, čini se da je vrijeme diskretno. Kasnije, kada se događaj već formirao, za elemente tog događaja vrijeme već postaje neprekidno.

Upravo rečeno omogućuje nam shvatiti sljedeće. Kada želimo upravljati događajem koji tek započinje, onda je potrebno poći od toga da se svaki element može percipirati izolirano, odvojeno od drugih.

Dobiva se da razni elementi događaja u nastajanju u mnogome i ne ovise suštinski jedan o drugome. Međutim sa vremenom, to jest po mjeri daljnjeg razvoja događaja, njihova međusobna ovisnost se povećava.

A sada o konkretnoj primjeni razmatranog načela na uspostavljanje zdravlja.

Ako bolest još nije postala kronična, to znači da se još nalazi u početnom stadiju, da je još u procesu formiranja. Zato je moguće obnoviti organizam putem izlječenja pojedinih bolesnih organa, razumije se, uzimajući u obzir i veze koje se formiraju. Organizam se pri tome može uvjetno promatrati kao diskretna struktura.

Ako je bolest već postala kronična, to jest ako je stanje bolesti već oformljeno, onda za uspostavljanje zdravlja treba uzimati u obzir sve veze koje su već uspostavljene. U tom slučaju organizam se već promatra kao jedna cjelina.

3.9. NAČELO AUTONOMIJE FUNKCIONIRANJA INFORMACIJA U RAZNIM VREMENIMA.

Iz analize ovog načela navedenog u drugom poglavlju znamo da vrijeme ima autonomiju, to jest, strukturu koja funkcionira neovisno. To znači da u raznim vremenima, to jest, recimo, u prošlosti, sadašnjosti i budućnosti, upravljanje može početi u različita vremena, na primjer u smislu trajanja upravljajućeg impulsa. A kako u organizmu različiti procesi imaju različita specifična vremena, onda je izborom potrebnog trajanja impulsa moguće obnoviti zdravlje. Pri tom ozdravljenje okolnih ljudi dovodi i do obnavljanja onoga koji liječi. Ovo ilustrira mehanizam samoobnove, pri kome izliječeni čovjek sa svoje strane ozdravlja one koji su oko njega.

3.10. ISTINSKA RELIGIJA JE ORIJENTIRANA NA TO DA DOPRINOSI STVARALAČKOM RAZVOJU DUŠE, TIJELA I DRUŠTVA.

Ovo načelo omogućuje razumijevanje vrlo važne zamisli Stvoritelja: svaki objekt informacije treba doprinositi stvaralačkom razvoju bilo kojeg drugog objekta. Više od toga, on treba doprinositi stalnom povišenju razine tog stvaralačkog razvoja. To načelo je Stvoritelj ugradio u svaki element Svijeta.

A to, kako neki objekt informacije doprinosi povišenju razine stvaralačkog razvoja drugih objekta određuje njegovu vlastitu sposobnost stvaranja, njegovu vlastitu razinu, njegov značaj. U svakom objektu informacije, u svakom elementu događaja postoji njegov vlastiti unutrašnji značaj. Kada se shvati taj unutrašnji značaj, moguće je upravljati događajem.

Želim još jednom naglasiti jedan važan moment, principijelan za osiguravanje potpunog zdravlja. Imam u vidu postojanje nerazorive veze tijela čovjeka i njegove duše. Odvajanje fizičkog tijela čovjeka od njegove duhovne suštine lišava čovjeka čvrstog tla pod nogama. Jer tijelo je dio duše. Razumijevanje ovoga je ključni faktor u osiguranju zdravog fizičkog tijela.

Istinska religija pomaže harmonično međudjelovanje duše čovjeka i njegovog tijela i svakog čovjeka sa cijelim društvom. A to doprinosi stvaralačkom razvoju svih.

3.11. USKRSAVANJE JE NAJREALNIJA, NAJPRAGMATIČNIJA, NAJSVRSISHODNIJA I NAJDOKAZANIJA OSNOVA ZA BUDUĆI RAZVOJ, ZA RAZVOJ MIŠLJENJA BUDUĆIH POKOLENJA.

Sa točke gledišta upravljanja ovo načelo govori sljedeće. Uskrsavanje, ili u općem slučaju obnavljanje objekta, omogućuje dodir sa istinskom suštinom Svijeta. Takav njegov aspekt kao što je Vječnost daje mogućnost stalnog posjedovanja bilo kojeg objekta, stalan dodir sa njim, što prema tome znači neprekidnu sposobnost upravljanja njime. Faktički ovo znači mogućnost vječnog upravljanja, mogućnost vječnog stvaralačkog harmoničnog razvoja.

Potpuna harmonija - to je vječna uzajamna povezanost, to je svestrano međudjelovanje među svim elementima, koje omogućuje stvaralački razvoj. Takva harmonija organizira apsolutno zdravlje.

Upravljanje na osnovu ovog načela ima važnu ulogu u novoj medicini. Ono pokazuje da je potpuno obnavljanje zapravo posljedica načela adekvatne regeneracije i beskonačnog razvoja organizma.

3.12. ONAJ OD ŽIVUĆIH KOJI NIJE UMIRAO, UVIJEK ĆE MOĆI USKRSNUTI OTIŠLOG U OPTIMALNIJE VRIJEME I U NUŽNIJOJ VARIJANTI NEGO ŠTO ĆE TO MOĆI URADITI USKRSNULI.

Upravljanje procesom obnavljanja ostvaruje se putem osvješćivanja harmonije Svijeta, koju uskrsavani ponovno stvara u svojoj svijesti. Vladanje ovim upravljanjem od početka je ugrađeno u duhovnu strukturu svakoga od nas.

Međutim postoje razlike u brzini tog procesa, u brzini njegovog djelovanja. Zapravo, kod onoga koji nije umirao brzina upravljanja je uvijek veća od brzine onoga koji je preživio odlazak, a potom i povratak. Jer jasno je da se putem objekta informacije koji je harmoničniji može upravljati brže negoli putem objekta koji nosi tragove bivših razaranja i u koji je, uglavnom, još uvijek potrebno unositi veću harmoniju.

Ako se primijeni na zdravlje, sve što je rečeno znači sljedeće: obnavljanje vašeg organizma ili organizma drugog čovjeka moguće je sa velikom lakoćom ostvariti kroz zdrav organ. Usredotočivši pažnju na zdrav organ i zatim proširivši svijest na cijeli organizam, možete dobiti dobro zdravlje cijelog organizma.

3.13. PRAKSA USKRSAVANJA, PRAKSA OBNAVLJANJA NE PROTURIJEČI NIJEDNOJ OD RELIGIJA, NIJEDNOM ZAKONODAVSTVU I NIJEDNOM OD USMJERENJA STVARALAČKOG PLANA.

Ovo načelo omogućuje shvatiti da se pri obnavljanju bilo kojeg objekta u njega ugrađuju elementi stvaralačkog razvoja. Neka je, na primjer, neki objekt ranije bio problem za okolinu. Tada obnavljanje tog objekta na osnovu impulsa stvaranja mu daje mogućnost razvoja na takav način da sada bude u skladu sa okolinom. Hoću ovdje naglasiti da svaki proces potpune obnove u obaveznom poretku dovodi do harmonizacije objekta sa okolnom sredinom.

Ako se pak govori o takvim objektima kao što surušilački sustavi, onda harmonizacija u tom slučaju znači da se kao rezultat upravljanja sve razorne funkcije navedenog objekta neutraliziraju.

Odstranjivanje razornih funkcija i razvoj stvaralačkih funkcija je znak istinskog upravljanja sustavom.

Iz razmatranog načela mogu se izvući važne posljedice za poboljšanje zdravlja. Uzmimo, na primjer, pušača koji želi prestati pušiti. Na osnovu rečenog može se savjetovati sljedeći pristup. Najprije je potrebno u svijesti izolirati cigaretu i tek potom odbaciti pušenje.

Ovdje ima smisla dati pojašnjenje općeg karaktera. Bilo koja bolest u stvari se uvijek razvija najprije na informacijskom planu. I tek kada se tu razvije i oformi u dovoljnom stupnju, tek onda se ona manifestira i na fizičkoj razini, to jest, dolazi do njenog pojavljivanja i u fizičkom tijelu.

Odavde se vidi da je liječenje samo fizičkog tijela - liječenje posljedica. Bolje je započeti liječenje uzimajući u obzir uzroke bolesti. Uzroci imaju svoje korijene na finim planovima postojanja. Zato se efektivno izlječenje može prilično lako osigurati na osnovu aktivne upotrebe svijesti.

Pažljivo pogledajte još jednom prilaze izlječenju koje sam vam predlagao prilikom razmatranja prethodnih načela. Na primjer, govorio sam: „Obrazujte u svojoj svijesti sliku zdravog organa i položite je na organ koji želite izliječiti."

To je univerzalni prilaz i to je konkretni primjer prakse upravljanja.

3.14. USKRSAVANJE LJUDI DAJE MOGUĆNOST USKRSAVANJA I OBNAVLJANJA BILO KOJIH OBJEKATA.

Obnavljanje bilo kojih objekata daje mogućnost stvaranja bilo kojih struktura stvarnosti a samim tim, faktički, upravljanja bilo kojim događajima. U posebnom slučaju, može se upravljati i zdravljem.

4.1. USKRSAVANJE JE UPRAVLJANJE CJELOKUPNIM IZVANJSKIM PROSTOROM.

Ovaj pristup omogućuje upravljanje događajima na sljedeći način: cjelokupno vanjsko prostranstvo prevodite u sam događaj i na osnovu toga dobivate upravljanje. Kako se ovo može iskoristiti za vraćanje zdravlja? Svu harmoniju izvanjskog svijeta promatrate unutar sebe, odražavate je u sebi, manifestirate je u sebi - i evo, ona počinje zvučati unutar vas, a organizam doveden u harmoniju počinje emitirati savršeno zdravlje.

4.2. ČOVJEK - TO JE CELOKUPNI IZVANJSKI I UNUTRAŠNJI SVIJET ISTOVREMENO.

Primijenjeno na zdravlje ovo načelo govori sljedeće. Zdravlje - to je stanje koje određuju mnogi čimbenici. Stapanje tih čimbenika označava zdravlje svakog organa, svake stanice.

4.3. DILATACIJA VREMENA, NJEGOVO UDALJAVANJE ILI PRIBLIŽAVANJE ZA NEKE ASPEKTE PROSTORA OZNAČAVA I USKRSAVANJE.

Sa točke gledišta zdravlja ovo načelo se može promatrati kao objekt koji postoji u vremenu. U njemu se odvijaju nekakvi procesi. On živi svoj život, ima svoj normalni tijek vremena. I uopće ne mora biti da se taj tijek vremena podudara sa vremenskim tijekom procesa u susjednom organu. Tako, kad vidite da se procesi koji se odvijaju u različitim organima razlikuju, makar i neznatno, po protoku vremena, to onda znači da imate potpuno zdravlje.

4.4. ONO O ČEMU ČOVJEK RAZMIŠLJA, ONO, ŠTO ON GOVORI I ONO ŠTO RADI NOSI OSOBINE VJEČNOSTI.

Pošavši od ovog načela može se razumjeti da je svaki organ tako stvoren da može vječno funkcionirati. Ako čovjek to shvati, ne samo formalno, ne samo umom, ako čovjek osvijesti to svim svojim bićem, onda nikakvih problema sa zdravljem nikada više neće imati.

4.5. NAČELO VJEČNOSTI. ONO OSIGURAVA OTIŠLIMA SJEĆANJE NA TO, DA ĆE SE DOGODITI NJIHOVO PONOVNO STVARANJE.

Stvarnost i svaki njen element su na taj način izgrađeni da kao rezultat postoje načela potpune obnove. Zato svaki živući uvijek ima znanje o vječnom životu. Analogno i bilo koji objekt informacije uvijek ima znanja o svom potpunom obliku.

Ako se govori o objektima sa razornim svojstvima, na primjer o bombama, onda je nužno napomenuti da su to strukture koje nemaju harmoniju, da su to strukture onog plana svijesti gdje stvaralački element još nije postao dominantan, još nije postao određujući.

Zato se ovdje radi o tome da vaša svijest treba izolirati bombu, to jest, učiniti tako da ona ne eksplodira. A izoliranje bombe u svijesti treba dovesti do toga da se izmijeni, recimo politička situacija i da pitanje bombe otpadne samo po sebi, a da pregovori postanu osnova za rješavanje spornih pitanja.

Na taj način, načelo Vječnosti ne uništava samu bombu, već mijenja, na primjer, ustrojstvo društva ili pak strukturu događaja, tako da bomba sa vremenom gubi one svoje funkcije koje su u nju u početku bile ugrađene. Ovdje se ima u vidu da bomba, nakon što odleži izvjesno vrijeme, uslijed raspada njenih sastavnih komponenti i drugih sličnih procesa jednostavno prestane predstavljati opasnost, to jest, već po svojoj suštini ona prestaje biti bomba.

Ovo načelo je ugrađeno u formu objekta. Kada imamo neki element koji može nešto povrijediti, onda on radi po formi samorazaranja. Zato, kada govorimo o vječnosti nekog objekta, onda govorimo o tome da se oni njegovi elementi koji su povezani sa razaranjem uvode u strukturu gdje ne mogu razoriti ni sebe ni druge elemente stvarnosti.

Dakle, pravilno upravljanje dovodi do toga da se svi elementi koji mogu razarati s vremenom sami preobražavaju. A pri tom, naglašavam, ne zadiremo u njihovu prvobitnu strukturu.

Tako se na osnovu načela Vječnosti osigurava obnavljanje harmonije.

4.6. KRETANJE OTIŠLIH PO NJIHOVOJ ZEMLJI ŽIVOTA, BAJKOVITOJ ZA NAŠE POIMANJE, U STVARI SE OSTVARUJE KROZ STRUKTURU NAŠE SVIJESTI.

Primijenjeno na zdravlje, ovo načelo nam omogućuje shvatiti sljedeće.

Razmatrat ćemo elemente stvarnosti kroz strukturu naše svijesti, to jest, zadat ćemo sebi cilj da promijenimo stvarnost mijenjajući svoju svijest. Uvidjet ćemo da postoji puno veza koje ovise o strukturi naše svijesti, o tome kako opažamo stvarnost. Ako to razumijete, ako vidite te veze, onda možete shvatiti i bolest, možete razumjeti njen uzrok i izliječiti od nje kako samog sebe, tako i druge.

4.7. PROMJENE GEOGRAFSKOG RELJEFA, DO KOJIH DOLAZI PRILIKOM ZEMLJOTRESA ILI PRI OBRUŠAVANJU VELIKIH KOLIČINA KAMENJA PRILIKOM LAVINA DOVODI DO GENETSKIH I STRUKTURNIH PROMJENA U ČOVJEKU, JER ČOVJEK REAGIRA NA CIJELI PROSTOR.

Bilo kakva promjena u Svijetu, na osnovu zakona o sveopćoj povezanosti, dovodi do drugih promjena. Ovo načelo daje mogućnost razumjeti da svaki pokret organizma, svaka misao, svaka promjena u svijesti kao odgovor izaziva reakciju svih elemenata organizma. Znanje toga omogućuje liječenje svake bolesti.

Tako smo zajedno još jednom razmotrili načela uskrsavanja izložena u drugom poglavlju. Ovoga puta smo ih primjenjivali na upravljanje događajima i, posebno, na ponovno uspostavljanje zdravlja.

Sa istim tim ciljem mogle bi se analogno razmotriti i metode uskrsavanja ljudi izložene u trećem poglavlju. Ja to neću raditi, bar ne u ovoj knjizi, ali vam preporučam da sami porazmislite o tim pitanjima i pokušate makar na primjeru nekolicine metoda uskrsavanja uvidjeti kakve se preporuke iz njih mogu dobiti za upravljanje događajima i regeneraciju zdravlja. To će biti dobra praksa za osmišljavanje materijala izloženog u drugom i trećem poglavlju.

Želim vam još obratiti pažnju na sljedeće. Načela uskrsavanja, sa točke gledišta upravljanja događajima, predstavljaju odraz zakona Svijeta, a metode uskrsavanja - to su zakoni Svijeta u dinamičnoj manifestaciji. Bilo koja osnovna struktura koja je izraz zakona Svijeta još od nastanka uvijek je i sama zakon Svijeta sa točke gledišta njene primjene.

A odavde se može načiniti i sljedeći korak u poimanju ustrojstva Svijeta, iako smo, istina, već govorili o tome u drugom poglavlju. Već se može govoriti o tome da se na osnovi načela, kroz njihovu primjenu, **formira** struktura Svijeta. To jest, da se stvaraju takvi zakoni Svijeta koji će dovesti do stvaranja. Možete stvarati te stvaralačke zakone jer načela koja odražavaju zakone Svijeta, nakon što ih svi osvijeste, i sami postaju fundamentalni zakoni Svijeta.

§ 2. OSNOVNA NAČELA NOVE MEDICINE - MEDICINE BUDUĆNOSTI, A VEĆ I SADAŠNJOSTI.

Prelazimo na razmatranje osnovnih načela nove medicine. Ta načela su grupirana na takav način da obrazuju dva odjeljka. U prvom odjeljku ima devet načela. Tih devet načela su opet podijeljena u tri grupe, po tri načela u svakoj. Dobivene tri grupe odgovaraju različitim razinama načela. Međutim u ovoj podjeli načela po razinama postoji ista ona uvjetovanost o kojoj sam govorio u drugom poglavlju prilikom razmatranja osnovnih načela uskrsavanja.

U drugom odjeljku ima jedanaest načela. Svi oni su približno na istoj razini i prema tome su predstavljeni jedan za drugim bez ikakvih daljnjih podjela.

Odjeljak 1.

1

1. NUŽNO JE OSIGURATI RAZVOJ DUHA DO TE RAZINE KADA ĆE ČOVJEK MOĆI NA DUHOVNOJ OSNOVI IZNOVA STVARATI FIZIČKO TIJELO.

Nova medicina ne treba samo osiguravati procese života fizičkog tijela, već treba i osigurati razvoj duha čovjeka do te razine kada će čovjek moći na duhovnoj osnovi iznova stvarati fizičko tijelo i događaje u bilo kojem svijetu, u bilo kojem prostoru, u bilo kojem prostoru-vremenu.

2. NOVA MEDICINA TREBA OSIGURATI STVARANJE SPECIJALNIH PROSTORNO-VREMENSKIH PODRUČJA U KOJIMA ĆE SE OSTVARIVATI REPRODUKCIJA MATERIJE.

Ponovno stvaranje tijela čovjeka treba se odvijati u uvjetima, da tako kažemo, bioorganske unutrašnje i vanjske sredine na osnovu koje će tijelo funkcionirati u ovisnosti o duhu, duši i cjelokupnoj informaciji. Na taj način, pred novu medicinu se postavlja zadatak koji se ne odnosi neposredno na tijelo čovjeka. Taj zadatak je - stvaranje specijalnih prostorno-vremenskih područja gdje će se faktički ostvarivati ponovna izgradnja materije, i zato će tijelo tamo moći slobodno funkcionirati.

3. DUHOM PONOVNO STVORENO FIZIČKO TIJELO U MEĐUDJELOVANJU SA DUŠOM, SA DUHOM ĆE MOĆI STVARATI DRUGA TIJELA, MOĆI ĆE IH OBNAVLJATI.

Ovo će biti iscjeljenje u istinskom smislu.

Ako se govori o razvijenijim osobnostima, o razvijenijim dušama, onda one ne samo da će moći obnavljati tijelo drugog čovjeka, one će moći čak i strukturirati razdvojene segmente njegove duše u pravcu njegovog vječnog stvaralačkog razvoja.

Stvar je u tome, da se Svijet neprekidno razvija, okolnosti se mijenjaju, i potrebno je da postoji brza reakcija na novu, izmijenjenu situaciju. Ovdje se radi o sljedećem. Ako je neko prvi primijetio da treba naglo promijeniti situaciju, da treba unijeti izmjene kako bi se dalje razvijala harmonija Svijeta, onda on treba znati kako da odmah strukturira potreban element duše drugog čovjeka, i to uraditi bez ikakve misli, bez riječi, bez ikakve međuradnje, tako da drugi čovjek to odmah ima. Ova tehnologija će biti posebno područje nove medicine.

Formiranje tijela i formiranje duše u sadašnje vrijeme odnosi se samo na djelovanje Stvoritelja. Tako će ne samo formiranje tijela u potpunosti postati dio nove medicine, već će se na novu medicinu odnositi i praksa strukturizacije odvojenih segmenata duše. Pri tom, bit će moguće uraditi to trenutno.

2

1. UZAJAMNO DJELOVANJE FIZIČKOG TIJELA SA DUHOM I DRUGIM TIJELIMA NOVA MEDICINA ĆE SMATRATI MEĐUDJELOVANJEM IZMEĐU RAZLIČITIH OBJEKATA KOJI SU NA INFORMACIJSKOM PLANU SVI JEDNOZNAČNI.

Fizičko tijelo živi u nekakvom prostoru. Međudjelovanje tijela sa duhom i drugim tijelima proizvodi promjene kako u njemu samom, tako i u vanjskom prostoru. To međudjelovanje se može promatrati kao međudjelovanje između različitih objekta informacije. Opći stvaralački razvoj formira jednoznačnost tih objekta na informacijskom planu.

Želim vam skrenuti pažnju na to da ja pojmu medicine dajem općenitiji smisao nego što je jednostavno liječenje. Po mom shvaćanju, medicina treba čovjeku osiguravati zdravlje u bilo kojem prostorno-vremenskom kontinuumu, u bilo kojem prostorno-vremenskom području. Odavde slijedi da je novoj medicini potreban novi poseban dio koji će se baviti rezultatima međusobnog djelovanja različitih objekata informacije: tijela, prostora, prostorno-vremenskih objekata i tako dalje.

2. KAO REZULTAT RAZVOJA ČOVJEKA SVAKA STANICA NJEGOVOG FIZIČKOG TIJELA ĆE POSTATI PODJEDNAKO RAZUMNA KAO ŠTO JE I ON SAM.

U sadašnje vrijeme poznat je pojam Homo sapiens - razumni čovjek, ako se prevede doslovno, ili, drugim riječima, čovjek kao razumno biće. Tako će karakteristična osobina nove medicine biti postojanje ne samo pojma razumnog čovjeka, već i pojma razumne stanice. Stanica će biti podjednako razumna koliko i sam čovjek. To je potpuno nova pojava koja do sada nije bila poznata.

U suglasnosti sa tim što će stanice postati razumne izmijenit će se mehanizam utjecaja na vanjske okolnosti. Utjecaj na vanjske okolnosti će se ostvarivati kako putem unutarstaničnog sustava, tako i putem izvanstaničnog sustava. To su prema tome pozicije unutarstanične i nadstanične medicine.

U svezi sa ovim što je rečeno u odnosu na stanice, tijelo će imati složeniji sustav hijerarhije, zato što se sada pojavljuje još i mogućnost kontrole iz svake stanice.

3. RAZVOJ TIJELA ČOVJEKA, IZMEĐU OSTALOG I KROZ SVIJEST NJEGOVIH STANICA, DOVEST ĆE DO TOGA DA TIJELO ČOVJEKA POČNE DJELOVATI VEĆ KAO AKTIVNI ELEMENT STVARANJA SVIJETA.

Ono što je Bog stvorio može se sinkrono mijenjati zajedno sa razvojem Svijeta, pri čemu se promjenama može upravljati. Razvoj tijela čovjeka će se odvijati i putem svijesti njegove stanične strukture, putem svijesti stanica. Tijelo čovjeka će postati aktivni element stvaranja Svijeta. Jednostavnije rečeno, razvoj tijela će dovesti do toga da će ono biti ne samo svoj „potrošač", već i „proizvođač" samog sebe.

To je potpuno novi pravac medicine. On će biti povezan sa

prestrojavanjem kako duhovnih tako i materijalnih procesa, na primjer, unutarstaničnih, nadstaničnih. Razvoj duha će se odvijati po složenijem načelu. Može se reći da će duh, mozak i tijelo biti isto što i duša, mozak i tijelo. U drugom poglavlju sam govorio o razlici između duha i duše. Međutim iz ovoga što sam sad rekao slijedi da će tijekom razvoja čovjeka ta razlika nestajati. Uopće, u novoj medicine će se odvijati objedinjavanje nekoliko elemenata u svezi sa time što će akt stvaranja postati i akt trenutnog očitovanja svih njegovih posljedica.

Čovjek će postati stvoritelj Svjetova. On će moći stvarati i potpuno nove elemente, to jest elemente kakvih nema na Zemlji. Prilikom demonstracije materijalizacije već sam stvarao elemente materije koji do sada nisu bili poznati, i to je zabilježeno u službenim dokumentima. O tome ću govoriti podrobnije u drugim radovima. Ovaj proces ima puno strana. Bilo koji predmet, na primjer čavao, može se napraviti uz pomoć stroja, a može se dobiti i materijalizacijom, putem vlastite svijesti.

3

1. FIZIČKO TIJELO, KOJE OSTAJE INDIVIDUALNO, NA RAZINI DUHA, DUŠE, MOĆI ĆE SVUDA BITI PRISUTNO.

Fizičko tijelo treba ostati individualno, a u isto vrijeme mora biti, da tako kažemo, realno prošireno na mnoge objekte informacije. Prošireno u tom smislu da tijelo kao i duša može praktično ostvarivati sve procedure upravljanja vanjskom stvarnošću. To znači da će ne samo duša, već i fizičko tijelo moći svuda biti prisutni. Pri tome će biti potrebno da se rješavaju zadaci individualizacije svakog tijela i određivanja stvarnih sfera obitavanja duše, duha, tijela, intelekta.

Ovi nabrojeni objekti imaju beskonačan broj stupnjeva slobode. Svaki od tih stupnjeva slobode očituje se u određenom rakursu, to jest u određenim sustavima pristupa, u određenim elementima poimanja, itd. Međutim sve to postoji samo za one koji to razumiju.

Zadatak nove medicine će biti pokazivanje obilježja objekta informacije, prikazivanje individualnih osobina ličnosti. To je specijalan zadatak, važan za stvaranje budućih pokoljenja. Načelo individualizacije je osnova za stvaranje sljedećih pokoljenja ljudi, životinja, ptica, biljaka i uopće svih bića.

Vidite da se ovo načelo moglo odnositi i na prvu razinu. Postavio sam ga ovdje, u treću grupu, zato što je konstrukciju koja se iz njega dobiva lakše uočiti i lakše razumjeti sa svih strana.

2. VJEČNI ŽIVOT ČOVJEKA BIT ĆE OSIGURAN TIME ŠTO ĆE BITI NEMOGUĆE PROMIJENITI STVARALAČKI PUT RAZVOJA.

Ovo načelo je usmjereno na to da se ujedine pojam razvoja i pojam pristupa u bilo koju prostorno-vremensku strukturu. Imajući pristup u prostorno-vremensku strukturu, uvijek je moguće u njoj proizvesti potrebne promjene. Te promjene se stvaraju pomoću impulsa svijesti, impulsa duše. Utjecaj tog impulsa će se širiti kako na prošlost, tako i na budućnost, ali u prvom redu na prošlost, da bi se isključila mogućnost da jedan čovjek uzmogne promijeniti korpus informacija, promijeniti već stvorenu konstruktivnu shemu razvoja. Ovdje se radi o svojevrsnoj tehnici bezopasnosti.

Znanja koja dajem su bezopasna. Ona razvijaju čovjeka samo u boljem pravcu i omogućuju sagledavanje načela bezopasnosti. Zato što su tako organizirana da pristup u bilo koju prostorno-vremensku strukturu može dobiti samo onaj tko zna i tko može. Radi se o stvaralačkom znanju i o stvaralačkom umijeću. Onaj tko ne zna i ne može, taj neće moći dobiti pristup u prostorno-vremenske strukture i tako ništa neće moći izmijeniti. Eto na takvoj specijalnoj tehnologiji je zasnovano načelo bezopasnosti.

3. PONOVNO STVARANJE ŽIVOTA OSTVARIVAT ĆE SE NEOVISNO O ISHRANI.

Zbog dostupa informaciji bit će moguće ostvarivanje formiranja struktura razvoja organa, pri čemu će biti moguće da se formiranje i razvoj organa ostvaruju neovisno o ishrani. To jest, stvaranje života će se ostvarivati neovisno o hrani. Ovaj dio medicine već će se dodirivati sa tehnologijama osiguranja vječnog života, zato što za zadovoljavanje svih potreba čovjeka ishrana više neće biti potrebna. Bilo koje potrebe, isključujući, razumije se, one razorne, zadovoljavat će se stvaralačkim putom kroz beskonačan razvoj.

O svemu ovome govorim zato što je to jedan od koraka, jedan od elemenata kretanja ka novoj medicini gdje se sve po volji duše preobražava u stvaralačkom pravcu. A kao rezultat toga, osoba više neće ovisiti o okolnosti ni vanjskog ni unutrašnjeg svijeta. I bit će postignuto takvo, može se reći idealno stanje ličnosti, koje će se odlikovati potpunom kontrolom sa strane te ličnosti i njenim potpunim ostvarenjem.

Odjeljak 2.

1. STRUKTURA MATERIJE JE TAKVA DA SVIJEST MOŽE STVORITI MATERIJU U BILO KOJOJ TOČKI.

Ovo načelo omogućuje shvatiti da će u novoj medicini sinteza svijesti i materije biti poznat proces, i da će ta sinteza za svaku točku bezuvjetno davati poznati rezultat. U stvari, mogućnosti sinteze svijesti i materije već su i sada poznate onima koji prakticiraju strukturiranje svijesti po mom sustavu spasenja. Zato će rad svijesti biti pokazan na razini onih procesa koji su faktički povezani sa procesom ponovnog stvaranja Svijeta.

Konkretni primjer. Kada sadite drvo, u tom procesu stvaranja života vaša svijest funkcionira zajedno sa tijelom. Tu na osnovu cilja koji postoji u svijesti tijelo ostvaruje sadnju drveta. A drvo sa svoje strane, proizvodeći kisik, podržava život tijela.

Ovo načelo će se koristiti u svim aparatima, u svim postrojenjima nove medicine, a također i u svim analitičkim pristupima. Kao rezultat toga, analiza će se sprovoditi ne samo sa točke gledišta onoga što se odvija u organizmu, već i sa točke gledišta toga kako organizam međudjeluje sa stvarnošću. To je kvalitativno novi pristup. On liječniku daje potpuno nove mogućnosti za ponovno vraćanje zdravlja.

2. KADA PROMATRATE STVARNOST KAO STRUKTURU KOJA FORMIRA VAŠU SVIJEST, ONDA VAŠA SVIJEST MOŽE UNUTAR DATE STVARNOSTI FORMIRATI VAŠE TIJELO KOJE SA SVOJE STRANE ZA SEBE FORMIRA SLJEDEĆU NOVU STVARNOST.

Ovo načelo se može i drugačije formulirati. Zapravo, vaša svijest može tako oblikovati stvarnost, da svaki sljedeći korak u njenom formiranju dovodi do stvaranja realnosti koja je za vas najpogodnija. To znači da svaka individua sa svakim novim stupnjem razvoja postaje sve harmoničnija.

Kao rezultat toga nestaju takvi pojmovi kao što su starost, bolest, gubljenje radnih sposobnosti. Dolazi do procvata ličnosti u svim odnosima. A svaka nova etapa dovodi do podizanja same razine razvoja.

Kada se svaka individua razvija na sličan način, onda zadatak nove medicine postaje faktički samo stvaranje uvjeta za takav razvoj.

3. RAZVOJ EKONOMSKE, POLITIČKE, DRUŠTVENE I EKOLOŠKE OSNOVE ZA OBNOVU ČOVJEKA DOVODI DO TOGA DA ĆE VJEČNI RAZVOJ OFORMITI VJEČNE KONSTRUKCIJE SVIJETA KOJE ĆE SE UČVRŠĆIVATI KAKO U ZAKONODAVNOJ TAKO I U DRUŠTVENOJ SFERI.

Oslonivši se na osnovu o kojoj se govori u formulaciji ovog načela, razvoj osobnosti će se ostvarivati toliko harmonično da će se u svakom elementu razvoja razvijati sveopća ljubav. To će doprinositi rađanju novih Svjetova. A čovjek, kao njihov stvoritelj, organizirat će sljedeću etapu razvoja na osnovu sveopće ljubavi.

Faktički se ovo načelo može izložiti na sljedeći način. Čovjek, koji se pojavljuje u svojstvu stvoritelja, oslanja se na ljubav koju pritom i razvija. Upravo takav pristup razvoju je Bog u početku postavio. To jest, ljubav je osnova stvaranja Svjetova. I baš isto onako kao što je bezgranična ljubav Stvoritelja, nevidljivo prisutna, postojano usmjerena ka svakome od nas, tako isto i svaki vaš postupak treba biti prožet ljubavlju i tada ćete, stvarajući, djelovati na isti način kao što to radi sam Bog. A tada će se izgradnja organizma i izlječenje sebe samog i drugih pojaviti kao očitovanje sveopće ljubavi.

4. BILO KOJI PROCES STVARNOSTI PROMATRAT ĆE SE U MEĐUPOVEZANOSTI SA ČOVJEKOM.

Ovo načelo je razumljivo i može se vrlo jednostavno realizirati u liječenju čovjeka, u njegovim djelovanjima i njegovom razvoju pod uvjetom da su vidljive konkretne veze čovjeka sa svakim objektom informacije. Ovo načelo omogućuje da se vidi ne samo uzajamno djelovanje različitih tekućih događaja koji se odvijaju u životu čovjeka, već i međudjelovanja budućih događaja. Kao rezultat toga čovjek će moći dobivati konkretne preporuke o onome što treba raditi u budućnosti i kako se treba ponašati da bi se njegov život normalno razvijao i imao dobro zdravlje.

5. SVAKI DOGAĐAJ U SVEZI SA BILO KOJIM OBJEKTOM INFORMACIJE, UKLJUČUJUĆI I SVAKI DOGAĐAJ U ŽIVOTU ČOVJEKA, PROMATRAT ĆE SE KAO DOPRINOS VRAĆANJU HARMONIJE U ČOVJEKU KOJEM JE POTREBNA POMOĆ BILO KOJE VRSTE.

U novoj medicini liječenje će se vršiti ne samo preparatima ili specijalnim uređajima koje je svijest stvorila konkretno za određenog čovjeka. U novoj medicini liječenje će se ostvarivati i razvojem svijesti tog čovjeka u području uzajamnog djelovanja sa drugim ljudima. Kao rezultat toga, liječenje će se ostvarivati na osnovu svijesti o harmoniji sa bilo kojim drugim čovjekom.

Tehnička strana ovog načela će ovako izgledati. Uređaji će

poboljšavati zdravlje svih ljudi i istovremeno će obnavljati sve objekte informacije, uslijed čega će se poboljšavati zdravlje i određenog konkretnog čovjeka.

6. SVE TEHNOLOGIJE I SVA TEHNOLOŠKA POSTROJENJA NOVE MEDICINE NI PRI KAKVIM OKOLNOSTIMA NEĆE OGRANIČAVATI SLOBODU DJELOVANJA I ISPOLJAVANJE VOLJE SVAKOG POJEDINOG ČOVJEKA.

Zapravo, nova medicina će se oslanjati na slobodu djelovanja i izražavanje slobodne volje svakog čovjeka. Zato će se aparati za analizu stanja zdravlja svakog čovjeka praviti na takav način da ni u kojem slučaju ne umanjuju slobodu mišljenja i slobodu djelovanja čovjeka, već će, obrnuto, doprinositi razvoju te slobode. Jer je prije svega drugog potpuna sloboda mišljenja nužni uvjet stvaralačkog razvoja osobe.

Kako će se praktično realizirati te ideje? Zadržat ću se samo na strukturiranju svijesti, o kojem sam već govorio. Ta nova tehnologija je usmjerena na to da se liječenje odvija uglavnom na osnovu vlastite svijesti čovjeka. Strukturiranje svijesti dovest će do toga da svijest uspije, recimo, stvarati bilo kakvu ljekovitu strukturu, to jest materijalizirati potrebne lijekove. A to će biti već sasvim drugačiji lijekovi, različiti od onih koji se prave umjetnim putem, na bazi kemije. Preparati koje svijest izrađuje potpuno su bezopasni, bez nuspojava i donose samo dobro. Pomoću njih moguće je, na primjer, obnoviti zdravlje bilo kojeg organa. Moguće je, naravno opet na osnovu svijesti, i odmah unutar sebe jednostavno obnoviti potrebne organe. Ili u drugom čovjeku. Ako sprovodite strukturiranje svoje svijesti radi upravljanja stvarnošću, onda se pred vama otvaraju bezgranične mogućnosti.

7. TEHNOLOGIJE I TEHNIČKA POSTROJENJA MEDICINE BUDUĆNOSTI BAVITI ĆE SE ORGANIZMOM ČOVJEKA BEZ IKAKVIH VREMENSKIH OGRANIČENJA.

U budućnosti će se sve više manifestirati težnja čovjeka ka punoj slobodi djelovanja i, posebno, ka realnom premještanju u razna prostorno-vremenska područja. To znači da će medicina budućnosti morati osigurati potpuno zdravlje čovjeka u bilo kojoj točki svih tih prostorno-vremenskih područja. Eto zašto ovo načelo govori o tome da će tehnički uređaji i tehnologije koje će biti stvorene morati biti orijentirane ne samo na sadašnjost već i na cjelokupnu prošlost određenog organizma i na njegovo buduće stanje, na njegovu buduću strukturu. To jest, nove tehnologije će se baviti svakim konkretnim organizmom bez ikakvih ograničenja u vremenu.

8. ANALIZA KRETANJA ČOVJEKA U PROSTORU I U VREMENU I PARALELNA ANALIZA MIŠLJENJA OMOGUĆUJE DOBIVANJE KONKRETNE STRUKTURIZACIJE SVIJESTI KOJA OSIGURAVA POTPUNO ZDRAVLJE.

Možemo promatrati i analizirati kretanje čovjeka u prostoru i vremenu. Sa druge strane, možemo istovremeno promatrati i analizirati kretanje koje se odvija na razini mišljenja. Sjedinjenje elemenata ta dva kretanja omogućuje dobivanje konkretnog oblika svijesti sa nastalim razumijevanjem toga kako treba raspodijeliti misao da bi se dobilo potpuno zdravlje.

9. NOVA MEDICINA NE SAMO DA ĆE UKLONITI SVA STAROSNA OGRANIČENJA U POGLEDU RAĐANJA ČOVJEKA PRIRODNIM BIOLOŠKIM PUTEM, VEĆ ĆE I OSIGURATI MOGUĆNOST STVARANJA ČOVJEKA PUTEM STRUKTURIZACIJE SVIJESTI.

Postojanje povišene razine zdravlja i usavršavanje funkcija organizma omogućit će uklanjanje svih starosnih ograničenja u odnosu na rađanje čovjeka prirodnim biološkim načinom i učinit će da proces rađanja djece ne bude ograničen nikakvim vremenskim okvirima. Pri tome kao rezultat neprestanog postupnog razvoja postojano će se uzdizati i prirodna razina čovjeka još pri njegovom rođenju.

Paralelno sa mogućnošću rađanja djece običnim putem postat će moguće i potpuno stvaranje čovjeka putem strukturiranja svijesti. To će već biti stvaranje čovjeka istim načinom na koji ga je Bog stvarao. Stvaranje čovjeka putem strukturiranja svijesti značit će potpunu slobodu djelovanja. Čovjeku rođenom na takav način bit će osigurano apsolutno zdravlje. On će vladati sposobnošću trenutne percepcije i trenutnog prijenosa bilo koje informacije. Zadatak nove medicine će zato biti prijenos informacija novom čovjeku, po mogućnosti praktički trenutno.

10. OSNOVNI ZADATAK NOVE MEDICINE JE OSIGURANJE BESMRTNOSTI.

Kretanje društva ka besmrtnosti, ka ostvarenju vječnog života i beskonačnog razvoja treba se odvijati istovremeno za sve njegove članove, to jest svaki čovjek se treba kretati po tom putu i svaki čovjek treba postati besmrtan. Zato je zadatak nove medicine širenje odgovarajućih znanja i tehnologija među svim članovima društva, da bi se svatko mogao slobodno razvijati u tom pravcu.

Može se iskoristiti i ovakva mogućnost: osigurati trenutni prijenos svih tih podataka već onda kad se plod tek počinje formirati.

11. PO MJERI RAZVOJA SVIJESTI ČOVJEKA SVAKI ELEMENT STVARNOSTI ĆE POSTAJATI SVE VIŠE PODLOŽAN UPRAVLJANJU I SVE ĆE VIŠE ODGOVARATI ŽELJAMA ČOVJEKA.

Sa razvojem svijesti čovjeka svaki element stvarnosti će se mijenjati u pravcu sve veće suglasnosti sa čovjekovim zahtjevima. U svezi sa time postupno će se mijenjati karakter upravljanja elementima stvarnosti. Upravljanje će se ostvarivati ne više na osnovu sile, ne pomoću čistog napora volje. Zbog ustanovljenja sve veće harmonije u Svijetu upravljanje elementima realnosti će se sve više odvijati na osnovu suglasnosti između njih i pretpostavljenih djelovanja. Radi toga će im se unaprijed predavati sve nužne informacije.

Kao rezultat toga, stvarnost će se razvijati na dosljedan način.

Osiguravanje takvog razvoja je jedan od zadataka nove medicine.

Dakle, ovo načelo govori o tome da će se po mjeri razvoja svijesti čovjeka svakim elementom stvarnosti sve lakše upravljati, da će svaki element bivati u sve većoj suglasnosti sa zahtjevima čovjeka, sve će bolje odgovarati željama ljudi. U idealnom slučaju, svaki element stvarnosti treba postati onakav kakvim ga čovjek želi vidjeti.

Oba ova navedena odjeljka sadrže različita načela. Međutim, ti odjeljci su različito ustrojeni. U prvom odjeljku načela su izgrađena u vidu bloka, a u drugom se oni nižu jedan za drugim. Kao rezultat pri usvajanju tih načela dobivate različitu strukturizaciju svijesti.

U suglasnosti sa ovim, zbog unutrašnjeg uspoređivanja postižete blokovsko-sekvencijalnu ili, drugačije rečeno, diskretno-kontinuiranu strukturu svijesti, što osigurava mogućnost da upravljate na osnovu onih zakona po kojima je stvoren Svijet.

U prvom paragrafu ovog odjeljka načela uskrsavanja su izložena u odnosu na upravljanje događajima putem razjašnjenja načina njihove primjene. A u ovom paragrafu načela upravljanja događajima se usvajaju putem objedinjenja diskretnog i kontinuiranog načina percepcije. Upravo tako se formiraju svi događaji Svijeta. Jer svaki događaj se stvara od uzročno-posljedičnih i diskretno-kontinuiranih elemenata. U našem slučaju uzrok su načela uskrsavanja, a posljedica - primjena tih načela na upravljanje događajima. A diskretnost - to je blokovska struktura prvog odjeljka, a kontinuiranost - naizmjenični raspored načela u drugom poglavlju. Upravljanje događajima na osnovu izloženog osigurava uzimanje u obzir raznovrsnosti svih veza Svijeta, što daje harmonično stvaralačko upravljanje.

§3. KONKRETNE ČINJENICE IZLJEČENJA OD BOLESTI KOJE SE SMATRAJU NEIZLJEČIVIMA.

U današnje vrijeme ortodoksna medicina ustrajno traži načine za liječenje od bolesti sa kojima još ne uspijeva izaći na kraj. U takve bolesti spadaju posebno rak i SIDA četvrtog stadija.

Pri duhovnom načelu neizlječive bolesti u stvari ne postoje. Više od toga, ako se razumiju načela izložena u ovoj knjizi i ako se ona slijede, nikakve bolesti čak nikada neće ni nastati, jer ćete se uvijek nalaziti u harmoniji sa Svijetom. A svaka se bolest može promatrati kao posljedica narušavanja te harmonije. Zato je recept za izlječenje od svake bolesti vrlo jednostavan - treba uspostaviti harmoniju sa Svijetom.

Sproveo sam već puno izlječenja od bolesti koje se u današnje vrijeme smatraju neizlječivim. Svi ti slučajevi su dokumentirano potvrđeni. Dio njih je predstavljen u djelu od tri toma Grigoria Grabavoia: „Praksa upravljanja. Put spasenja." Sva tri toma su izdana u Moskvi 1998. godine u izdavačkoj kući „Sopričastnostь". U ovom paragrafu pozvat ću se na materijale koji su predstavljeni u trećem tomu.

Od velike količine konkretnih slučajeva odabrao sam četiri slučaja: tri slučaja izlječenja od raka i jedan od SIDA-e, sve tri bolesti su bile u četvrtom stadiju. U jednom slučaju pacijent mi se sam obratio, u drugom su to uradili rođaci, a u jednom pacijent nije ni znao za to da su mi se obratili njegovi rođaci, a nije ništa znao ni o svojoj dijagnozi. Navedeni slučajevi su vrlo različiti.

1

Antipova Galjina Stepanovna. Dijagnoza: **neinfiltrirajući duktalni** rak dojke. Materijal je uzet iz toma 3. U ovoj knjizi nalazi se u Prilogu B, str. 367.

Galjina Stepanovna mi se obratila poslije posjete onkološkoj ordinaciji gdje je na osnovu analiza kod nje utvrđen neinfiltrirajući duktalni rak dojke. Neinfiltrirajući duktalni rak dojke - to je faktički neizlječiv oblik raka. Po podacima Svjetske Zdravstvene Organizacije kod tog oblika raka pacijentu preostaje svega nekoliko mjeseci života.

Liječenje Galjine Stepanovne sprovodio sam na daljinu. Kada je poslije nekoliko mjeseci ponovno prošla onkološki pregled u istoj ordinaciji i kod istog liječnika, ustanovljeno je da kod nje nikakav rak više ne postoji.

U cilju izlječenja primjenjujem načela i metode o kojima govori ova knjiga. Kratko ću naznačiti pristup koji sam primijenio.

Najprije gradim sve potrebne buduće događaje. Zatim ih sjedinjujem sa stvarnim stanicama. Sve stanice usmjeravam ka samoobnovi. Također i sve događaje usmjeravam ka istom tom obnavljanju, kako bi se dobila usuglašenost zdravih stanica i cijelog organizma sa povoljnim tijekom dalekih događaja - i rak biva izliječen, kao i svaka druga bolest.

Hajdemo malo porazmisliti. Što znači izlječenje čovjeka od bolesti od koje bi on neizostavno morao umrijeti u roku od nekoliko mjeseci? U suštini, to je isto što i uskrsnuće, samo pomaknuto u vremenu.

Udaljimo se sada od slučajeva tako naglo izraženih bolesti. Mnogi u sadašnje vrijeme umiru od starosti. Međutim, starost je u krajnjem slučaju - također bolest, te je prema tome izlječenje od bolesti koja se zove starost također uskrsnuće. I zato se općenito može reći da je u suštini vječni život - neprekidno samoobnavljanje. Došli smo do formulacije još jednog važnog načela:

VJEČNI ŽIVOT JE NEPREKIDNA SAMOOBNOVA.

Ovo načelo omogućuje da se odmah uvidi veza između nove medicine i načela uskrsavanja. U stvari, osnovni zadatak nove medicine je osiguravanje vječnog života, a vječni život se zasniva na samoobnovi. I zato je nova medicina zaista jedna od posljedica načela uskrsnuća i samoobnove.

Pored toga, načelo kojeg smo upravo formulirali ustanovljava duboku povezanost između dva vrlo važna pojma, uskrsenja i vječnog života. Ako se riječi „uskrsenje“ i „vječni život“ zabilježe na audio kaseti, onda će njihovo višestruko ponavljanje razoriti stanice raka. To je eksperimentalno ustanovljena činjenica. Takva je moć djelovanja tih riječi. Te riječi su ključne u ovoj knjizi. S njima ona i počinje.

Poslije izlječenja Galjina Stepanovna odlučila je ljudima ispričati svoju priču. Kod onih koji su je cijelu saslušali pojavio se impuls regeneracije. Oni su se obnavljali sami i obnavljali su ljude oko sebe, a samim tim su obnavljali i cijeli Svet, tako da je njegova svjetlost postala jarkija. To jest, blagotvorni utjecaj takvog izlječenja proširio se na sve pojave Svijeta. Sa svoje strane, svi ti pozitivni događaji su doprinijeli tome da je život same Galjine Stepanovne postao ispunjen i u njemu više nije bilo bolesti.

2

Beljakov Mihail Gavrilovič. Dijagnoza: rak uzlaznog dijela debelog crijeva četvrtog stadija sa metastazama na bubrezima i jetri.

Materijal je uzet iz toma 3. U ovoj knjizi nalazi se u Prilogu B, str. 380.

Ovaj slučaj je interesantan po tome što sam pacijent nije znao za opasnu dijagnozu ni za to da su mi se sa molbom za izlječenje obratile njegova kćerka Serbina Nadežda Mihajlovna i unuka Serbina Dijana Janovna.

One su mi se obratile 25. rujna 1996 godine, nakon što je Mihailu Gavriloviču postavljena dijagnoza: rak debelog crijeva četvrtog stadija sa metastazama na bubrezima i jetri. Istoga dana sam sproveo jednu seansu na udaljenosti.

Ultrazvučno ispitivanje koje je sprovedeno sljedećeg dana, 26. rujna, pokazalo je odsutnost metastaza. Sljedeći pregled računalnom tomografijom obavljen 30. rujna potvrdio je odsutnost metastaza u cijelom organizmu.

Poslije moje seanse Dijana Janovna, unuka Mihaila Gavriloviča je pratila kako teče proces regeneracije zdravlja. Razgovarajući sa svojim djedom i postavljajući mu pravilna pitanja ona je dodatno pojačala proces regeneracije i kao rezultat postignuto je potpuno izlječenje za svega nekoliko dana.

Ovdje, istina, rečenom treba dodati i sljedeću važnu informaciju. Nakon što mi se obratila sa molbom za izlječenje svog djeda, Dijana Janovna je proučavala moju tehnologiju strukturiranja svijesti po sustavu spasenja i trudila se da je i praktično usvoji. Ta okolnost je dala svoj doprinos brzom izlječenju Mihaila Gavriloviča. I to u potpunosti odražava načela nove medicine. Svaki čovjek koji sudjeluje u procesu liječenja može predati nužna znanja pacijentu i samim tim mu pomoći regenerirati zdravlje.

Sa točke gledišta ortodoksne medicine čovjek sa takvom bolešću kao što je rak u četvrtom stadiju treba otići iz našeg svijeta u roku od nekoliko mjeseci. To što je ostao živ znači da je impuls uskrsavanja bio prenesen izravno u njegovu budućnost. Pored toga, taj impuls mu je bio predan i neposredno tijekom razgovora koje je sa njim vodila njegova unuka. Pritom, u tom razgovoru naravno nije bilo direktnih riječi, u tom smislu da se riječ „uskrsavanje“ i slične riječi prirodno nisu spominjale. Dodatnu pomoć i podršku Mihailu Gavriloviču je ukazala i njegova kćerka Nadežda Mihajlovna, koja je također sudjelovala u izlječenju.

Kao što sam već rekao, u ovom slučaju je postignuto brzo izlječenje. I bilo je dostignuto normalno zdravstveno stanje. Uopće, može se primijetiti da prijenos impulsa uskrsavanja u budućnost, tamo gdje se treba dogoditi tragičan ishod, ispravlja tu budućnost i uvijek daje dobro zdravlje već u sadašnjosti.

Reći ću još jednom o važnosti širenja znanja o uskrsnuću, o važnosti prijenosa te informacije. Ovdje važi ovakvo načelo: što više znanja prenosite okolini o uskrsnuću, na primjer, po ovoj knjizi, po načelima i metodama koje su u njoj sadržane, to se povoljnija struktura događaja uspostavlja oko vas i to više se približavate apsolutnom zdravlju.

Razmatrani slučaj govori o tome da pacijent može čak ni ne znati svoju konkretnu dijagnozu, može ne znati ni to da se njegova rodbina obratila za pomoć, i da pri svemu tome može dobiti brzo i djelotvorno izlječenje.

3

Buza Vladimir Georgijevič. Dijagnoza: zloćudna oteklina glave pankreasa sa proširenjem na dvanaesterac. Materijal je uzet iz toma 3. U ovoj knjizi nalazi se u Prilogu B, str. 382.

Vladimir Georgijevič mi se obratio za pomoć na nagovor svoje supruge, Buze Ljudmile Ivanovne. Što govori taj detalj? Govori o tome da u izlječenju određenog konkretnog čovjeka mogu sudjelovati drugi ljudi, to jest drugi ljudi mogu sudjelovati u razvoju događaja u poželjnom pravcu za tog čovjeka i čak dati poticaj upravo takvom razvoju događaja.

U razmatranom slučaju impuls uskrsavanja je bio formiran na osnovu informacije Ljudmile Ivanovne koji je u krajnjem ishodu i doveo do ozdravljenja.

Ja sam razvio taj impuls i regenerirao Vladimira Georgijeviča u budućnosti pomoću impulsa izlječenja u sadašnjosti.

Na kraju svoje izjave Vladimir Georgijevič piše: „Faktički Grabavoi Grigori Petrovič me je samo jednom seansom iscijelio od raka glave pankreasa koji se proširio na dvanaesterac i koji se nije mogao operirati.“

Doista je tako. Pokazalo se da je jedna seansa dovoljna da se čovjek spasi iz beznadnog položaja.

Želim ovdje ukazati na jedan važan trenutak. Gore sam govorio o impulsu uskrsavanja i o impulsu izlječenja. Oba ta impulsa su potpuno jednaki, a oni su potpuno identični sa impulsom regeneracije bilo koje materije uopće. Tako se u svim ovim slučajevima u stvari govori o formiranju jednog te istog impulsa. To je impuls svijesti, to je impuls nužnih znanja, to je oblik potrebnog znanja, a sve zajedno je ugledanje na to kako u sličnim situacijama djeluje Bog.

To je duhovni pristup. Pored njega, u ovom poglavlju posvećenom novoj medicini, izložit ću i drugi pristup izlječenju od raka. Govorit ću o metodi liječenja raka na mikroelementarnoj osnovi koju sam razradio.

Najprije ću ponoviti neke opće stavove imajući u vidu proces izlječenja.

Ortodoksna znanost polazi od toga da postoji objektivna fizička stvarnost. Tu „objektivnu" stvarnost ja dovodim u vezu sa statičnim područjem svijesti. Zašto sa statičnim? Hajdemo se prisjetiti kako se uopće formira ta stvarnost.

Stvarnost koju percipiramo u stvari je proizvod kolektivne svijesti. Ta stvarnost nastaje kao rezultat svođenja na prosjek ogromnog broja predstava različitih pojedinačnih svijesti. Svaka svijest ima vlastite predstave. Dobivena uprosječena predstava je postojana. Sjetite se ogleda sa bacanjem novčića. Ako taj novčić bacamo vrlo veliki broj puta, onda će odnos broja glava i broja pisama biti jednak jedinici. Kao rezultat svođenja na prosjek dobili smo nepromjenjivost. Traženi odnos je postao nepromjenjivi broj.

Upravo zato što se uprosječenje predstava obavlja na vrlo velikom broju različitih svijesti, upravo zato srednja predstava i jest postojana. A postojanost predstave označava postojanost slike stvarnosti koju percipiramo. Konkretno, i postojanost zakona, na primjer zakona gravitacije.

A svaka se postojanost može promatrati kao statika.

Rečeno omogućuje da se razumije što je to područje istraživanja ortodoksne znanosti. To je dio percepcije, koji se odnosi na statiku svijesti, koju ortodoksna znanost smatra objektivnom realnošću.

Praksa dostizanja željene stvarnosti (u ovom slučaju iscjeljenje od raka) govori o tome da želja objektivno postoji kako na razini shvatljive stvarnosti (prisutnost bolesti), tako i na razini realizacije želje (izlječenje). Realizaciju želje dovodim u vezu sa posebnom formom svijesti - dinamičnom.

Promatrane pojave fizičkog svijeta koji se odnosi na statično područje svijesti samo su dio općenitijeg Svijeta pojava koji u sebe uključuje još i dinamičnu svijest.

Iz toga proizlazi objektivni zakon koji govori o utjecaju svijesti na postojeću stvarnost. Promjena misaonih oblika mijenja stvarnost.

Sada možemo prijeći na konkretne preporuke. Pri tome ću se ograničiti samo na prvi slučaj koji je opisan u ovom paragrafu, zato što sada želim samo objasniti ideju metode koju sam razradio i pokazati konkretni put njegove primjene.

Sa točke gledišta mikroelementarne osnove moja praksa liječenja raka sastoji se u tome što povećavam sadržaj magnezija (Mg) u mozgu. Koncentraciju magnezija povećavam na 0,5%. U tom procesu istovremeno se dobiva preobražaj misaone energije u zdrave stanice.

Kako se može dobiti ovaj recept za izlječenje? Prilikom promjene moje misaone forme, u cilju da osiguram ozdravljenje Antipovne Galjine Stepanovne, objektivna analiza uređajima je pokazala da je u njenom mozgu došlo do povećanja sadržaja magnezija na 0,5%. Ta registrirana činjenica je omogućila da se shvati kako je moguće liječiti karcinom uvećanjem postotka sadržaja magnezija, a to se već lako postiže fizioterapeutskim i terapeutskim mjerama koje se u svakoj poliklinici sprovode ambulantno.

Dakle, razmotrivši promjenu sadržaja mikroelemenata u organizmima pacijenata u trenutku mojih iscjeliteljskih impulsa može se stvoriti metoda iscjeljenja materijom. U ovom slučaju metoda iscjeljenja raka mliječne žlijezde može biti povećanje magnezija u mozgu na 0,5%.

Prelazimo na razmatranje četvrtog slučaja. Ovdje se radi o izlječenju od SIDE.

4

Mgebrišvili Gvanca Ramazovna. Dijagnoza: SIDA u četvrtom stadiju. Materijal je uzet iz toma 3. U ovoj knjizi nalazi se u Prilogu B, str. 384.

Prije nego što mi se obratila Gvanca Ramazovna, medicinski pregledi su tijekom više od tri godine kod nje konstatirali prisutnost SIDE. Limfne žlijezde su bile uvećane, svuda po tijelu je imala mrlje različite veličine i različite boje: crne, zelene, žute. Na osnovu standardnih metoda liječenja već ju je bilo nemoguće spasiti.

Liječenje sam sprovodio na daljinu. Nalazio sam se u Moskvi, a Gvanca Ramazovna u Gruziji. Kod nje su se najprije počeli smanjivati limfni čvorovi, zatim je počeo nestajati Kapošijev sarkom, postupno su nestale sve mrlje sa tijela, a koža je postala savršeno čista. Sprovedena medicinska ispitivanja i dobivene analize su pokazale odsutnost SIDE. Tako je nakon dva mjeseca osoba potpuno ozdravila.

Želio bih vam ovdje obratiti pažnju na jedan interesantan detalj. Službeno, Gvanca Ramazovna mi se obratila preko mog predstavništva u Gruziji, u gradu Tbilisiju. Ali još prije nego što je ona donijela odluku da mi se obrati, ja sam telepatski primio to njeno obraćanje, njenu molbu za pomoć, i onda sam odmah otpočeo liječenje još prije nego mi se službeno obratila.

O ovome govorim zato da biste znali da mi se možete obraćati i sa udaljenosti. Možete mi se obratiti da bih nekog uskrsnuo ili da bih vam pomogao da to sami učinite. Možete se obraćati ne samo meni, već i drugim ljudima, onima koji mogu uskrsavati, kome je to bilo dano ili koji su se tome naučili.

Razmatrani slučajevi uskrsavanja i izlječenja pokazuju da rastojanje nema nikakvog značaja. Impuls uskrsavanja se može poslati na bilo koji način, on nije vezan ni za prostor ni za vrijeme. A to je prirodno. Jer impuls uskrsavanja je impuls svijesti, a prostor i vrijeme su i sami konstrukcije svijesti.

Impulsi uskrsavanja i izlječenja, kao što sam rekao, imaju istu narav i istu strukturu. A ta okolnost, da impulsi svijesti nisu ni na koji način povezani ni sa prostorom ni sa vremenom govori o tome da imamo posla sa sveobuhvatnim sustavom upravljanja, takvim sustavom koji zaista omogućuje da se Svijet učini vječnim.

§4. SPAŠAVANJE LJUDI SPREČAVANJEM NESREĆA I UPOZORAVAJUĆE PROGNOZIRANJE POLITIČKIH, EKONOMSKIH I DRUŠTVENIH ZBIVANJA. KONKRETNE ČINJENICE.

U ovom pasusu najprije će biti navedeno nekoliko konkretnih slučajeva spasenja ljudi putem sprečavanja nesreće. Koristit će se materijali navedeni u prvom i drugom tomu mog rada „Praksa upravljanja. Put spasenja“. Navedeni primjeri govore o sprečavanju nesreća u raznim uvjetima: pod zemljom, na zemlji, u zraku i kozmičkom prostoru.

1

Eksperiment o mogućnosti nadčulnog određivanja mjesta nesreće u rudarskom oknu, a također i broja nastradalih i mjesta gdje se oni nalaze. Materijal je uzet iz toma 2. U ovoj knjizi nalazi se u Prilogu C, str. 397.

Komisija sastavljena od nezavisnih stručnjaka dala mi je na raspolaganje samo plan ventilacije okna. Nisu mi dane nikakve posebne karte. Napominjem da je shema sustava za ventilaciju samo list papira sa linijama bez ikakve oznake glede lokacije.

Pored toga, po uvjetima eksperimenta članovi komisije nisu unaprijed spremili pitanja. Postavljali su mi pitanja koja su se kod njih javljala u tijeku našeg susreta. Nitko prije toga nije ni znao kakve će mi sheme ventilacije biti predane.

Budući da sam primio zadatak, otprilike u tijeku jedne sekunde točno sam odredio mjesto izbijanja požara, mjesta u ventilacionom sustavu gdje su se nalazila dva nastradala čovjeka i mjesta gdje je prekinuto provjetravanje.

Eksperiment je pokazao da se na osnovu sheme rudarskog okna praktično trenutno može nadčulnim putem točno dijagnosticirati situacija u oknu. Samim tim sprovedeni eksperiment je potvrdio da svaki objekt informacije (kao što je na primjer shema ventilacije) nosi informaciju o svemu. Govorio sam o tome prilikom objašnjavanja načela uskrsavanja.

Ovaj slučaj dijagnostike rudarskog okna je samo jedan od konkretnih primjera. U općem slučaju dijagnostika bilo kojeg objekta omogućuje da se odrede mjesto i uzrok moguće nesreće i da se tako ona preduhitri. A to je prekrasan primjer upravljanja zbivanjima, u ovom slučaju primjer promjene budućnosti u povoljnom pravcu.

Sa analognom situacijom smo imali posla prilikom iscjeljivanja od fatalnih bolesti.

Impuls uskrsavanja se po svom duhovnom sadržaju može širiti na sve slučajeve života, on svuda nosi spasenje. Njegov duhovni status je od samog početka svima urođen. To je status sveopćeg jedinstva. A kako je taj status svima nama od početka urođen, to znači da je u svakoga od nas ugrađena sposobnost uskrsavanja i davanja osobnog doprinosa općem spasenju. Upravo na tome se zasniva moja religija. I na istinskom znanju, prije svega poznavanju toga kako sam Stvoritelj stvara.

2

Sprečavanje automobilskih udesa. Slučaj koji je opisao Kuzionov Sergej Petrovič. Materijal je uzet iz toma 2. U ovoj knjizi nalazi se u Prilogu C, str. 400.

Sergej Petrovič se upoznao sa mnom 3. siječnja 1995. godine u Taškentu - glavnom gradu Uzbekistana. U to vrijeme vrlo ga je zanimalo pitanje postoji li jednoznačna budućnost ili je moguće mijenjati budućnost. Vi i ja već znamo da je to moguće. Više od toga, to treba biti svakodnevna praksa svakog od nas. Svaki čovjek treba biti kovač svoje budućnosti, sretne budućnosti. Ova knjiga je upravo zbog toga i napisana da bi svatko mogao postati sretan.

Odgovarajući Sergeju Petroviču na pitanje, rekao sam mu da sam već u tijeku našeg razgovora promijenio njegovu budućnost. To je zaista bilo tako. Vidio sam da se automobil kojim je Sergej Petrovič došao na naš susret, a koji je pripadao njegovom ocu nalazi u lošem stanju, što je moglo dovesti do tragedije. Naravno, htio sam da automobil ode na remont i da Sergej Petrovič sam dođe do toga da je to nužno, kako bi se istovremeno sve odigralo povoljno po njega.

Zato, kada je sljedećeg jutra Sergej Petrovič izlazio iz garaže u automobilu sam dematerijalizirao ležišta na mjestu gdje se osovina upravljača spaja s osovinom pužnog prijenosnika te sam na dva mjesta dematerijalizirao dijelove vijka na spojniku.

Sergej Petrovič je odmah shvatio da ne može iz garaže izaći na put, jer se pri okretanju volana kotači nisu pokretali. Tu se zaustavio, ne izlazeći na kolnik. Zatim je u mehaničarskoj radioni automobil doveden u ispravno stanje. Tada se razjasnilo da je sigurnosni vijak bio odrezan istovremeno na dva mjesta, što se nikada ne događa i što je praktično nemoguće uraditi. Međutim, upravo je to bilo urađeno radi sigurnosti daljnje vožnje.

Izabrao sam da na ovaj način odgovorim Sergeju Petroviču na njegovo pitanje, zato što se on do tog vremena već 16 godina bavio proučavanjem anomalijskih pojava. Proučavao je parapsihologiju i pitanja povezana sa paranormalnim fenomenima i sa NLO-om. On je član komisije za istraživanje anomalijskih pojava Geografskog društva Akademije Znanosti Rusije, radio je u New Yorku kao suradnik Američkog centra za istraživanje anomalijskih pojava i liječenje anomalijskih trauma.

Zato mu je kao specijalistu bilo zanimljivo da u jednom praktičnom odgovoru na svoje pitanje uvidi istovremeno i promjenu budućnosti, i to promjenu koja je za njega bila životno važna, i praksu upravljanja događajima sa udaljenosti, i unošenje suštinskih promjena u njegov automobil upravo u trenutku koji je i za njega i za sve ostale bio siguran, a također i način na koji je primoran konačno se ozbiljno pozabaviti tim automobilom, pa još sa primjenom pojave dematerijalizacije nekolicine detalja.

Kasnije mi je Sergej Petrovič posebno ispričao o ovom slučaju u videozapisu za UN.

U tri toma su opisani slučajevi energetske korekcije različitih mehanizama i sustava automobila, promjene sastava materijala i još puno toga. Navedene konkretne činjenice opisane su od strane i pojedinaca i organizacija.

3.

Sprečavanje kvara zrakoplovne tehnike. Prvi materijal je uzet iz toma 1. U ovoj knjizi nalazi se u Prilogu C, str. 402.

Radi se o mom praktičnom radu na sprečavanju zrakoplovnih katastrofa. Taj rad se oformio u vidu eksperimenata u kojima sam provjeravao mogućnost nadčulnog dijagnosticiranja zrakoplovne tehnike. Organizatori eksperimenta su si postavili zadatak razjasniti koliko se efikasno mogu prognozirati pojave neispravnosti, odstupanja od tehničkih uvjeta eksploatacije i potpunog otkaza sustava. Radovi u Uzbekistanu su sprovođeni na osnovu dogovora sa uzbečkom Upravom civilnog zrakoplovstva.

U ovom slučaju dijagnostiku sam sprovodio vizualno, nalazeći se na rastojanju od 100-200 metara od zrakoplova. Na navedenim stranicama dan je pregled prognoza koje sam dao za različite zrakoplove. Zadržat ću se na posljednjem primjeru: prognoza za zrakoplov IL-62, koji na trupu ima broj 86704.

Predvidio sam nastanak neispravnosti u motoru № 3, konkretno narušavanje strukture materijala u području komore za sagorijevanje motora № 3. Nakon deset dana na tom mjestu su utvrdili da je progorjela turbina i motor je hitno povučen iz eksploatacije. Utvrđivanje defekta je učinjeno blagovremeno, jer je na osnovu upozoravajuće prognoze to mjesto podvrgnuto detaljnom ispitivanju. Po zaključku stručnjaka, da taj motor nije bio na vrijeme uklonjen, došlo bi do lomljenja lopatica i trup bi bio probijen, a to dovodi do katastrofe jer unutrašnjost zrakoplova više nije hermetički zatvorena. Tako je ispravnom dijagnozom uspješno spriječena nesreća i time spašeni ljudski životi.

Točnost prognoze u ovom slučaju, kao i u svim ostalim, bila je 100%.

Inače, samo u prvom tomu mog djela „Praksa upravljanja. Put spasenja" navedeno je više od 400 konkretnih činjenica sa stopostotnom potvrdom.

Na prvi pogled može se učiniti da su u predstavljenom materijalu navedeni samo pojedinačni slučajevi u kojima je nadčulnom dijagnostikom uspješno izbjegnuta pogibija ljudi. U stvari, pitanje je ovdje puno dublje, a na podastrte činjenice treba gledati sa općenitijeg stanovišta.

Dijagnostika i prognoziranje - i to su elementi upravljanja zbivanjima. Pravilna dijagnostika uz odgovarajuće djelovanje osigurava spas ljudi. Navedeni primjeri govore o tome da se iz naših života mogu ukloniti tragične slučajnosti koje nikome nisu potrebne. Pritom, sve se to može uraditi na znanstvenoj osnovi, na osnovi istinske znanosti. Načela uskrsavanja omogućuju stvaranje društva koje će se na osnovi istinskog znanja, a pomoću načela upravljanja moći razvijati samostvaralački.

Sljedeći primjer je uzet iz toma 1. U ovoj knjizi taj materijal se nalazi u Prilogu C, str. 407.

Ovog puta su mi predložili da sprovedem nadčulnu dijagnostiku zrakoplova AN-12. Po uvjetima eksperimenta dijagnostiku sam trebao sprovesti sa rastojanja od 20-25 metara, za najviše dvije do tri sekunde.

Kod jednog aviona sam prijavio koroziju u području šezdeset drugog rebra, a kod drugog - pukotine na površini desnog i lijevog dijela krila. Kroz nekoliko dana te prognoze su se potvrdile nakon ispitivanja uz pomoć aparata, jer te defekte nije bilo moguće uočiti fizičkim vidom.

Time je posebno bilo dokazano i to da je moguće vidjeti unutrašnju strukturu materijala.

Rezultat sprovedene prognoze bilo je utvrđivanje tehničkih defekata koji su u budućnosti mogli dovesti do katastrofe. Uklanjanjem tih defekata bilo je moguće spasiti ljudske živote. To je još jednom potvrdilo mogućnost upravljanja događajima putem nalaženja tehničkih neispravnosti i njihovog uklanjanja. U prvom tomu navode se praktični dokazi još i za to, da je sa stopostotnom potvrdom moguće sprovesti dijagnostiku tehnike na osnovu shema i registarskih brojeva, i to na bilo kojoj udaljenosti od tehničkog uređaja.

Treći primjer je uzet iz toma 1. U knjizi se ovaj materijal nalazi u Prilogu C, str. 411.

U ovom slučaju radi se o probnim letovima zrakoplova TU-144. Letove je izvodio svjetski poznat probni pilot Veremej Boris Ivanovič. Njegova supruga Veremej Ina Andrejevna je putem televizijske emisije saznala da imam sposobnost dijagnosticirati stanje zrakoplova. Zato mi se obratila sa molbom da sprovedem dijagnosticiranje tehničkog stanja zrakoplova kojeg je trebao ispitati njen muž.

Ispunio sam njenu molbu. Svoje podatke o dijagnostici zrakoplova sa nabrojanim mogućim defektima i sa uputama za pilote zabilježio sam na diktafon. Kasetu sa tim zapisom Ina Andrejevna je bez odlaganja predala svom mužu.

Moja predviđanja su se u potpunosti potvrdila. Posebno su se važnim pokazali podaci koji su se odnosili na rad umjetnog obzora (to je uređaj koji pokazuje kut nagiba zrakoplova). Bilo je vrlo važno znati pokazuje li uređaj točan nagib. Moji podaci su omogućili da se spase životi posade i sačuva zrakoplov.

Jer, da piloti nisu imali moje podatke o tom uređaju, zrakoplov bi prilikom slijetanja udario repnim zakrilcima i raspao se. Dao sam i preporuku da se poveća brzina u odnosu na proračunatu.

Ovdje želim još posebno spomenuti majstorstvo Veremeja Borisa Ivanoviča. Nije on uzalud poznat u cijelom svijetu. Njegovo ogromno praktično iskustvo se udružilo sa informacijom koju je dobio od mene a kao rezultat tog spoja nastao je moćniji i postojaniji sustav kontakta čovjeka i uređaja. Takav sustav ima puno veće mogućnosti spašavanja i usavršavanja tehnike.

Zapravo, stečeno iskustvo, vještina, i intuicija nekog čovjeka ukazuju na njegovo približavanje mogućnosti upravljanja događajima. Ovom svojom knjigom predlažem da se taj proces postavi na znanstvenu osnovu.

4

Sprečavanje nesreće i dijagnostika kozmičkih uređaja kojima se upravlja sa Zemlje.

Ovdje predstavljene prognoze načinjene su po zahtjevu Ruskog Centra za upravljanje kozmičkim letovima. Materijal u kome su izloženi svi ovi slučajevi uzet je iz toma 1. U ovoj knjizi nalazi se u Prilogu C, str. 415.

U prvom slučaju trebalo je dati prognozu spajanja orbitalnog kompleksa „Mir“ (Rusija) i „Atlantis“ (SAD). Spajanje se trebalo obaviti 27. rujna 1997. godine. Zadatak je postavljen 26. rujna, danju.

Nakon primanja zadatka odmah sam saopćio što će se dogoditi, zapravo da će se spajanje ostvariti, ali da će neposredno prije njega doći do otklona od osi. Prognoza je u potpunosti potvrđena.

Istovremeno s prvim zadatkom dobio sam i drugi. Trebalo je dati prognozu rada računala kozmičkog orbitalnog kompleksa „Mir".

Odmah sam odgovorio da će to računalo raditi pet dana. Upravo tako se i dogodilo. Računlo je radilo pet dana, poslije čega je bilo zamijenjeno.

Kroz tri dana, 29. rujna, zamolili su me da dijagnosticiram motor kozmičkog broda „Atlantis". Dao sam odgovor za nekoliko sekundi. Saopćio sam da su promijenjeni parametri donjeg motora kozmičkog broda „Atlantis". To je važna karakteristika zato što pri izmijenjenim parametrima može doći do greške u pogonu broda, što dovodi do promjene njegova trajektorija i mogućeg sudara. Moja dijagnoza je u potpunosti potvrđena. Uopće, za kozmičku tehniku svaka prognoza je posebno važna za sprečavanje nesreće.

Ako sam prva dva zadatka dobio dok sam se nalazio u Centru za upravljanje kozmičkim letovima, treći poziv sam dobio u trenutku dok sam hodao po Novom Arbatu. Poziv sam primio preko mobilnog telefona.

Obratite pažnju na uvjete u kojima sam dobio taj zadatak. Na Novom Arbatu je danju uvijek puno naroda. I eto, idući pješice ulicom, okružen mnoštvom ljudi, dobivam taj zadatak. Bez obzira na takvu situaciju, već poslije nekoliko sekundi, to jest praktično trenutno dao sam točnu prognozu.

Govorim o tim konkretnim okolnostima radi toga da bih podvukao jedan važan moment. U stvarnosti ovladavanje bilo kojim poslom može se smatrati potpunim samo onda kada je čovjek sposoban rješavati postavljeni zadatak u bilo kakvim uvjetima. To je doslovce nužno ako se radi o uskrsnuću. Morate moći uskrsavati u bilo kojim uvjetima, gdje god se nalazili u potrebnom trenutku i čime god se tada bavili.

Može se također i napomenuti da po podacima neovisne ekspertize točnost svih mojih prognoza i mojih dijagnoza iznosi 100%. Već samo ta jedna činjenica govori o tome da ovdje imamo posla sa egzaktnom znanošću izgrađenom na svijesti.

Gore sam napomenuo da navedene činjenice nisu samo gomila sretnih slučajnosti, već suprotno. Tih činjenica je izuzetno puno. A točnost svih prognoza je 100%. Tako da sve te činjenice govore o tome da koristim novu znanost, znanost više razine. Upravo takva znanost se i treba koristiti za spašavanje ljudi, da jamči spasenje pod bilo kojim okolnostima.

Hajdemo se zamisliti još jednom nad time što na primjer znači moja opomena da u materijalu krila zrakoplova postoje pukotine. Čemu to vodi? Na osnovu predočene informacije defekt se uklanja a novi materijal već osigurava povoljan razvoj događaja. Pogledajte ih sa te točke gledišta. Uvidjet ćete unutrašnje kretanje u navedenim protokolima. Kretanje u povoljnom smjeru.

Zato mi ovdje imamo posla ne jednostavno sa točnom znanošću, ovdje imamo posla sa znanošću koja određuje razvoj u stvaralačkom smjeru.

Konačni željeni događaj određuje djelovanja koja do njega trebaju dovesti. Dijagnosticiranje tehnike u ovom slučaju i prognoziranje mogućih odstupanja od normi predstavljaju informaciju za upravljanje, za upravljanje događajima u potrebnom pravcu. Ostvarenje tog upravljanja dovodi do potrebnog rezultata, do željene budućnosti. Sljedeći zaključak koji se odavde izvodi sastoji se u tome da je vlastitom sviješću moguće upravljati bilo kojim događajem na bilo kojem rastojanju od objekta upravljanja.

Isti taj program djelovanja koristi se i u mojoj matematici. Već sam govorio o tome. Svaki simbol u njoj je upravljajući, svaki simbol osigurava kretanje ka potrebnom rezultatu. To se jamči time što se u početku razmatra željena budućnost, to jest onaj rezultat koji se treba dobiti. Taj rezultat se dovodi u vezu sa operatornom osnovom. Operator u vidu potrebnog simbola već postoji u mom odgovoru i zato on uvijek upravlja razvojem kretanja upravo u smjeru željenog odgovora. I zato nikakva odstupanja u stranu nisu moguća, jer se upravlja kretanjem ka odgovoru.

Po tom načelu se trebaju razvijaju sve znanosti. I zato je karakter postojeće ortodoksne znanosti potrebno promijeniti u tom pravcu.

Mogu se također promatrati i nesreće koje izazivaju, recimo ptice koje upadnu u motor aviona. Primijetit ću da su takvi događaji slučajni samo sa točke gledišta one znanosti koja istražuje statično područje kolektivne svijesti. Znanost više razine daje mogućnost predviđanja sličnih događaja, na osnovu viđenja puno različitih procesa.

Pritom su moguća dva pristupa. Po jednom, iz njih se na osnovu podataka sprovodi običan proračun, kao što se to radi u bilo kojoj znanosti. Ja mogu to uraditi. Po drugom pristupu, moguće je ne vršiti te proračune, već odmah pogledati kakav rezultat oni daju, to jest, jednostavno pogledati rješenje. Ja obično tako radim.

Oba ova pristupa su nam svima poznati još iz škole. Neka nam je, na primjer, potrebno riješiti neki matematički zadatak. Tada je moguće pažljivo pročitati uvjet, zadubiti se u njega, zatim pristupiti traženju puta koji vodi do rješenja, i ako se uspješno nađe pravi put, sprovesti sve potrebne proračune i dobiti odgovor.

A može se iskoristiti i drugi pristup. Može se otvoriti zbirka zadataka na potrebnom mjestu i pogledati rješenje. U mom Učenju, registriranom u ustavnim dokumentima UNESCO-a, postoji poglavlje koje je posvećeno obrazovanju. U njemu je izloženo kako treba graditi i osnovno obrazovanje, i više, ili, bolje je reći, bilo koje obrazovanje, i kakva načela trebaju biti ugrađeni u njegovu osnovu. Ubuduće ću iznijeti i svoja osobna iskustva u području predavanja.

Sada, razmatrajući primjer sa rješavanjem matematičkih zadataka, ukazujem na principijelno postojanje druge mogućnosti. Ako vas interesira konačan rezultat, onda možete jednostavno otvoriti knjigu na potrebnom mjestu i pogledati rešenje. Međutim, ja u stvari ovdje naravno govorim o drugoj knjizi. Za vas uvijek treba biti otvorena Knjiga Svemira.

Vratimo se dijagnostici tehničkih sustava. Razjasnili smo da dijagnostika i prognoziranje dovodi do spašavanja ljudi. To znači, faktički do njihovog uskrsavanja. A sposobnost dijagnosticiranja i prognoziranja može se steći na osnovu pravilnog strukturiranja svijesti. Znači, strukturiranje svijesti daje mogućnost ostvarivanja uskrsavanja ljudi čak samo na osnovu osiguranja pravilnog rada tehničkih sustava.

Dakle, jedan od koraka je umijeće dijagnosticiranja tehnike. Tada već na toj osnovi počinjete uskrsavati. Krećući se dalje i naučivši se da dublje vidite funkcioniranje tehničkih objekta, možete uvidjeti kako treba funkcionirati duša čovjeka da bi čovjek bio uskrsnut od strane vlastite duše.

***

Sada prelazimo na metodologiju profilaktičkog prognoziranja. Element spasenja u takvom prognoziranju postoji i kao preventivna informacija, i kao izravna mogućnost poduzimanja konkretnih profilaktičkih djelovanja.

Prognoziranje u političkom, ekonomskom i socijalnom području povezano je sa djelovanjem jako puno ljudi i organizacija, društava i drugih struktura. Zato takvo prognoziranje ima čitav niz osobitosti. Na primjer, navođenje točnog prezimena ili točnog datuma u političkom prognoziranju može dovesti do premještanja informacije prognoze. Međutim, ako je to nužno, može se ukazati na konkretne datume i okolnosti koje omogućuju da se odrede konkretne osobe. Kao primjer mogu navesti potvrdu moje prognoze koja se odnosila na razvoj procesa predsjedničkih izbora u Rusiji 2000. godine (Prilog C, str. 418).

U praksi političkog ekonomskog i socijalnog prognoziranja često je nužno da se informacija preobrazi u smjeru koji je za sve povoljan. Osnovni značaj ovdje ima informacija ljudi o svojoj budućnosti, koja je sastavni dio kolektivne svijesti.

Ako postoji negativna informacija, onda ju je u trenutku ostvarenja prognoze nužno rasformirati. Na primjer, postojala je rasprostranjena informacija o mogućem kraju svijeta u kolovozu 1999. godine. Zato sam, formirajući u srpnju 1999. godine informaciju prognoze o daljnjem razvoju događaja, promijenio informaciju o mogućem kraju svijeta u informaciju nepostojanja globalne katastrofe i povoljnog harmoničnog razvoja. „Kraj svijeta se ukida“ - takav je bio naslov članka u kojem je objavljena ta moja prognoza.

Smatram da praktično svaka prognoza treba biti akt upravljanja koji formira stvaralački razvoj događaja.

Primjeri takvih prognoza dani su u Prilogu S.

§5. MATERIJALIZACIJA I DEMATERIJALIZACIJA. KONKRETNE ČINJENICE.

U prethodnom paragrafu već sam naveo primjer dematerijalizacije.

Sada ćemo sustavno razmotriti cijeli niz primjera materijalizacije i dematerijalizacije i podrobno se pozabaviti tim pojavama. Iako smo se u stvari u cijeloj knjizi i bavili upravo tim pojavama. Činjenično, što je to uskrsavanje? Uskrsavanje je jedan od najsjajnijih primjera materijalizacije.

Sa točke gledišta fizičkog tijela, njegove prisutnosti ili odsutnosti, otišli se mogu promatrati kao ljudi koji su prošli proces dematerijalizacije. Pomoću obrnutog procesa, materijalizacije, moguće ih je ponovno ovdje vratiti.

Fizičko tijelo čovjeka materijalizira duša. Analogno stoji stvar i prilikom materijalizacije bilo kojeg predmeta. Vi svojom dušom stvarate taj predmet.

Sjetimo se načela (2.1): ČOVJEK JE PO NAČELU SVOGA STVARANJA VJEČNA SUPSTANCA. ZATO JE USKRSAVANJE ZASNOVANO NA OČITOVANJU VJEČNOG U

ČOVJEKU. Upravo informacija o vječnosti svakog objekta osigurava mogućnost njegove materijalizacije.

Prijeđimo sada na konkretne činjenice materijalizacije i dematerijalizacije. Možemo početi od izjave Gluško Svetlane Pavlovne, suradnika časopisa „Megapolis-Kontinent“ (tom 2. U ovoj knjizi Prilog D, str. 435).

Svetlana Pavlovna je izrazila interes za pojavu materijalizacije. Zato je u vrijeme razgovora sa mnom 22. rujna 1994. godine predložila da u njenom stanu materijaliziram neke predmete. Obratila mi se sa tim prijedlogom još i zato što je htjela napisati članak na tu temu i navesti bilo kakav konkretan živi primjer.

Nikada nisam bio u kući Svetlane Pavlovne, a ona mi nije specijalno rekla svoju adresu, da bi eksperiment, kako piše, bio čistiji.

Ispunio sam molbu Svetlane Pavlovne. Poslije osam dana ona je u predsoblju svog stana otkrila dva predmeta kojih tamo nikada ranije nije bilo. Pritom, sastav tih predmeta je bio takav, da ga je bilo nemoguće stvoriti fizičkim metodama.

Pri provođenju sličnih eksperimenata vrlo je važno osigurati sljedeće. Čovjek treba unaprijed znati da će doći do materijalizacije i tko će je konkretno ostvariti. To je nužno radi toga da bi se isključila mogućnost nastanka stresova. U prvom poglavlju sam govorio o tome. Ako čovjek zna za to unaprijed, onda prilikom percepcije rezultata materijalizacije kod njega neće doći do promjene stanica.

Sljedeći slučaj - materijalizacija ključa, predstavljen je od strane Babaeve Tatjane Pavlovne (tom 2. U ovoj knjizi Prilog D, str. 436).

Tatjana Pavlovna je odsjela u istom hotelu kao i ja. I jednom se dogodio ovakav slučaj: izgubila je ključ od svoje sobe. Provjerila je sve džepove i torbu, ali ključ nije našla. Onda je istresla sve iz torbe, da bi sve bolje pregledala. Međutim, traženje je bilo uzaludno. Ključa nije bilo. Ona se vrlo uznemirila. Situacija je bila takva da je morala odmah ući u svoju sobu. Riješila je obratiti se starijem dežurnom, kada sam se ja umiješao u tu stvar. Dogodilo se tako da sam upravo u to vrijeme sjedio u holu hotela i da sam zato mogao promatrati čitav taj događaj.

Riješio sam pomoći Tatjani Pavlovnoj te sam materijalizirao ključ u njenoj torbici. Posavjetovao sam je da još jednom potraži ključ u torbi. Učinivši po mom savjetu, pogledala je još jednom u torbu i na svoje iznenađenje neočekivano otkrila ključ. Tatjana Pavlovna je odlično shvatila da sam to ja uradio.

Gubljenje ključa - to je vječita priča. Teško je naći čovjeka koji se nije susretao sa tim problemom. Međutim u sljedećim slučajevima materijalizacija i dematerijalizacija ključeva bile su sprovedene u toku eksperimenta.

Prva dva slučaja su opisana u izjavama Livado Jekaterine Ivanovne (tom 2. U ovoj knjizi Prilog D, str. 438 i 439). U prvom slučaju sproveden je eksperiment dematerijalizacije ključa, a u drugom - njegova materijalizacija.

Uzet je ključ težak 10 grama. U vrijeme dematerijalizacije nalazio sam se na udaljenosti od 10 metara od njega. Proces dematerijalizacije sproveo sam za 20 minuta.

Kada je dematerijalizacija ključa bila fiksirana, pristupio sam njegovoj materijalizaciji. U tijeku tog procesa nalazio sam se na rastojanju od 3 metra od ključa koji se pojavio. Materijalizacija je trajala 5 minuta.

Ovaj eksperiment ima veliki značaj. Stvar, razumije se, nije u ključu ili bilo kojem drugom konkretnom predmetu. Taj eksperiment ima principijelni značaj za ustanovljenje pravilnog pogleda na Svijet. On je važan za razumijevanje fundamentalne slike Svijeta.

Sprovedeni ogled je pokazao da materijalizacija ključa zahtijeva manje vremena nego njegova dematerijalizacija, i to približno četiri puta. Odatle slijedi da proces uskrsavanja također može trajati četiri puta kraće nego proces prelaska iz stanja kliničke smrti u stanje biološke smrti. Međutim treba imati u vidu da sada govorim sa točke gledišta viših stanja svijesti koja su ipak najbliža svakodnevnoj svijesti. Pri korištenju vrlo visokih stanja duhovnog razvoja uskrsavanje, razumije se, može se ostvariti trenutno.

Opis još dva eksperimenta daje u svojoj izjavi Lavruškina Nadežda Borisovna (tom 2. U ovoj knjizi Prilog D, str. 440).

Ovoga puta najprije je sprovođena ne potpuna već djelomična dematerijalizacija ključa. Zatim je ostvareno njegovo obnavljanje. Ključ težine 10 grama od mene je bio udaljen 50 cm. Pri tom fizičkog kontakt sa ključem nije bilo. Cijeli eksperiment je trajao pet minuta.

Tijekom eksperimenta načinjene su četiri fotografije koje su dane u Prilogu.

Na prvom snimku vidi se ključ na kome se sprovodio eksperiment. Na drugom je snimljen dobiveni rezultat. Vidi se da prečke koja spaja glavu ključa i njegovu osnovu praktično nema (djelomična dematerijalizacija, dematerijalizacija odvojenih dijelova predmeta).

Dakle, na drugoj fotografiji se vidi da nema spojne prečke. Ona je dematerijalizirana. Jedan dio ključa postoji, a drugi ne. Pitanje je, gdje se nalazi informacija o cijelom ključu, o njegovom obliku? Ona se nalazi svuda: i u preostalim dijelovima ključa i u prostoru među njima i u blizini bivšeg potpunog oblika.

Na četvrtom snimku je prikazan rezultat prvog koraka ka potpunoj dematerijalizaciji ključa. Ključ nestaje, ali informacija o njemu kao i ranije biva očuvana. Ona naprosto kao da se raspršuje, ali uvijek postoji, u njoj se čuva lik predmeta i taj predmet je uvijek moguće ponovno stvoriti.

Ovo što je rečeno o ključu može se usporediti sa dematerijalizacijom fizičkog tijela čovjeka. Tijelo čovjeka može se dematerijalizirati i nestati, ali informacija o njemu uvijek se čuva u duši čovjeka. Zato u svakoj minuti fizičko tijelo može biti u potpunosti obnovljeno.

Ista je stvar i sa bilo kojim predmetom. U stvarnosti ni jedan predmet nije mrtav, ni za jedan predmet ne treba reći da u njemu nema nikakvih elemenata svijesti. Pa sva su tijela stvorena na osnovi kolektivne svijesti. Zato u svakom predmetu postoje elementi svijesti. I zato se sa svakim predmetom može stupiti u kontakt. Sa njime se može kao dogovoriti, na primjer, o njegovoj dematerijalizaciji. Moguće ga je nekako nagovoriti da prođe kroz taj proces. Međutim, u predmetu, točnije u materiji od koje je on bio sačinjen, poslije dematerijalizacije ostaje informacija o njegovom bivšem obliku. Suština materijalizacije koja se zatim sprovodi faktički se sastoji u tome da se materija podsjeti svog prošlog oblika - i predmet se materijalizira.

Izjava Saljnikove Svetlane Pavlovne (tom 2. U ovoj knjizi Prilog D, str. 446).

Svetlana Pavlovna je spremala knjigu za tisak. U toj knjizi se govorilo o meni. U procesu rada otkrila je da nedostaju dokumenti o mom susretu sa filipinskim iscjeliteljem Juko Labo. Ona mi je ipak već pripremljeni materijal predala na pregled. Uzevši rukopis u ruke, odmah sam shvatio da nema tog dokumenta. Zato sam ga materijalizirao, tako da se on pojavio na stolu Svetlane Pavlovne. Pritom je taj materijalizirani dokument bio puno bolji od kopije. Na to su ukazivala čitka slova, kvaliteta tiska, i neki drugi detalji. Sa točke gledišta načela potpunog obnavljanja materije ta praksa znači da se svaki objekt može obnoviti u maksimalno dobroj formi. Uskrsnuli koji su otišli zbog bolesti vraćaju se kao zdravi.

Izjava Babajeva Viktora Bagirovića i Babajeve Tatjane Pavlovne, supružnika (tom 2. U ovoj knjizi Prilog D, str. 448).

Supružnici Babajevi su zajedno sa mnom letjeli na službeni put u Indiju. Prilikom provjere putovnica na aerodromu u Taškentu ispostavilo se da u mojoj putovnici nema pečata kojim se odobrava izlaz iz zemlje. Pogranični službenici su bili vrlo začuđeni kako se to uopće moglo dogoditi. Međutim, još više su bili začuđeni supružnici Babajevi, jer se taj pečat na njihove oči pojavio u mojoj putovnici, te je potom bilo potvrđeno da su dokumenti potpuno uredni.

Tako sam postupio da bih pokazao da se nadčulnim načinom po želji može ukloniti pečat sa službenog dokumenta. I ne samo pečat, već uopće bilo koji znak ili neki dio teksta.

Želim vam ovdje obratiti pažnju na etički moment povezan sa razmatranim pojavama. Pri njihovoj demonstraciji ni u kojem slučaju ne treba zadirati ni u čije interese. Slične činjenice pokazuju da po želji uskrsnulog zabilješke o njegovom odlasku mogu iščeznuti.

Babajeva Tatjana Pavlovna svjedoči o još jednom interesantnom slučaju koji joj se dogodio u Indiji (tom 2. U ovoj knjizi Prilog D, str. 450).

Dogodilo se da je ona izgubila svoju avionsku kartu. Sve potrage za njom bile su uzaludne. Riješio sam da joj pomognem i predložio joj da potraži kartu u torbi, jer sam je upravo prije toga materijalizirao tamo.

Tatjana Pavlovna je prije toga, naravno, sve pretražila, uključujući i tu torbu. Ali na moj savjet pogledala je još jednom i na dnu torbe zaista našla avionsku kartu, zgužvanu i malo poprskanu sokom od jabuke.

Materijalizirao sam kartu specijalno u tom stanju, kako Tatjana Pavlovna ne bi doživjela stres kada je ugleda. Tako se i dogodilo. Kada je ugledala kartu na dnu torbe, zgužvanu i poprskanu sokom od jabuke, odmah se umirila, jer je, konačno, pronašla kartu i zato što je stanje u kojem ju je našla govorilo da je ona tamo i bila. Tek je u sljedećem trenutku, kada se sjetila da je tražila i u torbi, Tatjana Pavlovna shvatila da je karta bila materijalizirana. Ali do tog vremena ona se već bila povratila u stanje spokoja. Tako se razumijevanje situacije dogodilo u pogodnom trenutku.

Uopće je prilikom ostvarivanja materijalizacije uvijek potrebno voditi računa o stupnju prijemčivosti čovjeka. Glavno je da susret sa pojavom koja je za njega nova ne izazove kod njega nepotrebne stresove. Materijalizaciju je u životu moguće sprovoditi onda kada je to zaista nužno, kao u navedenom slučaju sa avionskom kartom. Na analogan način mogu se uskrsnulima obnavljati putovnice, ako oni nemaju želju ponovno ih vaditi.

Još jedan slučaj sa gubljenjem avionske karte i njenom teleportacijom predstavljen je u izjavi Balakireve Jelene Damirovne (tom 2. U ovoj knjizi Prilog D, str 452).

Elena Damirovna, koja živi u Taškentu, izgubila je svoju godišnju avionsku kartu na putu iz Moskve do kuće. U svezi s time obratila mi se za pomoć.

Vidio sam gdje se karta nalazi, a onda sam i utvrdio da je ona mehanički oštećena. Zato sam je prvo obnovio, to jest, sproveo sam djelomičnu materijalizaciju, a potom sam je teleportirao Eleni Damirovnoj. Na kraju, kartu je njena vlasnica pronašla na mjestu gdje je prije toga nije našla.

Analogno se može postupiti i prilikom uskrsavanja. Ako se tkivo nije još uvijek u potpunosti razložilo, onda nije nužno da se ono iznova stvara. Moguće je jednostavno ga dograditi, da bi se dobio obnovljeni organizam. Na taj način se i pri uskrsnuću može govoriti o parcijalnoj materijalizaciji.

U sljedeće dvije izjave potvrđuje se slučaj dematerijalizacije članka.

U eksperimentu su sudjelovale Gusarova Galjina Aleksejevna (tom 2. U ovoj knjizi Prilog D, str 453) i Cvetkova Ana Mihajlovna (tom 2. U ovoj knjizi Prilog D, str 455). Prisustvovala je još i kćerka Ane Mihajlovne.

Članak o kojem se radi je bio otiskan na običnih deset listova papira i nalazio se u stanu Ane Mihajlovne u noćnom ormariću.

Sproveo sam dematerijalizaciju tog članka - i deset listova papira su bez traga nestali iz noćnog ormarića.

Ovdje se može napomenuti da, ako se dogodilo stvaranje bilo kakve informacije, onda ona već svuda i uvijek postoji. Zato, ako je članak napisan, onda odgovarajuća informacija postoji već nezavisno od toga da li je članak dematerijaliziran ili ne, i čak uopće nezavisno od toga da li on ima ikakvu materijalnu osnovu ili nema. Upravo tako i knjiga koju je bilo tko stvorio svuda postoji.

Uskrsnuli čovjek uvijek prenosi informaciju o svom uskrsnuću. Ta informacija postaje dostupna svuda i uvijek. Objavljivanje makar samo jednog slučaja izlječenja od raka četvrtog stadija ili o jednom jedinom uskrsnuću već govori o tome da taj proces za sva vremena postaje prirodan, postaje vječan.

Sljedeća izjava govori o tome da se živi zvuk svog glasa može proizvesti na bilo kojem rastojanju.

Izjava Čutkove Tatjane Ivanovne (tom 2. U ovoj knjizi Prilog D, str 456).

Tatjana Ivanovna mi se obratila povodom bolesti svog unuka. Rekao sam joj da ću sprovesti seansu na daljinu. Natalija Vadimovna, kćerka Tatjane Ivanovne, došla je u bolnicu, u posjetu svom djetetu u vrijeme početka seanse. Seansu sam obavio sa udaljenosti. U iščekivanju, Natalija Vadimovna je gledala na sat, bila je uznemirena. Da bih je umirio, riješio sam odgovoriti na njeno pitanje. Kako piše u izjavi, ona je jasno čula: „Zovem se Grigori Petrovič. Radim sa vašim sinom. Ne bojte se, pomoći ću mu." Natalija Vadimovna mi je iskreno zahvalila. Ona je čula zaista fizički zvuk riječi, to je naglašeno i u izjavi njene majke, iako ja nisam bio pored njih.

U stvari, ovdje vidimo još jedan primjer materijalizacije, u ovom slučaju materijalizacije zvučnih valova. Pri tome glas čovjeka se u takvim slučajevima ni po čemu ne razlikuje od glasa koji bi se čuo kada bi se taj čovjek nalazio u neposrednoj blizini. I ovo je, kao i bilo koji događaj materijalizacije, još jedan primjer toga kako se može upravljati elementima fizičke stvarnosti.

Izjava Šelehovog Vadima Vladimiroviča (tom 2. U ovoj knjizi Prilog D, str. 458).

U svojoj izjavi Vadim Vladimirovič govori o tome da ga je tijekom susreta sa mnom zbunila činjenica da sam se, neočekivano, odjednom pojavio u automobilu koji je bio zatvoren.

Uostalom, to nije morao biti automobil, moglo je to biti bilo koje drugo mjesto, bilo koji planet, bilo koja galaksija, bilo koje područje Svijeta. U sličnim slučajevima koristi se načelo upravljanja prostorom. Po svojoj želji možete se naći u bilo kojoj točki prostora-vremena. A ako hoćete, možete tamo stvoriti i uvjete za život. Moguće je premještati se u bilo koje područje i moguće je stvarati život u bilo kojim uvjetima.

Dakle, ovdje se zaista radi o važnoj i ozbiljnoj znanosti, o istinskoj znanosti. Ispočetka, razmaknuvši milje, možete se zateći u bilo kojoj točki prostora-vremena, a zatim ispuniti stvoreno prostranstvo kisikom i drugim nužnim životnim uvjetima. Na osnovu svijesti možete stvarati Svjetove i realno u njima boraviti.

Predviđanje budućnosti se također može povezati sa pojavom materijalizacije, zapravo sa materijalizacijom informacije iz budućnosti u sadašnjosti.

Izjave Oljehnoviča Lava Petroviča, doktora kemijskih znanosti, Sorosovskog profesora, rukovodioca katedre za kemiju prirodnih i velikih polimernih spojeva Rostovskog državnog univerziteta i Kornilova Valerija Ivanoviča, kandidata kemijskih znanosti, Sorosovskog docenta te iste katedre, rukovoditelja laboratorije za kemiju ugljikovodika NII FOH RGU (tom 2. U ovoj knjizi Prilog D, str 459).

Dvojica ovdje imenovanih znanstvenika predložili su mi da odredim koja će se vrsta međustanja najvjerojatnije pojaviti u kemijskom procesu koji je prikazan u Prilogu na prvoj od dvije navedene stranice. To je ozbiljan zadatak. Njegovo rješenje se može dobiti ili teorijskim putem, na osnovu složenih kvantno-mehaničkih proračuna, ili eksperimentalno, korištenjem metoda nuklearne magnetne rezonance. U trenutku kada mi je taj zadatak postavljen nalazio sam se u svom uredu u Moskvi. Odmah sam odgovorio na pitanje i dao pismeni zaključak u korist određene strukture. Pored toga, dopunski sam ukazao još i na to da je u magnetnom polju moguća realizacija i treće strukture, što sami autori nisu znali. Oni mi ništa nisu rekli o tome da upravo ispituju taj proces u magnetnom polju. Odmah sam uvidio i to da se eksperiment sprovodi u magnetnom polju kao i to da to polje može da utiče na karakter međustanja. Moja prognoza se u potpunosti potvrdila.

Drugo pitanje, koje su mi postavili isti znanstvenici, bilo je povezano sa kemijskim procesom koji je prikazan u Prilogu D, str. 460. Bilo je potrebno odrediti red veličine migracije acetilne grupe u tom procesu. I ovdje sam odgovor dao praktično trenutno, u pismenoj formi. Rekao sam da će biti 20-30 migracija u sekundi, što se u potpunosti potvrdilo u kasnijim eksperimentima.

Izjave Kurbatova Sergeja Vasiljeviča, kandidata kemijskih znanosti, docenta katedre kemije prirodnih i velikih molekularnih sjedinjenja Rostovskog državnog univerziteta i Kornilova Valerija Ivanoviča, kandidata kemijskih znanosti, Sorosovskog docenta na istoj katedri, rukovoditelja laboratorije NII FOH RGU (tom 2. U ovoj knjizi Prilog D, str 461 i 462).

U prvom slučaju je bilo potrebno odrediti veličinu migracije iste grupe, ali u drugoj reakciji. Ta reakcija je navedena na strani 461. Moj trenutni odgovor je glasio: 10^6 u sekundi (to jest, milijun u sekundi). Ta prognoza u potpunosti je potvrđena.

Ovdje želim napomenuti da je praktično bilo nemoguće pogoditi taj broj, kao i u sličnom primjeru u prethodnoj izjavi. Stvar je u tome da veličina migracije u vezama sličnog tipa se može mijenjati u vrlo širokim okvirima, od 10^6 do 10^{-6} u sekundi. Te su granice predstavljene brojevima od kojih je jedan veći od drugog ogroman broj puta, točnije 10^{12} puta, to jest odnos te dvije granice izražava se brojem u kojem se poslije jedinice nalazi još dvanaest nula. Očevidno je da je savršeno nemoguće pogoditi broj pri tako širokom dijapazonu mogućnosti. Odgovor treba znati.

U drugom zadatku bilo je potrebno ocijeniti brzinu pretvaranja jedne supstance u drugu. Obje supstance su navedene u tekstu izjave. Odmah sam izjavio da će pri zadanim uvjetima biti pet pretvaranja u sekundi. Ta prognoza se potom u potpunosti potvrdila, kako pomoću kasnije provedenih proračuna, tako i eksperimentalno. Ovdje je važno to da se u trenutku prijenosa moje informacije eksperimenti i proračuni kojima je ona potvrđena još nisu sprovodili.

Ovdje vidimo sposobnost da se odmah vidi odgovor na svako pitanje. Ta sposobnost se kod mene pojavila još u djetinjstvu. A ja sam se njome obilato služio i u školi i na sveučilištu. Na primjer, na sveučilištu u vrijeme kontrolnih zadataka u dobivenim zadacima odmah sam pisao odgovore na sva postavljena pitanja, ne radeći izračune. O tome svjedoči u svojoj izjavi Rumjancev Konstantin Aleksandrovič koji je učio zajedno sa mnom (tom 2. U ovoj knjizi Prilog D, str 463). U toj izjavi on navodi konkretne činjenice jasnoviđenja koje su se dogodile školske 1982-83. godine. Te školske godine počeo sam dolaziti na satove u bilo koje vrijeme, često pri kraju kontrolnog zadatka. Nije bilo vremena čak ni za to da se sa ploče prepišu zadaci. Samo putem jasnoviđenja uspijevao sam zapisati rješenja zadataka. Sveučilište se odlikovalo demokratskim odnosom ka posjećivanju nastave. Važno je bilo znati predmet na polaganju kolokvija ili ispita. Ali fenomen točnih odgovora na zadatke bez njihovog rješavanja počeo je jako privlačiti pažnju predavača. U početku su neki od njih razgovarali sa mnom, a zatim je asistentica koja je radila sa našom grupom počela javno govoriti o mojoj sposobnosti u prisustvu cijele grupe. Nakon toga sam, da ne bih privlačio pažnju, počeo kao u školi prije odgovora ispisivati neke srednje korake. Dobivši sveučilišnu diplomu, u svom praktičnom profesionalnom radu sam sa punim pravom diplomiranog stručnjaka davao točne odgovore na osnovu jasnoviđenja. Isto tako i vi možete, usvojivši ovu knjigu, da se pozivate na nju kao na običan obrazovni seminar. Kod Ministarstva obrazovanja sam ratificirao svoj autorski program sa pravom izdavanja državne diplome o drugom višem obrazovanju.

Prilikom primjene jasnoviđenja, na bilo koji postavljeni zadatak postoji odgovor. Jer upravo je takva i bila zamisao Boga kada je stvarao Svijet. Svijet je bio tako načinjen, da uvijek možete u beskonačnom prostoru-vremenu ispuniti bilo koji zadatak. A to je ideal razvoja čovjeka i društva. Ako želite, recimo, uskrsnuti čovjeka, onda odgovor na pitanje kako to treba uraditi nesumnjivo postoji. Dobivši taj odgovor, možete uskrsavati.

Zašto je ova tema - dobivanje odgovora - smještena u ovaj odjeljak? Zato što se na takvo dobivanje odgovora može gledati kao na pojavu materijalizacije. U samoj stvari, ako je čovjeku postavljeno konkretno pitanje, onda se na njegovo rješavanje običnim putem, to jest bez korištenja jasnoviđenja, može utrošiti puno vremena. Događa se da su za rješavanje problema ponekad potrebne godine. To jest, na običan način, odgovor bi se dobio tek u budućnosti. Zato poznavanje odgovora već sada, u sadašnjosti, faktički znači materijalizaciju budućnosti. Mnoga od načela uskrsavanja koja su izložena u ovoj knjizi odredio sam jasnoviđenjem iz budućnosti. Materijalizirani u sadašnjosti, oni omogućuju da se već sada sprovode uskrsavanja na fizičkoj razini.

Postoji još jedan važan moment koji bih htio naglasiti, u svezi sa razmatranim izjavama. Navedene točne prognoze koje se odnose na migracije acetilne grupe govore o tome da je i na molekularnoj razini moguće predviđanje procesa. Dužan sam reći da neposredno vidim kako protječe kemijska reakcija, kako pojedinačne čestice stupaju u međusobna djelovanja, jer se atomi, molekule, elektroni i drugi objekti mikrorazine mogu vidjeti, iako, naravno, ne fizičkim vidom.

Izjave Jakovljeve Olge Nikolajevne (tom 2. U ovoj knjizi Prilog D, str 466).

U prvoj izjavi Olga Nikolajevna svjedoči o tome da sam nadčulnim djelovanjem promijenio sadržaj audiokasete. Na toj kaseti se nalazio zapis sačinjen tijekom razgovora sa mnom. Na njoj su se čuli i sporedni zvuci. Sve te sporedne zvuke sam očistio. Pored toga, također sam nadčulnim djelovanjem na tu kasetu dodao dopunski tekst sa mojim glasom. Poslije toga smo usporedili raniji snimak sa tekstom koji se pojavio na traci nakon mog djelovanja. Usporedba je pokazala da se na oba zapisa čuje jedan te isti glas - moj.

Navedeno svjedočenje potvrđuje da je moguće da se na zvučnoj traci materijaliziraju zvuci putem nadčulnog djelovanja. Općenito govoreći, može se reći da je putem strukturiranja svijesti moguće na potrebnom mjestu stvarati potrebne zvučne oblike na konkretnim fizičkim nosačima.

Materijalizacija zvučnih oblika korisna je prilikom uskrsavanja. Na primjer, stvaranje odgovarajućeg zvuka vjetra doprinosi bržem prilagođavanju uskrsnulog.

U drugoj izjavi Olga Nikolajevna govori o tome da sam potpuno neobičnim načinom sa zvučne kasete uklonio dio zapisa. Zapis na traci se sastojao iz tri dijela, nadčulnim djelovanjem obrisao sam srednji dio, ali tako da je prilikom kasnijeg preslušavanja poslije prvog dijela neposredno za njim išao treći dio. Nikakvih pauza nije bilo. To jest, na traci nije bilo praznog mjesta. A na mjestu dobivenog spoja prvog i trećeg dijela nije bilo nikakvih sporednih šumova.

Posebno vam želim obratiti pozornost na okolnost da su fizički parametri magnetne trake ostali isti kao i ranije. Njena dužina se nije izmijenila. Kao rezultat dobiveno je da se pri istoj dužini trake i pri istoj brzini njenog premotavanja na traci nalazilo znatno manje informacija. Obrisan zapis je bio dovoljno dug, tako da je gubitak informacija bio znatan.

Dakle, bez obzira na to što je sa trake bio obrisan dio zapisa, a fizička dužina trake ostala ista, bez obzira na to, na traci nije bilo praznih mjesta.

Ova demonstracija pokazuje da možete raspoređivati informacije kako hoćete. Pri tome će se fizički uvjeti i fizički parametri podčinjavati vašem upravljanju. Zato, ako je potrebno, pomoću svijesti Zemlja se može povećati onoliko koliko to bude bilo potrebno za sve uskrsnule.

Izjava Ladičenko Konstantina Vladimiroviča (tom 2. U ovoj knjizi Prilog D, str 470).

U svojoj izjavi Konstantin Vladimirovič saopćava da je bio svjedok toga da sam dematerijalizirao računalnu disketu. Na disketi su se nalazile informacije veličine 1,44 Mb. Mjesto na kojem se ta disketa nalazila nije mi bilo pokazano.

Ovaj primjer pokazuje da, ako je potrebno, na primjer da se isključi nekakva dopunska informacija, nepoželjna sa stvaralačke točke gledišta, onda je u tom cilju moguće iskoristiti pojavu dematerijalizacije, nikome i nigdje ne pričinjavajući pri tome štetu. Ova pojava može postati element sustava upravljanja.

Ovaj pristup se može proširiti na sve pojave Svijeta. Tako se načelo dematerijalizacije može ugraditi u stvaranje potpuno novih uređaja. To je tehnika nove generacije koju sam razradio. Njena karakteristična osobitost je to da ona ni pod kojim uvjetima ne može uništiti čovjeka. To se može osigurati time što će se pri nastanku opasnosti po čovjeka od strane uređaja ona dematerijalizirati ili teleportirati na slobodna mjesta najbližih parkirališta.

Izjava Valjitovog Radika Tafikoviča (tom 2. U ovoj knjizi Prilog D, str 472).

Radik Tafikovič izvješćuje o tome da je bio svjedok sljedeće demonstracije mogućnosti izvanosjetilne sposobnosti. Dali su mi dvadeset disketa da bih dijagnosticirao koja je zaražena virusom. Pritom se, razumije se, nije koristila računalna tehnika niti specijalizirano programsko osiguranje namijenjeno otkrivanju virusa.

Virus je trebalo odrediti na osnovu vizualnog promatranja disketa, to jest, jednostavno očima. Točno sam odredio svih pet disketa koje su bile zaražene virusom.

Poslije toga je bilo potrebno nadčulnim putem odstraniti virus. Obično, ako je disketa zaražena virusom, onda se taj virus prilikom kopiranja programskog fajla sa nje na tvrdi disk zadržava i prelazi na tvrdi disk. Međutim, prilikom prebacivanja fajla sa diskete ja sam uništio virus i zato on nije bio prenesen na tvrdi disk. To je zatim potvrdila primjena računalnog antivirusnog programa.

Pored toga, učinio sam da se programska datoteka prenese na tvrdi disk u veličini koja je bila deset puta manja od originala.

Demonstrirano otklanjanje virusa govori o tome da je pomoću nadčulnog djelovanja moguće unositi izmjene u informacijski tijek, mijenjajući ga po svom nahođenju.

Kada zamišljamo neki predmet, onda na misaonoj razini vidimo neki lik. Pred našim misaonim pogledom pojavljuje se određena slika. Pritom svaki element stvarnosti daje svoju karakterističnu sliku. Virus ima potpuno konkretno obojenu pozadinu. Djelovanjem na tu pozadinu, mijenjanjem njegovog spektra boja, njegovim usklađivanjem, moguće je očistiti datoteku.

Kada misaono vidimo čovjeka kojeg treba uskrsnuti, onda on samim tim već postaje uskrsnuli na razini one stvarnosti koja odgovara mišljenju. Preostaje samo da se on prevede u fizičku stvarnost, da se ponovno vrati ovdje.

Pri normalnom tijeku stvari život treba biti vječan. Nikakvog odlaska u načelu nije trebalo biti. Sa točke gledišta izloženog može se reći da se zadatak svodi na to da se stvarnost očisti od virusa. To jest, faktički se može reći da je biološka smrt virus od kojeg treba očistiti stvarnost, da bi se ona dovela u normalu.

Dakle, u navedenoj demonstraciji prilikom prepisivanja datoteke virus je bio uklonjen. Kao rezultat, na tvrdom disku se pojavilo normalno programsko osiguranje. Analogno, očistivši stvarnost od smrti, dobit ćemo upravo onakvu stvarnost kakva ona treba biti.

Izjava Babajeve Tatjane Pavlovne (tom 2. U ovoj knjizi Prilog D, str 474).

U svojoj izjavi Tatjana Pavlovna saopćava da je sa mužem više puta promatrala kako sam, ne dodirujući dugme u liftu, navodio lift da se kreće u potrebnom smjeru i da se zaustavlja na potrebnom katu. Te demonstracije sam sprovodio u travnju 1994. godine u hotelu u kojem smo stanovali tijekom našeg boravka u New Delhiju (Indija).

U navedenim slučajevima, ne dodirujući dugme, nadčulnim djelovanjem sam zatvarao električni krug i pokretao lift.

Odmah ćemo zajedno sa ovim primjerom razmotriti još jedan, u kojem se radi o zatvaranju električnog kruga.

U prethodnom paragrafu razmatrao sam izjavu Kuzionovog Sergeja Petroviča (tom 2 i druga strana te stranice), specijaliste u području istraživanja anomalijskih pojava. U svojoj izjavi Sergej Petrovič govori još o produženju mog nadčulnog djelovanja nakon toga što sam da bih preduhitrio nesreću, dematerijalizirao proreze i dijelove vijka u njegovom automobilu. Jednom je on u svom stanu odvrnuo osigurače, ali bez obzira na to u njemu je gorjelo svijetlo i radio faks uređaj, primajući poruke. Realizirao sam tu situaciju da bi Sergej Petrovič, ozbiljni istraživač, mogao dobiti još jednu mogućnost osobnog promatranja pojavljivanja učinaka svijesti koji su ga interesirali.

Odvrnuti osigurači znače prekid električnog kruga. Ja sam pokazao da sa udaljenosti mogu zatvoriti prekinuti krug. Pri tome, nisam tu koristio pojavu materijalizacije. Koristio sam drugu pojavu. U stvari, jednostavno sam u svojoj svijesti modelirao dio provodnika koji je nedostajao. Pitanje je, kako to radim? Na potrebno mjesto postavljam informaciju o tome da je na njemu nužno postojanje neprekinutog električnog kruga. I oblik, stvoren u svijesti, funkcionira kao fizički provodnik. Taj primjer pokazuje da svijest može ispuniti bilo koju funkciju.

Ovaj eksperiment govori i o tome da je na osnovu načela funkcioniranja svijesti moguće stvarati tehnologije potrebne za vječni razvoj, ne koristeći pritom nikakve resurse. Više od toga, takve tehnologije su potpuno bezopasne. Na primjer, kada sam sviješću modelirao nedostajući djelić provodnika električne struje, struja se pojavila, ali sa principijelnom premoći koja se sastojala u tome da na mjestu nedostajućeg dijela provodnika nije bilo moguće da dođe do udara električne struje. Polazeći od toga, na osnovu svijesti ili na tehničkoj razini posredstvom optičkih sustava, moguće je stvarati bezopasne i za fizički vid nevidljive aparate jednostavno u zraku.

U drugim slučajevima koje sam opisao, u slučajevima materijalizacije, oblik koji je stvoren u svijesti prelazi u fizički oblik. U tome je suština procesa materijalizacije.

Analogno djelujemo i prilikom uskrsavanja. U svijesti stvaramo lik čovjeka kojeg želimo uskrsnuti. I taj lik, stvoren u našoj svijesti, prenosimo u fizički lik, koji postoji u običnom trodimenzionalnom prostoru. To je prirodni proces. I on potvrđuje to da je život stvoren na duhovnoj osnovi.

Zato, ako se shvati da je čovjek bio stvoren za vječni život, da nikakvog odlaska i nikakvih otišlih u načelu nije trebalo biti, ako za svakoga postane prirodno to da život treba biti vječan, onda će on upravo takav i biti, upravo takva će biti i fizička stvarnost. Jer lik u svijesti određuje i oblikuje fizički lik. Upravo tako se stvara fizička stvarnost. A upravo tako je moguće stvoriti zaista sretan vječni život.

§6. KORIŠTENJE TEHNIČKIH UREĐAJA ZA USKRSAVANJE LJUDI I ZA REGENERACIJU IZGUBLJENIH ORGANA.

Prije svega, odmah treba reći da su sve tehničke naprave pomoćna sredstva. Predviđeno je da se njima koriste oni ljudi koji još uvijek nisu u potpunosti ostvarili strukturiranje svijesti u području obnavljanja zdravlja i u području ponovnog stvaranja organa i uskrsavanja. Faktički te tehničke naprave trebaju pomoći ljudima koji još uvijek ovladavaju tehnologijom strukturiranja svijesti, tehnologiju razvoja duše, duha i stvaralačkih ideja u stvarnosti vječnog Svijeta. Obzirom da su to pomoćna sredstva, ti uređaji trebaju razvijati one mogućnosti koje treba imati čovjek.

Već sam rekao da su u čovjeka na početku, pri njegovom stvaranju, ugrađena sva znanja o vječnom životu, o uskrsnuću, o regeneraciji organa, o izlječenju od svih bolesti. Međutim nisu se svi još uvijek probudili da bi to shvatili i slobodno općili sa svojom dušom.

Sa dušom se može neposredno općiti. U ovom slučaju imamo primjer rada neposredno sa dušom. Dušu u početku stvara Bog, i ona ne može biti dopunjavana bilo kakvim tehničkim napravama.

Tehničke naprave se mogu koristiti onda kada radimo ne sa dušom, nego sa sviješću. U tom slučaju te naprave kao da dopunjuju one strukture znanja duše koje još uvijek nisu u potpunosti prevedene u svijest. To jest, za one koji još uvijek nisu ostvarili potrebno strukturiranje svijesti, ta tehnička sredstva dopunjuju strukture svijesti i na taj način rade zajedno sa sviješću čovjeka.

Ja sam već napravio cijeli niz takvih postrojenja koja stvarno rade. Ona su stvorena na osnovu mog fundamentalnog otkrića. To otkriće sam izložio u disertaciji koju sam branio radi dobivanja znanstvenog zvanja doktora fizikalno-matematičkih znanosti.

Suština tog otkrića se sastoji u sljedećem. Sve pojave stvarnosti se osvješćuju preko percepcije. Percepcija se opet može realizirati na različite načine. Na primjer, fizičkim vidom, ili osjećajima, ili misaono. Kada ono što smo percipirali fiksiramo u svijesti, onda uvijek možemo vidjeti neki svjetlosni oblik. Koristeći znanstveni jezik, može se uvjetno reći da kod čovjeka postoji neki sustav preobražavanja, koji može prevoditi njegovu percepciju u svjetlosne oblike.

Taj nama svojstveni sustav preobražavanja, optički sustav, koristi se i prilikom uskrsavanja. U tom konkretnom procesu upravljanja Svijetom lik čovjeka kojeg treba uskrsnuti se može promatrati kao optički signal. U duhovnom prostoru taj signal (lik uskrsavanog) odgovara percepciji određenog čovjeka u običnom fizičkom svijetu. Sa određene točke gledišta uskrsavanje predstavlja proces preobražavanja optičkog signala iz duhovnog prostora u trodimenzionalni fizički prostor.

Slični optički sustavi preobražavanja mogu se načiniti na tehničkoj razini. Upravo o takvim tehnničkim ustrojstvima se i govori u ovom odjeljku. Ta postrojenja dopunjuju čovjekove mogućnosti u prostoru upravljanja. To jest sva pomoćna tehnička sredstva trebaju raditi po načelu dopunjavanja.

Kao primjer takvog pomoćnog sredstva mogu navesti programski proizvod koji sam razradio, a u čijoj osnovi leži jedno otkriće do kojeg sam došao. Napravio sam model arhiviranja informacije u bilo kojoj točki prostora-vremena (Certifikat-licenca „Arhiviranje informacija u bilo kojoj točki prostora-vremena“ navodi se u Prilogu E, str. 479).

U bilo kojoj točki prostora-vremena može se osigurati stvaranje materije na osnovu informacije koja je arhivirana u toj točki. Pri tome ta točka može biti uzeta u bilo kojoj tvari, u zraku ili u vakuumu, to jest doista na proizvoljnom mjestu.

Metoda se sastoji u sljedećem. Prostor se promatra kao struktura vremena manifestirana u percepciji. Vrijeme se promatra kao funkcija prostora. Stvaranje materije se promatra kao posljedica reakcije vremena na promjenu prostora. U tom slučaju mogu se očitati točke u kojima se prostor i vrijeme dodiruju. Te točke su zapravo točke arhiviranja svih informacija.

Poznavanje točaka arhiviranja informacija omogućuje stvaranje tehnoloških sustava na osnovu EDVA (EOP) koji mogu arhivirati nužnu informaciju u bilo kojoj točki prostor-vremena. Ta okolnost omogućuje stvaranje oblika razuma, koji se može promatrati kao razumni stroj (machina sapiens - razumni stroj, po analogiji sa homo sapiens - razumni čovjek).

Arhivirana informacija prošlosti predstavlja statičnu konstrukciju tog stroja. Arhiviranje budućnosti daje njenu dinamičnu konstrukciju. Područje sadašnjosti osigurava upravljanje tim razumnim strojem. Na taj način može se stvoriti nužan oblik razuma koji u potpunosti kontrolira razumni stroj i upravlja njime na osnovu svijesti čovjeka.

Takav oblik razuma neće razoriti stvaratelja niti druge objekte, jer se u tekućem vremenu on uvijek očituje jedino u vidu funkcije stvaralačkog upravljanja. Ovdje imamo primjer razumnog stroja, bezopasnog po čovjeka, životinje i druge objekte informacije.

Karakteristična osobitost ovog otkrića je to što je informaciju moguće arhivirati ne samo na disketama ili na drugim sada poznatim nosačima, već i u vakuumu. A ja to radim putem pojedinačnih impulsa specijalnog dodatka običnom računalu.

Također je moguće arhivirati informaciju u zraku posredstvom impulsa odbijenog sa diskete ili neprekidnim zapisom u bilo kojoj drugoj tvari.

Na taj način arhivirana informacija na fizičkoj razini se može smjestiti, na primjer, u područje prostora veličine glave šibice (promjer ne veći od tri milimetra).

Na osnovu takve metode arhiviranja može se stvoriti principijelno novi vid računalne tehnike. Nju je moguće koristiti za stvaranje nužnog oblika razuma u vakuumu, zraku ili bilo kojoj drugoj tvari.

Na sličan način može se načiniti i uređaj za očitavanje arhivirane informacije. Kao rezultat, u praksi se dobiva razumni stroj koji se nalazi u potrebnoj točki i koji ne zauzima mjesto. Taj stroj predstavlja oblik razuma kojim se može upravljati. Po našoj želji moguće ga je usmjeriti na stvaranje materije, prostora ili vremena.

U osnovi stvaranja principijelno novih vidova računalne tehnike leži još jedna moja metoda (Certifikat-licenca „Računalna tehnologija sa daljinskim upravljanjem", Prilog E, str. 480). To je tehnologija prijevoda informacije bilo kojeg događaja u geometrijske oblike koju sam razradio. Specijalni računalni program najprije prevodi promatrani određeni događaj u odgovarajući geometrijski oblik. Dalje se taj početni oblik preobražava u drugačiji, upravo onakav kakav odgovara razvoju određenog događaja u potrebnom smjeru. Tako se ostvaruje upravljanje događajima. Pri tome se upravljanje može ostvariti na bilo kojem rastojanju. U posebnom slučaju računalo se može iskoristiti za stvaranje nužnog oblika razuma u izabranoj točki. Taj razum u izabranoj točki se pojavljuje kao rezultat djelovanja upravljačkih pojedinačnih impulsa iz specijalnog dodatka na računalu.

Načinio sam nekoliko različitih uređaja tog tipa. Oni odlično rade. U njima se uzajamno djelovanje prostora i vremena koristi za stvaranje materije. To je još jedno načelo koje sam otkrio i koje je službeno registrirano (Cetifikat-licenca „Vrijeme, to je oblik prostora", Prilog E, str. 481).

U tom dokumentu se govori o tome da računalne tehnologije koje sam razradio omogućuju da se vrijeme pretvara u bilo koju materiju. Samim tim otvaraju se principijelno nove mogućnosti za stvaranje materije. Te računalne tehnologije omogućuju da se osigura upravljanje materijom, da se obnavljaju tkiva organizma, mogućnost da se praktično trenutno dobije potreban oblik materije, izgradnja zdanja, stvaranje mehanizama i strojeva, ostvarenje kontrole nad strojevima i još puno toga.

Na osnovu tih i drugih tehnologija koje sam stvorio moguće

je jednom za svagda zaboraviti na energetske krize i probleme sa energijom. Energiju je moguće dobivati, na primjer, iz vremena prošlih događaja. Taj izvor energije je neograničen.

Može imati smisla da se svemu rečenom doda još jedna napomena. Može se pojaviti pitanje o tome kako se informacija može arhivirati ne na nosačima na koje smo navikli, recimo na disketama, nego uopće bez ikakvih nosača, u vakuumu.

Sjetimo se još jednom toga da su prostor i vrijeme konstrukcije svijesti. A kako su prostor i vrijeme konstrukcije svijesti, onda se informacija može ugraditi u bilo koju točku prostora-vremena, između ostalog i u vakuum. Jer i vakuum je, da tako kažemo, „prazan prostor“, također konstrukcija svijesti. Upravo zato neki znanstvenici, koji s jedne strane govore o vakuumu kao sredini koja ne sadrži materiju, s druge strane bivaju prinuđeni priznati da se iz vakuuma može dobiti sve. A da bi opravdali takvu poziciju, počeli su nazivati vakuum fizičkim. Izmišljanje naziva često je način da se izbjegne rješavanje problema. Nikada nikome neće poći za rukom da poveže kraj sa krajem ukoliko se nastavi držati za pojam koji ne ovisi o saznanju objektivne fizičke stvarnosti, jer takva stvarnost, kao što znamo jednostavno ne postoji.

U stvari, suština pitanja je jednostavna. Vakuum - prazni prostor - je ista konstrukcija svijesti kao i sve ostalo. A kako je vakuum konstrukcija svijesti, upravo zbog toga se iz njega i može dobiti sve. Zato što se iz svijesti sve može dobiti. Sva tijela su stvorena na temelju svijesti.

I zato nema ničega zadivljujućeg u tome što se u bilo kojoj točki, pa prema tome i u vakuumu, može arhivirati bilo kakva informacija. A samim tim moguće je u izabranoj točki stvarati potrebni oblik razuma.

Dakle, na osnovu izloženih otkrića stvorio sam specijalnu programsku produkciju. To je običan računalni program koji međutim radi po načelu nadčulnog djelovanja. On na potreban način dopunjava informaciju upravljanja, a kao rezultat toga nastaje tkivo, ili, drukčije rečeno, stvara se tkivo. A kao posljedica toga regeneriraju se, na primjer, razorene stanice.

Prilikom regeneracije organa i uopće fizičkog tijela stvara se tkivo koje je obvezno sjedinjeno sa dušom čovjeka. Ovdje treba imati u vidu da je visokokoncentrirana informacija jedno od očitovanja duše. Zbog suglasnosti informacija i dolazi do sjedinjavanja nastajućeg tkiva sa dušom.

Između ostalog, kako je duša struktura beskonačna po veličini i kako je visokokoncentrirana informacija jedno od očitovanja duše, onda je ovdje prisutno arhiviranje informacija u svim točkama prostora-vremena. Tako je načelo pohranjivanja informacija jedan od fundamentalnih načela Svijeta. Zato je i njegovo korištenje, o kojem je gore bilo riječi, potpuno prirodno.

A zato je prirodna i mogućnost da se u svakoj točki prostora-vremena stvori takav oblik razuma koji će postojano obnavljati čovjeka, i to ne samo da će obnavljati njegove organe ili uskrsavati ga, nego uopće osiguravati i stalnu razinu normalnog zdravlja.

Taj posao će se ostvarivati, kao što sam rekao, na osnovu načela dopunjavanja. To jest, tehničke naprave će ostvarivati taj rad u slučaju da svijest čovjeka bude usmjerena na nešto drugo, ili ako čovjek još nije sproveo strukturiranje svoje svijesti u danom području. Upravo tako, po načelu dopunjavanja, i rade uređaje koje sam već napravio.

Prilikom uskrsavanja i prilikom obnavljanja izgubljenih organa pomoću tehničkih naprava osobito jasno se postavlja pitanje identičnosti. Uskrsnuli čovjek mora biti upravo onaj tko je bio i ranije. Mora biti isti. To isto se može reći i o njegovim organima, o fizičkom tkivu. U općem slučaju objekt koji se iznova stvara treba biti iznova na identičan način manifestiran u fizičkoj stvarnosti.

Taj zadatak se rješava na osnovu mog otkrića (Certifikat - licenca „Samorazvijajući sustavi za ponovno stvaranje koji odražavaju vanjska i unutrašnja područja raznovrsnosti stvaralačkih sfera" Prilog E, str. 482).

Suština tog rada se sastoji u sljedećem. Potpuna identičnost proizvoljnih objekta informacije u odnosu na područje stvaralačke informacije koju sam otkrio omogućuje da se dobije potpuna identičnost obnovljenih objekta sa njihovim originalima. Otkriće područja stvaralačke informacije sam ostvario primjenom svojih znanja o duši. Potpuna identičnost, koja se realizira u procesima obnavljanja, bila je demonstrirana u praksi. Protokoli tih rezultata ovjereni su službeno u UN.

Konkretne tehnologije koje sam predložio omogućuju da se područje stvaralačke informacije iskoristi bez njegovog razaranja. Štoviše, pokazalo se kako je moguće osigurati njegov samostalni razvoj.

Izložena je i metoda na osnovu koje se mogu pronalaziti takva područja stvaralačke informacija. Ideja te procedure je sljedeća. Iz prošlih poznatih objekata informacije dobivamo oblik sfere. Po suštini, na unutrašnjoj površini te sfere na osnovu načela opće povezanosti imamo odraz objekta tekućeg vremena. Sada izaberemo objekt koji je potrebno ponovno stvoriti. Nalazimo njegov odraz na unutrašnjoj površini sfere, jer nam je prošlost poznata. To će i biti područje stvaranja tog objekta. Kao rezultat, objekt može biti u potpunosti obnovljen.

Upravo na takvom načelu rade realne tehnologije koje sam stvorio. One obnavljaju cijelog čovjeka ili njegove pojedinačne organe, ili pojedine stanice. Rad tehničkih uređaja se ostvaruje na osnovu specijalnih računalnih programa i optičkih sustava koje sam također razradio.

Gore navedena otkrića su predstavljena u mom radu „Primjenljive strukture područja stvaralačke informacije". Na osnovu tamo izloženih načela ostvario sam još jednu razradu, koja je registrirana u vidu mog patenta za inovaciju № 2148845 pod nazivom „Način sprečavanja katastrofa i uređaj za njegovo ostvarenje“ (Patent je predstavljen u Prilogu E, na strani 483).

Već smo razmatrali tu napravu kada smo govorili o sprečavanju zemljotresa. Ali zemljotresi su samo jedan od vidova katastrofa. Katastrofe mogu biti različite. Rak ili SIDA četvrtog stadija - to su također katastrofe, ali samo za jedan ljudski organizam. Lakša oboljenja mogu se smatrati katastrofama manjih razmjera.

Kako je taj uređaj načinjena na osnovu istinite znanosti, on ima univerzalno djelovanje i zato se sa uspjehom može primjenjivati i za sprečavanje i za otklanjanje katastrofa organizma, to jest za izlječenje. A također i za uskrsavanje.

Napominjem da taj uređaj radi na sljedeći način. Najprije on smanjuje snagu nadolazeće katastrofe. Ako ima dovoljno tehničkih resursa, onda on opasnost koja prijeti naprosto uklanja. Ako za potpuno otklanjanje katastrofe aparatura nema dovoljno tehničkih resursa, onda ona maksimalno smanjuje nadolazeću opasnost suglasno svojim mogućnostima, i potom saopćava kada i gdje se ta katastrofa može dogoditi. Tada je moguće usredotočiti se na kristale sa mišlju o sprečavanju katastrofe ili izlječenju i u tom slučaju resurs uređaja se višestruko uvećava.

Isto to načelo djelovanja je ugrađeno i u uređaj predviđen za uskrsavanje i za obnavljanje zdravlja.

Taj uređaj predstavlja optički sustav sačinjen na osnovu kristala. Ako u čovjekovom organizmu nešto nije kako treba biti da bi se uspostavilo normalno zdravlje dovoljno je postaviti taj uređaj pored čovjeka ili usmjeriti ka njemu prijemnu površinu uređaja.

Ako se taj uređaj usmjeri ka oboljelom organu ili na njegov rendgenski snimak, onda dolazi do obnavljanja tog organa.

Ako se kristalni modul usmjeri na fotografiju otišlog, onda se može ostvariti njegovo uskrsavanje.

Usmjerivši modul na shemu provođenja bilo kakve mjere, možete normalizirati sve događaje koji su sa time povezani.

Na taj način, ova tehnička naprava je univerzalna po svojoj sposobnosti da ponovno uspostavlja normalno stanje. Ali, pitanje je kako će ona znati za normu u koju treba dovesti na primjer stanje organizma? Ili nekog drugog objekta? Ona u prostoru očitava informaciju o harmoničnoj normi, to jest o onoj normi koju je Stvoritelj predvidio za određenu etapu razvoja. Predstavljeni uređaj dovest će odgovarajući sustav upravo do te norme. A informacija o potrebnoj normi postoji u svakoj točki prostora.

Još jednom ponavljam da takvi aparati kojima se upravlja putem čovječje svijesti već rade u praksi. Po istim principima će se stvarati i tehnički uređaji budućnosti.

Izložena načela se mogu iskoristiti i za stvaranje naprava za prijenos informacija. Jedna od takvih naprava koje sam stvorio već je uspješno prošla sva ispitivanja. Za nju sam dobio patent za pronalazak „Sustav prijenosa informacija" № 2163419. (Patent je predstavljen u Dodatku E, na str. 498).

Uređaj radi na sljedeći način. U mislima, za sebe, ponavljate neku frazu. Ta fraza se može promatrati kao obavijest koje želite predati. Razumije se, ako ste ostvarili strukturiranje svijesti, onda i vi sami, bez ikakvih uređaja možete tu obavijest prenijeti telepatskim putem. Ali ako još niste ovladali pogodnim metodama, onda vam mogu pomoći specijalni uređaji.

Uređaj za prijenos konstruiran na osnovu gore razmotrenih načela, prenosi vašu misao. A na drugom kraju kristalna naprava preobražava vašu misao u riječi ili slike, ovisno o vašoj želji. Faktički, to je novi vid veze, izgrađen bez korištenja elektromagnetnih valova. U jednoj od novinskih publikacija moja razrada je dobila naziv telepatotron. Umjesto operatera, za prijenos video ili audio informacije mogu se upotrijebiti laserski zraci. Tada je moguće prenositi televizijski i radio program, razmjenjivati računalne podatke, i tako dalje. Tehnologija koju sam razradio omogućuje sjedinjavanje mogućnosti kristalnih modula za normiranje i prijenos. Po toj tehnologiji može se napraviti minijaturni kristalni sustav koji izgleda kao narukvica ručnog sata, koja će osim obnavljanja čovjeka još i prenositi podatke o njegovom zdravlju u centralni kristalni sustav. Uz to, ako podaci koje centralni kristalni sustav primi ukažu na to da je nužno popraviti stanje organizma, onda zdravlje čovjeka uspostavljaju centralni veliki kristali. Takve tehnologije obnavljanja mogu se proširiti na sve objekte informacija.

Prijenos informacija se ostvaruje trenutno. Udaljenost nema nikakvog značaja. Možete prenijeti svoju misao u bilo koju točku prostora, u bilo koju Galaksiju. A pritom ne postoje nikakva područja gdje bi bilo moguće da se prijenos omete. A pored toga, poslani misaoni signal će uvijek biti individualan, jer ga je poslao konkretan čovjek. Individualnost misli, a prema tome i signala, uvijek biva očuvana u sveukupnosti značenja. Zato su takvi sustavi veze idealni sa točke gledišta postojanosti i otpornosti na ometanje. A pri tome nad njima se ostvaruje potpuna kontrola. Isto tako i već stvoreni uređaji za regeneraciju organa i za uskrsavanje također rade pod potpunom kontrolom njihovih djelovanja.

§7. IZLJEČENJE OD BILO KOJE BOLESTI POMOĆU NIZA BROJEVA.

Već smo se sretali sa korištenjem brojčanih nizova. Sjetimo se jedanaeste metode uskrsavanja ljudi iz trećeg poglavlja. Tamo su se za uskrsavanje koristili nizovi od sedam, osam i devet znamenki. Pritom su ti nizovi bili različiti za razne slučajeve koncentracije.

Mogućnost uskrsavanja čovjeka pomoću određenih brojčanih nizova govori o tome da je na osnovu te metode moguće i liječiti ljude od svih bolesti. Jer, uskrsavanje čovjeka može se promatrati kao njegovo izlječenje od vrlo ozbiljne bolesti. Sve druge bolesti su jednostavnije za liječenje. Tako se ispostavlja da je ova vrlo jednostavna metoda u stvari i vrlo djelotvorna.

Kako je jednostavnost metode velika prednost, ovaj pristup sam uzeo za osnovu kada sam pisao knjigu - vodič za liječenje od svih bolesti. Ta knjiga je već napisana, zove se „Obnavljanje ljudskog organizma koncentracijom na brojeve“, i ima više od dvjesto četrdeset stranica. U njoj je navedeno više od tisuću naziva bolesti a za svaku bolest dan je odgovarajući brojčani niz od sedam znamenki, a od bolesti koju imate liječite se tako što se usredotočite na neki određeni brojčani niz.

Postavlja se pitanje: zašto je tako jednostavna procedura kao što je koncentracija na niz određenih brojeva toliko djelotvorna u pogledu izlječenja od bolesti? U čemu je tu stvar?

Stvar je u sljedećem. Svaka bolest je odstupanje od norme, odstupanje od norme u radu pojedinih stanica ili organa, ili cijelog organizma. Izlječenje od bolesti znači vraćanje u normu, a nizovi brojeva koje navodim osiguravaju povratak normi. Koncentrirajući se na neki konkretni niz brojeva, usredotočujući se na taj brojčani red, zapravo sprovodite „podešavanje“ organizma na ono stanje koje je zapravo norma. Na kraju, to stanje norme se fiksira, a to je zapravo izlječenje od bolesti.

Radi pojašnjenja suštine ovakvog liječenja treba reći nekoliko riječi o vibracijskoj strukturi brojeva.

Naš život je prožet ritmom. Planete se ritmički okreću oko Sunca. Za Zemlju to znači periodično smjenjivanje ljeta i zime. Zemlja se okreće i oko svoje osi, zbog čega imamo pravilnu smjenu dana i noći.

Slika je ista i na mikrorazini. Elektroni u atomu se pravilno okreću oko jezgre.

Svatko od nas, kad osluhne, može čuti pravilno udaranje svog srca. U našem organizmu svaka stanica ima svoj ritam. I sveukupnost stanica također ga ima, iako je on, naravno, drukčiji. I u njihovoj velikoj sveukupnosti, to jest već na razini organa, također postoji ritam. Osobiti ritam postoji i na razini veze između organa.

U odnosu na to, organizam se može usporediti sa orkestrom. Kad svira neku kompoziciju, orkestar ne smije griješiti. Isto tako ni organizam. Zvučanje organizma treba biti harmonično. Ako pak neki organ ili neka veza u svom radu odstupa od norme, to jest, počne griješiti, to znači početak bolesti. A tada vi, kao dirigent svog orkestra trebate zamahnuti svojom dirigentskom palicom i ponovno uspostaviti njegov harmoničan zvuk.

Ritam se može otkriti i tamo gdje se na prvi pogled ne bi reklo da on postoji. Pogledajmo dugu koja se ponekad pojavljuje na nebu poslije kiše. Vidjet ćemo spektar prekrasnih boja - svježe, jasne boje. Ali što su te boje sa gledišta znanosti? Ono što opažamo kao ovu ili onu boju nastaje pod utjecajem elektromagnetnog vala određene učestalosti. Učestalost oscilacija u ljubičastom dijelu vidljivog spektra je približno dva puta veća od učestalosti u crvenom području. Na taj način, iza razlika u opažanju boja stoji različita učestalost oscilacija.

Pri opažanju brojeva, kao i pri opažanju boja, nije odmah potpuno očevidno da iza njih stoji vibracijska struktura. Razjasnili smo da svakoj boji odgovara određena učestalost oscilacija. Isto tako stvari stoje i ovdje. Iza svakog broja stoji njemu odgovarajuća vibracijska struktura. To isto se može reći i o nizu brojeva.

Između ostalog, na svaki brojčani niz može se gledati kao na određenu kombinaciju znamenki. Ako se na minutu ponovno vratimo bojama u spektru, možemo se sjetiti da u znanosti i tehnici postoji veliko iskustvo u pogledu korištenja njihovih kombinacija. Uzmite televiziju u boji. Sve te različite prekrasne boje koje vidite na ekranu u stvari se dobivaju miješanjem samo tri boje: crvene, zelene i plave. Svaka od osnovnih boja u kombinaciji koju zahtijeva slika ima određen intenzitet.

Orkestar zvuči drugačije nego pojedinačni instrument. Svaki izbor boja spektra daje svoj efekt. Slično stoji stvar i sa izborom brojeva.

Nepovoljni skup znamenki u broju na trupu aviona može dovesti do pojave neželjenih vibracija. I obrnuto, sretni, ili, bolje rečeno pravilni izbor brojeva doprinosi povoljnom razvoju događaja, uspostavljanju harmonije. Upravo se na tom svojstvu pravilne kombinacije brojeva i zasniva ova metoda liječenja.

Već sam rekao da u slučaju bilo koje bolesti pravilno nizanje brojeva dovodi do izlječenja, to jest dovodi organizam u normu. Međutim sada, kada smo saznali da iza svakog broja i iza svakog niza znamenki stoji odgovarajuća vibracijska struktura, izlječenje putem primjene ove metode može se opisati i drugačije. To da pravilno odabran niz znamenki dovodi organizam u normu događa se zbog toga što taj brojčani niz zajedno sa vibracijskom strukturom koja stoji iza njega i sam jest norma. On predstavlja potreban zvuk, pravilan zvuk. A koncentracija na taj niz poredanih brojeva znači „podešavanje". Upravo tako se podešavaju i glazbeni instrumenti na osnovu instrumentalnog komornog tona.

Vratimo se sad mojoj knjizi - vodiču. Knjiga se sastoji od 27 poglavlja U svakom poglavlju se razmatra sveukupnost određenih bolesti. U prvih 25 poglavlja obuhvaćena su praktično sva poznata oboljenja. U 26. poglavlju dane su koncentracije za liječenje od nepoznatih bolesti i stanja.

Poslije naziva svakog poglavlja odmah se navodi obnavljajući brojčani niz koji se istovremeno odnosi na sve bolesti koje su svrstane u to poglavlje. Njima se uvijek možete služiti, a posebno onda kada nije poznata točna dijagnoza, a izvjesno je samo to da bolest pripada određenom poglavlju. Ako je dijagnoza poznata, onda se koristi brojčani niz koji stoji odmah iza naziva te konkretne bolesti. Može se, kao što sam rekao, dodatno koristiti i opći niz tog poglavlja. Materijal u knjizi je predstavljen na takav način da odmah iza naziva oboljenja uvijek stoji brojčani niz koji liječi to oboljenje.

Kao primjer navest ću početak prvog poglavlja.

POGLAVLJE 1. NAČELA LIJEČENJA KRITIČNIH STANJA - 1258912.

AKUTNA INSUFICIJENCIJA DISANJA 1257814 - patološko stanje organizma pri kojem nije osigurana podrška normalnog sastava plinova u krvi, ili se ona postiže radom kompenzacijskih mehanizama izvanjskog disanja i karakterizira se: sniženjem rO2 arterijske krvi (raO2) na manje od 50 mm živinog stupa pri disanju atmosferskog zraka; povećanjem rSO2 arterijske krvi (raSO2) na iznad 50 mm živinog stupa; rastrojstvom mehanizma i ritmike disanja, sniženjem rN (7,35).

AKUTNA SRČANO-VASKULARNA INSUFICIJENCIJA - 1895678 - izgubljena sposobnost srca da osigurava adekvatnu opskrbu organa i sustava krvlju, raskorak između mogućnosti srca i potreba tkiva za kisikom, karakterizira se niskim arterijskim pritiskom, smanjenjem krvotoka u tkivima.

ZAUSTAVLJANJE RADA SRCA (klinička smrt) - 8915678 - prijelazno stanje između života i smrti - to još nije smrt, ali nije više ni život. Počinje od trenutka prestanka rada središnjeg živčanog sustava, cirkulacije krvi i disanja.

TRAUMATIČNI ŠOK, STANJA ŠOKA I STANJA KOJA NALIKUJU ŠOKU - 1895132 - teško stanje izazvano traumom, praćeno je izraženim narušavanjem funkcija životno važnih organa, u prvom redu cirkulacije krvi i disanja.

....

Dalje ću ovdje navesti samo nazive sljedećih poglavlja sa odgovarajućim uspostavljajućim nizovima brojeva.

POGLAVLJE 2. BOLESTI PRAĆENE OTOCIMA - 8214351.

POGLAVLJE 3. SEPSA - 58143212.

POGLAVLJE 4. SINDROM RAŠIRENOG ZGRUŠAVANJA KRVI UNUTAR KRVNIH SUDOVA - 5148142.

POGLAVLJE 5. BOLESTI ORGANA CIRKULACIJE KRVI - 1289435.

POGLAVLJE 6. REUMATSKE BOLESTI - 8148888.

POGLAVLJE 7. BOLESTI ORGANA ZA DISANJE - 5823214.

POGLAVLJE 8. BOLESTI ORGANA ZA VARENJE - 5321482.

POGLAVLJE 9. BOLESTI BUBREGA I MOKRAĆNIH PUTEVA - 8941254.

POGLAVLJE 10. BOLESTI SUSTAVA KRVI - 1843214.

POGLAVLJE 11. ENDOKRINE BOLESTI I BOLESTI METABOLIZMA - 1823451.

POGLAVLJE 12. PROFESIONALNE BOLESTI - 4185481.

POGLAVLJE 13. AKUTNA TROVANJA - 4185412.

POGLAVLJE 14. INFEKTIVNE BOLESTI - 54421427.

POGLAVLJE 15. BOLESTI AVITAMINOZE - 1234895.

POGLAVLJE 16. DEČJE BOLESTI - 18543218.

POGLAVLJE 17. AKUŠERSTVO, ŽENSKE BOLESTI - 1489145.

POGLAVLJE 18. NERVNE BOLESTI - 148543293.

POGLAVLJE 19. PSIHIČKE BOLESTI - 8345444.

POGLAVLJE 20. SEKSUALNA RASTROJSTVA - 1456891.

POGLAVLJE 21. KOŽNE I VENERIČNE BOLESTI - 18584321.

POGLAVLJE 22. HIRURŠKE BOLESTI - 18574321.

POGLAVLJE 23. BOLESTI UHA, GRLA I NOSA - 1851432.

POGLAVLJE 24. OČNE BOLESTI - 1891014.

POGLAVLJE 25. BOLESTI ZUBA I USNE ŠUPLJINE - 1488514.

• • •

POGLAVLJE 27. NORMA LABORATORIJSKIH PARAMATERA - 1489999.

Može se dogoditi i to da je pri nekoj slabosti organizma teško ne samo postaviti dijagnozu, već čak i odrediti tip bolesti, to jest, odrediti konkretno poglavlje na koje bi se bolest mogla odnositi. Radi toga, da bi bilo moguće snaći se u takvoj situaciji, u knjigu sam dodao još jedno poglavlje, 26: „NEPOZNATE BOLESTI I STANJA - 1884321".

Suština metoda u ovakvom slučaju je sljedeća. Tijelo čovjeka se promatra kao cjelina sastavljena od sedam dijelova. Sada ću ih navesti, a uz svaki dio tijela postavit ću odgovarajući obnavljajući brojčani niz.

1. Glava - 1819999.
2. Vrat - 18548321.
3. Desna ruka - 1854322.
4. Lijeva ruka - 4851384.
5. Trup - 5185213.
6. Desna noga - 4812531.
7. Lijeva noga - 485148291.

A sada o tome, kako treba koristiti ove podatke. Pretpostavimo, da je čovjeka zaboljela glava. Onda on može upotrijebiti brojčani niz koji se odnosi na glavu. Ako čovjek ima nekakav osjećaj bolesti istovremeno u dva ili više dijelova tijela, onda se treba redom koncentrirati na nizove koji odgovaraju tim područjima tijela.

Nekoliko riječi o nizovima sa različitim brojem znamenki. Usporedimo međusobno nizove koji se sastoje od 7, 8 i 9 brojeva.

Ako se niz sastoji od 9 brojeva, onda, po pravilu, on osigurava izlječenje od jedne ili dvije određene bolesti.

Ako u brojčanom nizu ima 8 znamenki, onda on čovjeka iscjeljuje u prosjeku od pet bolesti.

Ako se pak brojčani niz sastoji od 7 znamenki, onda on može izliječiti od deset i više različitih oboljenja. To jest, niz od 7 znamenki ima veće mogućnosti, područje njegove primjene je znatno šira. Upravo zato sam koristio takve brojčane nizove u svojoj knjizi - vodiču.

O praktičnom radu sa brojčanim nizovima već sam govorio u trećem poglavlju kada sam objašnjavao jedanaestu metodu uskrsavanja ljudi. Može se proći cijeli brojčani niz od početaka do kraja, a može se početi od krajnjih znamenki i postupno doći do sredine niza.

Prilikom rada sa brojčanim nizovima može se različito djelovati, a evo u kojem smislu. Može se, prelazeći sa jednog broja na drugi, na svakom broju koncentrirati jednako vrijeme. A može se na pojedinim brojevima zadržavati jedno vrijeme, a na drugim - drugo. Može se čak na svakom od sedam brojeva usredotočivati različito vrijeme.

Ovdje je potrebno da se na kratko vratimo televiziji u boji. Kao što sam rekao, za stvaranje obojene slike koriste se samo tri boje: crvena, zelena i plava. Kombinacija ta tri elementa daje novu boju. Dobivenu boju je moguće mijenjati mijenjanjem intenziteta tri osnovne boje.

Izmjenom vremena koncentracije na nekom broju, samim tim mijenjamo intenzitet djelovanja tog broja. Prema tome, pri mijenjanju dužine koncentracije na određenim brojevima zadanog niza nastaje donekle drukčiji njegov zvuk i zato ona djeluje donekle drugačije. Pri praktičnom radu, oslonite se na svoju intuiciju, iako se obnavljajuće djelovanje postiže pri bilo kojim dužinama koncentracije.

Obraćam vam pozornost na sljedeće. Usredotočujući se na brojeve, trebate se u isto vrijeme osvješćivati, osjećati svoj organizam, vidjeti ga iznutra, vidjeti ga apsolutno zdravog. To je važno za brzo ponovno uspostavljanje normalnog stanja.

Ovom metodom možete liječiti i druge ljude.

Smisao cijele knjige - vodiča je ovaj: treba naučiti kako se na osnovu deset znamenki: 0, 1, 2, 3, 4, 5, 6, 7, 8, 9 mogu liječiti razne bolesti i dalje čuvati stečeno normalno stanje zdravlja.

Za stjecanje normalnog zdravlja često se koriste skupovi riječi, to znači, određeni tekstovi koji se sastoje od svega nekoliko fraza. Pravilno sastavljeni, skupovi riječi iznimno su djelotvorni. Po obliku to je donekle slična metoda, jer se u takvim tekstovima koriste određeni nizovi riječi, a u ovoj metodi koju razmatramo koristi se određeni niz brojeva.

Riječ je također simbol. Zaista, ako uzmemo bilo koji predmet, na primjer stol, lako je otkriti da se kod raznih naroda taj predmet, jedan te isti, označava potpuno različitim riječima. Ipak, iako riječ jest simbol, svi dobro znamo kakvu moć ona ima. To se objašnjava time što iza svake riječi stoji odgovarajuća duhovno-energetska vibracijska struktura.

Vratimo se broju. Ako se sada trebamo izraziti na fundamentalnoj razini, onda treba reći da i iza svakog slova, kao i iza riječi, također stoji duhovno-energetska vibracijska struktura. Upravo to osigurava njihovu djelotvornost.

Na osnovu ovakvog pristupa bilo bi moguće proanalizirati najrazličitije pojave našeg života. Uzmite, na primjer glazbu.

Duhovno energetska vibracijska struktura stoji i iza svakog zvuka. Upravo zato glazba može imati tako snažno djelovanje na slušatelje.

Kao što i sami shvaćate, ako postoje brojčani nizovi za izlječenje od bolesti, onda, naravno, trebaju postojati i brojčani nizovi za rješavanje i drugih životnih problema. A to je zaista tako.

U životu je potrebno na svakom koraku donositi odluke.

Eto, na primjer, da li da prihvatite posao koji vam nude ili ne, je li taj posao nešto što će pridonijeti vašem razvoju ili ne, je li neka trenutna situacija povoljna za vaše poduzeće ili nije, jeste li izabrali najbolji način za rješavanje problema koji se nalazi pred vama ili ne, odgovara li vam partner koji se pojavio na vašem horizontu ili ne, jesu li vaše želje u suglasnosti sa onim što vam je zaista potrebno, i tako dalje, do beskonačnosti.

Za svaki tip životne situacije može se navesti optimirajući brojčani niz koji će vam pomoći riješiti problem koji stoji pred vama.

Pri tom brojčani nizovi ispunjavaju zadatak strukturiziranja svijesti za upravljanje događajima, a to je ono što ih čini korisnima. Brojčani nizovi mogu vam pomoći da se puno bolje snalazite sa mnogim zadacima i uopće da se puno bolje orijentirate u manifestiranom svijetu.

U Prilogu G za svaki dan u mjesecu navode se po dva brojčana niza. Jedan se sastoji od sedam znamenki, drugi od devet. Na njih se može koncentrirati redom, prvo na jedan, a onda na drugi. Ili odvojeno, u različito vrijeme.

Ti nizovi brojeva, kao i ovi koje sam naveo za izlječenje od bolesti, povezani su sa upravljanjem koje potiče iz duhovne sfere. I zato rad sa njima doprinosi razvoju duha.

Izvodite i dvije druge vježbe koje su dane u Prilogu. To će pomoći vašem razvoju i uspostavljanju harmonije sa pulsom Svemira.

§8. METODE STVARANJA BILO KAKVE MATERIJE NA OSNOVU VLASTITE SVIJESTI.

Ova tema - stvaranje materije - nam je dobro poznata. Njome se bavimo tijekom cijele ove knjige.

Sada ću vam dati metode strukturizacije svijesti, to jest metode izgradnje svijesti na taj način, da sami iz svoje svijesti možete stvarati bilo kakvu materiju. Usvajanje ovih metoda omogućuje da se razumije način na koji je sam Stvoritelj stvarao materiju. Ove metode daju faktički onu tehnologiju razvoja koju je sam Bog postavio.

Navedene metode daju točno poimanje toga kako svaki element stvarnosti postoji i kako on uzajamno djeluje sa drugim elementima. Oni omogućuju da se realno stvara materija i da se realno upravlja tim procesom.

Razumijevanje uzajamnog djelovanja između elemenata je neobično značajno. Uzmimo, na primjer, uskrsavanje ljudi. Mogu reći da je ovdje dovoljno dovesti u normu samo jedan parametar, recimo sa točke gledišta mikroelemenata čovjeka, i već samo od toga čovjek uskrsava. Eto što pruža poznavanje normalnih povezanosti.

Metode koje izlažem su fundamentalne. Ako pravilno izgradite, na primjer, jedan element mikrorazine, jednu jedinu stanicu, onda već možete točno znati da ste sposobni uskrsnuti i čovjeka. Takva praksa daje realna znanja o načinima ostvarivanja vječnog života.

Dakle, prema izloženim metodama treba se odnositi upravo kao prema metodama stvaranja bilo kakve materije na osnovu vlastite svijesti.

1. STVARANJE MIKROMATERIJE.

Da biste stvorili mikromateriju, potrebno je da u svojoj svijesti izdvojite jedan poseban dio. Sa time smo se već sreli na samom početku trećeg poglavlja. Trebate točno znati što za vas predstavlja taj odvojeni dio svijesti.

Trebate se usmjeriti na taj svoj odvojeni dio, izdvojiti ga za sebe osobno, a taj odvojeni dio će i biti mikromaterija čijim sjedinjavanjem nastaju svi drugi elementi stvarnosti. Što za vas konkretno može biti ta mikromaterija? To ovisi o vama. Na primjer, to može biti, to jest najsitnija čestica materije. Ali to može biti i neki element još dublje razine, to jest neka struktura koja gradi materiju. Ta struktura još dublje razine podrazumijeva u sebi postojanje osnove na kojoj se gradi materija.

Dakle, prva metoda stvaranja materije sastoji se u tome što izdvajate posebni dio svoje svijesti koji označavate kao mikromateriju, mikroelement. Takvih područja, i shodno tome mikroelemenata možete izdvojiti koliko želite, po svom nahođenju.

2. STVARANJE MAKROELEMENATA OD MIKRO-ELEMENATA

Primijenili ste prvu metodu i sada imate cijeli skup mikroelemenata.

To su u suštini izdvojeni dijelovi vaše svijesti. Počinjete ih pokretati u svojoj svijesti, a pri njihovom kretanju kod vas se pojavljuju određeni simboli, određeni oblici. Ti oblici se sa svoje strane također počinju kretati i kod vas već nastaju njihova sjedinjavanja. Proces se produžuje i evo već kao rezultat dobivate neki objekt, na primjer, spoj molekula.

Na taj način možete stvarati tkivo i obnavljati organe, uskrsavati ljude, liječiti bolesti, materijalizirati kakve god predmete. Za to je, razumije se, potrebno da usmjeravate gore opisani proces stvaranja. Po toj metodi uopće možete stvarati bilo kakvu stvarnost, fizičku ili duhovnu, samo ako je dovedete u odnos sa makrosvijetom.

U ovoj metodi prelazite iz mikromaterije ka makromateriji.

Ponavljam još jedanput osnovne crte prve dvije metode.

U prvoj metodi izdvajate nekoliko zasebnih dijelova svijesti, maksimalno udaljenih. Pridajete im uloge mikroelemenata.

Označavate ih kao mikroelemente. A pri pravilnom poimanju normalnih veza na taj način možete dobivati cijeli objekt.

U drugoj metodi promatrate kretanje tih mikroelemenata. Kretanje može biti kaotično ili sustavno, to nije važno. Glavno je da kao rezultat tog kretanja dođe do toga da se mikroelementi objedine, kao da se sljepljuju u jednu cjelinu, a kao rezultat se ostvaruje stvaranje makromaterije.

U prvoj metodi postavljate, a u drugoj već dobivate.

3. IZGRADNJA STVARNOSTI POMOĆU MIŠLJENJA.

Ova metoda se može promatrati kao posljedica prve dvije. Uzimate mikromateriju koju ste izdvojili, i makromateriju koju ste stvorili u svojoj svijesti, i sa vrlo velikom brzinom misli sjedinjujete ta područja. Područje stvoreno na taj način je odvojeni dio misli i predstavlja kao neku platformu na koju se vaše mišljenje oslanja kako biste stvorili bilo koju materiju. U ovom slučaju radi se o stvaranju bilo koje materije sa točke gledišta osnova.

Međutim, u ovoj metodi može se postupiti i drugačije. To je drugačiji pristup. Ne morate obavezno u svijesti izdvojiti mikro područja i pomoću njih graditi makro područje. Možete stvarati materiju jednostavno na osnovu mišljenja. To jest, dovoljno je da jednostavno mislite. Prema tome, pri ovom pristupu vi izdvajate onu misaonu komponentu koja upravlja, koja gradi stvarnost.

Možete stvoriti stol, računalo, biljku, čovjeka, što želite.

4. STARANJE ELEMENATA VANJSKE STVARNOSTI NA OSNOVU ODRAZA NA UNUTRAŠNJEM ELEMENTU VAŠE SVIJESTI.

Fiksirate neki unutrašnji dio svoje svijesti i promatrate kako vam se, ili, točnije, kako se tom unutrašnjem elementu vaše svijesti približava slika vanjske stvarnosti. I evo, prilikom prelaska granice tog elementa percepcije fiksirate ono što želite dobiti. I tada se događa da stvarate ono što vam je potrebno, tamo, gdje se nalazi vaša percepcija. Percepcija se u ovom slučaju nalazi u području upravljanja.

Dakle, u ovoj metodi zona upravljanja se nalazi u području koje ste sami izdvojili, u kojem se nalazi vaša percepcija i u kojem se realizira fizička ili duhovna stvarnost koja vam je potrebna.

5. STVARANJE UNUTRAŠNJEG SADRŽAJA SVIH OBLIKA VANJSKE STVARNOSTI.

Možete percipirati predmete fizičkim vidom. Promatrate, na primjer, računalo i vidite njegov izvanjski izgled. Možete percipirati računalo i na misaonoj razini. To je već drugačija percepcija. Vaš zadatak u ovoj metodi je da iskoristite još jedan pristup. Trebate misaono izgraditi unutrašnji sadržaj objekta, recimo računala, na takav način da ono što ste stvorili odražava kako to stvaranje realizira sam Stvoritelj.

Stvoritelj prisustvuje u stvaranju svakog elementa stvarnosti, pa prema tome i u stvaranju svakog elementa računala. Djelovanje slično Stvoritelju u ovom slučaju znači osmisliti strukturu računala, uočiti u njemu unutrašnje veze, izdvojiti ih u mikrosustav i samim tim osvijestiti kako se, na primjer, molekule vezuju jedna uz drugu.

Ako možete trenutno osvijestiti sve sustave veze, njihova uzajamna djelovanja, to znači da ste iz tih veza već shvatili smisao određenog ustrojstva. I možete ga stvoriti. Ili, ako je ono već stvoreno, onda u slučaju da se polomi uvijek ga možete napraviti. Pritom, za to uopće nije potrebno da se razumijete u konkretno ustrojstvo fizičkih elemenata od kojih je sačinjeno. Dovoljno je da znate samo veze među elementima informacije, koji su sadržaj tog objekta, recimo računala. Dovoljno je samo to, samo poznavanje veza među elementima informacije i uvijek možete obnoviti rad objekta u cjelini.

6. DISKRETNO UPRAVLJANJE PUTEM NEPREKIDNOG MIŠLJENJA.

U ovoj metodi treba uzeti bilo koji objekt i zamisliti kako se on sastoji od dijelova. Čovjek je ovdje izuzetak. Čovjeka uvijek treba vidjeti kao cjelinu, njegov lik uvijek treba biti cjelovit. Ali drugi objekti se misaono mogu dijeliti na dijelove. Uzmimo na primjer žlicu. Možemo zamisliti da se ona sastoji iz nekoliko dijelova. Jednostavnosti radi, kao što sam radio u nekim slučajevima u trećem poglavlju, ograničimo se na tri dijela.

Dakle, zamišljamo žlicu koja se sastoji od tri djela (diskretnost!). Sada koristimo te elemente predmeta kojeg smo izabrali za stvaranje željenog objekta. Tri dijela žlice predstavljaju elemente stvarnosti koje smo izabrali. To su materijalni objekti. U ovoj metodi odmah počinjemo neposredno od materije. Ali svaki od tih polaznih elemenata materije ima svoj određeni oblik. Taj predmet, koji želimo stvoriti, ima drugačiji oblik. On je također materijalan, ali drukčijeg oblika. Znači, potrebno je samo promijeniti oblik. Promjenom oblika na informacijskoj razini moguće je jedan predmet, ne mijenjajući ga, prenijeti u drugi. Vezni kontinuirani element mišljenja je prijenos jednog oblika u drugi.

Kontinuitet mišljenja u ovom slučaju označava prisutnost jedne misli. Ta misao se razvija po onim zakonima koje je Bog koristio za stvaranje materijalnih objekta. Naučivši se takvom mišljenju, iz svakog predmeta možete stvoriti bilo koji drugi element stvarnosti, a da polazni predmet pri tom ostane očuvan.

7. STVARANJE PROSTORA KOJI SADRŽI VEKTORSKI ELEMENT VREMENA.

U ovoj metodi za stvaranje materije treba najprije stvoriti prostor. U tom prostoru treba stvoriti vektor vremena koji će vam i dati mogućnost da razgraničavate materiju i stvarate je.

Vektor vremena - to je tehnički termin. On nema izravne veze sa onim vektorima koje poznajete iz matematike. To je uvjetni pojam. Pojasnit ću što on znači.

Zamislite da se pred vašim pogledom otvorio neki pejzaž. Vidite, recimo, drveće. Jedno drvo je jednom počelo rasti na jednom mjestu, a drugo - na drugom mjestu i u drugo vrijeme. Vrijeme se može zamisliti kao sustav koji dekompresira prostor. Ili jednostavnije govoreći, svakom dijelu prostora pridaje svoje značenje. I svaki dio prostora pri tom ima svoje vrijeme. U tom slučaju vrijeme igra svojevrsnu ulogu. Moguće ga je usporediti sa scenaristom koji koordinira ono što se događa u prostoru.

I eto kada na taj način odredite prostor i vrijeme, onda stvaranje vektora vremena označava stvaranje instrumenta nužnog za upravljanje. Kada govorim o stvaranju vektora vremena, onda govorim o tome da vektor vremena treba postati takva bitnost vaše svijesti da kao rezultat uvijek imate točno znanje o mjestu na kojem se svaki predmet nalazi. Pri tome je sasvim nepotrebno da nešto crtate ili si nešto zamišljate u vidu nekog konkretnog vremena. To znači, stvaranje vektora vremena u svojoj svijesti - to je faktički osvješćivanje toga što i gdje se nalazi, i kada i kako se razvija. Tako je eto dovoljno samo da osvijestite vektor vremena ovako kako sam rekao, i možete stvarati materiju.

8. STVARANJE INFORMACIJE NA TAKAV NAČIN DA SVAKI ELEMENT MOŽE STVORITI BILO KOJI DRUGI ELEMENT. METODA VIŠEKRATNOG UMETANJA.

Suština ove metode je stvaranje univerzalnog i raznolikog rasutog sustava značenja, stvaranje područja informacije čiji svaki element može stvoriti bilo koji drugi element. U ovoj metodi uzimate dva proizvoljna elementa informacije i putem višestrukih misaonih umetanja jednog elementa u drugi i međusobnom promjenom njihovih mjesta možete dobiti bilo koji drugi element. To je metoda umetanja.

Podrobnije, primjena ove procedure izgleda ovako. Možete uzeti bilo koje predmete, na primjer, videokasetu i naranču, ili bilo koje druge. To nema značenja. Izabrana dva predmeta zamišljate kao da imaju oblik sfere. Uzimate misaono jednu od tih sfera i stavite je u drugu, a potom im zamijenite mjesta. Premještajte ih tako puno-

puno puta. Ako ih dugo premještate, onda će u vašoj svijesti nastati određeni koridor kroz koji se ta premještanja obavljaju. Sa praksom, stvaranje tih koridora postat će navika. Ako pogledamo kako oni nastaju, onda postaje jasno da oni predstavljaju premještanje misli. I eto tako, ti ustaljeni putevi premještanja misli - to i jest materija. Vi je misaono uzimate i stavljate u bolesni organ - i kao rezultat toga, organ postaje zdrav. Ili upravljate tu materiju ka fotografiji otišlog čovjeka - i čovjek uskrsava.

9. STVARANJE MATERIJE KROZ RAZNOLIKOST IZVANJSKIH OBLIKA.

Promatrajte neki predmet, na primjer, računalo, drvo, ili nešto drugo. Predmet možete proizvoljno izabrati. Dalje, zamišljate ga kao sastavljenog iz puno dijelova. Napominjem, da se tako može postupati sa bilo kojim objektom, osim sa čovjekom. Već sam govorio o tome. Čovjeka treba percipirati kao cjelinu. To je povezano sa ustrojstvom njegove svijesti. Može se primijetiti da u načelu čak i kao da informacija koja odgovara svijesti računala, to jest području njegove reakcije, percipira čovjeka u cijelosti.

Dakle, uzmete bilo koji predmet, na primjer računalo, i zamislite da se ono sastoji iz puno dijelova. Pri tome se ti odvojeni dijelovi nalaze na različitim mjestima. I svaki od njih ima svoj oblik. Na taj način, pred vama je raznolikost oblika. Vi ih percipirate sve istovremeno. Može se reći, kao da se vaša percepcija sklapa iz mnogih paralelnih percepcija. To jest, vi istovremeno opažate puno elemenata najrazličitijih oblika.

Sada je potrebno da u svojoj svijesti pronađete točku u kojoj bi sva te raznolike informacija mogle u trenutku biti okupljene. To mjesto se naziva točka okupljanja. U toj se točki vi sami možete u trenutku informativno okupljati, to je područje vašeg samoobnavljanja.

Objekt koji ste izabrali misaono ste podijelili na dijelove u području svoje percepcije. Sada uzimate sve te raznolike elemente i kao da ih reflektirate o točku okupljanja. Tamo gdje se oni prikupe poslije reflektiranja, tamo će se pojaviti materija koju ste stvorili. Razumije se, vi trebate upravljati tim procesom.

Dakle, sve elemente raznih oblika reflektirate od zbornog mjesta. Potom ih prikupljate na onom mjestu gdje želite stvoriti materiju. Proces prikupljanja mnogih elemenata na jednom mjestu ima analogiju u optici. Upravo tako radi ispupčena leća, to jest obično povećavajuće staklo. Pomoću leća možete prikupiti svjetlosne zrake u jednu točku. Ta vam analogija može pomoći u praktičnom radu.

Na osnovu ove metode možete stvoriti bilo kakvu materiju. Bilo koju stvaralačku materiju, razumije se. Međutim, možete stvarati ne samo fizičku materiju, takvu kao što je recimo računalo. Možete stvoriti bilo koji predmet stvarnosti. Eto, na primjer, neki element stvaralačkog razvoja društva. Ili dobivati konkretnu tehnologiju toga kako da se, recimo, razvija društvo. Ili odnekud uzeti informaciju. Ako se raznoliki elementi reflektiraju od sabirne točke i trenutno prikupe, onda nastaje znanje. I to takvo znanje koje odgovara vašem osobnom, a u isto vrijeme i zajedničkom stvaralačkom razvoju.

10. SAMOSTALNO STVARANJE MATERIJE TAMO GDJE BI ONA TREBALA NASTATI KAO POSLJEDICA RADA IZABRANOG ELEMENTA STVARNOSTI.

Zamislimo drvo. Možemo vidjeti mnoštvo grana, a na granama - zelene listove. Misaono uočavamo tu situaciju, to u prirodi već postoji. Također znamo da će proći neko vrijeme i na granama će se pojaviti novi listići, pored onih koji već postoje. To će se dogoditi jednostavno zbog toga što drvo živi i razvija se. A eto vi možete i ne čekati kada će se na grani koju ste izabrali pojaviti novi list, već ga sami napraviti.

U ovoj metodi, promatrate kakvi se elementi pojavljuju kao posljedica, u ovom slučaju rasta drveta. I onda te elemente sami stvarate. Metoda se sastoji u tome, da izdvojite u svojoj svijesti dijelove koji su već stvoreni na osnovu informacije, i zatim da sami stvorite sljedeći element.

Može se navesti i drugačiji primjer. Pogledajte kako rastu koralji. Ili kristali. Može se čak izvesti i jednostavan ogled. Nalijte u tanjur ili u čašu vodu i otopite u njoj izvjesnu količinu kuhinjske soli. Količina soli treba biti tolika da dobivena otopina bude zasićena. Kada otopina postane zasićena, onda se sol u njoj više neće otapati. Sada unesite u tu otopinu kristalić soli. Možete ga položiti na dno, a možete ga okačiti na končiću, tako da ne dodiruje dno. Vidjet ćete da će taj kristalić početi rasti i da će postupno postajati sve veći i veći. Novi slojevi će se obrazovati preko onih koji već postoje. Pomoću svoje svijesti možete upravljati tim procesom i samostalno stvarati kristal.

Dakle, ako vam je potrebno da stvorite nekakvu materiju, onda trebate uočiti koji je to proces čija je posljedica ta materija, ili, radom kojeg elementa se kao posljedica pojavljuje stvaranje te materije. I onda ćete je stvoriti sami, iz svoje svijesti. Još jednom ponavljam: niotkuda ništa ne uzimate. Sve to stvara vaša svijest.

Eto to su onih deset metoda stvaranja bilo kakve materije na osnovu naše svijesti sa kojima sam vas riješio upoznati. Razumije se da postoje i druge metode, ali ove su najbolje prilagođene svakoj svijesti. Osim toga, već ste se u prethodnim poglavljima upoznali sa metodama stvaranja materije. Ako načelima uskrsavanja i metodama uskrsavanja koje već poznajete iz prethodnih poglavlja dodate i ove upravo izložene metode, onda ćete na osnovu svoje svijesti moći stvarati bilo kakvu materiju. Pritom ćete to moći raditi na znanstveno-praktičnoj osnovi, sljedeći pokazane metode. Pri razumijevanju onoga što je izloženo u ovoj knjizi, stvaranje materije iz vlastite svijesti postaje standardna procedura.

Moći ćete uskrsavati ljude, ponovno stvarati izgubljene organe, obnavljati zdravlje. Moći ćete upravljati bilo kojom situacijom, graditi bilo kakvu elementnu osnovu koja vam je potrebna, na primjer, stvoriti zrak tamo gdje će to biti potrebno, pri čemu ćete moći stvoriti ekološki čist zrak. Moći ćete učiniti da avion ne padne u kritičnoj situaciji, da ne dođe do proboja na nuklearnoj elektrani, da ne bude katastrofa. To jest, moći ćete dostići realno sustavno spasenje svih ljudi.

Vi, naravno, razumijete da ove metode trebate samostalno usvojiti. I zato je praksa ovdje odlučujući činilac. Brinite se da primjenjujete ove metode ne samo za stvaranje fizičke materije, nego i duhovne. To je već druga razina. Ovdje se može govoriti na primjer o osjećajima: o ljubavi, o vjernosti, o nadi, jednom riječju, o mnogim osjećajima. Ako se govori o ljubavi kao o prvobitnoj materiji, onda se pomoću navedenih metoda može učiniti da je drugi ljudi na ispravan način percipiraju i shvaćaju.

Sve što je rečeno odnosi se i na stvaranje bilo koje informacije. Na osnovu ovih metoda možete stvarati samu informaciju kao takvu. I manifestirati svoju svijest onako kako želite, da bi ona bila stvaralački manifestirana. Posebno, na primjer, za stvaranje materije, bilo duhovne ili fizičke.

Moći ćete stvarati bilo koju informaciju i bilo kakvu materiju, duhovnu ili fizičku, zato što je u izloženim metodama dana tehnologija koju koristi sam Stvoritelj.

ZAKLJUČAK

Ova knjiga, kao što sam ranije rekao, dio je serije knjiga posvećenih izlaganju istinske slike Svijeta. Zato je u njoj, naravno, trebalo da nađu svoje mjesto odgovori na pitanja o fundamentalnom ustrojstvu Svijeta. I između ostalog, razumije se, i odgovor na pitanje o tome što je primarno, što je to što leži u osnovi svega.

Ova knjiga daje jasan i jednoznačan odgovor na to pitanje. Primaran je Bog, Stvoritelj. Poslije njega idu duša i duh. Zatim svijest. Pri tom svijest istupa i samostalno, sama po sebi, i kao vezna karika između duhovnog i fizičkog, između duha i materije. Fizička materija predstavlja oblik razvoja svijesti. Tako je Svijet ustrojen. Život je stvoren na duhovnoj osnovi. Mnogobrojne dokumentirane činjenice to uvjerljivo potvrđuju. Samo u djelu od tri toma „Praksa upravljanja. Put spasenja“ je navedeno nekoliko stotina takvih činjenica.

Uskrsavanje već ulazi u naš svakodnevni život, postaje jedna od pojava tog života. Oni ljudi koji su imali mogućnost pročitati samo dio ove knjige stekli su nov odnos prema životu, a mnogi od njih su i sami počeli uskrsavati. Uskrsnulih ima već puno a njihov broj neprekidno raste.

Uskrsavanje svih koji su otišli i rađanje novih i novih ljudi dovest će do znatnog povećanja naseljenosti Zemlje. To će na dnevni red iznijeti pitanje o resursima. Zbog ograničenosti postojećih materijalnih resursa osnovni način da se oni dobiju postat će njihovo stvaranje na osnovi svijesti. Upravo zato sam u već danoj knjizi ove serije dao metode dobivanja bilo koje materije na osnovu vlastite svijesti. Ovladavanje tim metodama omogućiti će rješavanje svih zadataka, između ostalog i povećanje potrebnog prostora.

Ove metode predstavljaju svijetli primjer upravljanja, upravljanja stvarnošću. One osiguravaju daljnji razvoj naše civilizacije, one osiguravaju beskonačni razvoj našeg života.

Načelo uskrsavanja, metode stvaranja materije i metode vječnog razvoja, sve one izražavaju istinsku suštinu čovjeka.

Reći ću još nekoliko riječi o stvaranju materije na osnovu naše svijesti. Razmatrali smo to pitanje na kraju četvrtog poglavlja. Sada hoću još jednom pojasniti zašto čovjek sa uspjehom može to raditi, i zašto stvaranje bilo kakve materija za njega može postati standardna procedura.

Stvar je u tom što je Stvoritelj stvorio našu svijest po vlastitoj slici i prilici. Prema tome, naša svijest je stvorena na takav način da mi možemo stvarati bilo kakve objekte stvarnosti koji su nam potrebni za ispunjenje naših planova. Za to je potrebno samo svaku stvaralačku ideju formirati tako kao što je formira Stvoritelj. A tada se za naše stvaranje otkrivaju bezgranične perspektive.

U vrijeme jedne demonstracije pokazao sam, na primjer, da je moguće stvarati materijale koji na Zemlji uopće ne postoje. Razmatrali smo slučaj materijalizacije predmeta u stanu Gluško Svetlane Pavlovne.

Izvanjski gledano, materijal od kojeg sam napravio taj predmet je ličio na metal. Kada su počeli ispitivati njegovu unutrašnju građu ispostavilo se da taj materijal ima potpuno drugu prirodu i da takvih materijala uopće nema na Zemlji. Posebno sam stvorio predmet od takvog neobičnog materijala. Taj materijal predstavlja višekomponentnu osnovu. On se može promatrati kao rezultat očitovanja općih veza u materiji.

Između ostalog, mogu pokazati kako se od jednog elementa u Mendeljejevoj tablici može prijeći na drugi, to jest, kako se praktično jedan element može pretvoriti u drugi. To preobraženje se ostvaruje na duhovnoj osnovi.

Iz onoga što smo razmatrali ranije vidi se da je pretvaranje jednog elementa u drugi poseban primjer stvaranja materije. U stvari sve što je stvaralačko, a što imate u mislima, možete dobiti u stvarnosti.

Dajem svoju potpuno novu tehnologiju stvaranja tehničkih postrojenja. Recimo ploče, koje se koriste u tehnici i trenutno se dobivaju na osnovi izluživanja, to jest na osnovi tehnologije štetne za okoliš, mogu se dobivati i na ekološki način pomoću materijalizacije. Ovu tehnologiju sam opisao u članku „Fundamentalna određenja optičkih sustava u upravljanju mikroprocesorima". Taj članak je bio objavljen u časopisu „Mikroelektronika" broj 1 (153) 1999. godine. U slučaju korištenja materijalizacije odmah otpada puno međuprocesa kao što su na primjer lemljenje ili varenje. Moguće je čak i ne praviti odvojene dijelove strojeva, već odmah stvarati cijeli stroj u konačnom obliku. Tada na njemu uopće neće biti nikakvih šavova.

Moguće je i drugačije raditi. Moguće je stvarati strojeve njihovim prenošenjem iz budućnosti u sadašnjost, to jest, strojeve budućnosti materijalizirati u sadašnjosti. Ja tako i radim.

Nakon ovladavanja metodama materijalizacije moguće je stvarati i nove materijale, i strojeve, i uopće sve što je potrebno za ispunjen, vječan život.

***

Reći ću još nekoliko riječi o liječenju bolesti pomoću brojčanih nizova. Već sam govorio o tome da se taj pristup liječenju oslanja na okolnost da iza svih objekta stoji vibracijska struktura broja. Vibracijska struktura broja je sveukupnost svojstava objekta. Upravo zato pravilno poredan niz brojeva uspostavlja normu.

Želim učiniti jednu napomenu. U tekstu predlažem korištenje raznih brojčanih nizova za liječenje različitih bolesti. U stvari, to je učinjeno radi jednostavnosti. To je učinjeno radi toga da se čovjeku pomogne da maksimalno brzo počne raditi i otpočeti uspješnu praksu. U tom slučaju mogu se odmah dobiti dobri rezultati. Kada pak počnete dobivati povoljne rezultate, uvidjet ćete da i pomoću samo jednog jedinog brojčanog niza, onoga kojeg ste već usvojili, možete liječiti i sve druge bolesti. Jer treba imati u vidu da je bolesti puno, a da je zdravlje jedno. I zato, ako ste našli pristup do njega, onda on treba zauvijek ostati u vašim rukama.

Ako se ove metode pogledaju sa dubljeg stanovišta postat će jasno da je cijela stvar ovdje u stanju svijesti. Navedeni brojčani nizovi pomažu vam da formirate potrebni impuls svijesti, onaj isti koji dovodi do izlječenja. A, uostalom, upravo zbog toga pri izboru sam se i zaustavio na brojčanim nizovima od sedam znamenki. Stvar je u tome da korištenje niza od sedam znamenki pomaže čovjeku brže ostvariti prijelaz na djelovanje na osnovi od jednog impulsa. Kao rezultat, steći ćete sposobnost obnavljanja zdravlja pomoću jednog jedinog impulsa svijesti.

Može se dati još jedna napomena. Do sada smo govorili o slijedu brojeva, riječi i zvukova. Međutim može se govoriti i o slijedu bilo kakvih simbola. Važno je samo da on bude pravilan, pravilan sa točke gledišta postizanja postavljenog cilja. Na primjer, izabrani niz može pokazati obnavljajuće djelovanje. Može se uzeti, recimo, list papira, i na njega nanijeti određeni niz potrebnih simbola. Tada, ako taj list položimo pored biljke ili kamena, ta će se biljka početi obnavljati, a kamen neće pucati. To će se dogoditi zbog toga što će oni primiti informaciju koja im se predaje posredstvom simbola.

***

Na osnovu načela i metoda izloženih u ovoj knjizi, moguće je u potpunosti preobraziti naš život. Već sam govorio o mogućnosti potpunog uklanjanja zemljotresa i drugih katastrofa, o izgradnji savršeno novih kozmičkih brodova, o stvaranju tehničkih postrojenja za uskrsavanje i ponovno stvaranje izgubljenih organa. Kao što sam napominjao već postoje aparati koje sam patentirao, a kojima se upravlja putem misli.

Predložio sam i nove izvore energije. Moguće je u potpunosti odreći se svih nuklearnih električnih centrala i jednom za svagda riješiti problem energije. Pri tome novi izvori energije omogućuju da se ona dobiva na ekološki čist način. Već sam spomenuo mogućnost dobivanja energije na primjer iz prošlih događaja.

Dodajem još jedan primjer iz područja izgradnje nove tehnike. Na osnovu načela koje sam razradio moguće je napraviti superračunalo koje će imati beskonačno pamćenje. Može se pomisliti da će zbog toga biti potrebno bitno uvećanje uređaja i usložnjavanje njegove konstrukcije. Međutim nije tako. Na osnovu mojih razrada u jedan fizički element moguće je smjestiti beskonačnu količinu informacija. I zato se beskonačno brz rad i neograničeno pamćenje mogu realizirati na osnovu jednog nevelikog mikroprocesora.

Već sam govorio o tome da sam stvorio aparat za sprečavanje zemljotresa. O tome, koliko je zemljotres ozbiljna pojava, osim razaranja koja ga prate, govore sljedeće činjenice.

U blizini Zemljine površine dolazi do znatne promjene napona električnog polja. Obično se napon električnog polja u blizini površine Zemlje nalazi u granicama 120-150 V/m. Dan prije jakog zemljotresa i u tijeku samog zemljotresa u zoni epicentra i nedaleko od njega napon električnog polja se povećava tisuću puta!

Posljedice takve anomalije mogu biti vrlo različite. Tako su na primjer, prije Karpatskog rušilačkog zemljotresa 1986. godine u Bukureštu koji se nalazio na udaljenosti od 200 km od budućeg epicentra, za dan ispale iz funkcije sve gradske trafostanice. Osim toga, noću se moglo vidjeti sjaj oko raznih predmeta.

Svjetlosne pojave prilično često prate jake zemljotrese i/ili ih nagovješćuju. Može se vidjeti svijetlost sa neba, tla, vrhova planina i oštrih vrhova stijena, vodova dalekovoda, vrhova drveća, antena. Može se vidjeti i svijetlost oko ljudi i životinja.

U prilično velikoj zoni ispadaju iz funkcije ne samo strojevi sa elektronskom opremom. Ljudi koji se nalaze u toj zoni (piloti, operateri, rukovodioci) ne mogu u to vrijeme donositi jasne odluke.

Otkazivanjem uređaja i nemogućnošću ljudi da donose jasna rješenja stvaraju se situacije pogodne za nastanak havarija.

To pokazuje koliko važnu ulogu ima aparatura za sprečavanje zemljotresa i uopće katastrofa, koju sam stvorio. Ta aparatura je, kao što sam rekao, stvorena na osnovu nove znanosti.

Veliku opasnost za našu civilizaciju predstavlja nuklearno oružje i nuklearna energetika. Sadašnja situacija je izuzetno ozbiljna, i to ne samo zbog postojanja ogromnih zaliha nuklearnog oružja. Rad nuklearnih elektrana također u sebi krije smrtnu prijetnju. Navest ću konkretan slučaj kada sam morao spašavati Zemlju od uništenja.

Radi se o sprečavanju nesreće na nuklearnoj elektrani Kozloduj u Bugarskoj. O tome je izvještavano u „Ruskim novinama" № 18 (1878) od 30. siječnja 1998. godine. U rubrici „Tiha senzacija" u tom časopisu je objavljen članak „Katastrofe se sutra otkazuju". U članku se govorilo o tome da sam spriječio havariju na Kozlodujskoj nuklearnoj elektrani. Ta havarija je mogla dovesti do katastrofe takvih razmjera da bi se bitno razlikovala od Černobilske.

Stvar je u tome da se ispod Kozlodujske nuklearne elektrane nalaze podzemni slojevi tla povećane elektroprovodljivosti. U slučaju eksplozije to bi dovelo do pojave vakuumskog lijevka koji bi počeo usisavati atmosferu Zemlje. Zaustaviti taj odvod postojećim tehničkim sredstvima bilo bi nemoguće i po proračunima fizičara do 2000. godine taj proces bi pretvorio naš planet u oblak prašine.

Upozorenje o defektima na nuklearnoj elektrani i odgovarajuće radnje koje sam poduzeo navedeni su i ovjereni na višoj državnoj razini. Moje djelovanje je omogućilo da se spriječe nesreće. Kao rezultat, Zemlja je bila spašena.

U naše vrijeme, kada svijetu prijeti opasnost od potpunog uništenja, znanost mora naći metode da se to spriječi. A znanošću se u takvoj situaciji naziva upravo onaj sustav znanja i djelovanja koji ima realne, naglašavam, realne metode spašavanja od globalne katastrofe.

U svojoj praksi koristim jasnoviđenje. To je iracionalna tehnologija. Pomoću jasnoviđenja već sam spriječio puno katastrofa globalnog karaktera. Te katastrofe nije bilo moguće spriječiti nikakvim drugim metodama i sredstvima ortodoksne znanosti. Prema tome, kako činjenice govore, istinski znanstvene su samo iracionalne tehnologije, takve kao što su jasnoviđenje. materijalizacija i dematerijalizacija, teleportacija i druge, ali prije svega to je, naravno, uskrsavanje. Uskrsavanje ljudi i uopće ponovno stvaranje bilo kakvih objekta. Upravo te tehnologije su istinski znanstvene. Takva je stvarnost.

Ovdje treba napomenuti da koristim termin „iracionalne tehnologije" u njegovom značenju koje danas postoji. Međutim, treba dobro razumjeti da su te tehnologije iracionalne samo sa točke gledišta uobičajene svijesti. Zbog nemogućnosti da obična budna svijest jasno vidi i osvijesti gore navedene procese, upravo zbog te nemogućnosti ove tehnologije se i smatraju iracionalnim. U isto vrijeme za viša stanje svijesti sve te pojave su potpuno prirodne. U suštini, oni predstavljaju znanost više razine, istinsku znanost.

Ta istinska znanost se zasniva na poznavanju ustrojstva Svijeta. I upravo zato navedene tehnologije imaju tako zapanjujuću djelotvornost.

U svojoj praksi mogu koristiti kombinaciju svog jasnoviđenja, nove znanosti i ortodoksne znanosti. To se vidi iz razmatranja mojih izuma, stvorenih tehničkih uređaja i obranjenih doktorskih disertacija. To potvrđuje i to što sam izabran za člana mnogih svjetskih akademija. (Prilog E, str. 510). Tog pristupa se držim i pri držanju predavanja koja u sebe uključuju i ortodoksne metode. Držim predavanja u Agenciji za praćenje i prognozu izvanrednih situacija MČS RF i u Ruskoj akademiji državne službe kod predsjednika RF. (Tematika je predstavljena u prilogu E, str. 532). Radi se o suvremenim tehnologijama sprečavanja i eliminiranja izvanrednih situacija.

Navest ću nazive seminara koje držim na temu „Metode profilaktike katastrofa sa udaljenosti":

1) Matematičko modeliranje profilaktike katastrofa.

2) Praksa iracionalnog upravljanja profilaktikom katastrofa.

3) Specijalne metode profilaktike globalnih katastrofalnih procesa koji predstavljaju opasnost za cijeli svijet.

4) Uopćena analiza tradicionalnih i netradicionalnh pristupa profilaktici izvanrednih situacija.

U ožujku 2001. godine moj obrazovni seminar „Tehnologije preventivnog prognoziranja i bezopasnog razvoja“ bio je zaveden u Ministarstvu obrazovanja Rusije kao glavni za cijelu Rusiju. (Plan tog seminara dan je u prilogu E, str. 532). Poslije uspješnog okončanja seminara slušateljima se dodjeljuje državna diploma Ruske Federacije o drugom višem obrazovanju i certifikat UNESCO/MCOS o uspješnom završetku seminara po poglavlju mog Učenja „Tehnologije preventivnog prognoziranja i bezopasnog razvoja“. Ovaj seminar je podpoglavlje područja „Prognozirano upravljanje“. Obrazac tog certifikata je dan u prilogu E na str. 533.

Moja predavanja su ušla u obrazovni program zapisan na CD-u koji primjenjuje Sveruski znanstveno-istraživački institut civilne obrane i izvanrednih situacija u obrazovnom seminaru srednje škole Ruske federacije.

Seminari, predavanja, praksa uskrsavanja, stvaranje principijelno novih tehničkih postrojenja i drugi vidovi moga rada su sastavni dijelovi mog Učenja „O spasenju i harmoničnom razvoju.“ Dolje je prikazana opća shema mog Učenja.

Tabela: Učenje Grigoria Grabovoia

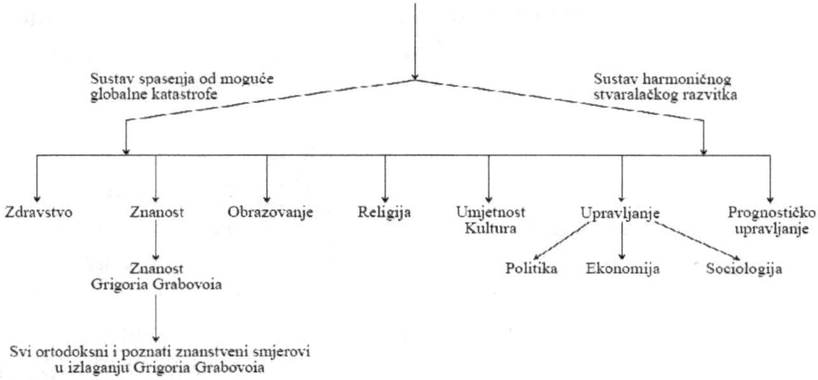

Kako smo govorili o predavanju, napomenut ću jedan važan moment koji, po mom gledištu, treba imati mjesto u svakom sustavu obrazovanja. Radi se o obuci metoda za izravno upravljanje događajima iz svoje svijesti. Obrazovanje treba početi još prije čovjekovog rođenja. U mom sustavu ono počinje u beskonačnoj prošlosti i produžava se u beskonačnu budućnost. Mogu se izdvojiti sljedeće njegove etape. Prva etapa počinje u beskonačnoj prošlosti i završava se tri godine prije rođenja čovjeka. U tom periodu roditelji i druge osobe pomoću specijalnih koncentracija formiraju buduća događanja djeteta. Pritom se koristi niz informacija prošlosti za taj period. Poslije toga počinje druga etapa koja se završava godinu dana prije rođenja. Potom ide treća etapa, koja se završava sa rođenjem čovjeka. Poslije toga, već svaki dan života tijekom prvog mjeseca predstavlja sam za sebe posebnu etapu. Zatim se etape produžuju do jednog mjeseca, a dalje se ciklično povećavaju pri razvoju u beskonačnu budućnost.

Moguće je obučavati se u bilo kojem uzrastu. Za to je jednostavno potrebno misaono se prebaciti u raniji uzrast i proći seminar koncentracije koji odgovara tom ranijem uzrastu. Pritom je potrebno imati u vidu da se pri takvoj metodi za jedan dan može usvojiti materijal puno mjeseci. Više od toga, misaono se prenijevši u budućnost, možete se naučiti budućim znanjima i samim tim moći donositi ispravne odluke u sadašnjosti.

***

Za sprečavanje katastrofa u razmjerima našeg planeta i za podržavanje postojanog stvaralačkog razvoja predložio sam izgradnju specijalnog tehničkog uređaja. To će biti konstrukcija u obliku strijele koja se penje u nebo. Na njenom vrhu će se nalaziti kristal. On će raditi po tehnologiji izloženoj u mom patentu „Način sprečavanja katastrofa i uređaj za njegovo ostvarenje“. Taj patent smo već razmatrali.

Predložena oprema će raditi na sljedeći način. Informacija će se optičkim kablom prenositi do podnožja konstrukcije. Na tlu će oko osnove tornja biti ocrtan krug. Osnova tornja će biti u centru tog kruga. Jedna polovica kruga će sadržavati kartu zemljine kugle, otprilike onakvu kakva se može kupiti u prodavaonici.

Ako se u nekom dijelu Zemlje nazre opasnost, na primjer, zemljotres ili uragan, na odgovarajućem mjestu na karti će se upaliti žaruljica. To je signal za opasnost. Potom će kristal na vrhu tornja početi umanjivati silu potencijalne katastrofe. Ako ta tehnička konstrukcija bude imala dovoljno tehničkih resursa, onda će opasnost biti u potpunosti anulirana. Ako pak ne bude dovoljno resursa, onda će signal na tom mjestu karte zatražiti dopunsku podršku. I onda će opasnost biti anulirana pomoću dopunskih sredstava.

Sada o drugoj polovici kruga. U toj polovici kruga bit će predstavljena karta zvjezdanog neba, točnije, njen fragment koji će odražavati svaki mogući razvoj Svemira za sva vremena. I tada će biti moguće sprečavanje mogućih katastrofa u kozmosu.

Karte nacrtane u podnožju tornja mogu se putem televizije i

Interneta prenositi u sve točke Zemljine kugle. Za to se čak može odvojiti i poseban kanal. Tada će svaki čovjek moći uključiti svoj televizor i pogledati kakva je situacija na karti, to jest, zapravo u svijetu. A ako u tom trenutku postoji na nekom mjestu signal koji upozorava na opasnost, onda će se svaki čovjek moći uključiti u proces i usmjeriti svoju stvaralačku misao na uspostavljanje ravnoteže. Svatko će biti u tijeku događaja i po potrebi će moći sudjelovati u programu spasenja.

Kao napomenu, mogu još reći i da se krug, isti kao onaj u podnožju tornja, sa kartom Zemlje i fragmenta zvjezdanog neba, nalazi na mom pečatu. Onom istom kojeg stavljaju na dokumente.

Moj prijedlog za izgradnju tornja sa kristalom na vrhu naišao je na pozitivan odjek.

Kao specijalnu strukturu koja omogućuje da se na djelu objedine spasenje i harmoničan razvoj, osnovao sam fond za širenje svog Učenja (Svjedočanstvo o registraciji tog fonda predstavljeno je u Prilogu E, str. 534).

Fond je upravna struktura međunarodnog udruženja „Savez za širenje učenja Grigoria Grabovoia „O spasenju i harmoničnom razvoju“. U to udruženje može se uključiti svaki čovjek, svaka organizacija, svaka država itd. Zajedno s razvojem udruženja, predstavljam i sustav sigurnog razvoja na osnovi posebnih ugovora od specijalno stvorene države. Smatram, da je nužno stvoriti takvu državu da bi se zaključivali izravni dogovori sa svim zemljama svijeta o sustavnom bezopasnom razvoju.

***

Još jedno važno pitanje na kojem se treba bar kratko zadržati. To je pitanje pravnog statusa uskrsnulih. Stvar je u tome da uskrsnuli postupno ulaze u naš život. Taj proces sve više jača. I zato pitanje o pravnom statusu uskrsnulih postaje aktualno.

Potrebno je da se stvori pravna osnova za uskrsavanje. Za to, sa točke gledišta države i prava treba biti utvrđeno načelo beskonačnog života. To načelo treba biti službeno oblikovano i uključeno u sustav državnog ustrojstva. Na uskrsavanje treba gledati kao na harmoničan akt razvoja svake države i državnosti. Uskrsavanje treba postati načelo svake države, svakog čovjeka, svake sredine.

Zadatak strukture uskrsavanja je uskrsenje svih. Radi se o svim zemljama, o svim područjima Zemljine kugle, a i o raznim vremenskim periodima. To jest, treba uskrsnuti i one koji su živjeli u drugim vjekovima, kada su društva bila drugačije organizirana. Zato će svaka pojedina regija imati višeslojnu, mrežnu strukturu. Usporedo sa suvremenim ljudima istovremeno će postojati i ljudi koji su živjeli u prvobitnom plemenskom, pa u robovlasničkom, i u feudalnom poretku.

Međutim to ne predstavlja osobiti problem. Ako se obiđu razna područja svijeta, i danas na Zemlji usporedo sa tehnološki razvijenim društvima postoje otočići sasvim drugačijeg života. Mnoga plemena žive životom od prije puno stoljeća. Ali postupno civilizacija i tamo prodire, zato će poslije sveopćeg uskrsavanja doći do postupnog ujednačavanja života na raznim mjestima.

Daljnji razvoj uskrsnulih ostvarivat će se u okvirima zajedničkog stvaranja svijeta.

U temelje rada na formiranju pravnog statusa uskrsnulih treba biti položeno načelo Božanstvenosti (1.7). Još jednom ću ga formulirati:

NAČELO BOŽANSTVENOSTI: TEŽNJA KA NERASPADANJU TIJELA, KA VJEČNOM ŽIVOTU I RAZVOJU ISTINSKE SVIJESTI - TO JE PRAKSA NAJVIŠEG PROCVATA ČOVJEKOVOG POSTOJANJA.

***

U prvom poglavlju, posvećenom izlaganju konkretnih činjenica uskrsavanja, prilikom razmatranja drugog slučaja govorio sam o izvjesnim bićima koja rukovode uskrsnulima. U njihovim rukama se nalazi i registracija uskrsnulih. Sada ću o njima reći još nekoliko riječi.

Ta eterična bića stvorio je neposredno Bog i ona se nalaze pod njegovom neposrednom kontrolom. Oni su karika u razvoju Svijeta. Ta bića imaju sposobnost uzeti bilo kakav izvanjski oblik. Mogu imati na primjer oblik čovjeka, a mogu uzeti i oblik zgrade. A mogu istovremeno imati i oblik zgrade, i oblik čovjeka koji se u njemu nalazi, koji sreće uskrsnule i registrira ih.

Ta bića rukovode svime što se odnosi na uskrsavanje. U njihovim rukama se nalazi cjelokupna informacija, ona kontroliraju situaciju. Ona su otočići u fizičkoj stvarnosti, koji funkcioniraju u vidu autonomnih blokova.

Uskrsavanje se odvija pod neposrednom kontrolom Boga, uskrsavanje nezaobilazno prolazi kroz Boga.

Treba napomenuti da sile razaranja ne mogu uskrsavati. Uskrsavanje je privilegija sila stvaranja.

U drugom poglavlju govorio sam o razlici između onih koji su uskrsnuli i onih koji nisu umirali. Sada vam mogu reći da poslije uskrsavanja **svih**, razlike između uskrsnulih i onih koji nisu umirali više neće biti. Svi će se nalaziti u istom položaju.

***

Ova knjiga pomaže oslobođenju od jedne od najvećih zabluda, od jednog od najvećih mitova naše povijesti. Imam u vidu mit o postojanju objektivne fizičke stvarnosti, neovisne o svijesti čovjeka.

Slična predstava stavlja pod znak pitanja istinsko podrijetlo čovjeka, lišava čovjeka njegove istinske veličine, poriče njegovu Bogoopredijeljenost.

Postoji još i čitav niz drugih mitova, drugih zabluda koji ometaju ljude da žive potpunim životom, uzmite, na primjer, problem patnje, stradanja. Poznata je tvrdnja da je stradanje neodvojivi element našeg života. Ta tvrdnja je potpuno apsurdna. Ona je pogrešna, zato što za stradanje u ovom Svijetu nema nikakvog iskonskog temelja, nema nikakve osnove. Slične predstave povezane su sa nerazumijevanjem toga kako je zaista Svijet ustrojen.

U samoj stvari, uzmimo jedan od najozbiljnijih uzroka patnje - smrt rođaka i bliskih ljudi. To je bezuvjetno ozbiljan razlog. Međutim, mi već znamo kako je moguće uskrsnuti ljude, znamo da smrt uopće ne treba imati mjesto u našem životu. Ona još uvijek postoji samo zbog nerazumijevanja. Uskoro će ta pojava zauvijek otići iz našeg života.

Isto tako stoji stvar i sa drugim lažnim uzrocima patnje. Zajedno sa njima otići će i besmislena ideja o tome da se mnoge stvari mogu dostići samo putem stradanja. A u sadašnje vrijeme, povezana sa prijetnjom nuklearnog uništenja, ta ideja o nužnosti stradanja može dovesti do globalne katastrofe. Misao o tome da se mnoge stvari mogu dobiti samo patnjom postoji već stoljećima u glavama ljudi. Ali konačno je došlo vrijeme da se oslobodimo sličnih predrasuda. U samoj stvari, kao što sam rekao, za patnju i druge negativne emocije nema prave osnove. Utoliko prije, sada, kada se je sa početkom prakse uskrsavanja ona počela raspadati. Zato je osnovno pravilo koje omogućuje kontroliranje ispravnosti ostvarivanog procesa uskrsavanja to, da tijekom tog procesa čak i kod onoga tko se bavi uskrsavanjem, i kod onih koji ga okružuju, se sve treba razvijati u dobrom pravcu.

U osnovu Svjetskog zdanja Stvoritelj je ugradio stvaralačke emocije, a prije svega radost, svijetlost, ljubav. Upravo su radost, svijetlost i ljubav prije svega ostalog osnova stvaranja Svijeta. A upravo oni, zajedno sa pravilnim poimanjem Svijeta i osiguravaju potpun, sretan, vječan život.

Neobično važno za ovo je i uzdizanje stanja svijesti. Jer prelazak ka sve višim stanjima, kao što znamo, i jest put ka Bogu.

Sve velike religije Svijeta ponikle su na osnovu ličnog iskustva njihovih osnivača. To jest, u osnovi svake religije stoji otkrovenje. U čemu je suština tog otkrovenja? Pri napuštanju okvira uobičajene budne svijesti, na višim stanjima svijesti, čovjeku se otkriva fundamentalna stvarnost ovoga Svijeta, a onda onaj koji je spoznao tu stvarnost o njoj i govori. Zato tehnologije uzdizanja razine svijesti podržavaju sve fundamentalne i stvaralačke religije Svijeta.

Ali samo ne pokušavajte te stvari pojmiti logičkim putem, jer one se nalaze izvan područja obične logike. Tamo važi logika sasvim druge razine, koja sa točke gledišta uobičajene budne svijesti uopće nema ničega zajedničkog sa logikom.

Uzdizanje razine svoje svijesti je jedini stvarni put ka Bogu i poimanju svijeta. Jer samo u višim stanjima svijesti se pred čovjekom otkriva Istina.

Ova knjiga je napisana za sve ljude. Ona se obraća svakome. Ali, ona nije napisana samo za ljude, jer se naš zadatak sastoji i u tome da ne samo ljudi, već i životinje, biljke, kamenje i uopće sve što postoji počne raditi po sustavu spasenja. To je moguće. I to je nužno. A ova knjiga pokazuje put. A pokazuje i to kako ga treba širiti na sve elemente stvarnosti, na sve pojave Svijeta. A to će dovesti do ostvarenja istinske harmonije u Svijetu. Tako što je ova knjiga za cijeli Svijet i za sva vremena.

Vječni život pruža ispunjenje svih želja. Kada govorimo o tome što želimo, trebamo znati da je to djelomično Svevišnji predodredio. I ako vidite vječni život u daljini, znajte da je u isto vrijeme on blizu vas. Naučite se vidjeti pojave onakvima kakve jesu, a one su onakve kakve su vama potrebne. Kada promatrate stvarnost i kada vam nešto ne odgovara, kao na primjer, biološka smrt, to znači da to i ne treba postojati u Svijetu, jer Vi sa svime trebate biti zadovoljni.

Kada uskrsavate i materijalizirate objekte, onda svaki objekt treba biti stvoren po vašoj slici i prilici. Možete prenijeti znanja koja ste dobili od ove knjige svakom objektu i on će potom nositi ta znanja.

U ovoj knjizi praksa spoznaje se daje kroz uskrsavanje. To omogućuje da se shvati da je svijest zasnovana na načelima Vječnosti.

U mojoj religiji upravljanje se daje radi beskonačnog razvoja, radi vječnog života. U mojim načelima Svijeta Vječnost je jedna jedina Vječnost, stvorena od strane Stvoritelja za sveopće dobro i razvoj.

Polazeći od tih principijelnih stavova mog učenja, uzmite ovu knjigu i nosite je kao svijetlost, kao svijetlost života, kao svijetlo koje vam osvjetljava put. Ova knjiga svima donosi istinsku sreću. Ona daje i razvoj koji ćete uvijek imati i koji već i sada imate. Sa ovom knjigom možete preobražavati svijet oko sebe i u sebi. Jer ova knjiga je stvarni instrument mog Učenja. U nju je položeno načelo djelovanja, načelo stvaralačkog djelovanja. Ona sama je stvarno djelovanje. Ova knjiga je Put.

Kada govorim o ovoj knjizi govorim o stvarnom životu koji je proizveo ovu knjigu. Izrazio sam tu stvarnost riječima, a te riječi vam donose svijetlost života, vječno svijetlo koje se nikada ne gasi. Uvijek ćete imati ovu svjetlost, samo ako se dotaknete ove knjige, ili kada samo pomislite na nju, ili pročitate prve stranice.

Ova knjiga uči tome kako oko sebe stvoriti potrebnu stvarnost. Izučivši je, moći ćete uvijek upravljati, svuda i zauvijek. A vječno upravljanje će se odraziti u vašoj duši tako što će ta znanja prijeći na sve. I dobit će se opće blagostanje, težnja ka jedinstvu, ka ujedinjenju i sveopćem stvaralačkom razvoju.

A kada se dotaknete s Bogom u Njegovim uzvišenim osjećanjima prema vama, u Njegovoj beskonačnoj ljubavi prema vama pojmit ćete da ste zaista stvorenje Božje, obavezno da stvara, i vi ćete stvarati po slici i prilici Božjoj. Stvarat ćete tako, kao što stvara Stvoritelj. I nosit ćete svjetlo Njegove svijesti tamo gdje vidite dobro, a također i tamo gdje vidite da nešto treba promijeniti. Nosit ćete svijetlo Njegove svijesti tamo gdje vam pokaže vaša duša, i vaša svijest, i vaš um, i vaš intelekt. Tamo, gdje će ono biti potrebno ljudima, životinjama, biljkama, cijelom postojećem svijetu. Jer vi postajete svijetlost Svijeta, a to vam je dano jednom i zauvijek, i u vijeke vjekova.

PRILOG A

DOKUMENTI KOJI POTVRĐUJU U KNJIZI NAVEDENE KONKRETNE ČINJENICE USKRSAVANJA LJUDI

Лист № 1

СВИДЕТЕЛЬСТВО

об экстрасенсорной работе Грабового Григория Петровича

родившегося 14 ноября 1963 года в поселке Кировском Кировского района Чимкентской области Казахской ССР (имеющего свидетельство о рождении серии II - ОГ № 463794).

Место начала составления свидетельства Москва, ул. Ильинка 5/2

Время начала составления свидетельства 1996/ 05/ 27/ 16/ 17
год месяц число часы минуты

Я, Русанова Эллина Александровна
(фамилия, имя и отчество полностью)

гражданин (ка) России
(государство)

имею удостоверение личности паспорт XXII-МЮ №672200
(наименование документа, серия, номер, кем и когда выдан документ)

25 сентября 1995 года я при очной встрече с Грабовым Григорием Петровичем обратилась к нему с просьбой о полном восстановлении моего сына Р. А.

родившегося 22 августа 1950 года и скончавшегося 16 июня 1995 года. Родился мой сын в Москве и скончался тоже в Москве. До обращения к Грабовому Г.П. я была в полном отчаянии перенесла инфаркт. После обращения к Грабовому Г.П. где-то в начале октября 1995 года у меня появилась надежда на возрождение сына. Я стала ощущать его присутствие (духовное) в доме.

Я поехала на кладбище и подойдя к могиле сына увидела, что через всю могилу проходит глубокая трещина, а в середине образовалась лунка как бы с выбросом земли изнутри.

Тогда около полуночи ... я ярко видела (при закрытых глазах) как от моей груди протянулись два белых шнура к могиле моего сына, к образовавшейся на ней лунке и потом я как-то потянула эти шнуры на себя, испытывая при этом тяжесть. Все это длилось несколько секунд. Мой сын похоронен на Ваганьковском кладбище г. Москвы. С мое видение, его могила было на уровне окна моей квартиры, которая находится на 7 этаже.

Продолжение настоящего текста в приложении № 2 *к первому листу.*

ПРИЛОЖЕНИЕ № 2

к свидетельству об экстрасенсорной работе Грабового Григория Петровича родившегося 14 ноября 1963 года в поселке Кировском Кировского района Чимкентской области Казахской ССР (имеющего свидетельство о рождении серии II - ОГ № 463794).

Место начала составления свидетельства Москва ул. Ильинка 5/2

Время начала составления свидетельства 1996 / 05 / 27 / 16 / 17
(год / месяц / число / часы / минуты)

(Вышеперечисленные данные настоящего листа вписываются с первого листа свидетельства).

Когда я обратилась к Грабовому Г.П.
с просьбой о восстановлении моего сына
Р   А. Я виделась с этим с
бывшей женой моего сына Козловой
Татьяной Ивановной, с которой после
их развода мы остались в дружеских
отношениях, она присутствовала на
его похоронах. Козлова Татьяна Ивановна

В последующее
время при наших разговорах в период
с октября месяца по февраль Козлова Т.И.
несколько раз мне рассказывала о том,
что часто на улицах городов Калинин-
града и Москвы она встречала людей,
похожих на моего сына   А.Р.
В начале февраля 1996 года она ехала
поездом „Янтарь" из Москвы в Калинин-
град Прибалтийский и в купе вагона
вместе с ней ехал человек очень похо-
жий на моего сына Р   А.
Похожий внешне, манерами, поведением,
жестами, взглядом, но какой-то напря-
женный, потерянный. Ехал он с челове-
ком, который как-бы его сопровождал,
управлял им, но при этом ни разу
не назвал его по имени. Козлова Т.И.
была удивлена когда мой сын Р   А.
при виде денег (купюра нового образца)
выразил явное незнание этих денег.

[illegible]

[illegible]
[illegible]

МОСКВА

Лист № 1

СВИДЕТЕЛЬСТВО

об экстрасенсорной работе Грабового Григория Петровича

родившегося 14 ноября 1963 года в поселке Кировском Кировского района Чимкентской области Казахской ССР (имеющего свидетельство о рождении серии II - ОГ № 463794).

Место начала составления свидетельства [illegible]

Время начала составления свидетельства 1996 / 05 / 27 / 15 / 28
(год / месяц / число / часы / минуты)

Я, [illegible]
(фамилия, имя и отчество полностью)

гражданин (ка) РФ
(государство)

имею удостоверение личности паспорт [illegible]
(наименование документа, серия, номер, кем и когда выдан документ)
[illegible] Московской области,

работаю ООО фирма [illegible] директор
(наименование предприятия, должность и служебные телефоны)

С декабря 1975 по октябрь 1985 я состояла в браке с Р [illegible]
[illegible] После
расторжения брака с Р [illegible]
я осталась в дружеских отношениях с его матерью [illegible]
[illegible] Во время встречи с ней 26 сентября 1995 г. [illegible]
30 июня 1994 года в Московской области
она сообщила мне о том, что она
обратилась к Грабовому Григорию
Петровичу с просьбой о восстановлении её сына Р [illegible]
[illegible] в Москве
22 августа 1950 г. Р [illegible]
В соответствии
со свидетельством о смерти,
скончался 16 июня 1995 года в г. [illegible]
[illegible]
Грабовой Григорий Петрович
проводит работу по восстановлению [illegible]
[illegible]
[illegible] в период с октября
1995 по февраль 1996 [illegible]
[illegible]
[illegible]
[illegible]
[illegible]
[illegible]

Продолжение настоящего текста в приложении № [illegible] *к первому листу.*

[illegible]

ПРИЛОЖЕНИЕ № 1(один)

к свидетельству об экстрасенсорной работе Грабового Григория Петровича родившегося 14 ноября 1963 года в поселке Кировском Кировского района Чимкентской области Казахской ССР (имеющего свидетельство о рождении серии II - ОГ № 463794).

Место начала составления свидетельства ул. Ильинка 5/2 г. Москва

Время начала составления свидетельства 1996 / 05 / 24 / 15 / 08
(год / месяц / число / часы / минуты)

(Вышеперечисленные данные настоящего листа вписываются с первого листа свидетельства)

мнение, что от внешнего этого
света этот внешний в руке чело
век сосуществовал Г.
А. [illegible] 1950-рож-
дения по следующим критериям:
цвет волос, цвет глаз, внешний
облик и овал лица.
Манера поведения внешнего
вполне точно соответствовало
манере поведения Г.
А. При
этом также соответствовали
черты характера, он имел
такие же привычки (молчаливость,
пристрастие к чтению, большую
часть времени он читал газету).
Сопровождающий его человек был
примерно среднего роста, сопрово-
ждая [illegible] не [illegible]
[illegible] и если бы человек
показал деньги, что сопровождающий
Г. [illegible] человек был удивлен,
увидев 1000 купюры нового образца,
на что сопровождающий чело
век человек объяснил ему, что эти
деньги нового образца. Сохранилось
впечатление, что он (сопровожда-
ющий мужчина) был какое-то
время оторван от реальной жизни,
хотя, вероятно, сохранил профес-
сиональные навыки, и к сопровож-
дающему его мужчине, старик, что
они переговаривались мысленно.
Выше описанная встреча произош-
ла 3 февраля 1996 г. во время
моей поездки по маршруту
г. Москва – Санкт-Петербург в поезде
[illegible]

Продолжение настоящего текста в приложении № нет *к первому листу*

Копия верна
ген. директор
«[illegible]»
[illegible]

ВСЕМ ЗАИНТЕРЕСОВАННЫМ ЛИЦАМ

Заявитель : Куликова Светлана Алексеевна
(фамилия, имя и отчество полностью)

Заинтересованные лица:
(фамилия, имя и отчество полностью)

(адрес организации)

ЗАЯВЛЕНИЕ

об установлении факта признания

Грабового Григория Петровича

способного воскрешать мёртвых

Я родился (лась) 1939/12/9 в г. Москве
год месяц число (место рождения)

Запись о моем рождении была сделана органами загса
(указать номер и серию свидетельства рождения)

имею удостоверение личности паспорт XXIX-МЮ № 693101
(наименование документа, серия, номер, кем и когда выдан документ)

В связи с тем, что я обратился(лась) к Грабовому Григорию Петровичу, родившемуся 14 ноября 1963 года в поселке Кировском, Кировского района Чимкентской области Казахской ССР имеющему свидетельство о рождении серии II-ОГ № 463794, паспорт серии III-ОГ № 586058, выданный 01.02.1980 года, обратилась к Григорию Петровичу Грабовому 24.12.98 г. по поводу воскрешения умершего сына Валентина 26 л.
(указать дату, место и причину обращения)

заявляю, что Грабовой Григорий Петрович действительно способен воскрешать умерших людей.

После приема у Григория Петровича Грабового и
(привести доказательства в обоснование заявления)

согласия его воскресить умершего в 1995 году сына Валентина 1967 г. рождения, я усиленно принялась изучать его доклад по докторской диссертации и трёхтомник „Практика управления. Путь спасения". Вопросов с каждым разом становилось множество. Порой незнание, откуда берутся формулы и невозможность осмыслить [illegible] фразы диссертации, приводили в отчаяние. После каждого нового прочтения доклад казался другим, в нём что-то менялось. И вдруг 10.01.99 г. около 23 часов, после очередной попытки понять непонимаемое, я в сердцах обратилась мысленно за помощью к Григорию Петровичу. И через некоторое время всё сумбурно-непонятное ушло куда-то. В сознании появились совершенно ясные и объемные определения кубической формы времени и законов устройства мира. Наступило ощущение радости и счастья. Несколько дней меня мучил вопрос: „Кто же ты такой Григорий Петрович Грабовой?"

Прошу заверить мое заявление на основании документов удостове яющих ою личность и на основании вышеизложенных доказательств

[illegible] / Куликова
(подпись) (фамилия)

1999/1/26
год месяц число

Приложение № 1 следует. г. Москва

Приложение №1 к тексту, начало которого на бланке „Всем заинтересованным лицам" составленным Куликовой С.А. 26.01.1999г.

13 января 1999г, в канун старого Нового года, уже накрыв стол для своих близких, я ощутила непреодолимое желание подойти к окну. Подойдя вплотную к окну, я залюбовалась красивым зимним пейзажем с искрящимся голубым снегом. Время было 22ч 40мин – 22ч 50мин. И в мыслях опять возник вопрос: „Кто же всё таки Григорий Петрович Грабовой?" И тут же вместо снега у меня перед глазами стали пульсировать огромные чёрные цифры:
14 11 1963. Затем между ними появились знаки сложения, и всё превратилось в странное уравнение: 1+4+1+1+1+9+6+3=8
Восьмерка ярко светилась сиреневофиолетовым цветом. Затем восьмерка перевернулась и легла, обозначив знак бесконечности ∞
Меня позвали к столу и цифры исчезли.
Только на другой день я осознала, что цифры эти были датой рождения Григория Петровича. А сумма их давала 8 – цифру Иисуса Христа, которая перевернувшись указала вечность.
14.01.99г. у нас ночевала моя дочь Катя, которая живёт отдельно и которая является двойней вместе с погибшим сыном Валентином.
В 2 часа ночи, когда все домашние уже спали, а Катя только вошла в свою комнату, я услышала удар, как будто лопнул шар, и через некоторое время зашуршала фольга, которая лежала в кресле, одной из комнат. Тут же вышла из своей комнаты Катя и сказала, что буквально у неё на глазах летела коробка из-под машинки, как-будто кто-то невидимый поддал её ногой.
(сказала, что)
Я слышала этот удар и ещё слышала шелест фольги в кресле. Мы с ней пошли посмотреть кресло и увидели, что фольга как бы примята и на ней отпечаток взрослой человеческой руки. И после этого в доме постоянно ощущалось присутствие кого-то. Приложение №2 следует. [signature] Куликова

26.01.99г

Приложение №2 к тексту приложения №1, являющимися продолжением бланка „Всем заинтересованным лицам", составленного Кушковой С.А.
26.01 1999г.

Раздавались внезапно шорохи, покачивались занавески, скрипел пол.
16.01.99г. Сын (Дмитрий 1965г. рожд.) и внук (Михаил 1985г. рожд.) в один голос рассказали, что проснувшись среди ночи сын Дмитрий увидел на противоположной от постели стене в районе огромной фотографии льва живого Валентина. Сын Дмитрий закрыл глаза и открыл снова. Валентин был на месте. Тогда сын разбудил внука Михаила и убедился, что внук также видит Валентина. Причём, сын очень скептически до этого принял сообщение о возможности воскрешения Валентина. Теперь он в этом абсолютно убеждён. Хочу добавить, что во время приёма у Грабового Григория Петровича я получила от него аудио кассету с его голосом, где было записано его объяснение мне, что является критерием и почему пространство вторично по отношению к сознанию, а первичен интервал движения. После того, как я это осознала, кассета исчезла, т.е дематериализовалась.

Куш /Кушкова/
26.01.99г.

Город Москва, Россия, двадцать восьмое января тысяча девятьсот девяносто девятого года, я, *Щербакова Наталья Николаевна*, нотариус г. Москвы, свидетельствую подлинность подписи Куликовой Светланы Алексеевны, которая сделана в моем присутствии. Личность подписавшего документ установлена.

Зарегистрировано в реестре за № 1- 923

Взыскано по тарифу: 20 руб. 87 коп.

Нотариус:

ВСЕМ ЗАИНТЕРЕСОВАННЫМ ЛИЦАМ

Заявитель : Кумскова Светлана Алексеевна
(фамилия, имя и отчество полностью)

Заинтересованные лица: ____
(фамилия, имя и отчество полностью)

____
(адрес организации)

ЗАЯВЛЕНИЕ
об установлении факта признания
Грабового Григория Петровича
целителем и ясновидящим и способным воскрешать убитых людей

Я родился(лась) 1939/ 9 / 22 / в г. Москве
год месяц число (место рождения)
Запись о моем рождении была сделана органами загса ____

____
(указать номер и серию свидетельства рождения)
имею удостоверение личности паспорт
(наименование документа, серия, номер, кем и когда выдан документ)
серии XXIX-МЮ №693104

В связи с тем, что я обратился(лась) к Грабовому Григорию Петровичу, родившемуся 14 ноября 1963 года в поселке Кировском, Кировского района Чимкентской области Казахской ССР имеющему свидетельство о рождении серии II-ОГ № 463794, паспорт серии III-ОГ № 586058, выданный 01.02.1980 года.
Я обратилась к Григорию Петровичу
(указать дату, место и причину обращения)
Грабовому по поводу воскрешения убитого сына
заявляю, что Грабовой Григорий Петрович действительно может воскрешать убитых людей.
(привести доказательства в обосновании заявления)
Я обратилась к Григорию Петровичу Грабовому 24.12.98г. с просьбой воскресить убитого сына Валентина, 1967 года рождения.

16 января 1999 года сын Дмитрий (1965г. рожд.) и внук Михаил (1985г. рожд.) в один голос рассказали, что проснувшись среди ночи сын Дмитрий увидел в районе фотографии живого Валентина. Сын Дмитрий закрыл глаза и открыл снова, – Валентин был на месте. Тогда сын разбудил внука Михаила и убедился, что внук так же видит Валентина. Моя дочь Катя рассказала, что где-то в первых числах апреля 1999г. к ней приходил Валентин и сказал, что у нас будут большие перемены в хорошую сторону. Я со мной живой Валентин говорил по одному. Причём Катя почувствовала его прикосновение. Он просил её набрать какой-то номер телефона и своим
Прошу заверить мое заявление на основании документов удостоверяющих мою личность и на основании вышеизложенных доказательств

Кум / Кумскова / Моск-
(подпись) (фамилия)

1999/ 04 / 26 /
год месяц число

Продолжение следует на листе N1

Лист №1.
Продолжение листа „Всем заинтересованным лицам". от 26.04.1999г.
Куликова Светлана Алексеевна.

голосом позвать кого-то. Она помнит, что она взяла телефон, села в постели, стала набирать номер, но там были длинные гудки. Валентин сказал, что это ни к спеху, попрощался и ушёл. 11 апреля 1999г., на праздник святой Пасхи, около 18часов позвонила мне внучка Маша (1990г.рожд.) дочь Валентина (моего сына) и сказала, что живой Валентин приходил к её матери Глебовой Марине (1970г.рожд). После этого факта встречи с Валентином бывшей супруги его - Марины, она вместе с подругой и дочерью Машей поехали на кладбище, где ранее находилась могила Валентина. Но они не обнаружили могилы Валентина ни на физическом месте, ни в книге регистраций.

Кул /Куликова/

1999г. 04.26

Город Москва, пятое мая тысяча девятьсот девяносто девятого года, я, Щербакова Наталья Николаевна, нотариус города Москвы, свидетельствую подлинность подписи **Куликовой Светланы Алексеевны,** которая сделана в моем присутствии. Личность подписавшей документ установлена.

Зарегистрировано в реестре за № 3-5261

Взыскано по тарифу: 50 руб. с согл. ст.

Нотариус:-

ВСЕМ ЗАИНТЕРЕСОВАННЫМ ЛИЦАМ

Заявитель : Казакова Любовь Серафимовна
(фамилия, имя и отчество полностью)

Заинтересованные лица: ______________
(фамилия, имя и отчество полностью)

____
(адрес организации)

ЗАЯВЛЕНИЕ
об установлении факта признания
Грабового Григория Петровича
способным воскрешать мертвых

Я родился(лась) 1947/09/01 **в** г. Москве
год месяц число (место рождения)
Запись о моем рождении была сделана органами загса ______________

____
(указать номер и серию свидетельства рождения)
имею удостоверение личности паспорт серия XXIV-МЮ № 534024
(наименование документа, серия, номер, кем и когда выдан документ)

____

В связи с тем, что я обратился(лась) к Грабовому Григорию Петровичу, родившемуся 14 ноября 1963 года в поселке Кировском, Кировского района Чимкентской области Казахской ССР имеющему свидетельство о рождении серии II-ОГ № 463794, паспорт серии III-ОГ № 586058, выданный 01.02.1980 года, по поводу воскрешения моей мамы Чичириновой Нины Васильевны 06.05.1999г
(указать дату, место и причину обращения)
заявляю, что Грабовой Григорий Петрович действительно воскресил мою маму Чичиринову Нину Васильевну
(привести доказательства в обоснование заявления)
Я, Казакова Любовь Серафимовна, обратилась к Григорию Петровичу Грабовому по поводу воскрешения моей мамы Чичириновой Нины Васильевны родившейся 23 декабря 1923 года и скончавшейся 18 апреля 1999г в г. Москве. Я поехала на кладбище [illegible] к моги-ле и очень удивилась, что вкопанная сыном [illegible] массовая вазочка, вкопанная им на 7-10 см в землю, [illegible] в сторону не от могилы, а цветы в другой стороне. Создалось впечатление, что ваза была изнутри вытолкнута. Затем я пришла домой и стала слушать лекцию Григория Петровича о мамином воскрешении. Через некоторое время на могиле земля заколебалась (пришла в движение) мне стало не по себе, я отошла в другую сторону, встала у другой могилы и стала продолжать слушать лекцию (лекцию я прослушала три раза) и увидела Нину или её бывшую территорию со стороны, где был маленький лес из кипарисовых елок. После этого я сразу уехала.
Прошу заверить мое заявление на основании документов удостоверяющих мою личность и на основании вышеизложенных доказательств

Л. Казакова / Казакова
(подпись) (фамилия)

199 9/06/01

Приложение к заявлению Казаковой Любови Серафимовны от 01.06.1999г.

Приехав на могилу во второй раз я сразу почувствовала, что могила пустая и там никого нет. Затем я просила маму, если я делаю все правильно дать мне какой-либо знак. Вдруг я посмотрела на стену, на стене висит ложка с вилкой длиной 22см на одной высоте и я увидела, что вилка сместилась вниз на 4см и в сторону к ложке на 15см. В комнату в течение дня никто не входил и перевесить вилку никто не мог, а часа за 2-2,5 я смотрела на вилку с ложкой и думала, что их надо перевесить на кухню. Я убедилась что это мама дала знак. После обращения к Григорию Петровичу Грабовому (06.05.99г) в ночь на 7.05.99г у меня с мамой был контакт. Она была чем-то недовольна. Во время контакта присутствовали физические помехи, но они были устранены физической рукой мамы, к моей щеке. Встреча с физически воскресшей мамой мною была воспринята спокойно.

Л. Казакова
1.06.99.

«03» июня 1999 года.
Я, Петров А.А., нотариус города Москвы, свидетельствую подлинность подписи гр. Казачковой Любови Серафимовны, которая сделана в моем присутствии. Личность подписавшего документ установлена.
Зарегистрировано в реестре за № 1с-1329
Взыскано по тарифу 41 руб 75 коп
Нотариус

Всего прошнуровано, пронумеровано и скреплено печатью 2 (два) листов
Нотариус

ВСЕМ ЗАИНТЕРЕСОВАННЫМ ЛИЦАМ

Заявитель: [illegible]
(фамилия, имя и отчество полностью)

Заинтересованные лица: ______________________
(фамилия, имя и отчество полностью; адрес)

ЗАЯВЛЕНИЕ
об установлении факта признания
Грабового Григория Петровича

способности восстановить человека после биологической смерти человека

имею удостоверение личности паспорт [illegible]
(наименование документа, серия, номер, кем и когда выдан документ)

В связи с тем, что я обратился(лась) к Грабовому Григорию Петровичу, родившемуся 14 ноября 1963 года в поселке Кировском, Кировского района Чимкентской области Казахской ССР имеющему свидетельство о рождении серии II-ОГ № 463794, 7 января 1998 [illegible]
(указать дату, место и причину обращения)

по поводу смерти [illegible]

заявляю, что Грабовой Григорий Петрович действительно [illegible]
(привести доказательства в обоснование заявления)

[illegible]

Прошу заверить мое заявление на основании документов, удостоверяющих мою личность и на основании вышеизложенных доказательств.

[illegible] (подпись) / [illegible] (фамилия) 19 98 (год) / 01 (месяц) / 28 (число)

[illegible]

[illegible]

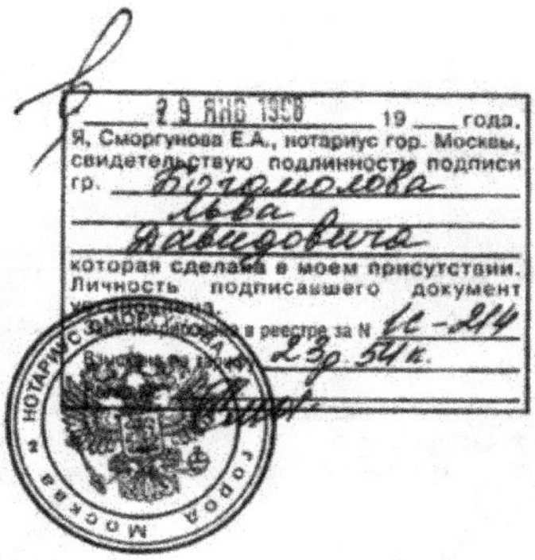

29 ЯНВ 1998 19 ___ года.
Я, Сморгунова Е.А., нотариус гор. Москвы, свидетельствую подлинность подписи гр. Боголомова Льва Давидовича которая сделана в моем присутствии. Личность подписавшего документ установлена.
Зарегистрировано в реестре за N Ц-214
Взыскано по тарифу 23р. 54к.

PRILOG B

DOKUMENTI KOJI POTVRĐUJU U KNJIZI NAVEDENE KONKRETNE ČINJENICE IZLJEČENJA BOLESTI KOJE SE UBRAJAJU U NEIZLJEČIVE

Лист № 1

СВИДЕТЕЛЬСТВО

об экстрасенсорной работе Грабового Григория Петровича

родившегося 14 ноября 1963 года в поселке Кировском Кировского района Чимкентской области Казахской ССР (имеющего свидетельство о рождении серии II - ОГ № 463794).

Место начала составления свидетельства Р.Ф. Москва

Время начала составления свидетельства 19 96 / 06 / 26 / 20 / 01
(год / месяц / число / часы / минуты)

Я, Антипова Галина Степановна
(фамилия, имя и отчество полностью)

родился (лась) 14 июля 1946 г. город Ташкент
(дата и место рождения)

гражданин (ка) Узбекистана
(государство)

проживаю г. Ташкент Акмаль Икрамовский р-н
(место жительства и домашний телефон)
квартал 26 дом 25 кв 62 телефон 72-76-94

имею удостоверение личности паспорт VII-ЮС N537807
(наименование документа, серия, номер, кем и когда выдан документ)
Акмаль Икрамовский РЧК Ташкент 17 августа 1979 г

работаю СГАКБ „АСАКА" главный бухгалтер 79-69-93, 79-74-91
(наименование предприятия, должность и служебные телефоны)

24 марта 1994 г в республиканском онкологическом диспансере Министерства Здравоохранения Башкирии находящемся по адресу г. Уфа проспект Октября дом 73/1 телефон 24-25-29 мне Антиповой Галине Степановне проведено цитологическое исследование мазков выделенных из правого соска молочной железы под N 4983 от 24 марта 1994 г

В результате цитологического исследования N4983 от 24 марта 1994 г у меня определена следующая форма рака: внутрипротоковая карцинома.

В момент установления диагноза у меня были кровяные выделения из соска правой груди.

После того как был установлен диагноз внутрипротоковая карцинома, мной было принято решение пройти курс бесконтактного экстрасенсорного лечения проводимого Грабовым Григорием Петровичем на расстоянии от него

За период с 30 марта 1994 г. по 3 апреля 1994 г в результате экстрасенсорной работы Грабового Григория Петровича прекратились кровяные выделения из правой груди. Лечение проводилось ежедневно с 22 часов до 23 часов местного времени. В период сеанса местонахождение не имело значения, ограничений не было (другой город, поселок, место работы, место отдыха).

До 29 августа 1994 г Грабовой Григорий Петрович ежедневно проводил бесконтактное лечение.

29 августа 1994 г. в республиканском онкологическом центре Министерства Здравоохранения Башкирии

Продолжение настоящего текста в приложении № один *к первому листу.*

ПРИЛОЖЕНИЕ № один

к свидетельству об экстрасенсорной работе Грабового Григория Петровича родившегося 14 ноября 1963 года в поселке Кировском Кировского района Чимкентской области Казахской ССР (имеющего свидетельство о рождении серии II - ОГ № 463794).

Место начала составления свидетельства РФ. Москве

Время начала составления свидетельства 1996./ 06 / 26./ 20 / 01
(год / месяц / число / часы / минуты)

Вышеперечисленные данные настоящего листа вписываются с первого листа свидетельства).

находящегося в городе Уфа. Проспект Октября дом 73/1 телефон 024-250-29 проведено повторное исследование пунктата соска правой молочной железы № 143 647 от 29 августа 1994 г. Повторное исследование проводилось тем же врачом Заведующим отделением опухолей молочной железы Заслуженным врачом Башкирии Мухамедьяровой Венерой Лутфрахмановной рабочий телефон 024-27-74

При повторном цитологическом исследовании пунктата правой молочной железы зафиксировано, что рака у меня нет.

Вышеизложенное мной зафиксировано в заключении Республиканского онкологического диспансера республики Башкортостан г. Уфа. проспект Октября дом 73/1

До момента установления диагноза рак 24 марта 1994 г. мной не применялись ни какие медикаментозные средства лечения

В период с 24 марта по 29 августа 1994 г. лечение проводилось бесконтактно только Грабовым Григорием Петровичем

Уверена что от рака меня вылечил Грабовой Григорий Петрович что подтверждено медицинскими документами

За период с 29 августа 1994 г. по 26 июня 1996 г. объективно я практически здорова, никаких выделений из груди не повторялось, самочувствие в норме, субъективных жалоб не предъявляю. За данный период постоянно работаю главным бухгалтером банка

Обращений в медицинские учреждения по состоянию здоровья не было из-за отсутствия необходимости

[illegible] [signature] 1996 06 28

НОТАРИУС СЕВЕРИН Ю.Д. ГОРОДА МОСКВА

28 июня 1996 года я, Северин Ю.Д.,
нотариус г.Москвы, свидетельствую подлинность
подписи гр. Антиповой Таисии
Степановны
которая сделана в моем присутствии. Личность
подписавшего документ установлена.

Зарегистрировано в реестре за № 3с-45
Взыскано по тарифу 3995 руб.
Нотариус Северин

Всего прошнуровано,
пронумеровано и скреплено
печатью два … а
Нотариус

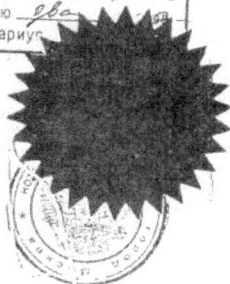

ВСЕМ ЗАИНТЕРЕСОВАННЫМ ЛИЦАМ

Заявитель: Антипова Галина Степановна
(фамилия, имя и отчество полностью)

Ташкент Узбекистан квартал 26 дом 25 кв 62. телефон 72-76-97
(адрес и телефоны)

Заинтересованные лица: ______
(фамилия, имя и отчество полностью; адрес)

ЗАЯВЛЕНИЕ
об установлении факта признания
Грабового Григория Петровича
целителем и ясновидяшим

Я родился(лась) 1946 / 07 / 14 / в г. Ташкент Узбекистан
(год / месяц / число) (место рождения)

имею удостоверение личности Паспорт VIII-ЮС N532807 Акмаль-Икрамовский РУВД Ташкент 17 августа 1979 г
(наименование документа, серия, номер, кем и когда выдан документ)

Работаю: СГНИБ, АСАКА главным бухгалтером 79-69-93
(название предприятия, должность и телефон)

В связи с тем, что я обратился(лась) к Грабовому Григорию Петровичу, родившемуся 14 ноября 1963 года в поселке Кировском, Кировского района Чимкентской области Казахской ССР имеюшиму свидетельство о рождении серии II-ОГ № 463794,
24 марта 1994 г г Ташкент обратилась к Грабовому в результате установленного диагноза [illegible] установленный в республиканском онкологическом диспан.
(указать дату, место и причину обращения)

заявляю, что Грабовой Григорий Петрович действительно вылечил меня от рака в результате бесконтактного лечения проводимого ежедневно с 22 часов до 23 часов, что подтверждают медицинские заключения Республиканского онкологического диспансера Башкортостана г. Уфа.
(привести доказательства в обосновании заявления)

Медицинское заключение от 24 марта N 4988 в котором указан диагноз рак 4.

Медицинское заключение от 29 августа N 143642 где зафиксировано, что рака у меня нет.

Уверена, что своим выздоровлением обязана Грабовому Григорию Петровичу.

Прошу заверить мое заявление на основании документов, удостоверяющих мою личность и на основании вышеизложенных доказательств

Антипова Галина Степановна. [signature] 1996 06 28
(подпись) (расшифровка) (год) (месяц) (число)

28. июня 1996 года я, Северин Ю.Д., нотариус г.Москвы, свидетельствую подлинность подписи гр. Антиповой Галины Степановны

которая сделана в моем присутствии. Личность подписавшего документ установлена.

Зарегистрировано в реестре за № 3с-42
Взыскано по тарифу 3795 руб.
Нотариус Северин

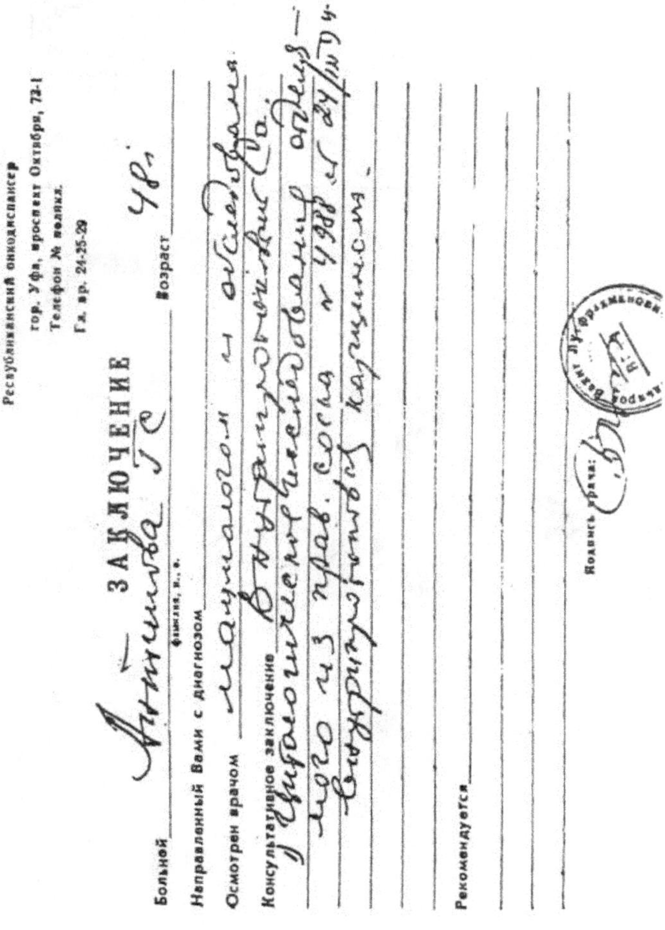

Республиканский онкодиспансер

гор. Уфа, проспект Октября, 73-1

Телефон № поликл.

Гл. вр. 24-25-29

ЗАКЛЮЧЕНИЕ

Больной Антипова Г.С. Возраст 48 л.

фамилия, и., о.

Направленный Вами с диагнозом

Осмотрен врачом маммологом и обследована

Консультативное заключение Внутрипротоковый рак

1) Цитологическое исследование отделяемого из прав. соска № 4988 от 24/III-94 г. — внутрипротоковая карцинома.

Рекомендуется

Подпись врача:

ВСЕМ ЗАИНТЕРЕСОВАННЫМ ЛИЦАМ

Заявитель: Сербина Диана Ивановна
(фамилия, имя и отчество полностью)

Заинтересованные лица: ____________
(фамилия, имя и отчество полностью)
____
(адрес организации)

ЗАЯВЛЕНИЕ
об установлении факта признания
Грабового Григория Петровича
целителем и ясновидящим

Запись о моем рождении была сделана органами загса
II-МЮ №382361
(указать номер и серию свидетельства рождения)
имею удостоверение личности паспорт V-СБ №739976
(наименование документа, серия, номер)

В связи с тем, что я обратился(лась) к Грабовому Григорию Петровичу, родившемуся 14 ноября 1963 года в поселке Кировском, Кировского района Чимкентской области Казахской ССР имеющему свидетельство о рождении серии II-ОГ № 463794, паспорт серии III-ОГ № 586058, выданный 01.02.1980 года, 15.09.96 г. Москва, ул. Кожевническая 10/2, Рак пищевода IV стадии
(указать дату, место и причину обращения)
с метастазами в почки и печень у моего деда Белякова М.Г. 1926 г.р.
заявляю, что Грабовой Григорий Петрович действительно провел 25 сентября через меня сеанс. Врачи городской больницы
(привести доказательства в обосновании заявления)
номер тридцать один на основании проведенного обследования поставили моему деду, Белякову Михаилу Гавриловичу 1926 года рождения диагноз: Рак восходящего отдела ободочной кишки IV стадии с метастазами в почки и печень. После проведения Грабовым Григорием Петровичем одного сеанса было проведено повторное обследование. Ультразвуковое исследование, проведенное 26 сентября не показало наличие метастаз. Компьютерное обследование, проведенное 30 сентября также метастаз не показало.

Прошу заверить мое заявление на основании документов удостоверяющих мою личность и на основании вышеизложенных доказательств

Сербина / Сербина /
(подпись) (фамилия)

1996 / 10 / 04 /
год месяц число

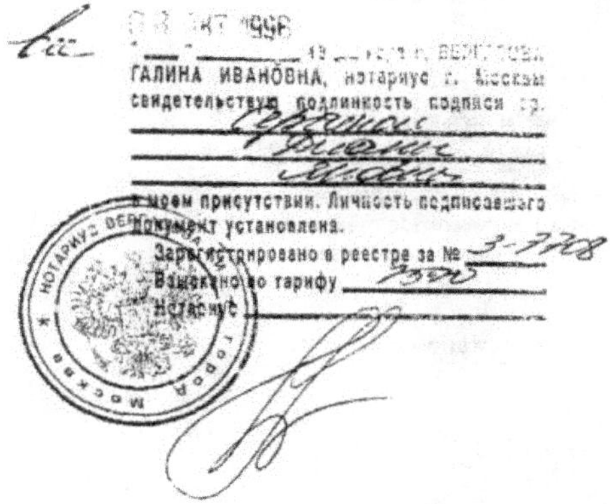
ГАЛИНА ИВАНОВНА, нотариус г. Москвы
свидетельствую подлинность подписи гр.
в моем присутствии. Личность подписавшего
документ установлена.
Зарегистрировано в реестре за №
Взыскано по тарифу
Нотариус
НОТАРИУС
город Москва

СВИДЕТЕЛЬСТВО

об экстрасенсорной работе Грабового Григория Петровича

родившегося 14 ноября 1963 года в поселке Кировском Кировского района Чимкентской области Казахской ССР (имеющего свидетельство о рождении серии II - ОГ № 463794).

Место начала составления свидетельства Москва Кожевническая ул. 10/2

Время начала составления свидетельства 19 96 / 10 / 04 / 15 / 10
(год / месяц / число / часы / минуты)

я, Сербина Надежда Михайловна
(фамилия, имя и отчество полностью)

гражданин (ка) России
(государство)

имею удостоверение личности паспорт XVI-МЮ № 623845
(наименование документа, серия, номер)

25 сентября 1996 года я и моя дочь, Сербина Диана Яновна обратились к Грабовому Григорию Петровичу по поводу болезни Белякова Михаила Гавриловича 1928 г. р. (моего отца) В городской больнице номер 31 ему было проведено обследование: ирригоскопия, колоноскопия, УЗИ. Поставлен диагноз: Рак восходящего отдела ободочной кишки IV степени с метастазами в почки и печень
26 сентября на следующий день после первого сеанса Грабового Григория Петровича в больнице было проведено повторное ультразвуковое исследование Метастазы не обнаружены
Компьютерное обследование, проведенное 30 сентября, подтвердило отсутствие метастаз во всем организме

Серб— (Сербина) 04 октября 1996 года

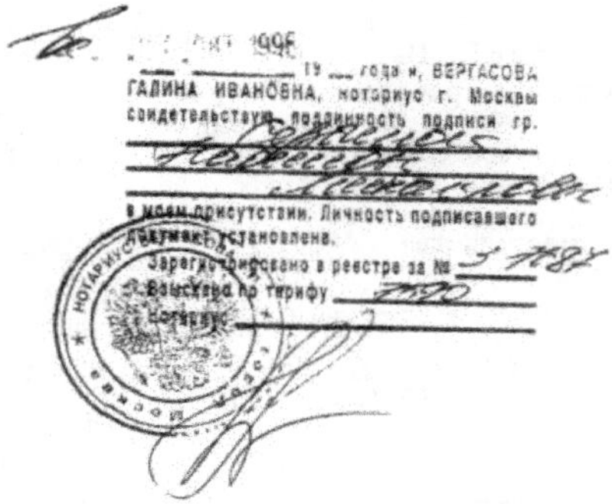
1996

__ ________ 19 __ года я, ВЕРГАСОВА ГАЛИНА ИВАНОВНА, нотариус г. Москвы свидетельствую подлинность подписи гр.

в моем присутствии. Личность подписавшего документ установлена.

Зарегистрировано в реестре за № ____

Взыскано по тарифу ____

Нотариус ____

ВСЕМ ЗАИНТЕРЕСОВАННЫМ ЛИЦАМ

Заявитель: Сербина Надежда Михайловна
(фамилия, имя и отчество полностью)

Заинтересованные лица: ______
(фамилия, имя и отчество полностью)
______
(адрес организации)

ЗАЯВЛЕНИЕ
об установлении факта признания
Грабового Григория Петровича
целителем и ясновидящим

Запись о моем рождении была сделана органами загса РБ №392246
(указать номер и серию свидетельства рождения)
имею удостоверение личности паспорт XVI-МЮ №623845
(наименование документа, серия, номер)

В связи с тем, что я обратился(лась) к Грабовому Григорию Петровичу, родившемуся 14 ноября 1963 года в поселке Кировском, Кировского района Чимкентской области Казахской ССР имеющему свидетельство о рождении серии II-ОГ № 463794, паспорт серии III-ОГ № 586058, выданный 01.02.1980 года, 25.09.96 г. Москва Конёвницкая улица 10/2 Рак восходящего
(указать дату, место и причину обращения)
отдела ободочной кишки IV степени с метастазами в
заявляю, что Грабовой Григорий Петрович действительно почки и печень
у моего отца, Белякова Михаила Гавриловича,
(привести доказательства в обосновании заявления)
1928 года рождения.

Я, Сербина Надежда Михайловна, заявляю, что 25 сентября 1996 года, Грабовым Григорием Петровичем был проведен один сеанс через мою дочь, Сербину Диану Яковну.
До сеанса, в городской больнице номер 31 (тридцать один) Белякову Михаилу Гавриловичу был поставлен диагноз: Рак восходящего отдела ободочной кишки IV степени с метастазами в почки и печень.
26 сентября, на следующий день после сеанса Грабового Григория Петровича, повторное ультразвуковое обследование не показало метастаз. Больничное обследование, проведенное 30 сентября, подтвердило отсутствие метастаз во всем организме.

Прошу заверить мое заявление на основании документов удостоверяющих мою личность и на основании вышеизложенных доказательств

Серб / Сербина /
(подпись) (фамилия)

1996 / 10 / 04 /
год месяц число

08 ОКТ 1998

"___" _________ 19__ года я, ВЕРГАСОВА ГАЛИНА ИВАНОВНА, нотарус г. Москвы свидетельствую подлинность подписи гр.

в моем присутствии. Личность подписавшего документ установлена.

Зарегистрировано в реестре за №

Взыскано по тарифу

Нотариус

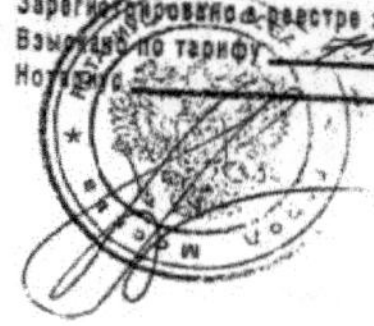

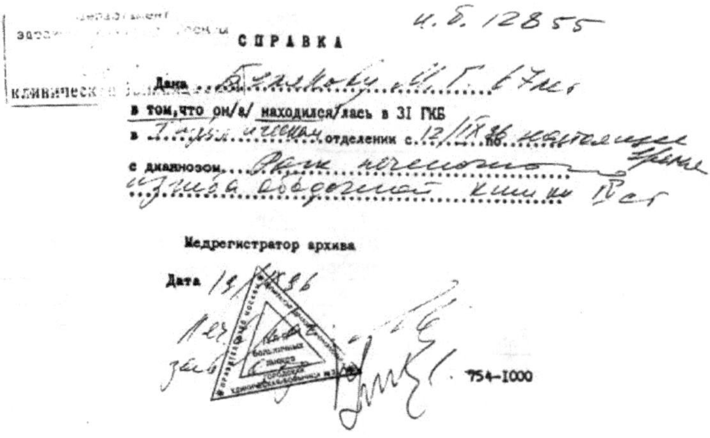
и.б. 12855

СПРАВКА

Дана ....

в том, что он/а/ находился/лась в 31 ГКБ

в .... отделении с 12/IX 96 по ....

с диагнозом ....

Медрегистратор архива

Дата 19/IX 96

754-1000

Медицинская карта стационарного больного N 12855

ВЫПИСНОЙ ЭПИКРИЗ

Больной (ая) Беляков М.Г. Возраст 67 Профессия не работает

Результаты клинико-диагностического обследования при выписке:
Общ. анализ крови от "14" октября 1996 г.
Эритр. 4,1 Гем. 128 Лейкоциты 10,2 э 9 п - с 63 л 22 м 5 соэ 42
Общ. анализ мочи от "14" октября 1996 г. Реакция кислая
Уд. вес 1020 Белок 0,033 Сахар нет Лейк. 1-3 Эритр. нет
Биохим. анализ крови белок 60,5 мочевина-7,6 креатинин-106
АлАТ-22 АсАТ-35 щелочная фосфатаза-79

Прочие лабораторные исследования

Лучевая диагностика:
ЭКГ: диффузные изменения

Консультации: Гистологическое исследование-высокодифференцированная аденокарцинома при поступлении

Прочие исследования:

Выписан(а): с выздоровлением, улучшением, без изменения
Трудоспособность: восстановлена полностью, снижена, утрачена временно, стойко утрачена в связи с данным заболеванием, с другими причинами.
Посыльный лист на МСЭК (оформлен, не оформлен) (подчеркнуть, при изменении группы инвалидности вписать)

Рекомендации:
Лекарственные препараты -
Физиолечение и ЛФК - , Диета дробное, бесшлаковая
Санаторно-курортное лечение , Трудовые
Повторная госпитализация нет , Диспансеризация и наблюдение врачами-специалистами онколога
Больничный лист при выписке сер. N

Лечащий врач Марченко И.П.

СВИДЕТЕЛЬСТВО

об экстрасенсорной работе Грабового Григория Петровича

родившегося 14 ноября 1963 года в поселке Кировском Кировского района Чимкентской области Казахской ССР (имеющего свидетельство о рождении серии II - ОГ № 463794)

Место: Москва 1997 / 1 / 30 / /
(место заполнения свидетельства) год месяц число часы минуты

Я, Буза Людмила Ивановна
(фамилия, имя и отчество полностью)

родился(лась) 23 октября 1960 г. г. Донецк, Украина
(дата и место рождения)

гражданин(ка) России
(государство)

проживаю Республика Саха (Якутия), г. Нерюнгри
(место жительства и домашний телефон)
пр. Мира д. 5, кв. 23 т: 6-08-53.

имею удостоверение личности паспорт V-СН № 633178.
(наименование документа, серия, номер, кем и когда выдан документ)
УВД г. Нерюнгри, Республика Саха (Якутия) 14 ноября 1996 г.

работаю ГУП „Якутуголь" Управление технического контроля и качества угля, инженер по ЧС и ТБ.
(наименование предприятия, должность и служебные телефоны)

Я, Буза Людмила Ивановна, удостоверяю, что во время обращения к Грабовому Григорию Петровичу у Буза Владимира Георгиевича, родившегося 4 декабря 1952 г. в г. Донецке, Украина, был диагноз: злокачественная опухоль головки поджелудочной железы с прорастанием в двенадцатиперстную кишку, установленный в Московском Научно-Исследовательском институте диагностики и хирургии (МНИИДиХ) 17 декабря 1996 г.
Первый сеанс был проведен 25 декабря 1996 г.
Отсутствие онкологии было установлено 10 января 1997 года в Донецком Областном диагностическом центре и 29 января 1997 г. в МНИИДиХ г. Москвы.
Фактически Грабовой Григорий Петрович излечил моего мужа от неоперабельного рака головки поджелудочной железы с прорастанием в двенадцатиперстную кишку за один сеанс.
Настоящее свидетельство является фактом экстрасенсорной работы в области излечения от рака.

01.1997 г.

[подпись]

Тридцать первого января одна тысяча девятьсот девяносто седьмого года, я, Вроблевская Л.Э., нотариус г. Москвы, свидетельствую подлинность подписи, сделанной гр. Буза Людмилой Ивановной. Личность подписавшей установлена.

Зарегистрировано в реестре 1-1079
Взыскано по тарифу 35.000 + 40 С.р.
Нотариус [подпись]

СВИДЕТЕЛЬСТВО

об экстрасенсорной работе Грабового Григория Петровича

родившегося 14 ноября 1963 года в поселке Кировском Кировского района Чимкентской области Казахской ССР (имеющего свидетельство о рождении серии II - ОГ № 463794)

Место: г. Москва (место заполнения свидетельства) 1997 / 1 / 30 / 15 / 00 (год / месяц / число / часы / минуты)

Я, Буза Владимир Георгиевич (фамилия, имя и отчество полностью)

родился(лась) 9 декабря 1952 г., г. Донецк, Украина (дата и место рождения)

гражданин(ка) Украины (государство)

проживаю Республика Саха (Якутия), г. Нерюнгри, пр. Мира, д.5, кв.21, т. 6 08-53 (место жительства и домашний телефон)

имею удостоверение личности паспорт XIV-НО № 555605, ОВД Червоногвардейского райисполкома г. Макеевки, Донецкой области (наименование документа, серия, номер, кем и когда выдан документ)

работаю ОАО "Якутуголь" "обогатительная фабрика "Нерюнгринская" главный бухгалтер, т. 4-58-85, 9-25-07 (наименование предприятия, должность и служебные телефоны)

Я, Буза Владимир Георгиевич, удостоверяю, что обращался к Григорию Петровичу Грабовому по поводу моего заболевания с диагнозом: злокачественная опухоль головки поджелудочной железы с прорастанием в двенадцатиперстную кишку, установленным в Московском научно-исследовательском институте диагностики и хирургии (МНИИДиХ) 11 декабря 1996 года.

Первый сеанс был проведен 25 декабря 1996 года.

Отсутствие опухоли было установлено 10 января 1997 года в Донецком областном диагностическом центре и 29 января 1997 года в МНИИДиХ г. Москвы.

Настоящее свидетельство является фактом экстрасенсорной работы в области излечения от рака.

Фактически Грабовой Григорий Петрович исцелил меня от неизлечимого рака головки поджелудочной железы с прорастанием в двенадцатиперстную кишку за один сеанс.

30.01.1997 г. Буза

Тридцать первого января одна тысяча девятьсот девяносто седьмого года, я, Вроблевская Л.Э., нотариус г. Москвы, свидетельствую подлинность подписи, сделанной гр. Буза Владимиром Георгиевичем. Личность подписавшего установлена.

Зарегистрировано в реестре 1-1071

Взыскано по тарифу 25-000 р.

Нотариус

Московский научно-исследовательский институт диагностики и хирургии
МЗ РФ

117837, Москва, Профсоюзная, 86 тел.333-91-20

С П Р А В К А 6526/96

Дана гр. Бузе Владимиру Георгиевичу 1952 г.р.

в том, что он находился на стационарном лечении в клинике МНИИДиХ с "27" ноября 1996 г. по "30" января 1997 г.

Цитологическое исследование биоптата от 4.12.1996г. №24486/96 Эритроциты группа клеток кубического эпителия, комплексы полиморфных клеток с про-

При выписке рекомендовано : дукцией слизи. Гистология № 16798-92.
Кусочки слизистой 12-ти перстной кишки

Дата "16" ... 1997 г.

Леч. врач Н.А.Кунда

Зав. отделением Н.А.Ватишев

Донецкий областной диагностический центр им. В.Д. Колесникова
отделение эндоскопических исследований
ФИО пациента БУЗА В.Г. *рег. № ДЦ 97011011004236*
Год рождения : 1952 пол: М категория : 99 статус : Ц
кабинет 229

Проведены исследования :
... Эзофагогастродуоденоскопия
Аппаратом GIF- Q - 10 пищевод свободно проходим. Слизистая гладкая ,бледно розовая. Кардия сомкнута .
Дата 10 Январь 97 **Врач-эндоскопист Губанов Д.С.**

ВСЕМ ЗАИНТЕРЕСОВАННЫМ ЛИЦАМ

Заявитель: Мгебришвили [illegible] Рамазовна
(фамилия, имя и отчество полностью)

Заинтересованные лица:
(фамилия, имя и отчество полностью)

(адрес организации)

ЗАЯВЛЕНИЕ
об установлении факта признания
Грабового Григория Петровича
целителем и ясновидящим

Запись о моем рождении была сделана органами загса
(указать номер и серию свидетельства рождения)
имею удостоверение личности [illegible]
(наименование документа, серия, номер, кем и когда выдан документ)
выдан 19/V 1996 года

В связи с тем, что я обратился(лась) к Грабовому Григорию Петровичу, родившемуся 14 ноября 1963 года в поселке Кировском, Кировского района Чимкентской области Казахской ССР имеющему свидетельство о рождении серии II-ОГ № 463794, паспорт серии III-ОГ № 586058, выданный 01.02.1980 года, 9 ноября 1995 года в г. Тбилиси для того, чтобы Гра-
(указать дату, место и причину обращения)
бовой Григорий Петрович заочно исцелил меня
заявляю, что Грабовой Григорий Петрович действительно исцелил меня от заболевания СПИД IV стадии с рассеянными
(привести доказательства в обоснование заявления)
изменениями различного цвета на кожном покрове и увеличенными размерами печени да 9 месяца. Доказательство этого состоит в том, что до начала заочного восстановления, проводимого Грабовым Г. П. у меня в течении трёх-четырёх лет подтверждался диагноз СПИД в диспансерном отделении Республиканского Центра СПИДа и клинической иммунологии Минздрава Грузии г. Тбилиси. На теле были пятна чёрного, зелёного, желтого цветов. В массе увеличения печени. После проведения со стороны Григория Петровича заочного восстановительного курса, в анализе 24/IV 1996 г. в Республиканском центре СПИДа и клинической иммунологии Минздрава Грузии [illegible] что я практически здорова. И действительно изменений на коже нет, анализ иммунитета в норме.

Прошу заверить мое заявление на основании документов удостоверяющих мою личность и на основании вышеизложенных доказательств

Мгебришвили [illegible] Рамазовна
[illegible] / ____________
(подпись) (фамилия)

1996 / IV / 25 /
год месяц число

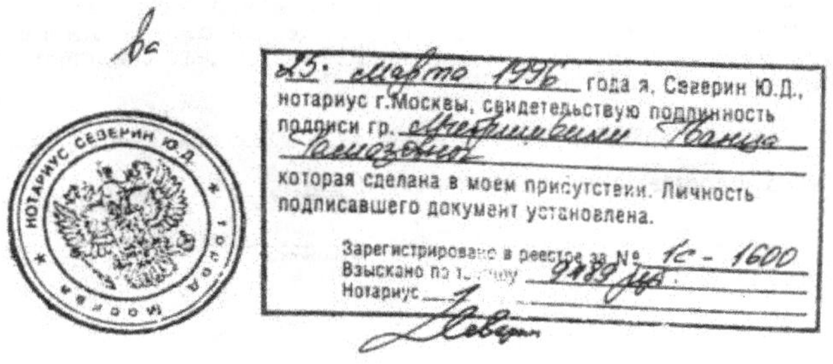

25. марта 1996 года я, Северин Ю.Д., нотариус г.Москвы, свидетельствую подлинность подписи гр. ____________________

которая сделана в моем присутствии. Личность подписавшего документ установлена.

Зарегистрировано в реестре за № 1с - 1600
Взыскано по тарифу 9189 руб.
Нотариус ________

Лист № 1

СВИДЕТЕЛЬСТВО

об экстрасенсорной работе Грабового Григория Петровича

родившегося 14 ноября 1963 года в поселке Кировском Кировского района Чимкентской области Казахской ССР (имеющего свидетельство о рождении серии II - ОГ № 463794).

Место начала составления свидетельства г. Москва ул. Ильинка 5/2

Время начала составления свидетельства 1996 / 11 / 22 / 16 / 20
(год / месяц / число / часы / минуты)

Я, Мгеришвили Тамара Рамазовна
(фамилия, имя и отчество полностью)

проживаю
(место жительства и домашний телефон)

имею удостоверение личности Р. СЕО 0108292
(наименование документа, серия, номер, кем и когда выдан документ)

№ 01009000595

работаю студентка.
(наименование предприятия, должность и служебные телефоны)

Вопрос об исследовании крови был поставлен у меня в связи с установлением ВИЧ инфекции у моего супруга Р.Р., который с этим диагнозом состоял на учёте в центре СПИДа в г. Тбилиси с мая 1992 г. Умер в мае 1995 г. Окончательный диагноз ВИЧ инфекция СПИД IV с1 стадия токсоплазмозный абсцесс головного мозга, нейротоксикоз, нейроваскулярная форма.

Обследование сыворотки моей крови на наличие антител к ВИЧ неоднократно проводилось методами ИФА и НИФ. Все результаты тестирования были положительными. Методом Western Blot было выявлено наличие антител к белкам ВИЧ.

На основании этих лабораторных данных в республиканском центре СПИДа и клинической иммунологии Минздрава Грузии в мае 1992 года мне был поставлен диагноз ВИЧ инфекция IV стадия генерализованная персистирующая лимфоаденопатия (по классификации CDC). Препаратное лечение не принимала. Все обследования до 9 ноября 1995 г. (в Тбилиси и в Москве) показывали наличие СПИДа.

До 9/XI 1995 г. с которого я начала принимать заочно восстановительный

Продолжение настоящего текста в приложении № один *к первому листу.*

ПРИЛОЖЕНИЕ № один

к свидетельству об экстрасенсорной работе Грабового Григория Петровича родившегося 14 ноября 1963 года в поселке Кировском Кировского района Чимкентской области Казахской ССР (имеющего свидетельство о рождении серии II - ОГ № 463794).

Место начала составления свидетельства г. Москва ул. Ильинка 5/2

Время начала составления свидетельства 1996 / III / 22 / 16 / 20
(год / месяц / число / часы / минуты)

(Вышеперечисленные данные настоящего листа вписываются с первого листа свидетельства).

курс от Грабового Григория Петровича, у меня, кроме анализов, подтверждающих наличие СПИДа, были пятна различного диаметра и размера, располагающиеся в различных частях тела. Также были увеличены лимфоузлы, на основании чего ставился диагноз IV стадия СПИДа.

9/XI 1995 г. в Грузинском представительстве Грабового Григория Петровича я заключила договор на то, что Грабовой Г.П. проводит заочное восстановление моего здоровья. При этом основным диагнозом я оформила наличие у меня СПИДа. По условиям договора я должна была протоколировать состояние своего здоровья. В течение месяца от срока начала заочного лечения, проводимого Грабовым Григорием Петровичем с ноября 1995 г. пятна, имеющие черные, желтые и зеленые цвета, располагающиеся на ногах исчезли и к концу декабря 1995 г. у меня на теле пятен нет. Кожа чистая.

Во время проведения бесконтактного лечения Грабовым Григорием Петровичем я чувствовала пульсацию в лимфоузлах, которые в январе 1996 г. уменьшились с большой скоростью. Самочувствие хорошее, чувствую себя здоровой.

5/XII 1995 г. я прошла лабораторно-инструментальное исследование в диспансерном отделении республиканском центре СПИДа и клинической иммунологии Минздрава Грузии г. Тбилиси у лечащего врача Л. Шарвадзе. Обследования по полной программе проходили до 21/XII 1995 г. В отличии от всех предшествующих обследований, которые проводились в течении 3-4 дней и во всех тестах обнаруживалось наличие СПИДа, после применения восстановительного заочного лечения от Грабового Г.П. (кровь

Продолжение настоящего текста в приложении № два *к первому листу.*

ПРИЛОЖЕНИЕ № два

к свидетельству об экстрасенсорной работе Грабового Григория Петровича родившегося 14 ноября 1963 года в поселке Кировском Кировского района Чимкентской области Казахской ССР (имеющего свидетельство о рождении серии II - ОГ № 463794).

Место начала составления свидетельства г. Москва ул. Ильинка 5/9

Время начала составления свидетельства 1996 / 11 / 28 / 16 / 30
год / месяц / число / часы / минуты

(Вышеперечисленные данные настоящего листа вписываются с первого листа свидетельства).

крови у меня брали 3 раза из вены и 9 раза из пальца, хотя раньше брали один раз и в результате не обнаружено антитела спектра: Н13, Ад. Иммунологическое исследование, общий анализ крови в норме 13 [illegible] написали, что я практически здорова и дали рекомендации провести дополнительные исследования для подтверждения диагноза.

Считаю, что мой кровяной покров чистый, иммунологические исследования общий анализ показали норму, а также то, что антитела спектра Н13, Ад и других широкого спектра не обнаружены, которые ранее показывали наличие СПИДа, считаю, что Грабовой Григорий Петрович исцелил меня от СПИДа за 8 месяца.

Медзмашвили Тамила Рамазовна

[signature]

НОТАРИУС СЕВЕРИН Ю.Д. ГОРОДА МОСКВЫ

«25» марта 1996 года я, Северин Ю.Д., нотариус г.Москвы, свидетельствую подлинность подписи гр. [illegible]

которая сделана в моем присутствии. Личность подписавшего документ установлена.

Зарегистрировано в реестре за № 1с-1605

Взыскано по 9489 руб.

Нотариус [signature]

Всего прошнуровано, пронумеровано и скреплено печатью ___ листов

Нотариус [signature]

НОТАРИУС СЕВЕРИН Ю.Д. ГОРОДА МОСКВЫ

ВЫПИСКА

из истории болезни

Больная М. Г., 25 л., вдова, проживающая в Грузии.

Вопрос об обследовании крови М. Г. был поставлен в связи с установлением ВИЧ инфекции у ее супруга Л. Р., который с этим диагнозом состоял на учете в Центре с мая 1992 г. Умер в мае 1995 г. Окончательный диагноз: ВИЧ инфекция, СПИД, IV C1 стадия, токсоплазмозный абсцесс головного мозга, нейротоксикоз - нейроваскулярная форма.

Обследование сыворотки крови М. Г. на наличие антител к ВИЧ неоднократно проводилось методами ИФА и НИФ. Все результаты тестирования были положительными. Методом Western Blot было выявлено наличие антител к белкам ВИЧ.

На основании этих лабораторных данных установлен диагноз ВИЧ инфекции и больная поствлена на диспансерный учет.

При взятии на учет больная жаловалась на увеличение лимфатических узлов в шейном и в подмышечных областях, которое беспокоилс ее в течении последних 6 месяцев, и на выделения из влагалища и зуд в перианальной области.

При обьективном осмотре больной выявлены увеличенные лимфоузлы: задне-шейный слева - до диаметра 2 см, подмышечные - с обеих сторон по 3-4 узла до диаметра 1,5-2,5 см, паховые - единичные с обеих сторон до диаметра 1,5-2 см; безболезненные, умеренно плотной консистенции.

Серологические исследования на наличие антител к ВИЧ

метод	число	тест-система	результаты
НИФ	06.92 неоднократно		положительный
Иммуноблот	23.12.92	Блот-ВИЧ	gp120/41, p24/17 p 51
	16.02.93	Антиген-ВИЧ	gp160/120, gp41, p55, p24, p65, p53
	22.03.93	CMG	gp120, gp41, p24, p65
	02.04.93	Блот-ВИЧ	gp120/41, p24/17 p 51
	21.04.93	CB-HIV-1	gp160, gp120, gp41, p17, p24, p55, p31, p51, p66,

Иммунологические исследования:

7.07.92

CD3 - 51% (N - 60-80%)
CD4 - 31% (N - 34-60%,)
абс. ч. -1612 $мм^3$
CD8 - 26% (N - 16-30%)
CD4/CD8-1,19 (N - 1,5-2,5%)
B - 26% (N - 15-25)
CD6 - 7% (N - 10 - 20)
IgG - 14,4 g/l (N 8,4 -14,5 g/l)
IgA - 3,44 g/l (N 1,5 - 4,2 g/l)
IgM - 2,68 g/l (N 0,46 -1,9 g/l)

22.09.92

CD3- 67%
CD4- 41%
абс. ч. -1676$мм^3$
CD8 - 28% T4/T8
CD4/CD8 - 1,4
B - 26%
CD6- 12%
IgG - 8,25 g/l
IgA - 1,09 g/l
IgM - 0,76 g/l

31.03.93

CD3 - 61%
CD4 - 40% абс. ч. 344 $мм^3$
CD8 - 25%
CD4/CD8 - 1,6
B - 23%
CD6 -
IgG - 11,69 g/l
IgA - 1,82 g/l
IgM - 1,58 g/l

29.03.94

CD3 - 71%
CD4 - 45% абс. ч. 399 $мм^3$
CD8 - 25%
CD4/CD8 - 1,8
B - 21%
CD6 - 10%
IgG - 14,55 g/l
IgA - 2,28 g/l
IgM - 1,12 g/l

10.10.94

CD3 - 66%
CD4 - 40% абс. ч. - 430$мм^3$
CD8 - 26%
CD4/CD8 - 1,5
B - 25%
CD6 - 10%
IgG - 13,5 g/l
IgA - 2,4 g/l
IgM - 2,02 g/l

Биохимический анализ крови

14.07.92 тимоловая проба - 26 ед;
24.09.92 тимоловая проба - 10 ед;
01.04.93 тимоловая проба - 20 ед;

Исследования на ВИЧ асоциированные оппортунистические инфекции методом ИФА

5.12.95

HBsAg	не обнаружен
АНТИ - HBcor (сум)	не обнаружены
АНТИ - HBc IgM	не обнаружены
АНТИ - Delta IgM	не обнаружены
АНТИ - Delta IgG	не обнаружены
АНТИ - HCV	не обнаружены
АНТИ - HAV IgM	не обнаружены

Общий анализ крови

Основные показатели в пределах нормы.

В настоящее время б-ная субъективных жалоб не предъявляет и чувствует себя практически здоровой.

Объективный осмотр не выявил изменений со стороны лимфоузлов.

21.12.95г.

ДЛЯ СПРАВОК

Лечащий врач ШАРВАДЗЕ Л. Г.

УДИВИТЕЛЬНЫЙ РЕЗУЛЬТАТ
обращения за помощью об омоложении к Грабовому Г.П.

Первый раз я обратилась к Г.П. Грабовому 7 марта 2000 г. с просьбой об омоложении.

Второй раз я посетила Г.П. Грабового 25 июля 2000 г. с дочкой, которая подтвердила ему положительные результаты работы Грабового Г.П. с ней по ее профессиональной карьере.

Через две недели после этой встречи я делала УЗИ в санатории им.Фрунзе г. Сочи, результаты которого ошеломили меня: УЗИ подтверждало наличие матки размером 35 х 40 мм.

Я сообщила врачу, что матку вместе с шейкой у меня удалили 3 года назад и показала выписку операции и результат гистологии матки с шейкой матки и трубами.

Врач УЗИ пригласила врача-гинеколога и при осмотре она пальпировала наличие матки. Все эти удивительные результаты были обсуждены с Зам. Главного врача по медицинской части санатория им.Фрунзе г. Сочи доктором мед. наук Богачкиным М.В.

29 августа 2000 г. я сделала биорезонансную диагностику «Метапатия» органов малого таза.

Результаты диагностики:

отсутствие миомы, эндометриоза, кисты на стенке цервикального канала, отсутствие вирусных бактерий.

Диагностика зафиксировала наличие эндоцервицита (воспаление слизистой канала шейки матки).

Свидетелями вышеописанного были:

Я – Симакова Нина Васильевна, год рождения 1951

Н.Сим

Зам. гл. врача по мед. части санатория им. Фрунзе г.Сочи, д.м.н.- Богачкин М.В.

Врач-диагност медицинского центра „Sunkidea" (США) – к. биолог. наук. Богачкова О.Ю.

PRILOG C

DOKUMENTI KOJI POTVRĐUJU U KNJIZI NAVEDENE KONKRETNE ČINJENICE SPREČAVANJA HAVARIJA PREVENTIVNIM PROGNOZIRANJEM, I OBJAVLJENE PROGNOZE O POLITIČKIM, EKONOMSKIM I SOCIJALNIM DOGAĐAJIMA S POTPUNOM POTVRDOM

Министерство топлива и энергетики
Российской Федерации

Центральный штаб
военизированных горноспасательных частей угольной промышленности
(ЦШ ВГСЧ)

121019, г.Москва, ул.Новый Арбат, 15. Приемная 202-31-93, опер.отдел 202-30-90, проф.отдел 202-03-76
Расчетный счет № 345075 в Электробанке, кор.счет № 161890 в РКЦ ГУ ЦБ РФ, МФО 201791

№ ЦШ-52 от 16.06.1995 г.

На №________________

ПРОТОКОЛ

экспериментальных проверок способности
ГРАБОВОГО Григория Петровича
экстрасенсорно определять аварии,
количество пострадавших живых людей и их местонахождение,
нарушения проветривания в шахтах по схеме

г.Москва, ул.Новый Арбат, д. 15, комната 933
Телефон: 202-12-74, 202-24-39
Центральный штаб военизированных
горноспасательных частей — 16 июня 1995 года
угольной промышленности России — 15 часов 00 минут
(ЦШ ВГСЧ УП РФ)

1. ЦЕЛЬ ЭКСПЕРИМЕНТА

Целью эксперимента являлось по договору с администрацией Президента Российской Федерации установить способность ГРАБОВОГО Григория Петровича, родившегося 14 ноября 1963 года в поселке Кировском Кировского района Чимкентской области Казахской ССР, имеющего свидетельство о рождении серии II-ОГ N 463794, экстрасенсорно определять места аварий, количество пострадавших живых людей и нарушения проветриваний в шахтах по схеме.

2. ЧИСТОТА ЭКСПЕРИМЕНТА

Чистота эксперимента заключалась в том, что:

2.1. Расположение штреков предоставлялось в строго экспериментальных условиях по схеме вентиляции таким образом, что до начала эксперимента никто не знал, какие схемы будут переданы для проведения ГРАБОВЫМ Г.П. экстрасенсорной диагностики шахт.

(Продолжение протокола проверки экстрасенсорных способностей ГРАБОВОГО Г.П. от 16 июня 1995 года 15 часов 00 минут г.Москва, ул. Новый Арбат, 15, комната 933 смотреть на странице 2)

2.2. ГРАБОВОЙ Г.П. экстрасенсорно практически моментально после представления ему схемы правильно указывал места аварий на схемах, точно определял количество пострадавших живых людей и их местонахождение, правильно определял места нарушений проветривания без времени на вопросы и, не зная координат штреков на местности.

2.3. Независимые эксперты узнали о задаче проведения эксперимента по проверке способности ГРАБОВОГО Г.П. проводить экстрасенсорную диагностику шахт сразу после знакомства с ГРАБОВЫМ Г.П. и произвольным образом ставили задачи. В составе экспертной комиссии работали высококвалифицированные специалисты и руководящие работники Центрального штаба военизированных горноспасательных частей.

3. ДАННЫЕ И РЕЗУЛЬТАТЫ ЭКСПЕРИМЕНТА

3.1. ГРАБОВОЙ Г.П. экстрасенсорным способом без предоставления ему какой бы то ни было предварительной информации в течение одной секунды после того, как ему передали схему вентиляции шахты "Воркутинская" АО "Воркутауголь" правильно и точно по местонахождению объектов диагностирования выполнил следующее:

3.1.1. Правильно определил место возникновения пожара.

3.1.2. Правильно определил места нахождения двух пострадавших живых на вентиляционном штреке.

3.1.3. Правильно определил нарушения с проветриванием в аварийной лаве.

3.2. ГРАБОВОЙ Г.П. проводил экстрасенсорное диагностирование схемы, не имея информации о месте расположения шахты на местности, то есть просто с листа бумаги.

3.3 Схема шахты была выбрана членами экспертной комиссии произвольно, сразу после знакомства с ГРАБОВЫМ Г.П. и постановки задач эксперимента.

3.4. ГРАБОВОЙ Г.П. правильно ответил на поставленные перед ним задачи: экстрасенсорным способом определил место возникнове-

(Продолжение протокола проверки экстрасенсорных способностей ГРАБОВОГО Г.П. от 16 июня 1995 15 часов 00 минут г.Москва, ул. Новый Арбат, 15, комната 933 смотреть на странице 3)

ния пожара; количечество оставшихся в живых людей и их местонахождение; места нарушений с проветриванием. Таким образом, в условиях чистого эксперимента уставлено, что Г.П.ГРАБОВОЙ экстрасенсорным способом практически моментально правильно диагностирует по схеме шахт.

4. ВЫВОД

4.2. ГРАБОВОЙ Григорий Петрович экстрасенсорным способом по схеме шахт моментально диагностирует и правильно показывает на схеме места возникновения пожаров, количество и места нахождения живых людей в штреках, места нарушений проветривания.

4.3. Считаем целесообразным сотрудничество с Г.П.ГРАБОВЫМ в области прогнозирования и предупреждения аварийных ситуаций, нахождения и спасения людей из аварий на угольных предприятиях.

Члены экспертной комиссии:

Заместитель главного инженера
Центрального штаба ВГСЧ УП РФ ________ А.Т.Кузнецов

Заместитель главного инженера
Центрального штаба ВГСЧ УП РФ ________ А.П.Жолус

Лист № 1

СВИДЕТЕЛЬСТВО

об экстрасенсорной работе Грабового Григория Петровича

родившегося 14 ноября 1963 года в поселке Кировском Кировского района Чимкентской области Казахской ССР (имеющего свидетельство о рождении серии II - ОГ № 463794).

Место начала составления свидетельства Россия, Санкт-Петербург

Время начала составления свидетельства 1996 / 07 / 04 / 12 / 07
(год / месяц / число / часы / минуты)

Я, Кузионов Сергей Петрович
(фамилия, имя и отчество полностью)

родился ~~(лась)~~ 26 апреля 1953 г. в городе Ташкенте, Узбекистане
(дата и место рождения)

гражданин ~~(ка)~~ России
(государство)

проживаю в Санкт-Петербурге, В.О. ул. Карташихина, д. 6, кв 8,
(место жительства и домашний телефон)
дом. тел. 108-65-67.

имею удостоверение личности паспорт VI-МЕ 652375 выдан
(наименование документа, серия, номер, кем и когда выдан документ)
13.07.79 г. Сигулдским ОВД Рижского РИК Латвийской ССР

работаю эксперт-консультант Санкт-Петербургской епархии
(наименование предприятия, должность и служебные телефоны)
в Соборе Святой Живоначальной Троицы Измайловского полка.

В день знакомства с Григорием Петровичем Грабовым 3 января 1995 года в Ташкенте – столице Узбекистана, я присутствовал при беседе, где Григорий Петрович рассказывал о поездке на Филиппины и о своем понимании механизма его воздействия. Присутствовал мой друг – Пукемов Александр Тимофеевич – главный редактор газеты «Ташкентская правда», который пригласил меня на встречу, и который знал о моем интересе к феноменам, и о моих многолетних исследованиях НЛО, парапсихологии и полтергейста. В процессе беседы я задал Григорию Петровичу занимавший в тот период моей жизни вопрос – „существует ли однозначно будущее, или его можно моделировать". Григорий Петрович мгновенно как-бы заметил, что он уже его изложил мне. Сказано было невзначай, и я не придал особого внимания словам.

После встречи я вернулся на автомобиле ВАЗ-21011 с номером 00-54 ТНУ в дом к родственникам, где остановился в период пребывания в Ташкенте. Это было после 24 часов, практически ночью.

Утром я должен был ехать на том же автомобиле ВАЗ-21011 на деловую встречу. Выезжал из гаража и, далее, с поворотом на дорогу, я увидел, что при кручении руля колеса не поворачивались. Поняв, что произошла поломка, пренебрег встречей, позвонив по телефону и перенеся встречу на более поздний час, я начал выяснять причину поломки. Оказалось, что были срезаны шлицы в месте сочленения рулевого вала и вала червячного редуктора, и в 2х плоскостях срезан болт в месте сочленения, который владелец автомобиля мой отец Кузионов Петр Васильевич

Продолжение настоящего текста в приложении № 1 *к первому листу.*

ПРИЛОЖЕНИЕ № 1

к свидетельству об экстрасенсорной работе Грабового Григория Петровича родившегося 14 ноября 1963 года в поселке Кировском Кировского района Чимкентской области Казахской ССР (имеющего свидетельство о рождении серии II - ОГ № 463794).

Место начала составления свидетельства Россия, Санкт-Петербург

Время начала составления свидетельства 1996 / 07 / 04 / 12 / 07
год месяц число часы минуты

(Вышеперечисленные данные настоящего листа вписываются с первого листа свидетельства).

установил на станции техн. обслуживания для исключения люфта. Я вставил другой болт аналогичного сечения, и завернул гайку. Поехал на СТО к своему знакомому главному инженеру СТО Кострову Михаилу Наумовичу, который удивился, сказав, что обычно такие страховочные болты „не срезает", тем более в 2х плоскостях (у головки болта и в зоне гайки).

Удивительным мне до сих пор кажется корреляция по времени и обстоятельствам беседы накануне и фраза обо мне Григория Петровича Грабового об изменении моего будущего, времени (самого момента) поломки и его характера. То есть, будь момент поломки немного раньше или позже въезда на стоянку перед гаражом, в лучшем случае автомобиль и я оказались бы на обочине.

В дополнение могу сообщить, что после этого несколько раз в течение полугода в присутствии др. свидетелей наблюдались явления аномального характера. Например, „горел" свет в квартире и работал факс-аппарат при вывернутой пробке, шумовые эффекты в пустой комнате (явно было слышно что кто-то ходит и щелкает в квартире), др. явления.

Могу сообщить, что исследованием аномальных явлений занимаюсь давно, с 1980 года. Являюсь членом Комиссии по исследованию аномальных явлений Географического общества АН России, был сотрудником американского центра по исследованию АЯ и лечению аномальных травм (Нью-Йорк, США), организовал работу и создал корпорацию „HOLY STONE" в Нью-Йорке.

О вышеизложенном 28 июня 1996г. в Москве в присутствии свидетелей и Григория Петровича Грабового была сделана видеозапись для архива ООН.
Видеозапись встречи 3 января 1995 г. в Ташкенте передано вместе с этим документом Григорию Петровичу Грабовому.

Кузьминов Сергей Петрович

Продолжение настоящего текста в приложении № — к первому листу.

UZBEKISTAN airways

УТВЕРЖДАЮ
Генеральный директор
Национальной Авиакомпании
Республики Узбекистан

Р.М. Рафиков

"03" 1992 г.

ПРОТОКОЛ № 08/92

г. Ташкент "02" июля 1992 г.

экспериментальных проверок возможности Грабового Григория Петровича осуществлять экстрасенсорное прогнозирование возникновения неисправностей, отказов или отклонений от технических условий эксплуатации в основных системах и элементах самолетов ИЛ-62 и ИЛ-86 на период тридцать дней.

Экспертная комиссия в составе:
председателя

Балакирева В.Ф., ведущего пилота-инспектора отдела расследований Главной инспекции по государственном регулированию и надзору Гражданской авиации Республики Узбекистан
и членов комиссии:

1. Саулькина В.М., начальника инженерно-информационного центра авиационно-технической базы Национальной Авиакомпании Республики Узбекистан;
2. Немцова С.В., ведущего инженера инженерно-информационного центра авиационно-технической базы Национальной Авиакомпании Республики Узбекистан;
3. Кривоносова В.М., начальника юридического отдела Национальной Авиакомпании Республики Узбекистан,

действующая на основании договора № 9, заключенного 2 декабря 1991 г. между совместным Советско-Американским предприятием "АСКОН" и Узбекским Управлением гражданской авиации провела проверку возможностей экстрасенса Грабового Григория Петровича осуществлять:

- экстрасенсорное прогнозирование возникновения неисправностей, отказов или отклонений от технических условий эксплуатации в основных системах и элементах самолетов ИЛ-62 и ИЛ-86 на период тридцать дней.

В результате эксперимента комиссия установила следующее:

РАЗДЕЛ 1. Результаты проверки чистоты эксперимента

Прогноз был дан 20 января 1992г., до начала периода прогноза и в дальнейшем находился у членов комиссии.

/Балакирев/ /Немцов/

Лист №2 протокола № 08/92

Работу по прогнозированию экстрасенс Грабовой Г.П. проводил визуально на расстоянии 100-200 метров от самолетов.

Экстрасенс Грабовой Г.П. до начала работы не имел никакой информации о состоянии диагностируемых самолетов, не использовал никаких традиционных способов и приборов для диагностирования неисправностей, отказов или отклонений от технических условий эксплуатации в основных системах и элементах самолетов.

При выдаче прогноза, в связи с тем, что по инженерным системам, устранением дефектов занимались специалисты по электрооборудованию, сделано следующее допушение - к системам электроснабжения отнесены:

- светотехническое оборудование;
- противообледенительная система;
- противопожарная система.

РАЗДЕЛ 2. Данные и результаты эксперимента

В январе 1992 г. экстрасенсом Грабовым Г.П. в Ташкенской авиационно-технической базе проводилась экстрасенсорная работа по прогнозированию возникновения неисправностей по основным системам на самолетах ИЛ-62 и ИЛ-86.

Цель этой работы была в экстрасенсорном определении возможных в будущем неисправностей, которые будут угрожать безопасности полетов.

Экстрасенс Грабовой Г.П., провел экстрасенсорное прогнозирование неисправностей и отказов по основным системам самолетов ИЛ-86 на период с 20 января 1992 г. до 20 февраля 1992 г. и для самолетов ИЛ-62 на период с 24 января 1992 г. по 24 февраля 1992 г.

Данные экстрасенсорного прогнозирования Грабового Г.П. приведены в таблице № 1

Таблица № 1

Тип и бортовой номер самолета	Экстрасенсорная информация Грабового Г.П.	Подтверждающая запись в бортовом журнале самолета
ИЛ-86 № 86052	Снижение мощности 4-го двигателя не относящееся к неисправности.	- 27 января 1992 г. Попадание птицы в тракт 4-го двигателя. Помят воздухозаборник и кок. Двигатель № А86142028 снят с эксплуатации.
	-Неисправности в бортовых средствах контроля и регистрации полетных данных.	- 21 января 1992г. После закрытия двери перед запуском двигателя загорелось табло "МСРП-МАРС" и лампочка отказа основного комплекта. - 30 января 1992г. Сильный шум и треск при прослушивании записи МАРС БМ.
	-Неисправность противообледенительной системы (ПОС).	- 16 февраля 1992г. При включении ЭИ ПОС выбило автомат защиты (I). Аварийное восстановление ПОС не горит МС (I).

Лист №3 протокола № 08/92

Тип и бортовой номер самолета	Экстрасенсорная информация Грабового Г.П.	Подтверждающая запись в бортовом журнале самолета
ИЛ-86 № 86056	- Неисправности в системе электроснбжения (светотехническое оборудование). - Неисправности в приборном оборудовании. - Неисправности в двигателе и его агрегатах.	- 23 января 1992 г. При включении генераторов 2 и 3 не горит канал исправности. Параметры генераторов в норме. Генераторы подключаются в бортовую сеть через 5 минут после выхода двигателей 2 и 3 на взлетный режим. - 03 февраля 1992 г. При проверке не проходит встроенный контроль 4 генератора, не загорается мнемосигнализатор. Заменен БЗУСП376Т. - 09 февраля 1992 г. После взлета, выключения и уборки левая носовая фара не погасла. - 13 февраля 1992 г. Выпал бленкер "КС". - 10 февраля 1992 г. На взлетном режиме завышены обороты ПНД СУ №1 на 240 об/мин. Заменен ЭП-664.
ИЛ-86 № 86072	- Неисправности в системе электроснабжения. - Неисправности в приборном оборудовании.	- 04 февраля 1992 г. Отказ генератора № 1 - при снижении загорелось табло "Отказ ограничения элеронов". Заменен ВУП-4. - 27 января 1992 г. Не вводится отказ 1 п/к автотриммера. Заменен БРТ-1.
ИЛ-86 № 86090	- Неисправности в двигателе. - Неисправности в системе электроснабжения (светотехническое оборудование). - Тангаж самолета не соответствует ТУ.	- 30 января 1992 г. Увеличение давления масла на входе 2-го двигателя до 5.3 кг/кв.см в средней опоре до 1.7 кг/кв.см. Двигатель снят с эксплуатации по подозрению в разрушении радиально-торцевого контактного уплотнения. - 11февраля 1992 г. Выбивает АЗС освещения кабины экипажа. Напряжение на шинах 711И-3-393-16 U= . - 28 января 1992 г. "Загорелось табло "Нет резерва ограничения РВ" с загоранием кнопки-лампы в ряду "высота" 1 п/к на ПУ -41.

/БАЛАКИРЕВ/

Лист №4 протокола № 08/92

Тип и бортовой номер самолета	Экстрасенсорная информация Грабового Г.П.	Подтверждающая запись в бортовом журнале самолета
Ил-62 № 86610.	-Неисправности в электроснабжении. - Неисправности в топливной системе и ее агрегатах. - Неисправности приборного оборудования.	- 29 января 1992 г. Не подключается на параллельную работу генератор 3 СУ. - 23февраля 1992 г. Не герметичен кран слива отстоя из бака № 3. - 19 февраля 1992 г. Занижены показания часового расхода. Колебания мгновенного расхода. Заменены БПСРЧ, БПСП2, ДРТМСIОТ, ИРТI-I.
ИЛ-62 № 86694	- Неисправности в электроснабжении. - Неисправности в двигателе.	- 01 февраля 1992 г. На предполетной подготовке обнаружено:"Не работает генератор № 4". Заменен ГТ4ОПЧ8. - 02 февраля 1992 г. Осредненные значения 2 и 3 двигателей превышают опорные более 4 ед. Выполнен бюл.784 БЭ.
ИЛ-62 № 86704	- Неисправности в топливной системе. - Неисправности в электроснабжении. - Неисправности в двигателе № 3 (нарушение структуры материала камеры сгорания). Дополнительно к этому прогнозу, экстрасенсом была дана информация о необходимости контроля экипажа за системой управления.	- 22 февраля 1992 г. Нет показаний топливомера бака № 3. Заменен датчик ДТ-27-26Т. - 10 февраля 1992 г. Не подключается на бортсеть генератор № 4. - 31 января 1992 г. Прогар соплового аппарата.Двигатель досрочно снят с эксплуатации. По дополнительному замечанию подтверждающими фактами стали проявившиеся 26 января 1992г. дефекты: "Не работают дублирующие каналы (КУРС, КРЕН, ВЫСОТА) системы автоматического управления". "Неправильные показания планок КПП при заходе в директорном режиме".

Во всех случаях экстрасенсорный прогноз Грабового Г.П. полностью подтвердился.

В результате рассмотрения данных комиссия делает выводы:

/БАЛАКИРЕВ/

Лист №5 протокола № 08/92

- из сравнения информации прогнозов с выписками из бортжурналов, следует, что вся экстрасенсорная информация Грабового Г.П., полученная в результате его работы по экстрасенсорному прогнозированию авиационных неисправностей на месяц вперед, полностью подтвердилась.

- возможности экстрасенса Грабового Григория Петровича считать соответствующими, нуждам Ташкентской авиационно-технической базы.

Комиссия рекомендует:

- привлечь экстрасенса Грабового Григория Петровича для проведения таких работ и в дальнейшем, для профилактики неисправностей, угрожающих безопасности полетов самолетов.

Председатель комиссии

Ведущий пилот-инспектор отдела расследований
Главной инспекции по государственном регулированию и надзору
Гражданской авиации Республики Узбекистан

/Балакирев В.Ф./

Члены комиссии

Начальник инженерно-информационного центра
Авиационно-технической базы Национальной Авиакомпании
Республики Узбекистан

/Саулькин В.М./

Ведущий инженер инженерно-информационного центра
Авиационно-технической базы Национальной Авиакомпании
Республики Узбекистан

/Немцов С.В./

Начальник юридического отдела
Национальной Авиакомпании Республики Узбекистан

/Кривоносов В.М./

ПРОТОКОЛ
экспериментальных проверок возможности экстрасенса Грабового Григория Петровича осуществлять экстрасенсорную диагностику самолетов АН-12

г. Фергана 1994.05.18

Экспертная комиссия в составе:
председателя: заместителя начальника цеха N 39 Ферганского завода (ФМЗ) Пономорева В.А.
и членов комиссии:

1. Закаев Н.Ф., представитель АНТК имени "Антонова" на ФМЗ;
2. Шерстнев А.А., начальник бюро технического контроля цеха N 39 ФМЗ;
3. Воробьев С.В., мастер группы N 01 цеха N 39 ФМЗ,

назначенная на основании договора N 94/0105 от "05"января 1994 года провела проверку возможностей экстрасенса Грабового Григория Петровича по экстрасенсорному диагностированию самолетов АН-12, с нахождением дефектов самолетов на расстоянии, когда дефекты не видны физическим зрением. По условиям экспериментов Грабовой Г.П. диагностирует в течении 2-х, 3-х секунд с момента когда ему покажут самолет.

В результате эксперимента комиссия установила следующие основные данные:

В течении 2-х - 3-х секунд Грабовой Г.П. экстрасенсорно диагностировал на расстоянии 20-25 метров самолет АН-12 серийный номер 1901 принадлежаший болгарской авиакомпании "Эйр София" и самолет с серийным номером 1204 принадлежаший Пензенскому объединенному авиаотряду из Российской Федерации и получено полное подтверждение его диагностики в результате осмотров указанных самолетов комиссиями.

РАЗДЕЛ 1. Результаты проверки чистоты эксперимента:

1.1 Грабовой Г.П. не пользовался никакими средствами приборной диагностики и не имел возможности спросить о состоянии самолета в связи с ограниченностью времени для его диагностики.

1.2 До диагностики Грабового Г.П. никто не знал о тех дифектах, на которые он указал и которые потом были найдены в результате работы комиссии и оформлены техническими актами N 39-20-194 и N 39-20-193, где описано обследование всего фюзеляжа самолета N 1901 и все плошади правого и левого СЧК. Но были найдены дефекты только там, где указал Грабовой Г.П.

РАЗДЕЛ 2. Данные и результаты эксперимента

2.1 Грабовой Г.П. экстрасенсорно диагностировал самолет АН-12 N 1901 в течении 2-х - 3-х секунд на расстоянии 20-25 метров от самолета и передал сразу свою экстрасенсорную информацию следующего содержания "Коррозия в районе 62-го шпангоута". Коррозия визуально вне самолета не видна. Через восемь дней представитель АНТКА имени "Антонова" г. Миранец Б. и рабочие цеха N 39 ФМЗ нашли коррозию в районе 62- го шпангоута в результате осмотра всего Фюзеляжа самолета 1901. что оформлено техническим актом N 39-20-194 и что полностью подтвердило экстрасенсорную информациию Грабового Г. П.

2.2 Грабовой Г. П. в течении 2-х - 3-х секунд экстрасенсорно диагностировал самолет АН-12 N 1204 и сразу передал свою информацию о трешинак на правой и левой плоскостях СЧК. которая затем полностью подтвердилась и оформлен акт N 39-20-193.

В результате рассмотрения данных комиссия делает выводы:

Грабовой Григорий Петрович (паспорт серии III-ОГ N 586058. выданный 01.02.1980 года) экстрасенсорно диагностирует такие дефекты самолетов. которые не видны визуально. а следовательно он обладает ясновидением (возможностью видеть внутреннюю структуру материала или самолета). Он диагностирует фактически моментально и совершенно точно с конкретным указанием места расположения дефекта.

Возможности экстрасенса Грабового Григория Петровича считать соответствуюшими нуждам авиации и там , где требуется экстрасенсорная диагностика техники.

Комиссия рекомендует:
привлечь экстрасенса Грабового Григория Петровича для проведения работ по экстрасенсорному диагностированию самолетов поступаюших на Ферганский механический завод в целях нахождения скрытых дефектов и для повышения безопастности полетов.

Председатель комиссии

заместитель начальника цеха N 39
Ферганского механического завода

____________ Пономорев В. А.

Члены комиссии:

представитель АНТК имени "Антонова"
на Ферганской механическом заводе

____________ Закаев Н. Ф.

начальник бюро технического
контроля цеха N 39
Ферганского механического завода

____________ Шерстнев А. А.

мастер группы N 01 цеха N 39
Ферганского механического завода

____________ Воробьев С. В.

ТЕХНИЧЕСКИЙ АКТ № 39-20-193

Настоящий акт составлен комиссией в составе :
председатель комиссии:Пономарев В.А.,зам.начальника цеха,
члены комиссии: Пикуза А.А.-начальник ТБ,
Шерстнев А.А.-начальник БТК.
в том,что на изделии I204 произведен осмотр технического состояния СЧК прав.,лев.

I.Комиссия осмотрела СЧК прав.,лев. изделия I204.
2.Комиссией выявлено:
2.I. На верхних обшивках прав. СЧК обнаружены трещины
длиной I4мм в районе 2 нк м/у 7-8 стр.;
длиной I5 мм в районе 8 нк м/у 7-8 стр.
2.2. На верхних обшивках лев. СЧК обнаружены трещины
длиной I4 мм в районе 2 нк м/у 7-8 стр.;
длиной 20 мм в районе 8 нк и I лонжероном;
длиной I0мм и I2 мм в районе I0 нк и I лонжероном
длиной I5 мм в районе 7-8 нк и 2-3 стр.
длиной 20 мм в районе 2 нк, I лонжероном.
3.Заключение .
3.I. Прав.,лев. СЧК изделия I204 подлежит ремонту с установкой ремнакладок на верхних панелях .

Зам.начальника цеха 39: ПОНОМАРЕВ В.А.
Начальник БТК-39: [39 К 2] ШЕРСТНЕВ А.А.
Начальник ТБ-39: ПИКУЗА А.А.

ФАРҒОНА МЕХАНИКА ЗАВОДИ
712016 Фарғона шаҳар Герцен кўчаси,2
Телеграф коди—166136 (гроза)
Телефакс— 694 35
Телефон— 420 68, 414 12

ФЕРГАНСКИЙ МЕХАНИЧЕСКИЙ ЗАВОД
712016 г. Фергана ул. Герцена, 2
Телеграфный код — 166136 (гроза)
Телефакс — 694 35
Телефон — 420 68, 414 12

1994.11.18 № 1200

На № ____________ от ____________

С В И Д Е Т Е Л Ь С Т В О

г.Фергана 1994г.II.18

Настоящее свидетельство удостоверяет,что Грабовой Григорий Петрович (имеющий паспорт серии Ш-ОГ № 586058 выданный 0I.02.I980г. и удостоверение на экстрасенсорное диагностирование техники серии А № 018466 выданное 28.04.1994 года)действительно экстрасенсорно диагностирует самолеты со следующими результатами:

I.Точно указывает места расположения скрытых и определяемых только приборными методами дефектов самолетов находясь на большом расстоянии от самолетов.

2. Диагностирует практически моментально и сразу передает свою экстрасенсорную информацию.

Анализ результатов экстрасенсорных работ Грабового Г.П. показывает,что Грабовой Г.П. точно и с полным подтверждением диагностирует самолеты только через свое ясновидение,диагностирует фактически моментально с конкретным указанием агрегатов имеющих неисправности,коррозии,скрытые дефекты.

ДИРЕКТОР Ф М З: ГУЛЯМОВ Д.Х.

22.11.94

ПРЕДСТАВИТЕЛЬ АНТК ИМЕНИ АНТОНОВА на Ф М З: ЗАКАЕВ Н.Ф.

ЗАМЕСТИТЕЛЬ НАЧАЛЬНИКА ЦЕХА 39 Ф М З: ПОНОМАРЕВ В.А.

НАЧАЛЬНИК БЮРО ТЕХНИЧЕСКОГО КОНТРОЛЯ ЦЕХА 39 ФМЗ: ШЕРСТНЕВ А.А.

МАСТЕР ГРУППЫ № 0I ЦЕХА 39 ФМЗ: ВОРОБЬЕВ С.В.

Фер. тип. зак. 1533—6000—92.

ВСЕМ ЗАИНТЕРЕСОВАННЫМ ЛИЦАМ

Заявитель: Веремей Борис Иванович
(фамилия, имя и отчество полностью)

г. Москва, Новочеркасская ул. дом 54/56 кв. 69 т. 178-50-47
(адрес, телефоны)

Заинтересованные лица: ______
(фамилия, имя и отчество полностью, адрес)

ЗАЯВЛЕНИЕ

об установлении факта признания
Грабового Григория Петровича
целителем и ясновидящим

Я родился(~~лась~~) 1955 12 25 в Московской области,
(год / месяц / число) (место рождения)

Шатурского р-на, г. Мишеронский,
имею удостоверение личности паспорт XV-МЮ N619358
(наименование документа, серия, номер, кем и когда выдан документ)

Работаю Жуковской ЛИиДБ, лётчик-испытатель
(название предприятия, должность и телефон)

В связи с тем, что я обратился(лась) к Грабовому Григорию Петровичу, родившемуся 14 ноября 1963 года в поселке Кировском, Кировского района Чимкентской области Казахской ССР имеющему свидетельство о рождении серии II-ОГ № 463794, ______
(указать дату, место и причину обращения)

заявляю, что Грабовой Григорий Петрович действительно предоставил мне магнитофонную запись беседы с моей женой – Веремей [illegible] Андреевной – от 27-го ноября 1996 года, когда она обратилась к нему по поводу 1-го полёта с-та ТУ-144 ЛЛ, в котором я принял участие 29-го ноября 1996 г. Жена узнала из информации телевидения об экстрасенсорной работе Грабового Григория Петровича с авиационной техникой и, поскольку беспокоилась за исход полёта самолёта ТУ-144 ЛЛ, она попросила сделать прогноз предстоящего события.
(привести доказательства в обоснование заявления)

Экстрасенсорный анализ технического состояния самолёта ТУ-144 ЛЛ до 1-го полёта, выраженный на магнитофонную запись, и прогноз событий, переданный главному конструктору Пухову А.А. и экипажу самолёта ТУ-144 ЛЛ за несколько дней до второго полёта самолёта 11-го декабря 1996 г., по многим позициям подтвердились и явились [illegible] в свидетельство экстрасенсорных [illegible]

Прошу заверить мое заявление, на основании документов, удостоверяющих мою личность и на основании вышеизложенных доказательств.

[подпись] Веремей 1996 12 18
(подпись) (фамилия) (год / месяц / число)

г. Москва [illegible] февраля [illegible] Веремей Борис Иванович [illegible]

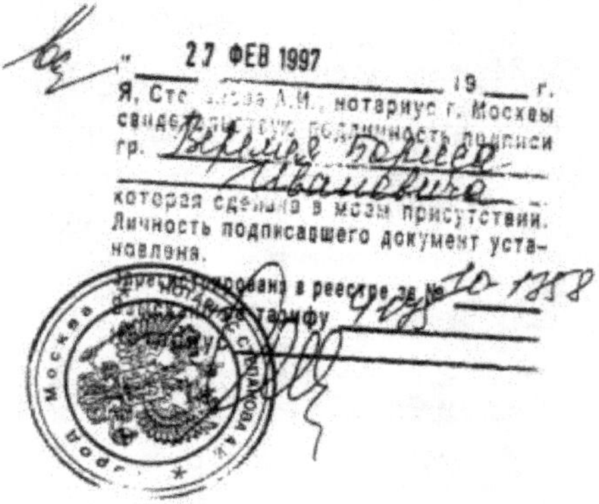
"27 ФЕВ 1997 19__ г.
Я, Ст... А.И., нотариус г. Москвы свидетельствую подлинность подписи гр. [illegible]
которая сделана в моем присутствии. Личность подписавшего документ установлена.
Зарегистрировано в реестре за № 10-1358
Взыскано по тарифу [illegible]

Лист № 1

СВИДЕТЕЛЬСТВО

об экстрасенсорной работе Грабового Григория Петровича

родившегося 14 ноября 1963 года в поселке Кировском Кировского района Чимкентской области Казахской ССР (имеющего свидетельство о рождении серии II - ОГ № 463794).

Место начала составления свидетельства ______

Время начала составления свидетельства 1996 / 12 / 18 / 13 / 00
(год, месяц, число, часы, минуты)

Я, Еремеев Борис Иванович
(фамилия, имя и отчество полностью)

родился ~~(лась)~~ 25.12.1935 г. Московской обл., Шатурский р-н, г. Мещерский
(дата и место рождения)

граждани~~н~~ (ка) РФ
(государство)

проживаю Москва, Новослободская ул., д. 54/56 кв. 69 Тел. 978-30-77
(место жительства и домашний телефон)

имею удостоверение личности паспорт XII-МЮ №619338 14 о/м г. Москвы 6 июня 1978 г.
(наименование документа, серия, номер, кем и когда выдан документ)

работаю Жуковский ЛИиДБ лётчик-испытатель
(наименование предприятия, должность и служебные телефоны)

Я, Еремеев Борис Иванович свидетельствую, что Грабовой Григорий Петрович, 27-го ноября 1996 года прогнозировал мне магнитофонную запись беседы с моей женой — Еремеевой Ниной Андреевной в [illegible] экстрасенсорного анализа технического состояния самолёта ТУ-144ЛЛ перед первым полётом 29-го ноября 1996 г. и прогноз событий до нескольких [illegible] второго полёта самолёта ТУ-144ЛЛ 11-го декабря 1996 г. — главным конструктором Пуховым А.Л. и [illegible] Акимова [illegible].

Экстрасенсорный прогноз Грабового Г.П. подтвердился по следующим параметрам:

1) Вибрация переднего крыла — „ПК" на H=1700 м, по причине [illegible] [illegible] и [illegible] „ПК" по числу М=0.94 на высоте меньшей [illegible] [illegible] (H=4000 м);

ПРИЛОЖЕНИЕ № 1

к свидетельству об экстрасенсорной работе Грабового Григория Петровича родившегося 14 ноября 1963 года в поселке Кировском Кировского района Чимкентской области Казахской ССР (имеющего свидетельство о рождении серии II - ОГ № 463794).

Место начала составления свидетельства ____________

Время начала составления свидетельства 19 96 / 12 / 18 / 13 / 00
год / месяц / число / часы / минуты

(Вышеперечисленные данные настоящего листа вписываются с первого листа свидетельства).

а) экстрасенсорно диагностировался Грабовым Г.П. отказ [illegible] («УУТ») — этот отказ проявился во 2-ом и 3-ем этапах [illegible] после [illegible] ПНИ и СВ [illegible] благоприятно выполнил заранее [illegible];

б) Грабовым Г.П. предполагался отказ в системе управления 61-ого самолёта [illegible] места отказа в системе автоматического управления (САУ) АБСУ. Выразился отказ в колебаниях [illegible] по крену и боковому [illegible] (опасный режим был прекращён) прогнозированного [illegible]. Отказ был устранён ко 2-ому полёту;

в) (Ч60) самолёт [illegible] от прогнозированного [illegible] ВПП на разбеге при взлёте и пробеге после приземления;

г) подтвердился отказ прогнозированный Грабовым Г.П. указателя высоты (второго пилота) [illegible] СВС и расхождение в показаниях ИВ? ([illegible] правого и левого летчиков во 2-ом полёте;

д) при предполётном осмотре прогнозированный Грабовым Г.П. отказ [illegible] системы бортовых измерений (СБИ) — регистратор [illegible] при [illegible] после 2-го [illegible];

е) подтвердился данный отказ в системе управления [illegible] [illegible] при 8 [illegible] в [illegible].

18.12.96 [illegible]

Центр Управления Космическими Полетами

Россия , 141070 , Московская область , г. Королев , ул. Пионерская 4 .

1997 . 09 . 30 исх. № 27

Протокол прогноза Грабового Григория Петровича по стыковке космического орбитального комплекса « Мир » РФ и космического корабля « Атлантис » США на период с 27 сентября 1997 г..

Постановка задания : Грабовой Г. П . составьте прогноз по стыковке космического орбитального комплекса « Мир » РФ и космического корабля « Атлантис » США на период стыковки с 27 сентября 1997г..

Место постановки задания: Центр Управления Космическими Полетами Российской Федерации (ЦУП) .

Время постановки задания : 26 сентября 1997 г . 13 часов 25 минут .

Задание составил Благов В. Д . .

Прогноз Грабового Г. П .: Пункт 1: Стыковка космического орбитального комплекса « Мир » РФ и космического корабля « Атлантис » США запланированная на исходе суток 27 сентября 1997 года осуществиться .

Пункт 2 : Непосредственно перед стыковкой будет отклонение от оси .

Место и время ответа Грабового Г. П .: ЦУП , 26 сентября 1997 г..

Метод получения информации Грабовым Г . П . : посредством своего ясновидения .

На практике , запланированная на исходе суток 27 сентября 1997 года стыковка космического орбитального комплекса « Мир » РФ и космического корабля « Атлантис » США осуществилась , и непосредственно перед стыковкой было отклонение от оси .

Вывод : Прогноз Грабового Г. П . подтвердился .

Данные Грабового Г. П . : 14 ноября 1963 года рождения , паспорт серии I I I - ОГ № 586058 , выдан 01 февраля 1980 года .

Ответственное должностное лицо ЦУПа : Фамилия : Благов
Имя : Виктор Отчество : Дмитриевич Должность и телефоны :
Зам. руководителя полета 187 13 44

Подпись : Благов Фамилия : Благов /

Центр Управления Космическими Полетами

Россия , 141070 , Московская область , г. Королев , ул. Пионерская 4 .

1997.10.06 исх.№ 120

Протокол прогноза Грабового Григория Петровича по работе бортового компьютера космического орбитального комплекса « Мир » .

Постановка задания : Грабовой Г. П . составьте прогноз по работе бортового компьютера космического орбитального комплекса « Мир » РФ с 26 сентября 1997г..

Место постановки задания: Центр Управления Космическими Полетами Российской Федерации (ЦУП) .

Время постановки задания : 26 сентября 1997 г . 13 часов 27 минут .

Задание составил Благов В. Д . .

Прогноз Грабового Г. П .: Бортовой компьютер космического орбитального комплекса « Мир » РФ с 26 сентября 1997 года будет работать пять дней .

Место и время ответа Грабового Г. П .: ЦУП , 26 сентября 1997 г..

Метод получения информации Грабовым Г . П . : посредством своего ясновидения .

На практике , с 26 сентября 1997 года , бортовой компьютер космического орбитального комплекса « Мир » РФ работал пять дней , а затем был заменен .

Вывод : Прогноз Грабового Г. П . подтвердился .

Данные Грабового Г. П . : 14 ноября 1963 года рождения , паспорт серии I I I - ОГ № 586058 , выдан 01 февраля 1980 года .

Ответственное должностное лицо ЦУПа : Фамилия : Благов
Имя : Виктор Отчество : Дмитриевич . Должность и телефоны : зам. руководителя полета 187 13 44

Подпись : Благов / Фамилия : Благов /

СЛУЖБА УПРАВЛЕНИЯ ПОЛЕТОМ

Центр Управления Космическими Полетами

Россия , 141070 , Московская область , г. Королев , ул. Пионерская 4 .

1997 . 09 . 30 исх. № 28

Протокол диагностики двигателей космического корабля « Атлантис » США проведенной Грабовым Григорием Петровичем за несколько секунд после формулировки задания по телефону.

Постановка задания : Грабовой Г. П . проведите диагностику двигателей космического корабля « Атлантис ».

Место и способ передачи задания: Из Центра Управления Космическими Полетами Российской Федерации (ЦУП) вопрос был сформулирован по телефону . Грабовой Г. П . диагностировал двигатели передвигаясь с мобильным телефоном по улице Новый Арбат г. Москва .

Время постановки задания : 29 сентября 1997 г . 12 часов 20 минут .

Задание составил Благов В. Д . .

Диагностика Грабового Г. П .: Изменены параметры нижнего двигателя космического корабля « Атлантис » США .

Место , способ и время ответа Грабового Г. П .: г. Москва , ул. Новый Арбат , по мобильному телефону , моментально после получения задания , 29 сентября 1997 г..

Метод получения информации Грабовым Г . П . : посредством своего ясновидения .

На практике , действительно были изменены параметры нижнего двигателя космического корабля « Атлантис » США .

Вывод : Диагностика Грабового Г. П . подтвердилась .

Данные Грабового Г. П . : 14 ноября 1963 года рождения , паспорт серии I I I - ОГ № 586058 , выдан 01 февраля 1980 года .

Ответственное должностное лицо ЦУПа : Фамилия : Благов
Имя : Виктор Отчество : Дмитриевич. Должность и телефоны :
зам. руководителя полета 187 15 44

Подпись : [signature] Фамилия : Благов

OBJAVLJENA SU PREDVIĐANJA AKADEMIKA RAEN-A GRIGORIA GRABOVOIA O POLITIČKIM, EKONOMSKIM I DRUŠTVENIM DOGAĐANJIMA UZ POTPUNU POTVRDU.

1. Predviđanja Grigoria Grabovoia o situaciji s ruskim predsjednikom Borisom Jeljcinom, njegovom položaju na vlasti, što će se dogoditi s njim i poslije njega:

Glavni proces se odvija u ožujku 2000. godine. Od Jeljcina dolazi prijedlog za nove izbore. U novinama su se još u prosincu proširile glasine da bi on mogao dati ostavku prije predsjedničkih izbora. Poslije njega će vladati čovjek (ime mu se još ne smije spomenuti), koji će automatski postati predsjednik na sljedećim izborima. Kako bi osigurao taj prelazak, on će osnovati i glavne stranke, kao i sadašnju vladu. Do nekih osobitih sukoba ili incidenata neće doći.

Potvrda o predviđanjima o situaciji s predsjednikom Ruske Federacije Borisom Jeljcinom, njegovom položaju na vlasti, što će se dogoditi s njim i poslije njega: **svi televizijski kanali, svi mediji.**

Dano predviđanje bilo je objavljeno u sljedećim novinama:

U mjesečnom prilogu novinama „Moskovski željezničar“ – „Putnički vjesnik“ br. 1, srpanj 1999., odobreno za tisak 7. srpnja 1999., u nakladi od 20 000 primjeraka (Upisano u registar Državnog odbora za tisak Ruske Federacije pod registarskim brojem 019038 od 1. srpnja 1999.), u članku „Kraj svijeta je otkazan”.

U novinama “Vaš domaći konzultant” br. 13 (33), srpanj 1999., odobreno za tisak 1. srpnja 1999., u nakladi od 28 000 primjeraka (Novine su registrirane u Odboru za tisak Ruske Federacije 26. ožujka 1997 pod registarskim brojem 015900), u članku “Kraj svijeta je otkazan“.

2. Predviđanja Grigoria Grabovoia o razvoju događaja u Jugoslaviji:

U kolovozu 1999. bit će postignuto međunarodno rješenje o kontroli nad teritorijem. Dio će kontrolirati Rusija, a veći dio zemlje NATO-a.

Potvrda o predviđanjima razvoja događaja u Jugoslaviji: svi televizijski kanali, svi mediji.

Dano predviđanje bilo je objavljeno u sljedećim novinama:

U mjesečnom prilogu novinama: „Moskovski željezničar" – „Putnički vjesnik" br. 1, srpanj 1999., odobreno za tisak 7. srpnja 1999., u nakladi od 20 000 primjeraka (Upisano u registar Državnog odbora za tisak Ruske Federacije pod registarskim brojem 019038 od 1. srpnja 1999.), u članku "Kraj svijeta je otkazan".

U novinama "Vaš domaći konzultant" br. 13 (33), srpanj 1999., odobreno za tisak 1. srpnja 1999., u nakladi od 28 000 primjeraka (Novine su registrirane u Odboru za tisak Ruske Federacije 26. ožujka 1997., pod registarskim brojem 015900), u članku "Kraj svijeta je otkazan".

3. Predviđanja Grigoria Grabovoia o financijsko-ekonomskom razvoju Rusije:

U makro-ekonomskim odnosima će se od listopada 1999. rubalj stabilizirati ne samo u odnosu na dolar nego i u na cijelu „košaru" valuta. Upravo to će dovesti do normalizacije ekonomskog života.

Potvrda o predviđanjima u vezi financijsko-ekonomskog razvoja Rusije:

Središnji televizijski kanali;

Novine „Vrste" od 21. rujna 2000. godine (novine su registrirane u Ministarstvu za tisak i informiranje Ruske Federacije, pod registarskim brojem 14418).

Publikacija „Na putovanje – s košarom" s izjavom zamjenika premjera A. Kudrina na Bajkalskom gospodarskom forumu o tome da je došlo vrijeme da se rubalj približi ne samo dolaru nego i za cijeloj „košari“ valuta.

Dano predviđanje bilo je objavljeno u sljedećim novinama:

U mjesečnom prilogu novinama: „Moskovski željezničar“ – „Putnički vjesnik“ br. 1, srpanj 1999., odobreno za tisak 7. srpnja 1999., u nakladi od 20 000 primjeraka (Upisano u registar Državnog odbora za tisak Ruske Federacije pod registarskim brojem 019038 od 1. srpnja 1999.), u članku “Kraj svijeta je otkazan“;

U novinama “Vaš domaći konzultant” br. 13 (33), srpanj 1999., odobreno za tisak 1. srpnja 1999., u nakladi od 28 000 primjeraka (Novine su registrirane u Odboru za tisak Ruske Federacije 26. ožujka 1997. pod registarskim brojem 015900), u članku “Kraj svijeta je otkazan“.

4. Predviđanja Grigoria Grabovoia o novom vladinom timu, o njenoj sposobnosti za ispunjavanje novih zadataka, o budućim izmjenama u strukturnim vezama upravljanja Rusije:

Ova vlada od lipnja 1999. i premijer Sergej Stepašin trebaju stabilizirati situaciju koja je proizašla između predsjednika, Državne Dume i drugih struktura. Sergej Stepašin će imati ulogu izmiritelja i bit će potreban kao ideolog našeg vremena. Rusija će strukturno mijenjati sustav upravljanja u smjeru poznavanja dugoročnih ciljeva.

Predsjednička vladavina dala je dakako puno pozitivnih elemenata prilikom prijelaza zemlje od prošlog totalitarizma, no promatrajući budući potencijal za rast Rusije, bit će neophodno promijeniti strukturne veze između elemenata vlasti i elemenata realizacije njenih odluka. Potrebna je mrežna struktura upravljanja, koja će uspjeti ispuniti ekonomski potencijal mnogo više od samo jedne desetine, kao što je danas.

Na temelju toga uspostavit će se veze između predsjedničke

vladavine, odluka Dume i regionalnih planova. U poduzećima i upravnim jedinicama osnovat će se odgovarajući odjeli za strukturiran razvoj.

Potvrda o predviđanjima u vezi novog vladinog tima, o njenoj sposobnosti za ispunjavanje novih zadataka, o budućim izmjenama u strukturnim vezama upravljanja Rusije: **svi televizijski kanali, svi mediji o izmjeni strukturnih veza između vlasti i realizacije njenih odluka na temelju mrežne strukture osnivanja sedam saveznih okruga suglasno Uredbi predsjednika Ruske Federacije V.V. Putina u svibnju 2000.**

Potvrda o predviđanjima u vezi osnivanja odgovarajućih odjela za strukturiran razvoj u poduzećima i upravnim jedinicama sastoji se u tome da su, na primjer, u Ministarstvu prometa (prema podacima iz novina „Truba“ od 30. rujna 2000., u članku „Učinkovitost zadnjeg stadija reformi“) osnovani na željeznici točno takvi okruzi.

Dano predviđanje bilo je objavljeno u sljedećim novinama:

U mjesečnom prilogu novinama: „Moskovski željezničar“ – „Putnički vjesnik“ br. 1, srpanj 1999., odobreno za tisak 7. srpnja 1999., u nakladi od 20 000 primjeraka (Upisano u registar Državnog odbora za tisak Ruske Federacije pod registarskim brojem 019038 od 1. srpnja 1999.), u članku “Kraj svijeta je otkazan“.

U novinama “Vaš domaći konzultant” br. 13 (33), srpanj 1999., odobreno za tisak 1. srpnja 1999., u nakladi od 28 000 primjeraka (Novine su registrirane u Odboru za tisak Ruske Federacije 26. ožujka 1997., pod registarskim brojem 015900), u članku “Kraj svijeta je otkazan“.

5. Predviđanja Grigoria Grabovoia o povećanju stabilnosti financijskog razvoja Rusije putem čuvanja novčanih sredstava i zaloga u regionalnim oblastima:

Najvažniji dio sustavne stabilnosti države na osnovi vrijednosti u zlatu bit će čuvanje novčanih sredstava i zlata u svakom autonomnom dijelu proračuna po oblastima. To neće izgledati kao savezna igra guvernera, naprotiv, strategija je usmjerena na povećanje stabilnosti federalnih subjekata, čiji je krajnji cilj povećanje financijske stabilnosti cijele Rusije. Svaka oblast mora biti uravnotežena u jasno ocrtanim okvirima općeg financijskog plana zemlje i zato se javlja potreba držanja pričuve u zlatu u svakoj pojedinoj regiji.

Potvrda o predviđanjima u vezi povećanja stabilnosti financijskog razvoja Rusije putem čuvanja novčanih sredstava i zlata u regionalnim oblastima: **svi televizijski kanali, priopćenje o uvođenju pričuve u zlatu u regiji Krasnojarsk u rujnu 2000. godine.**

Dano predviđanje objavljeno je u prvom broju novina „Varijanta razvoja", broj je odobren za tisak 16. ožujka 2000. godine, u naknadi od 10 000 primjeraka.

6. Predviđanja Grigoria Grabovoia o očuvanju termina ekonomskog razvoja Rusije:

Kako ne bi bilo sustavne dezorganizacije, glavna područja aktivnosti u pojedinim industrijama bit će usmjerena na jačanje načela samofinanciranja u ruskom gospodarstvu. Vraćanje tog pojma poslije svih oštećenja privatizacijom bit će povezano s popisivanjem dugova u okviru pričuve u zlatu, a ne samo s jednom stavkom u proračunu nekog kraja, oblasti ili grada.

Upravo će skupljanje pričuve pomoći da se preživi nadolazeća kriza i učiniti sigurnijim izlazak Rusije na globalno tržište. Mnogi će prigovarati onima koji razvijaju takvu strategiju za prekomjerno gomilanje zaliha i za to što neće cijeli kapital biti pušten u opticaj. Međutim, pridržavanje novog smjera će u budućnosti biti od pomoći u mnogim granama. Zato u industriji neće u budućnosti doći do opadanja, razina njenog rasta ostat će približno ista kao što je danas.

Potvrda o predviđanjima u vezi očuvanja razine gospodarskog

rasta Rusije: svi televizijski kanali, nacionalne novine potvrdili su očuvanje termina ekonomskog razvoja Rusije tijekom proteklog razdoblja.

Dano predviđanje objavljeno je u prvom broju novina „Varijanta razvoja", broj je odobren za tisak 16. ožujka 2000. godine, u naknadi od 10 000 primjeraka.

7. Predviđanja Grigoria Grabovoia za Moskvu u 2000. godini:

U Moskvi će tijekom 2000. godine opet doći do serije urušavanja tla na ulicama i pod kućama na području jugozapada, bliže periferiji grada. No, osobitih problema s uklanjanjem tih nesreća neće biti.

Potvrda o predviđanjima u vezi Moskve u 2000. godini: informacija od predsjednika Centra za podzemna istraživanja, glavnog istražitelja u zemlji V. Mihajlova: „U jugozapadnom dijelu Moskve, u neposrednoj blizini zgrade MGIMO, otkrivene su kraške rupe u tlu. Na području rijeke Ramenki, pokraj servisa za automobile, napravile su se pukotine u zemljinoj površini i ulegnuća koja utječu na čvrstoću konstrukcije. Kao rezultat toga mnogo je podzemnih spremnika pod pritiskom tih utonuća i slojeva zadobilo elipsoidni oblik.

Dano predviđanje objavljeno je u prvom broju novina „Varijanta razvoja", broj je odobren za tisak 16. ožujka 2000. godine, u naknadi od 10 000 primjeraka.

8. Predviđanja Grigoria Grabovoia o cijenama nafte u Rusiji:

Cijena nafte u Rusiji. Ona će biti vezana za smjenu vlade, kabineta ministra i premijera-ministra. Cijene uvoznih naftnih derivata će skočiti.

Prodajne cijene izvoza će također rasti. One bi mogle dosegnuti maksimum u kolovozu i povećati se za 10% u odnosu na ožujak.

Potvrda o predviđanjima u vezi cijene nafte u Rusiji: **svi**

televizijski kanali, nacionalne novine.

Dano predviđanje objavljeno je u prvom broju novina „Varijanta razvoja", broj je odobren za tisak 16. ožujka 2000. godine, u naknadi od 10 000 primjeraka.

9. Predviđanja Grigoria Grabovoia o prehrambenim proizvodima u 2000. godini:

Osobitih problema s prehrambenim proizvodima u 2000. godini neće biti, osim skandala s isporukama mesa.

Potvrda o predviđanjima u vezi s prehrambenim proizvodima u 2000. godini: svi televizijski kanali, nacionalne novine. Skandal s isporukama mesa se također potvrdio prekidom nabavke francuskog mesa u vezi s otkrivanjem virusa u tom mesu, takozvanog kravlje ludilo.

Dano predviđanje objavljeno je u prvom broju novina „Varijanta razvoja", broj je odobren za tisak 16. ožujka 2000. godine, u naknadi od 10 000 primjeraka.

10. Predviđanja Grigoria Grabovoia o vojnim događanjima u Čečeniji:

Općenito, borbe u Čečeniji će prestati do kolovoza 2000. godine. Nakon toga uslijedit će niz političkih odluka. Stanovnici Čečenije neće lako napraviti svoj izbor da budu u sastavu Rusije. No, prije toga će federalna vlast u tu korist provoditi aktivnu propagandnu kampanju, budući da će se u to vrijeme želja za samostalnost, još jednom pod pritiskom međunarodnih organizacija, ponovno manifestirati u stavovima samih Čečena.

Potvrda o predviđanjima u vezi s vojnih događanjima u Čečeniji: **svi televizijski kanali, nacionalne novine.**

Dano predviđanje objavljeno je u novinama „Varijanta razvoja" br. 1, broj je odobren za tisak 7. travnja 2000. godine, u naknadi od 10 000 primjeraka. Novine je u Rusiji registriralo Ministarstvo za tisak, radiotelevizijsko emitiranje i medije. Potvrda o registraciji PI br. 77-1859 .

11. Predviđanja Grigoria Grabovoia o plutonijskoj energetici: Amerikanci su odustali od plutonijske energetike, no rusko Ministarstvo za atomsku energiju inzistira na njenom razvoju i čak planira pustiti u pogon plutonijske nuklearne reaktore. Međutim, ne radi se samo o stupanju u ekološki prljavu eru. Ruski znanstvenici su uz to još otkrili fenomen „probuđivanja“ preko reakcija plutonija pri dupliciranju tog elementa (prijenosa volumenske mase) stotine kilometara od Zemljine površine. To ne samo da narušava stabilnost globalne ravnoteže Zemlje nego i aktivira još uvijek nepredvidivo narušavanje pravilnog kretanja planeta.

Potvrda o predviđanjima u vezi s plutonijskom energetikom: materijali s ročišta u Državnoj Dumi 3. listopada 2000. na temu „Osnovne smjernice u razvoju zakupništva u Rusiji“, pri čemu je Ministarstvo za atomsku energiju najavilo zakup uređaja za odvođenje topline.

Dano predviđanje objavljeno je u novinama „Varijanta razvoja“ br. 1, broj je odobren za tisak 7. travnja 2000. godine, u naknadi od 10 000 primjeraka. Novine je u Rusiji registriralo Ministarstvo za tisak, radiotelevizijsko emitiranje i medije. Potvrda o registraciji PI br. 77-1859 .

12. Predviđanja Grigoria Grabovoia za banku SBS-Arpo:

Banka SBS-Arpo postupno će se oporaviti. Postojeća problematična situacija neće dovesti do potpunog kraha.

Ako su dioničari zabrinuti za mogućnost povrata svojih sredstava, onda će u sljedeće dvije ili tru godine mogući povrat ova banka moći ostvariti samo preko posebnog naloga upraviteljskog osoblja (na razini upravitelja i zamjenika upravitelja). Neće sve uložene operacije moći proći. U svakom će slučaju biti potrebni potpisi o suglasnosti.

Potvrda o predviđanjima u vezi s bankom SBS-Arpo: svi televizijski kanali, nacionalne novine.

U novinama „Vrijeme MN" (registrirane u Nacionalnom komitetu za tisak Ruske Federacije po registarskim brojem 017460) u broju od 1. studenoga 2000. u članku "Agro obećava vratiti novac SBS-u" direktor odjela za veze s javnošću u Agenciji za restrukturiranje kreditnih organizacija Aleksandar Voznesenskij objavio je da će „Isplate štedišama SBS-Agro u slučaju donošenja mirovnog sporazuma iznositi više od 70% od sume depozita, ako do takvog sporazuma ne dođe, onda neće iznositi više od 40%. U slučaju da se postigne takav sporazum, vjerovnicima će se napraviti izračun u roku od tri godine". Prije ovoga se u novinama govorilo o ukidanju bankovne mreže ogranaka u SBS-Arpo i reorganizaciji u druge strukture.

Dano predviđanje objavljeno je u novinama „Varijanta razvoja" br. 2, broj je odobren za tisak 21. travnja 2000. godine, u naknadi od 10 000 primjeraka. Novine je u Rusiji registriralo Ministarstvo za tisak, radiotelevizijsko emitiranje i medije. Potvrda o registraciji PI br. 77-1859 .

13. Predviđanja Grigoria Grabovoia u vezi zakona o pristanku na podjelu proizvodnje (SRP):

U kolovozu 2000. pojavit će se dodatna pitanja u vezi državnih prava, pri čemu poduzeća imaju ili akreditaciju ili pravnu registraciju.

Riječ je o tome da se prava nekog poduzeća, recimo na police nafte, mogu razlikovati od prava države, u kojoj se proizvode naftne bušotine. To je vezano za zakone nekih zemalja. Ovdje dolazi do pravne nedosljednosti, pri čemu poduzeća, čak i kad funkcioniraju prema međunarodnim normama, nisu do kraja korektna, te će zbog toga biti troškova s ruske strane.

Potvrda o predviđanjima u vezi zakona o pristanku na

podjelu proizvodnje (SRP): svi televizijski kanali, nacionalne novine. Materijali s parlamentarnih ročišta u Državnoj Dumi Ruske Federacije „O pitanjima u vezi najma“ u listopadu 2000. godine, na kojima se raspravljala mogućnost promjene zakona o SRP u zakon o najmu. Članak „Prvo poglavlje. „Odmrznute“ izmjene zakona o SRP“ u novinama „Izvješća“ od 25. listopada 2000. (novine su registrirane u Nacionalnom komitetu za tisak Ruske Federacije, potvrda o registraciji broj 019007 od 30. rujna 1999. godine).

Dano predviđanje objavljeno je u novinama „Varijanta razvoja“ br. 3-4, broj je odobren za tisak 19. svibnja 2000. godine, u naknadi od 10 000 primjeraka. Novine je u Rusiji registriralo Ministarstvo za tisak, radiotelevizijsko emitiranje i medije. Potvrda o registraciji PI br. 77-1859.

14. Predviđanja Grigoria Grabovoia u vezi pranja novca: Pojam pranja novca u odnosu na Rusiju se većinom sastoji u tome da se preko određenih kanala novčana protuvrijednost povećavala. U tu svrhu se koriste strane banke Amerike, Švicarske ili bilo koje druge zemlje, gdje je novčana protuvrijednost normalizirana. U rujnu i do listopada 2000. godine, zatim u ožujku 2001. i veljači 2002. taj će se problem isticati i postepeno rješavati u smjeru osiguranja financijskih sredstava u Rusiji.

Dobivanje čistog novca iz industrijsko-komercijalnih projekata rješavat će se na ekonomskoj i nacionalnoj razini. Prilikom pranja novca u preprodaji droge, nezakonitom sudjelovanju u vojnim aktivnostima, uključujući i novac koji je sakriven ili ukraden, sustavi za nadgledanje u raznim zemljama pokušat će spriječiti takvo pranje novca. Za njih nije važno koji je to novac, da li je ruski ili američki. Ovdje će sve biti usmjereno na usavršavanje zakonodavnog sustava zemalja.

Potvrda o predviđanjima u vezi pranja novca: svi televizijski kanali, nacionalne novine.

Članak „Pranje novca postat će sve teže" u novinama „Izvješća" od 27. listopada 2000. (novine su registrirane u Nacionalnom komitetu za tisak Ruske Federacije, potvrda o registraciji broj 019007 od 30. rujna 1999. godine). Ovaj članak sadrži obavijest da su „Zemlje Europske Unije poduzele u utorak nove radikalne mjere u borbi s pranjem novca i organiziranim kriminalom. Na prvi puta održanom zajedničkom sastanku ministara financija i unutarnjih poslova zemalja-članica Europske Unije odlučeno je da će se kazna za pranje novca povećati, potvrdilo se da bankarska tajna ne bi trebala biti prepreka u provođenju kaznenih istraga i razradile su se sankcije protiv zemalja (među kojima se nalazi i Rusija) koje ne žele surađivati u borbi protiv pranja novca.

Ministri su predložili da će do lipnja 2001. Radna skupina za financijske operacije razraditi sankcije u odnosu na zemlje koje ne žele surađivati s međunarodnom zajednicom u borbi protiv pranja novca".

Dano predviđanje objavljeno je u novinama „Varijanta razvoja" br. 3-4, broj je odobren za tisak 19. svibnja 2000. godine, u naknadi od 10 000 primjeraka. Novine je u Rusiji registriralo Ministarstvo za tisak, radiotelevizijsko emitiranje i medije. Potvrda o registraciji PI br. 77-1859.

15. Predviđanja Grigoria Grabovoia u vezi politike Središnje banke Ruske Federacije:

Središnja banka Rusije proširivat će sferu svoga utjecaja i funkcije. Od 2002. godine to će omogućiti i proširenje njenog utjecaja na političku sferu. Putem takozvanog INN (identifikacijski broj poreznog obveznika) državna banka će utjecati na centralizaciju bankovnog računovodstva na principu današnje registracije putovnica. Ovim putem će biti moguće odrediti gdje se svaki konkretni čovjek nalazi. Protiv ovakve razine centralizacije istupit će ruska pravoslavna crkva upravo u tren kada će pomoću novca početi kontrola ekonomske i socijalne skrbi za građane.

Rast i štednja rezervi, čija je vrijednost izražena u zlatu, zavisit će od toga kakva će biti razlika između razine rezervi koja se može kontrolirati i one koja se ne može kontrolirati. Razina koja se ne može kontrolirati potpada pod djelokrug posebnih odjela. Zato će se u 2004. godini protiv toga poduzeti zakonske mjere, nakon čega će razinu rezervi u zlatu uvesti u sustav glasovanja, koji ovisi o svakom građaninu, koji je ispunio izjavu o dohotku. Sfera proračuna dobit će novi mehanizam raspodjele sredstava (koliko će ići u obranu, obrazovanje, medicinu itd.) na principu tehnologije odabira.

Međutim, u budućnosti će se primjenjivati međunarodno iskustvo, koje osigurava kontrolu nad devizama u specijalnim vladinim strukturama, ali pod nadzorom šire javnosti. Još jednom će se dokazati da je to u isključivo pravo izabranog šefa države.

Potvrda o predviđanjima u vezi politike Središnje banke **Ruske Federacije:** izvješća u novinama.

Članak „Je li opravdano uvođenje državnog registra stanovništva" u novinama „Izvješća" od 4. studenog 2000. godine i članak „Popis svih" u novinama „Izvješća" od 23. studenog 2000. godine o koncepciji automatiziranog sustava „Državni registar stanovništva" koju je predložila država, što uključuje uvođenje doživotnog osobnog koda za svakog građanina sa skupljenim podacima u 17 točaka (novine „Izvješča" su registrirane u Nacionalnom komitetu za tisak Ruske Federacije, potvrda o registraciji broj 019007 od 30. rujna 1999. godine).

Članak „Pravoslavcima će pripisati INN čak bez njihovog pristanka" u novinama „Moskovski kozmopolit" od 3. studenog 2000. godine i zabilješka u novinama „Vrste" od 28. listopada 2000. godine o mnogobrojnim prigovorima pravoslavnih kršćana, koji ne žele primiti identifikacijski porezni broj. O potrebi da se zaustavi „diskriminacija i bezakonje u odnosu na pravoslavne stanovnike Urala", koju su istaknuli svećenici biskupije Jekaterinburg (novine

„Moskovski kozmopolit" registrirane su u Ministarstvu za tisak i informiranje Ruske Federacije pod registarskim brojem 1072, novine „Vrste" registrirane su u Ministarstvu za tisak i informiranje Ruske Federacije pod registarskim brojem 14418).

U članku "Utopija na karticama" u novinama „Vrste" od 12. listopada 2000., koji govori o posljednjem istraživanju koje je proveo fond „Javno mišljenje": „Izdali su kartice za 1500 ruskih građana, na kojima su nabrojani 27 glavnih stavki proračuna iz 2001. Svatko od njih je trebao odabrati 5 stavki, koje su se po njegovom mišljenju učinile kao prioritet. Zdravstveno osiguranje je navelo 62% poreznih obveznika. Drugo mjesto na popisu (52%) zauzelo je obrazovanje. Da je potrebno potpuno financirati vojsku i mornaricu smatra 43% ..." (novine „Vrste" registrirane su u Ministarstvu za tisak i informiranje Ruske Federacije pod registarskim brojem 14418).

Dano predviđanje objavljeno je u novinama „Varijanta razvoja" br. 5, broj je odobren za tisak 09. lipnja 2000. godine, u naknadi od 10 000 primjeraka. Novine je u Rusiji registriralo Ministarstvo za tisak, radiotelevizijsko emitiranje i medije. Potvrda o registraciji PI br. 77-1859.

16. Predviđanja Grigoria Grabovoia u vezi hipoteke i hipotekarnog kreditiranja:

Hipoteka i hipotekarno kreditiranje mogu se razvijati samo pod uvjetom visokog gospodarskog statusa zemlje. Prije svega to se odnosi na proces razmjene bruto dohotka u svim komponentama BDP-a, kao i na dobre pokazatelje u razvoju grana poput lake industrije, graditeljsko-stambenog kompleksa, teške metalurgije itd. Kada su ove komponente gospodarstva na visokoj razini, tada i hipoteka ima dobre izglede za razvoj.

U ovom stanju u kojem se sada nalazi Rusija hipotekarno kreditiranje zavisit će samo od toga koliko je u proračunskoj verziji uključen indirektan razvoj same hipoteke. Stoga, dok god se proračun raspisuje po granama i državnim strukturama, izgledi nisu nimalo obećavajući. Neke regije koje su napredovale u stambenom graditeljstvu na račun hipotekarnog kreditiranja samo potvrđuju to pravilo. One imaju rješenje izvršnih organa vlasti o osiguranju resursa. Banke uzimaju resurse u zalog i na račun povoljnih kamata financiraju graditeljstvo. Realno još uvijek ne postoji razrađeni mehanizam: banke ne daju kredit bez ugovorene garancije.

Ali zašto su se informacije o hipotekama svele na nulu? Razlog je to što ne postoji temeljna razina za to. Samo je politički, fiskalni put danas realan. Iako, kada se stabilizira ekonomija (visoka razina BDP-a ovdje predstavlja zakon koji gradi sustav) hipoteka će ponovno zaživjeti.

Potvrda o predviđanjima u vezi hipoteka i hipotekarnom kreditiranju: materijali s ročišta u Državnoj Dumi o hipotekarnom kreditiranju u listopadu 2000., gdje je bilo potvrđeno da je bez državnog financiranja hipoteka nemoguća u okvirima državnog programa u Rusiji.

Dano predviđanje objavljeno je u novinama „Varijanta razvoja" br. 6, broj je odobren za tisak 20. lipnja 2000. godine, u naknadi od 10 000 primjeraka. Novine je u Rusiji registriralo Ministarstvo za tisak, radiotelevizijsko emitiranje i medije. Potvrda o registraciji PI br. 77-1859.

17. Predviđanja Grigoria Grabovoia u vezi prevencije nesreća u naftovodu i plinovodu:

Za prevenciju nesreća neophodno je provoditi nužni preventivi servis i popravak uređaja. Međutim, postoji još jedan uzrok nesreće, a to je utaja nafte i plina radi ostvarivanja profita onih koji iskorištavaju manjak kontrole u vođenju računa o prihodima i pri ispuštanju sirovina kroz cijev. No, to nije glavni problem, on se može riješiti. Glavni zadatak je učiniti da servis bude temeljit i usavršiti sustav provođenja.

Kako smanjiti postotak koji se prirodno mora izgubiti pri provođenju, to se ovdje ne dovodi u pitanje. Druga stvar je što se nekad prilikom obrađivanja ugljikovodične sirovine glavni njen dio vadi izravno pomoću bušilice.

Taj dio nije baš poznat, tako da se pojam "cijevi" ne može uvijek smatrati kao glavni gubitak. Međutim, postoje obrade pri kojima se do 50% od ukupne proizvodnje izgubi sa strane.

Potvrda o predviđanjima u vezi prevencije nesreća u naftovodu i plinovodu: svi televizijski kanali, nacionalne novine u materijalima od listopada 2000. godine, koji govore o količinama ukradenim mimo „cijevi".

Dano predviđanje objavljeno je u novinama „Varijanta razvoja" br. 5, broj je odobren za tisak 09. lipnja 2000. godine, u naknadi od 10 000 primjeraka. Novine je u Rusiji registriralo Ministarstvo za tisak, radiotelevizijsko emitiranje i medije. Potvrda o registraciji PI br. 77-1859.

PRILOG D

DOKUMENTI KOJI POTVRĐUJU U KNJIZI NAVEDENE KONKRETNE ČINJENICE MATERIJALIZACIJE I DEMATERIJALIZACIJE

СВИДЕТЕЛЬСТВО

об экстрасенсорной работе Грабового Григория Петровича

родившегося 14 ноября 1963 года в поселке Кировском Кировского района Чимкентской области Казахской ССР (имеющего свидетельство о рождении серии II - ОГ № 463794)

Место: г. Химки, Московской обл. 1994/09/30/20/10
(место заполнения свидетельства) год месяц число часы минуты

Я, Чушко Светлана Павловна
(фамилия, имя и отчество полностью)

родился(лась) 11 дек. 1941 г., Ивановская обл.
(дата и место рождения)

гражданин(ка) РФ
(государство)

проживаю г. Химки, Моск. обл. ул. 9 Мая, 12, кв. 67
(место жительства и домашний телефон)

имею удостоверение личности выданное редакцией газеты „Мегаполис-Континент", обозревателя
(наименование документа, серия, номер, кем и когда выдан документ)

работаю редакция газеты „Мегаполис-Континент", обозреватель
(наименование предприятия, должность и служебные телефоны)

22 сентября 1994 г. во время встречи с Г.П. Грабовым в г. Химки, Моск. области на ул. Московской, здание ЦНИИМЭ, комн. №120 зашел разговор о возможности материализации или телепортации (перенесения предметов). Чтобы убедить меня в возможности подобных явлений, Г.П. Грабовой предложил материализовать какой-то предмет в моей квартире, куда он не входил и ранее никогда не был. Через восемь дней, 30 сентября 1994 года в своей прихожей, на подзеркальнике, я обнаружила два предмета, которых раньше там не было и появиться ниоткуда они не могли. Никто из посторонних за это время в дом не входил, а сын, проживающий со мной в квартире, этих предметов не приносил. Увидев их впервые, я сразу поняла, что это результат работы по материализации, проведенной Г.П. Грабовым.

Чистота данного эксперимента заключается еще и в том, что Г.П. Грабовой не знал моего адреса, а материализацию Г.П. Грабовой провел заочно в моей квартире, где и было установлено.

[подпись] (С.П. Чушко)

30 сентября 1994 г.

20 часов, 17 минут.

Подпись С.П. Чушко подтверждаю инспектор по кадрам Мищенко

ISEA

Telephone : 007-3712-620365
Telex : 116390 'OFFIS SU'
Telefax : 007 3712 623671 (Tashkent)

INTERSERVICEENERGO-ASIA LIMITED
E. KHODJAEV STREET. 2 TASHKENT-700 032
REPUBLIC OF UZBEKISTAN

СВИДЕТЕЛЬСТВО

Настоящим свидетельством, я Бабаева Татьяна Павловна, удостоверяю, что Грабовой Григорий Петрович, родившийся 14 ноября 1963 года в поселке Кировском (село Багара) Кировского района Чимкентской области Казахской ССР (имеющий свидетельство о рождении серии II-ОГ № 463794), используя свои экстрасенсорные способности, выполнил следующий эксперимент по материализации предмета:

Однажды вернувшись в гостиницу я обнаружила. что потеряла ключи от своего номера. Я точно знала, что я не отдавала их дежурному, а взяла их с собой. Я проверила все карманы и сумку, но их не было. Я очень расстроилась и не знала что делать. Решила обратиться к старшему дежурному, но в это время на помощь пришел Грабовой Григорий Петрович, все это время в стороне наблюдавший за моими действиями. Он предложил подняться на этаж и еще раз проверить сумку, что я и сделала. Каково же было мое удивление, когда я нашла ключ и открыла дверь. В это было трудно поверить, потому что я вытрясала из сумки все и тщательно проверяла. Я думаю, что такое возможно только благодаря экстрасенсорным способностям Грабового Григория Петровича материализовывать предметы.

_____________/ Бабаева Т.П./

India Office : A. D. CONSULTANTS PVT. LTD., FMC Fortuna 3rd Floor, Unit-A7, 234/3A, A.J.C. Bose Road, Calcutta-70
Telephone : 91-33-2479706 Telefax : 91-33-2476039 Telex : 21-2421 CSEL IN

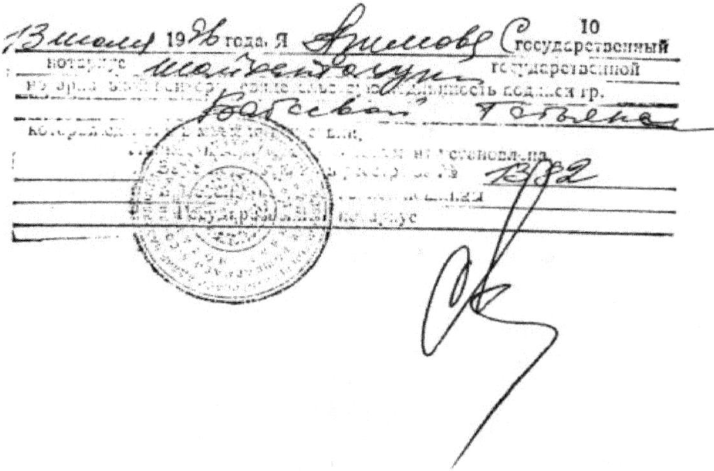

13 июля 1996 года. Я ... государственный нотариус ... государственной нотариальной конторы ... подлинность подписи гр. ... которая ... установлена ... по реестру № ... государственный нотариус

ВСЕМ ЗАИНТЕРЕСОВАННЫМ ЛИЦАМ
Заявитель: Ливадо Екатерина Ивановна

ЗАЯВЛЕНИЕ

о том, что ГРАБОВОЙ ГРИГОРИЙ ПЕТРОВИЧ в условиях чистого эксперимента, в здании ЗАО "Манометр" города Москвы, дематериализовал металлический ключ весом I0,0 грамм.

Я, Ливадо Екатерина Ивановна, родилась I6 августа I937 года в селе Сартано Мариупольского района Донецкой области /Украина/, паспорт серия ХУ-МЮ 587245, выдан I4 июля I978 года I3 отделением милиции г.Москвы, являюсь свидетелем того, что ГРАБОВОЙ ГРИГОРИЙ ПЕТРОВИЧ дематериализовал I2 ноября I997года металлический ключ весом I0,0 грамм. В период времени, когда ГРАБОВОЙ ГРИГОРИЙ ПЕТРОВИЧ проводил дематериализацию, он находился от ключа на расстоянии I0 метров и дематериализовал ключ в течение 20 минут.

Дематериализацию ключа с расстояния I0 метров в течение 20 минут ГРАБОВОЙ ГРИГОРИЙ ПЕТРОВИЧ провел по адресу: г.Москва, ул.Нижняя Сыромятническая, д.5/7, ЗАО "Манометр".

Личные данные ГРАБОВОГО ГРИГОРИЯ ПЕТРОВИЧА:
-родился I4 ноября I963 года в поселке Кировском, Кировского района Чимкентской области Казахской ССР, имеющего свидетельство о рождении серии II-ОГ № 463794.

Прошу заверить мое заявление на основании документов, удостоверяющих мою личность и на основании вышеизложенных доказательств.

Ливадо Е.И.

I8 ноября I997года

город Москва, двадцать четвертого ноября тысяча девятьсот девяносто седьмого года.
Ливадо Екатерина Ивановна

город Москва 24 ноября 1997 года. Я, ГАБАНЯН Н.Г. нотариус 12 Московской государственной нотариальной конторы свидетельствую подлинность подписи гр. ЛИВАДО ЕКАТЕРИНЫ ИВАНОВНЫ, которая сделана в моем присутствии. Личность установлена, дееспособность проверена.

Зарегистрировано в реестре за N 13-3040
Взыскано государственной пошлины 4.170 руб.
Нотариус

Нотариус Габанян Н.Г.
Московская Государственная нотариальная контора № 12

ВСЕМ ЗАИНТЕРЕСОВАННЫМ ЛИЦАМ

Заявитель: Ливадо Екатерина Ивановна

ЗАЯВЛЕНИЕ

о том, что ГРАБОВОЙ ГРИГОРИЙ ПЕТРОВИЧ, в условиях чистого эксперимента, в здании ЗАО "Манометр" города Москвы, материализовал металлический ключ весом I0,0 грамм.

Я, Ливадо Екатерина Ивановна, родилась I6 августа I937 года в селе Сартано Мариупольского района Донецкой области /Украина/, паспорт серии ХУ-МЮ №587245, выдан I4 июля I978 года I3 отделением милиции г. Москвы, являюсь свидетелем того, что ГРАБОВОЙ ГРИГОРИЙ ПЕТРОВИЧ материализовал I2 ноября I997 года металлический ключ весом I0,0 грамм. В период времени, когда ГРАБОВОЙ ГРИГОРИЙ ПЕТРОВИЧ проводил материализацию, он находился от ключа на расстоянии 3-х метров и материализовал ключ в течение 5 минут.

Материализация ключа с расстояния 3-х метров в течение 5 минут ГРАБОВОЙ ГРИГОРИЙ ПЕТРОВИЧ провел по адресу: г. Москва, ул. Нижняя Сыромятническая д.5/7, ЗАО "Манометр"

Личные данные ГРАБОВОГО ГРИГОРИЯ ПЕТРОВИЧА:

-родился I4 ноября I963 года в поселке Кировском Кировского района Чимкентской области Казахской ССР, имеющего свидетельство о рождении серии II-ОГ №463794.

Прошу заверить мое заявление на основании документов, удостоверяющих мою личность и на основании вышеизложенных доказательств.

I8 ноября I997г (подпись) Ливадо Е.И.

город Москва, двадцать четвертого ноября тысяча девятьсот девяносто седьмого года:

Ливадо Екатерина Ивановна

город Москва 24 ноября 1997 года. Я, ГАБАНЯН Н.Г. нотариус 12 Московской государственной нотариальной конторы свидетельствую подлинность подписи гр. ЛИВАДО ЕКАТЕРИНЫ ИВАНОВНЫ, которая сделана в моем присутствии. Личность установлена, дееспособность проверена.

Зарегистрировано в реестре за N 23-3039

Взыскано государственной пошлины 19 т. 175 р.

Нотариус

Нотариус Габанян Н.Г. Московская Государственная нотариальная контора № 12

ВСЕМ ЗАИНТЕРЕСОВАННЫМ ЛИЦАМ

Заявитель - Лаврушкина Надежда Борисовна, проживающая по адресу: г. Москва

Заявление

о том, что Грабовой Григорий Петрович в условиях чистого эксперимента в здании МКСО профсоюзов, расположенном по адресу: г. Москва, ул. Солянка, д.I4/2, к. II0, частично дематериализовал, а затем материализовал металлический ключ весом I0,0 г.

Я, Лаврушкина Надежда Борисовна, родившаяся в г. Орехово-Зуево Московской области 6 июня I953 г, проживающая по адресу: г. Москва, паспорт серии ХУIII-ИК, № 628733, выданный ОВД Орехово-Зуевского горисполкома Московской области 2 сентября I980 г, являюсь свидетелем того, что Грабовой Григорий Петрович частично дематериализовал, а затем материализовал металлический ключ весом I0,0 г. 20 ноября I997 г.

В период времени, когда Грабовой Григорий Петрович проводил дематериализацию и материализацию ключа, ключ находился от него на расстоянии 50 см. При этом физического контакта с ключом не было. Эксперимент проводился в течение 5 минут.

Данные факты отражены на фотографиях I,2,3,4, снятых при равнозначных условиях. На ф. 2 снят частично дематериализованный ключ по отношению к ключу, изображенному на ф. I. На ф. 2 видно, что штанга, соединяющая ручку и основание ключа, практически не просматривается / принцип дискретной материализации /. На ф. 4 изображение по отношению к изображению на ф. 3 выведено за тонкий экран / принцип полной дематериализации объекта - на ф. 4 изображен первый шаг полной дематериализации, при котором изображенный физический предмет, в том числе, при контроле физическим зрением, становится менее отчетливым.

Дематериализацию и материализацию ключа с расстояния 50 см Грабсвой Григорий Петрович проводил по адресу: г. Москва, ул. Солянка, д. I4/2, к. II0, МКСО профсоюзов.

Личные данные Грабового Григория Петровича: родился I4 ноября I963 г. в поселке Кировском Кировского района Чимкентской области Казахской ССР; свидетельство о рождении серии II-ОГ № 463794.

Лаврушкина Надежда Борисовна

(Ливадо Екатерина Ивановна)

Данный эксперимент Грабовой Григорий Петрович проводил в присутствии двух свидетелей:

I-ый свидетель – Ливадо Екатерина Ивановна, родившаяся I6 августа I937 г. в селе Сартано Донецкой области, паспорт ХУ – МЮ № 587245, выдан I3 отделением милиции г. Москвы I4 июня I978 г.

2-ой свидетель – Лаврушкина Надежда Борисовна, родившаяся 6 июня I953 г. в г. Орехово-Зуево Московской области, паспорт ХУIII-ИК № 628733, выдан ОВД Орехово-Зуевского горисполкома Московской области 2 сентября I980 г.

Прошу заверить мое заявление на основании документов, удостоверяющих мою личность и на основании вышеизложенных доказательств.

Лаврушкина Надежда Борисовна

Ливадо Екатерина Ивановна

25 НОЯ 1997 19 года Я, Семенникова Л.Г., нотариус ... свидетельствую подлинность подписи гр. Лаврушкиной Надежды Борисовны которая сделана в моем присутствии. Личность подписавшего доподлинно установлена.

Зарегистрировано в реестре за № 10231

Взыскано по тарифу

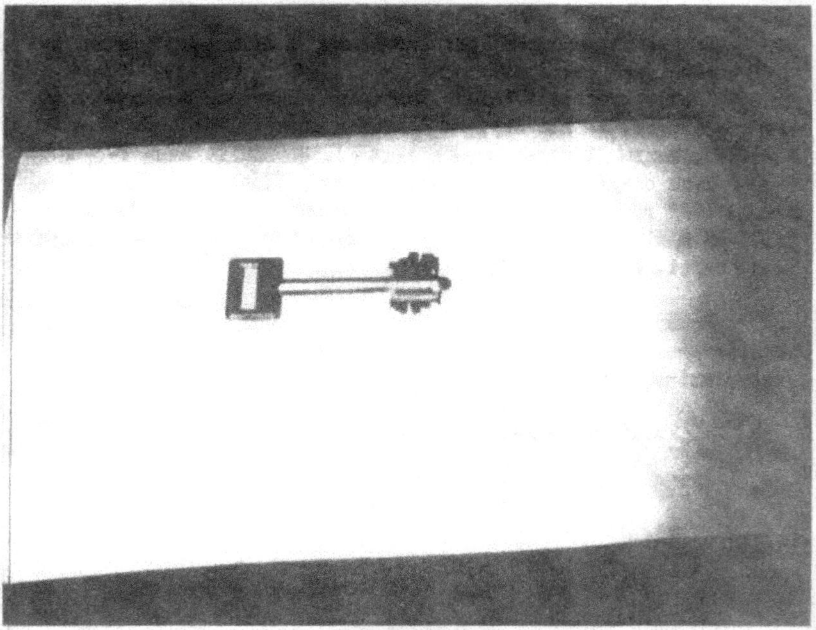

1.

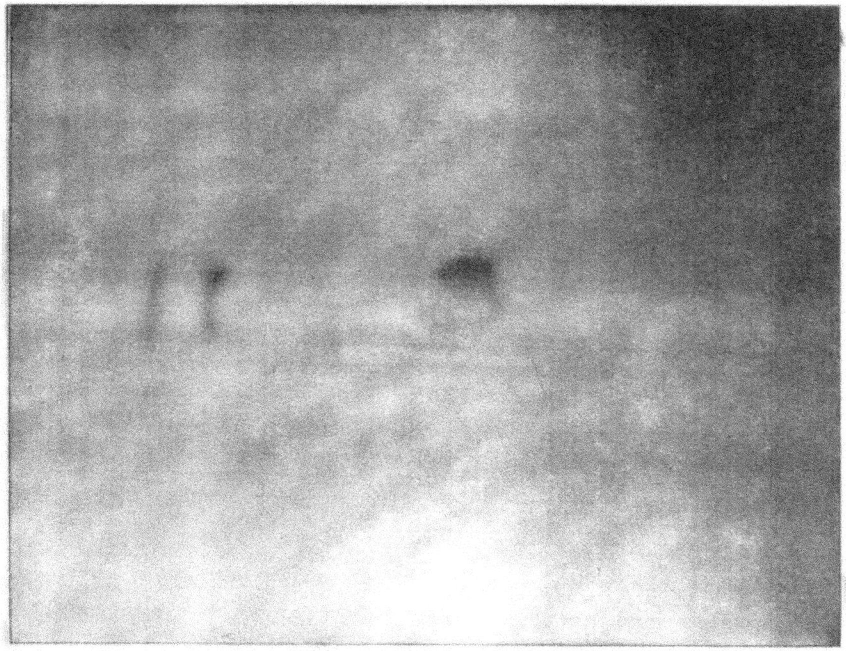

2

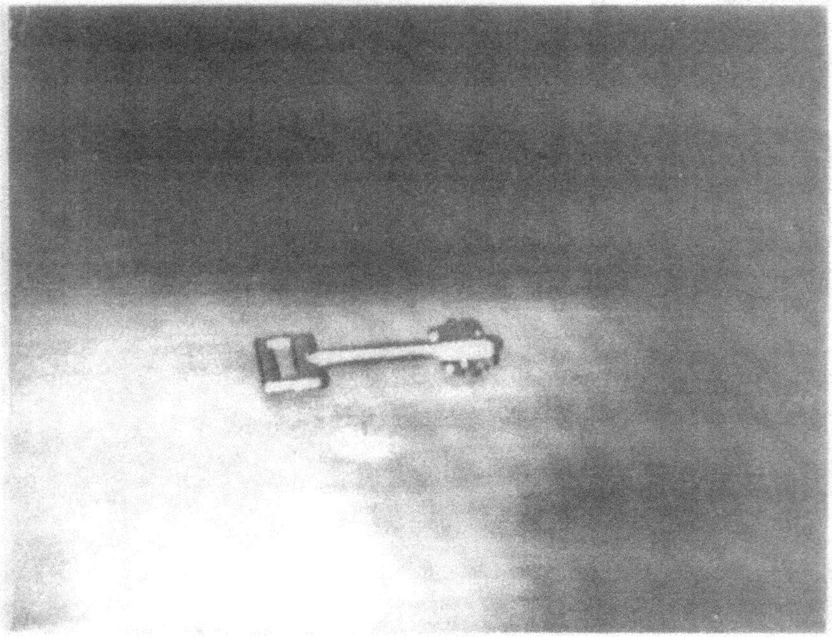

3

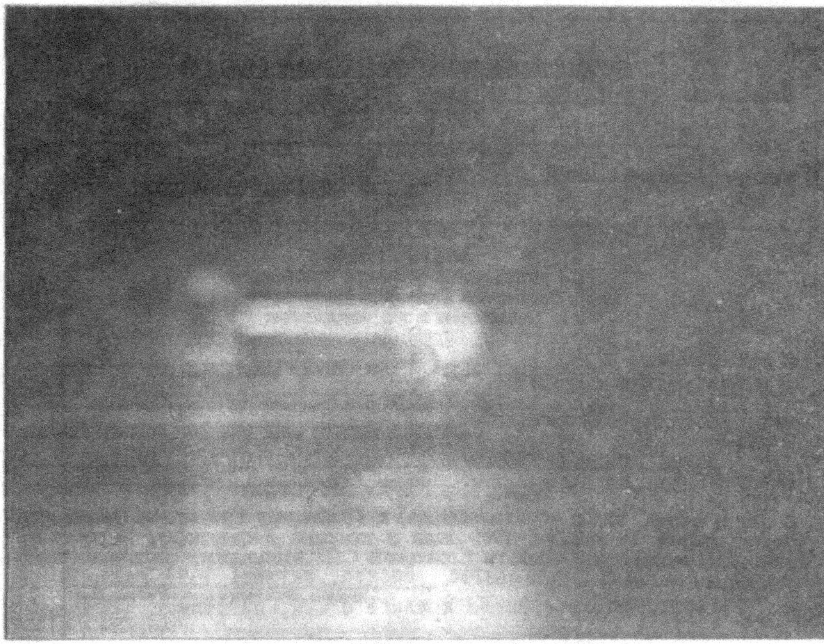

4.

ВСЕМ ЗАИНТЕРЕСОВАННЫМ ЛИЦАМ

Заявитель: Сольникова Светлана Павловна
(фамилия, имя и отчество полностью)

(адрес и телефоны)

Заинтересованные лица:
(фамилия, имя и отчество полностью; адрес)

ЗАЯВЛЕНИЕ
об установлении факта признания
Грабового Григория Петровича
целителем и ясновидящим

Я родился(лась) 19 46 / 4 / 1 / в ст. Олеэнница (место рождения)
(год) (месяц) (число)
Читинской области

имею удостоверение личности
(наименование документа, серия, номер, кем и когда выдан документ)
паспорт II-СН 654623 Удачнинским о/м Мирнинского р-на Якутии.

Работаю: ст. научным сотрудником "Ассоциации"Космонавтика человечеству"
(название предприятия, должность и телефон)

В связи с тем, что я обратился(лась) к Грабовому Григорию Петровичу, родившемуся 14 ноября 1963 года в поселке Кировском, Кировского района Чимкентской области Казахской ССР имеющиму свидетельство о рождении серии II-ОГ № 463794, Москва, октябрь 1997 года подготовка материалов к книге о Г.П.Грабовом
(указать дату, место и причину обращения)

заявляю, что Грабовой Григорий Петрович действительно материализует предметы
(привести доказательства в обоснование заявления)

При подготовке книги о Г.П.Грабовом я получила от него несколько папок с документами. В процессе работы обнаружилось, что не хватает документа о его встрече с Юко Лобо из Филиппин. Через некоторое время этот документ переводчика появился у меня на столе.

По сроком: 20 октября я передала Г.П.Грабовому часть написаного материала, по которому он понял, что мне не хватает докуменнта о Юко Лобо.

27-28 октября этот документ появился на столе вместе со свидетельством Генковой о встрече с Вангой.

Поскольку у меня уже была копия (ксерокс) со свидетельством Генковой, могу сравнить и сделать следующие замечания:

материализованные документы лишены недостатков копий – они четко, правильно расположены на листе. Буквы четко, правильно расположены на листе. Буквы очерчены немного тоньше.

Прошу заверить мое заявление на основании документов, удостоверяющих мою личность и на основании вышеизложенных доказательств.

_____ (подпись) / Сольникова С.П. / (фамилия) 19 97 / 11 / 17 /
(год) (месяц) (число)

Двадцать шестого ноября одна тысяча девятьсот девяносто седьмого

_____________ 19___ года Я, Литовская Тамара Васи..

нотариус города Москвы, свидетельствую подлинность подписи гр. Сальниковой Светланы Павловны

которая сделана в моем присутствии. Личность подписавшего документ установлена.

Зарегистрировано в реестре за N 1713

Взыскано по тарифу 4175 р.

Нотариус:

ЛИЦЕНЗИЯ N 282 ОТ 01.10.93

ПРИКАЗ N 174 Ч ОТ 02.11.93

ISEA

Telephone : 007-3712-629365
Telex 116399 'OFFIS SU'
Telefax : 007 3712 623571 (Tashkent)

INTERSERVICEENERGO-ASIA LIMITED
E. KHODJAEV STREET. 2 TASHKENT-700 032
REPUBLIC OF UZBEKISTAN

СВИДЕТЕЛЬСТВО

Настоящим свидетельством, я Бабаев Виктор Багирович и моя жена Бабаева Татьяна Павловна, удостоверяем, что Грабовой Григорий Петрович, родившийся 14 ноября 1963 года в поселке Кировском (село Багара) Кировского района Чимкентской области Казахской ССР (имеющий свидетельство о рождении серии II-ОГ № 463794), используя свои экстрасенсорные способности, выполнил следующий эксперимент:

При паспортной проверке в аэропорту г.Ташкента выяснилось, что в паспорте Грабового Григория Петровича нет печати, разрешающей выезд из страны. Пограничники были очень удивлены тем, что такое вообще могло произойти. Но мы были удивлены еще больше, потому что печать была поставлена в паспорт на глазах у трех человек. Присутствовавшие при этом подтвердили это. Как выяснилось потом, Грабовой Григорий Петрович убрал ее экстрасенсорно бесконтактным способом. Грабовой Григорий Петрович экстрасенсорно стер печать в своем паспорте в условиях засвидетельствованного существования печатей до того как он начал стирать их, для доказательства, что экстрасенсорное стирание печатей возможно по желанию.

Генеральный директор СП
"Интерсервисэнерго-Азия" /Бабаев В.Б./

India Office : A. D. CONSULTANTS PVT. LTD., FMC Fortuna 3rd Floor, Unit-A7, 234/3A, A.J.C. Bose Road, Calcutta-70
Telephone : 91-33-2479706 Telefax : 91-33-2476039 Telex : 21-2421 CSEL IN

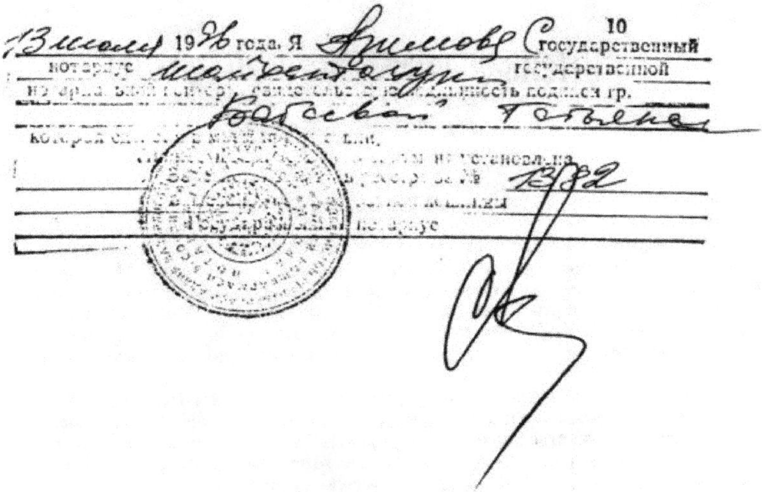
10
13 июля 1996 года. Я [illegible] государственный
нотариус [illegible] государственной
нотариальной конторы, свидетельствую подлинность подписи гр.
[illegible]
которой сделана в моей присутствии.
[illegible] установлена
Зарегистрировано в реестре за № 13832
[illegible]
Государственный нотариус

ISEA

Telephone: 007-3712-620365
Telex 116390 'OFFIS SU'
Telefax: 007 3712 623571 (Tashkent)

INTERSERVICEENERGO-ASIA LIMITED
E. KHODJAEV STREET. 2 TASHKENT-700 032
REPUBLIC OF UZBEKISTAN

СВИДЕТЕЛЬСТВО

Настоящим свидетельством, я Бабаева Татьяна Павловна, удостоверяю, что Грабовой Григорий Петрович, родившийся 14 ноября 1963 года в поселке Кировском (село Багара) Кировского района Чимкентской области Казахской ССР (имеющий свидетельство о рождении серии II-ОГ № 463794), используя свои экстрасенсорные способности, выполнил следующий эксперимент по материализации предмета:

Я Бабаева Т.П., была очевидцем очень интересного события. Оно произошло во время моей командировки в Индию в апреле 1994 г. У меня пропал авиационный билет. Все мои поиски были напрасны. Сколько бы и где бы я его ни искала, я не могла найти. Мне помог Грабовой Григорий Петрович. Он сказал, чтобы я успокоилась и поискала в хозяйственной сумке, где я уже искала, хотя его там не должно было быть. Вытащив все в очередной раз, на дне я увидела помятый и слегка запачканный билет. Этим чудом я обязана Грабовому Григорию Петровичу, который материализовал утерянный мною билет. Единственное отличие материализованного Грабовым Григорием Петровичем билета от утерянного мной было в том, что материализованный им билет был испачкан соком от яблока лежавшего в сумке. Как позднее мне объяснил Грабовой Григорий Петрович, он это сделал для того чтобы при нахождении билета в том месте, где его раньше не было, я не испытала стресса. Первой мыслью должно было быть, что раз билет испачкан соком яблока, то он лежал ранее в хозяйственной сумке, в которой лежало яблоко, выделявшее сок, а затем уже шли мысли о многократном просматривании мной хозяйственной сумки и абсолютно точном отсутствии там билета до начала дистанционной экстрасеноcрной работы Грабового Григория Петровича. Этим самым Грабовой Григорий Петрович показал как он учитывает степень восприимчивости человека при проводимой им материализации, чтобы не вызвать у сильно восприимчивого человека стресса при обнаружении материализованного предмета там, где его точно не было до начала экстрасенсорной материализации, проводимой Грабовым Григорием Петровичем.

_______________ /Бабаева Т.П./

India Office: A. D. CONSULTANTS PVT. LTD., FMC Fortuna 3rd Floor, Unit-A7, 234/3A, A.J.C. Bose Road, Calcutta-70
Telephone: 91-33-2479706 Telefax: 91-33-2476039 Telex: 21-2421 CSEL IN

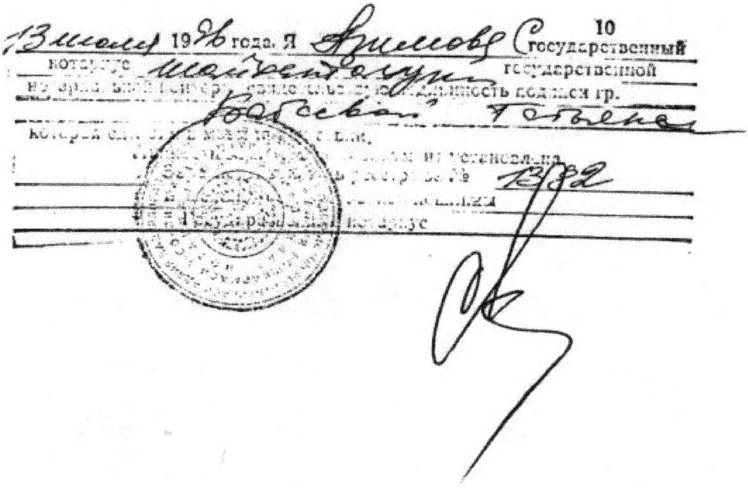

13 июля 1996 года. Я Климова С. 10 государственный нотариус государственной нотариальной конторы, свидетельствую подлинность подписи гр. Бабсевой Татьяны, которая сделана в моей присутствии. Личность ... установлена.

Зарегистрировано в реестре за № 1332

Государственный нотариус

СВИДЕТЕЛЬСТВО

об экстрасенсорной работе Грабового Григория Петровича

родившегося 14 ноября 1963 года в поселке Кировском Кировского района Чимкентской области Казахской ССР (имеющего свидетельство о рождении серии II - ОГ № 463794)

Место: Ташкент 1994 / II / 01 / /
(место заполнения свидетельства) год месяц число часы минуты

Я, Баланирева Елена Дамировна
(фамилия, имя и отчество полностью)

родился(лась) 1960 18.02. Южно-Казахст. г. Чимкент
(дата и место рождения)

гражданин(ка)
(государство)

проживаю г. Ташкент м. Спутник - 4 д. 50 кв 217
57-11-38
(место жительства и домашний телефон)

имею удостоверение личности паспорт XIV-ЮС № 632428
(наименование документа, серия, номер, кем и когда выдан документ)
ОВД Куйбышевского райисполкома г. Ташкента

работаю
(наименование предприятия, должность и служебные телефоны)
зам. генерального директора по экономике
тел 54-55-79

В первых числах января 1994 г
я обратилась к Г.П. Грабовому по поводу утери билета (авиа) на с-т авиакомпании Узбекистана по маршруту Москва-Ташкент от 30 декабря 1993 г.

Билет был утерян мной из аэропорта Домодедово (после вылета) и в Ташкенте я его уже не могла найти.

В связи с этим я лишилась годового билета (бесплатного) на следующий 1994 год.
После обращения к Грабовому Г.П. я обнаружила свой авиабилет на том месте где ранее я его искала, но в тот момент поиски не нашла.

Вывод: я считаю, что Г.П. Грабовой провел материализацию авиа билета, за 30 декабря 1993 г.

[signature] Баланирева Е.Д.
(подпись заполнившего свидетельство) (фамилия заполнившего свидетельство)

Всем заинтересованным лицам

Заявитель: Гусарова Галина Алексеевна
г. Москва, ул. Исаковского, д 2, к. 1, кв 215
т. 944-33-66

Заявление
о том, что Грабовой Григорий Петрович
дематериализовал 10 листов бумаги в
том месте, о котором он не знал
(не имел адреса)

Я родилась 29 мая 1945 г в г. Москва,
паспорт серии XII-МЮ 616980, выдан
24 мая 1978 г 109 о/м, г. Москвы.

Я являюсь свидетелем того, что Грабовой Григорий
Петрович дематериализовал в сентябре 1997 г. статью
„Человек-рентген" из тумбочки родственницы моего
мужа Кузвменко Елены Павловны, её
тел. 249-95-24.
При этом Григорий Петрович Грабовой не знал места
расположения статьи и адреса. Во время процесса
воздействия дематериализации, проводимого
Григорием Петровичем Грабовым, исчезло 10 листов фор-
мата А4. При этом свидетелями дематериализа-
ции были её мама Цветкова Анна Михай-
ловна и я, Гусарова Галина Алексеевна.
После того, как Григорий Петрович Грабовой
дематериализовал 10 листов бумаги, прошло
3 (три) недели.

Прошу заверить мое заявление на основании
документов, удостоверяющих мою личность и
на основании вышеизложенных доказательств.

Гусарова /Гусарова/ 1997 г /09/25/
г. Москва

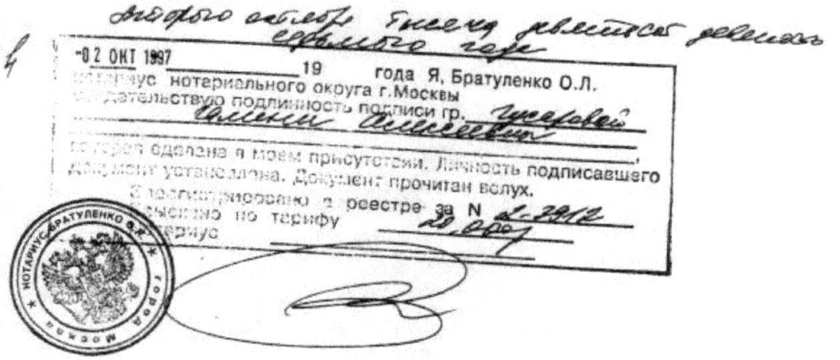

-0 2 ОКТ 1997 ____________ 19 года Я, Братуленко О.Л.
Нотариус нотериального округа г.Москвы
Удостоверяю подлинность подписи гр. Гусаровой Елены Алексеевны
которая сделана в моем присутствии. Личность подписавшего документ установлена. Документ прочитан вслух.
Зарегистрировано в реестре за N
Взыскано по тарифу
Нотариус

Всем заинтересованным лицам
Заявитель: Цветкова Анна Михайловна
г. Москва, Студенческая ул. д 31, кв 39.

Протокол

Для всех заинтересованных лиц о том, что Грабовой Григорий Петрович дематериализовал 10 листов бумаги у меня на квартире и при этом адреса моей квартиры он не знал.

Я родилась 18 июля 1911 года в станице Клетской Клетского р-она Волгоградской области.

Паспорт серии XXI-МЮ № 547008. Выдан 66 отделением милиции г. Москвы 26 июня 1979 года.

Я являюсь свидетелем того, что Грабовой Григорий Петрович дематериализовал в сентябре 1997 г. статью „Человек – рентген" из тумбочки моей квартиры т. 249-95-24

При этом Григорий Петрович Грабовой не знал места расположения статьи и адреса.

Во время воздействия дематериализации проводимого Григорием Петровичем Грабовым исчезло 10 листов формата А4.

При этом свидетелями дематериализации были моя дочь Кузьменко Елена Павловна и Гусарова Галина Алексеевна т. 944-33-66

После того, как Григорий Петрович Грабовой дематериализовал 10 листов бумаги прошло 3 (три) недели.

Прошу заверить мое заявление на основании документов удостоверяющих мою личность и на основании вышеизложенных доказательств

Цвет / Цветкова / 1997 г. 2.10.1997 г.

ВСЕМ ЗАИНТЕРЕСОВАННЫМ ЛИЦАМ

Заявитель: Чупкова Татьяна Ивановна
(фамилия, имя и отчество полностью)

(адрес и телефоны)

Заинтересованные лица:
(фамилия, имя и отчество полностью; адрес)

ЗАЯВЛЕНИЕ
об установлении факта признания Грабового Григория Петровича

способным передавать мысленно физическим слухом речь на расстоянии.

Я родился(лась) 1946/12/22 в ст. Каневская
(год / месяц / число) (место рождения)

Краснодарского края паспорт III-ОБ №656912 выдан
имею удостоверение личности
(наименование документа, серия, номер, кем и когда выдан документ)

ОВД Московского райисполкома г. Рязани 12.04.79 г.

Работаю: бухгалтер
(название предприятия, должность и телефон)

В связи с тем, что я обратился(лась) к Грабовому Григорию Петровичу, родившемуся 14 ноября 1963 года в поселке Кировском, Кировского района Чимкентской области Казахской ССР имеющему свидетельство о рождении серии II-ОГ № 463794, в ноябре 1997 года по поводу
(указать дату, место и причину обращения)

заболевания моего внука Радевича Кирилла

заявляю, что Грабовой Григорий Петрович действительно может передавать мысленно физическим слухом
(привести доказательства в обоснование заявления)

речь на расстоянии. Это подтверждается тем, что моя дочь, зная день и час сеанса и зная имя и отчество Грабового, во время предполагаемого сеанса она находилась в больнице с внуком. Посмотрев на часы, подумала сейчас Грабовой должен работать, в час уже его зовут? и четко услышала: меня зовут Григорий Петрович, я работаю с вашим сыном не бойтесь, я ему помогу. Она остолбенела и машинально сказала ему спасибо. Дочь врач и реалистично оценивает ситуацию, но слышала физически звук речи Григория Петровича, хотя рядом его не было.

Дочь Радевич Наталья Вадимовна, телефон 765 0648 или 476 9828

Прошу заверить мое заявление на основании документов, удостоверяющих мою личность и на основании вышеизложенных доказательств.

[подпись] / Чупкова / 1998/02/2
(подпись) (фамилия) (год / месяц / число)

г. Москва второе февраля тысяча девятьсот девяносто восьмого года

Чупкова Татьяна Ивановна [подпись] Моск-

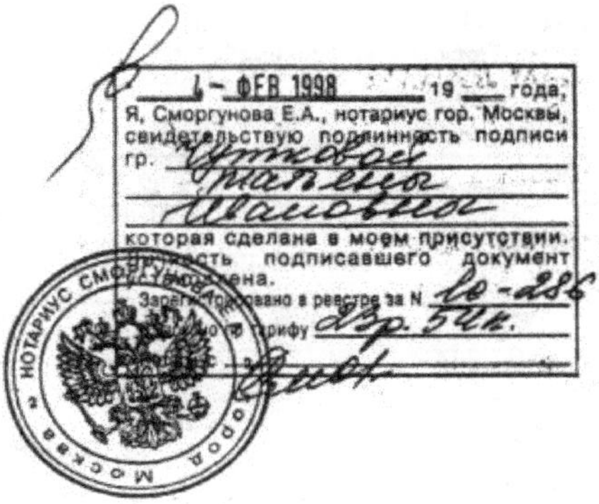
4 - ФЕВ 1998 19__ года,
Я, Сморгунова Е.А., нотариус гор. Москвы, свидетельствую подлинность подписи гр.
которая сделана в моем присутствии. Личность подписавшего документ установлена.
Зарегистрировано в реестре за N
по тарифу 23р. 54к.

СВИДЕТЕЛЬСТВО

о экстрасенсорной работе Грабового Григория Петровича

Населенный пункт г. Москва 1994 / март / 11
(место заполнения свидетельства) год месяц число

Я, Шмаков [illegible] гражданин (ка) Россия
(фамилия, имя и отчество полностью) (государство)

12.11.1964 работающий (щая) ____________
(дата рождения) наименование предприятия

____
(должность и служебные телефоны)

проживающий (щая) ____________
(адрес места жительства и домашний телефон)

имеющий (щая) удостоверение личности паспорт [illegible]
(наименование документа, серия, номер)

№ 510797 10 июля 1992 г. [illegible] МО.
кем и года выдан документ)

удостоверяю, что экстрасенс Грабовой Г.П. (имеющий паспорт серии III - ОГ № 586058, выданный 01.02.1980 года) После договорённости о встрече на [illegible] и Рижской [illegible] машины ВАЗ 2101 [illegible] Грабовой Г.П. прошел в мою закрытую машину без каких-либо ключей. [illegible] произведено [illegible]

Когда я закрыл машину и проверил, что машина закрыта, у меня [illegible] с Грабовым Г.П. [illegible] необходимости проникнуть в машину он [illegible] это сделать. После этого я отошел от машины. Когда я [illegible] минут вернулся Грабовой Г.П. уже был в моей машине ВАЗ 2101 [illegible] и при этом все окна были закрыты на внутренние защелки, то есть было осуществлено проникновение Грабового Г.П. в закрытую машину

[signature] Шмаков Д.А.
(подпись заполнившего свидетельство) (фамилия)

Министерство общего и
профессионального образования
Российской Федерации

РОСТОВСКИЙ ГОСУДАРСТВЕННЫЙ
УНИВЕРСИТЕТ
344006, г. Ростов-на-Дону,
ул. Большая Садовая, 105
Тел. ______________

______________ №______________
На №______________ от 12.01.98

Нами, Олехновичем Львом Петровичем, доктором хим. наук, Соросовским профессором, заведующим кафедрой химии природных и высокомолекулярных соединений РГУ и Корниловым Валерием Ивановичем, кандидатом хим. наук, Соросовским доцентом той же кафедры, заведующим лабораторией химии углеводов НИИ ФОХ РГУ была предложена задача выбора предпочтительного варианта промежуточного состояния химического процесса, изображенного ниже, Грабовому Григорию Петровичу (14.11.1963 г. рождения, свид. о рожд. II-ОГ № 463794).

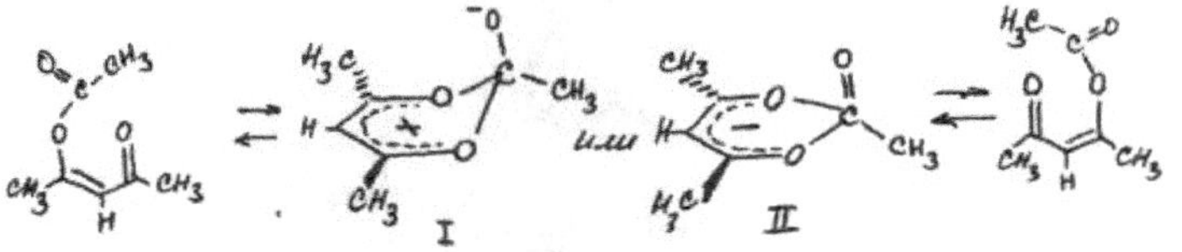

Решение этой задачи возможно методом ядерного магнитного резонанса и квантово-механическими расчетами. Г.П.Грабовой, не являясь химиком вообще, а тем более специалистом в этой узкой области органической химии и не располагая специальными методами изучения строения вещества, мгновенно, находясь в своем офисе (г.Москва, ул. Солянка, 14/2), дал письменное заключение в пользу структуры (II), сделав дополнительный вывод о том, что в магнитном поле возможна реализация третьей структуры, не учтенной нами. Г.П.Грабовой не мог знать заранее, что указанный процесс авторы наблюдают именно в магнитном поле, которое способно влиять на характер промежуточной частицы. Подобный вывод согласуется с нашими представлениями, полученными на основании эксперимента, а также со взглядами других специалистов в этой области.

На основании вышеизложенного считаем, что прогноз, данный Грабовым Г.П., основан на его способности к предвидению процессов, происходящих на молекулярном уровне.

Д.х.н., профессор Олехнович Л.П.

Канд.х,н, доцент Корнилов В.И.

Министерство общего и
профессионального образования
Российской Федерации

**РОСТОВСКИЙ ГОСУДАРСТВЕННЫЙ
УНИВЕРСИТЕТ**
344006, г. Ростов-на-Дону,
ул. Большая Садовая, 105
Тел. ____________

____________ №________
На № ____________ от 12.01.98.

Нами, Олехновичем Львом Петровичем, доктором хим. наук, Соросовским профессором, заведующим кафедрой химии природных и высокомолекулярных соединений РГУ и Корниловым Валерием Ивановичем, кандидатом хим. наук, Соросовским доцентом той же кафедры, заведующим лабораторией химии углеводов НИИФОХ РГУ была предложена задача определения порядка количества миграций ацетильной группы для химического процесса, изображенного ниже, Грабовому Григорию Петровичу (14.11.1963 г. рожд., свид. о рождении ОГ-II № 463794).

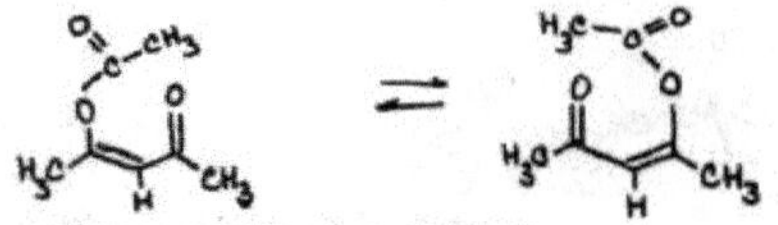

Письменный ответ Грабовой Г.П. дал практически мгновенно, находясь в своем офисе (г.Москва, ул. Солянка, 14/2), и определив его в 20–30 миграций в секунду, что совпало с экспериментальными данными. Случайное попадание в нужную величину считаем мало вероятным, т.к. эти значения для веществ с различными заместителями могут находиться в очень широких пределах.

Считаем, что решение дано Грабовым Г.П., не являющимся специалистом в этой узкой области органической химии и не владеющим специальными методами определения химической структуры вещества, на основании его способности к предвидению процессов, происходящих на молекулярном уровне.

Д.х.н., профессор Олехнович Л.П.

Канд.хим.наук, доцент Корнилов В.И.

Министерство общего и
профессионального образования
Российской Федерации

РОСТОВСКИЙ ГОСУДАРСТВЕННЫЙ
УНИВЕРСИТЕТ
344006, г. Ростов-на-Дону,
ул. Большая Садовая, 105
Тел. ____________

№ ____________ от 12.01.98 г.
На № ____________

Нами, Курбатовым Сергеем Васильевичем, канд. хим. наук, доцентом кафедры химии природных и высокомолекулярных соединений РГУ и Корниловым Валерием Ивановичем, канд.хим. наук, Соросовским доцентом той же кафедры, зав. лабораторией НИИФОХ РГУ была предложена Грабовому Григорию Петровичу (14.11.1963 г.рождения, свид. о рождении II-ОГ №463794) задача охарактеризовать обратимую перегруппировку, изображенную ниже, в плане определения количества миграций ацетильной группы в растворе при 25°С.

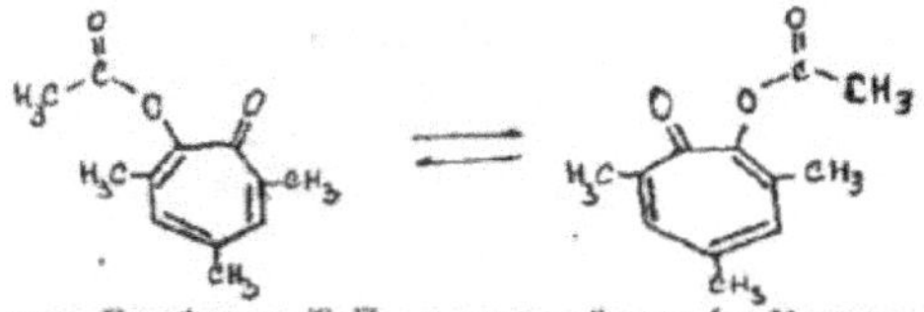

Ответ был дан Грабовым Г.П. в его офисе (г.Москва, ул.Солянка, 14/ практически мгновенно, а порядок миграций был определен как 10^6 в сек., что согласуется с экспериментальными и расчетными данными. Случайное совпадение мало вероятно, т.к. миграция в соединениях подобного типа зависит от заместителей и может происходить в широких пределах (от 10^6 до 10^{-6} раз в сек).

Считаем, что решение, данное Грабовым Г.П., основано на его способности к предвидению процессов, происходящих на молекулярном уровне.

Канд. хим. наук, доц. Курбатов С.В.

Канд.хим. наук, доц. Корнилов В.И.

РСФСР
МИНИСТЕРСТВО ВЫСШЕГО И СРЕДНЕГО СПЕЦИАЛЬНОГО ОБРАЗОВАНИЯ
РОСТОВСКИЙ
ОРДЕНА ТРУДОВОГО КРАСНОГО ЗНАМЕНИ
ГОСУДАРСТВЕННЫЙ УНИВЕРСИТЕТ
НАУЧНО-ИССЛЕДОВАТЕЛЬСКИЙ
ИНСТИТУТ ФИЗИЧЕСКОЙ И
ОРГАНИЧЕСКОЙ ХИМИИ
(НИИФОХ)
344104, г. Ростов-на-Дону, просп. Стачки, 194/3
Телефон 28-57-00

от 12.01.98 №

На № ______ от ______

Нами, Курбатовым Сергеем Васильевичем, доцентом кафедры химии природных и высокомолекулярных соединений РГУ и Корниловым Валерием Ивановичем, канд.хим.наук, доцентом той же кафедры, заведующим лабораторией НИИФОХ РГУ была предложена Грабовому Григорию Петровичу (14.11.1963 г. рождения; свидетельство о рожд. II-ОГ № 463794) задача охарактеризовать скорость превращения вещества I в вещество II в растворе при 25°C (количество циклизаций-рециклизаций в секунду).

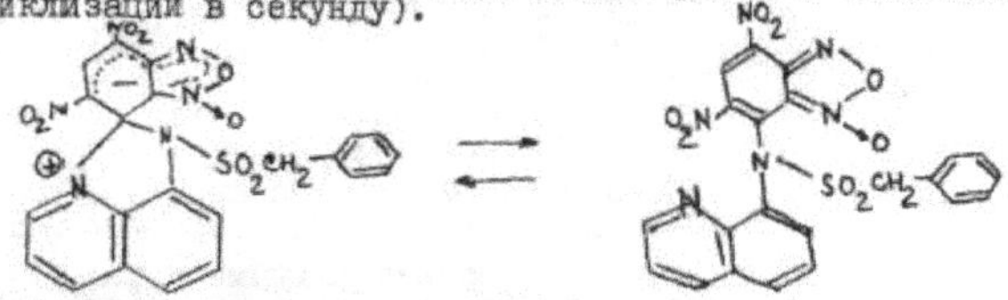

Ответ был дан Грабовым Г.П. письменно в его офисе (г.Москва, ул. Солянка, 14/2) практически мгновенно, а порядок миграций определен как пять (5) в сек., что соответствует эксперименту, проведенному впоследствии с помощью ЯМР-спектроскопии и расчетов.

Считаем, что решение, данное Грабовым Г.П., не владеющим физико-химическими методами исследования химического вещества, основано на его способности к предвидению процессов, происходящих на молекулярном уровне.

Канд.хим.наук, доц. Курбатов С.В.

Канд. хим.наук,доц. Корнилов В.И.

СВИДЕТЕЛЬСТВО

Лист № 1

об экстрасенсорной работе Грабового Григория Петровича,
родившегося 14 ноября 1963 года в поселке Кировском (село Багара) Кировского района Чимкентской области Казахской ССР и меющего свидетельство о рождении серии II - ОГ № 463794.

Место: город Ташкент
(место заполнения свидетельства)

1997 / 01 / 24 / 16 / 23
год месяц число часы минуты

Я, **Румянцев Константин Александрович,**
родился 26 марта 1964 года в г. Ташкенте
(дата и место рождения)

гражданин Узбекистана
(государство)

проживаю г. Ташкент, ул. Фаргона йули, 95а, 1 корп., кв 90
(место жительства и домашний телефон)
Телефон: 915410

Частное малое внедренческое предприятие „ВИСТ" Тел. 410908
(место работы, должность и служебные телефоны)
Технический директор

имею удостоверение личности паспорт серии СА номер 0500835
(наименование документа,серия, номер, кем и когда выдан)
выданный 03 апреля 1996 г. Хамзинским РОВД г. Ташкента

в присутствии двух свидетелей

первый свидетель: Морозкина Марина Валерьевна
(фамилия, имя и отчество полностью)
27 марта 1965 г. г. Ташкент
(дата и место рождения)
г. Ташкент, ул. Башкирская 2, кв 9; т. 34-30-68
(место жительства и домашний телефон)
МСЧ п/о Таш. тракторного з-да врач-терапевт
(место работы, должность и служебные телефоны)

удостоверение личности паспорт СА 0118402 УВД
(наименование документа, серия, номер, кем и когда выдан)
Юнус-Абадского района г. Ташкента 28.02.95.

второй свидетель: Пышкин Николай Дмитриевич
(фамилия, имя и отчество полностью)
15 февраля 1947 года, г. Ташкент РУз
(дата и место рождения)
г. Ташкент, ул. Бодрая 93, кв 1 Тел 42-26-94
(место жительства и домашний телефон)
ЦИВЦ НАК РУз, инженер-программист
(место работы, должность и служебные телефоны)

удостоверение личности пасп. XVI-ТСС № 730079, выдан 20 мая 1993 года СВД Сабир-Рахимовским р-на г. Ташкента
(наименование документа, серия, номер, кем и когда выдан)

Продолжение настоящего текста в приложении № 1 к первому листу

[подпись] / Румянцев К.А. /
(подпись заполнившего свидетельство) (фамилия заполнившего свидетельство)

[подпись] / Морозкина М.В.
(подпись и фамилия первого свидетеля)

[подпись] / Пышкин Н.Д. /
(подпись и фамилия второго свидетеля)

ПРИЛОЖЕНИЕ № 1 Лист № 2

к свидетельству об экстрасенсорной работе Грабового Григория Петровича,
родившегося 14 ноября 1963 года в поселке Кировском (село Багара) Кировского района Чимкентской области Казахской ССР и меющего свидетельство о рождении серии II - ОГ № 463794.

Место: город Ташкент 1997/ 01/ 24/ 16/ 23
(место заполнения свидетельства) год месяц число часы минуты

Румянцев Константин Александрович
Фамилия имя отчество заполнившего свидетельство

Настоящим свидетельством удостоверяю, что был свидетелем проявления экстрасенсорных способностей Грабового Григория Петровича в период учебы в Ташкентском университете. Преподаватель, доцент Гегель Галина Николаевна неоднократно, в присутствии всей группы после проверки контрольных работ по математическому анализу, выражала удивление по поводу работ студента Грабового Григория Петровича, который пишет правильные ответы на задания сразу, не проводя решения. В то время мы считали его одаренным человеком способным интуитивно находить правильные ответы, т. к. понятий ясновидение или экстрасенсорика у нас не было. Через призму сегодняшних знаний вышеизложенное можно назвать ясновидением.

Всему вышеизложенному мной я действительно был очевидцем, что и подтверждаю своей подписью в присутствии двух свидетелей.

Приведенные в настоящем свидетельстве факты имели место на втором курсе университета в 1982-83 учебном году.

[подпись] / Румянцев К.А. /
(подпись заполнившего свидетельство) (фамилия заполнившего свидетельство)

[подпись] / Морозченко М.В. (подпись и фамилия первого свидетеля)

[подпись] / Ильюхин И.Д. / (подпись и фамилия второго свидетеля)

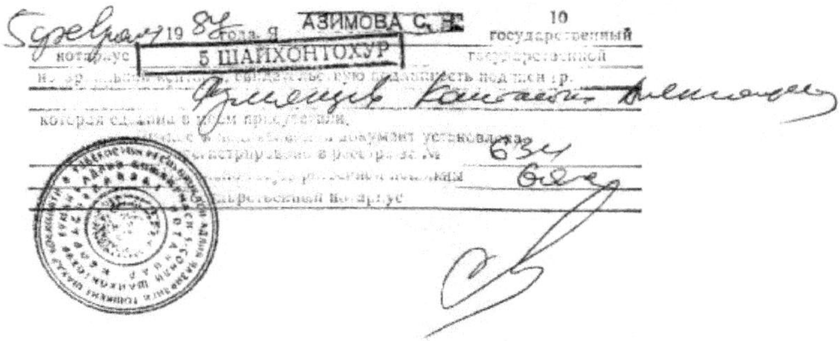
19 года. я АЗИМОВА С. Н. 10 государственный
нотариус 5 ШАЙХОНТОХУР государственной
которая сделана в моем присутствии.
634

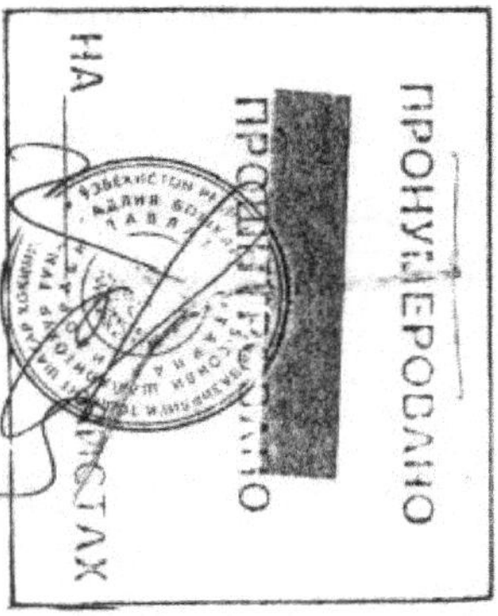
ПРОНУМЕРОВАНО
НА

ВСЕМ ЗАИНТЕРЕСОВАННЫМ ЛИЦАМ

Заявитель : Яковлева Ольга Николаевна
Московская область г.Юбилейный, мкр.1, д.6,кв.14,513-92-52

Я родилась 17.02.58г. в с.Гороховка Воронежской области паспорт серии XIX-ИК №655676 выдан 25 марта 1981г. 1 О/М УВД г.Мытищи Московской области.

ЗАЯВЛЕНИЕ

о том, что ГРАБОВОЙ ГРИГОРИЙ ПЕТРОВИЧ своим экстрасенсорным воздействием снял посторонние звуки с аудиозаписи своего голоса и добавил текст со своим голосом на аудиокассету.

Я являюсь свидетелем того, что Грабовой Григорий Петрович 27.02.97г. своим экстрасенсорным воздействием снял посторонние звуки с аудиокассеты с записью своего голоса и добавил текст аудиозаписи со своим голосом.При этом добавленный текст с голосом Грабового Григория Петровича не отличался ни по каким параметрам от голоса Грабового Григория Петровича ранее записанного на аудиопленку при очной беседе с ним.
Свое экстрасенсорное воздействие Грабовой Григорий Петрович провел не зная где находится аудиопленка.

Прошу заверить мое заявление на основании документов,удостоверяющих мою личность и на основании вышеизложенных доказательст.

_________ / Яковлева / 1997г. /11/ г.Москва

Город Москва восемнадцатого ноября одна тысяча девятьсот девяносто седьмого года я, Вроблевская Л.Э., нотариус г.Москвы, свидетельствую подлинность подписи, сделанную гр. Яковлевой Ольгой Николаевной в моем присутствии. Личность подписавшей документ установлена.

Зарегистрировано в реестре за № 2. 10157
Взыскано по тарифу 4. 185 руб
Нотариус

В С Е М З А И Н Т Е Р Е С О В А Н Н Ы М Л И Ц А М

Заявитель : Яковлева Ольга Николаевна
Московская область г.Юбилейный, мкр.1, д.6,кв.14 513-92-52

Я родилась 17.02.58г. в с.Гороховка Воронежской области
паспорт серии XIX-ИК № 655676 выдан 25 марта 1981г. 1 О/М
УВД г.Мытищи Московской области.

З А Я В Л Е Н И Е

о том, что ГРАБОВОЙ ГРИГОРИЙ ПЕТРОВИЧ своим экстрасенсорным воздействием убрал запись с аудиокассеты таким образом, что свободного места на аудиокассете не оказалось.

Я являюсь свидетелем того, что Грабовой Григорий Петрович 27.02.97г. своим экстрасенсорным воздействием стер запись беседы с аудиокассеты таким образом, что пустого места на аудиокассете не оказалось.При повторном прослушивании аудиокассеты с записанным текстом до стертого участка далее шло сразу начало текста, который был ранее /до воздействия Грабового Григория Петровича/ после стертого участка аудиозаписи. При этом посторонних шумов на месте стыка граничащих со стертым участком записей не наблюдалось, физические параметры ленты остались без изменений.Свое экстрасенсорное воздействие Грабовой Григорий Петрович провел не зная где находится аудиокассета.

Грабовой Григорий Петрович родился 14 ноября 1963 г
(свидетельство о рождении II-ОГ № 463794)

Прошу заверить мое заявление на основании документов, удостоверяющих мою личность и на основании вышеизложенных доказательств.

______ /Яковлева / 1997г./11/18/ г.Москва

Город Москва восемнадцатого ноября одна тысяча девятьсот девяносто седьмого года я, Вроблевская Л.Э., нотариус г.Москвы, свидетельствую подлинность подписи, сделанную гр. Яковлевой Ольгой Николаевной в моем присутствии . Личность подписавшей документ установлена..

Зарегистрировано в реестре за № 2-10157

Взыскано по тарифу 4.185 руб

Нотариус

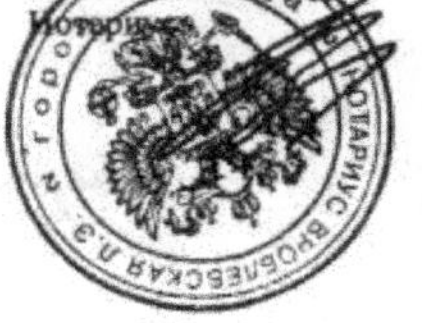

Всем заинтересованным лицам
Заявитель: Ладыченко Константин Владимирович

Заявление

О том, что Грабовой Григорий Петрович в условиях чистого эксперимента дематериализовал полностью информированную компьютерную дискету объемом 1,44 мегабайта.

Я, Ладыченко Константин Владимирович, родился 15 июня 1967 года в г. Монино Московской области, удостоверение личности офицера ВЛ№: 096219 выданное Тамбовским ВВАУЛ 21 октября 1989г, являюсь свидетелем того, что Грабовой Григорий Петрович дематериализовал 22 ноября 1997 года полностью информированную компьютерную дискету объемом 1,44 мегабайта. Во время дематериализации Григорий Петрович не знал где находится дискета.

Личные данные Грабового Григория Петровича:
– родился 14 ноября 1963 года в поселке Кировском, Кировского района Чимкентской области Казахской ССР, имеющего свидетельство о рождении серии II-ОГ №: 463794

Прошу заверить мое заявление на основании документов, удостоверяющих мою личность и на основании вышеуказанных доказательств.

25 ноября 1997 года [signature] Ладыченко К.В.

Ладыченко Константин Владимирович [signature]

26 ноября 1997 года, я, Болквадзе Т.Н.,
нотариус 12-й Московской государственной нотариальной конторы, свидетельствую подлинность подписи гр. Ладыченко Константина Владимировича, сделанной в моем присутствии.
Личность установлена, дееспособность проверена
Взыскано государственной пошлины 4175 рублей
По реестру 2-1458
Государственный нотариус [signature]

Лист № 1

СВИДЕТЕЛЬСТВО

об экстрасенсорной работе Грабового Григория Петровича
родившегося 14 ноября 1963 года в поселке Кировском (село Багара) Кировского района Чимкентской области Казахской ССР (имеющего свидетельство о рождении серии II - ОГ № 463794)
по экстрасенсорному диагностированию программно-аппаратных средств ПЭВМ в ноябре 1991 года.

Место: г. Ташкент
(место заполнения свидетельства)

1996/ 12 / 4 / 12 / 35
год / месяц / число / часы / минуты

Я, **Валитов Радик Тафикович,**
родился 12 октября 1960 г., г. Ташкент
(дата и место рождения)

гражданин Узбекистан
(государство)
проживаю г. Ташкент массив "Кушбеги" д 16 кв. 35
(место жительства и домашний телефон)

(место работы, должность и служебные телефоны)

имею удостоверение личности паспорт II-ЮС № 639885 выдан 26 ноября 1976 Чиланзарским РОВД г. Ташкента
(наименование документа, серия, номер, кем и когда выдан)

в присутствии двух свидетелей

первый свидетель: Трубкина Ольга Александровна
(фамилия, имя и отчество полностью)
20.09.56 г.р. г. Кайраккум Ленинабадской обл.
(дата и место рождения)
Ташкент-72 Мирабадский р-н ул. Авиаторов 6-24
(место жительства и домашний телефон)
ГА-9 2432А, отдел кадров, оператор ЭВМ
(место работы, должность и служебные телефоны)

удостоверение личности паспорт СА 0825839 выдан Мирабадским РУВД от 08.08.96 г.
(наименование документа, серия, номер, кем и когда выдан),

второй свидетель: Гришкова Валентина Григорьевна
(фамилия, имя и отчество полностью)
20.07.1939 г. г. Кзыл-Орда Казахской ССР
(дата и место рождения)
г. Ташкент, ул. Чимкентская 13, кв.16. тел 565063
(место жительства и домашний телефон)
Завод 243 ГА начальник отдела кадров тел. 546800
(место работы, должность и служебные телефоны)

удостоверение личности паспорт III-ЮС № 729141 ОВД Ленинского РУВД г. Ташкента выдан 5.12.1982 г.
(наименование документа, серия, номер, кем и когда выдан)

Продолжение настоящего текста в приложении № 1 к первому листу

[подпись] / Валитов Р.Т.
(подпись заполнившего свидетельство) (фамилия заполнившего свидетельство)

[подпись] - Трубкина О.А.
(подпись и фамилия первого свидетеля)

[подпись] - В.Г. Гришкова
(подпись и фамилия второго свидетеля)

ПРИЛОЖЕНИЕ №1 Лист № 2

к свидетельству об экстрасенсорной работе Грабового Григория Петровича
родившегося 14 ноября 1963 года в поселке Кировском (село Багара) Кировского района Чимкентской области Казахской ССР (имеющего свидетельство о рождении серии II - ОГ № 463794)
по экстрасенсорному диагностированию программно-аппаратных средств ПЭВМ в ноябре 1991 года.

Место: г. Ташкент 1996 / 12 / 4 / 12 / 35
(место заполнения свидетельства) год месяц число часы минуты

Валитов Радик Тафикович
(Фамилия имя отчество заполнившего свидетельство)

заявляю, что был очевидцем следующего экстрасенсорного эксперимента Грабового Григория Петровича:

При мне в ноябре 1991 года экстрасенсу Грабовому Г.П. были предложены для диагностирования на вирус двадцать дискет. Грабовой Г.П. после визуального просмотра дискет (то есть не используя компьютерную технику или специализированное для обнаружения вирусов программное обеспечение, а просто на глаз) точно определил пять зараженных вирусами дискет.

Кроме того, эктрасенсом Грабовым Г.П. проводилась работа по экстрасенсорному воздействию на программные средства с целью удаления экстрасенсорным путем вирусов. При копировании программного файла с зараженной вирусом дискеты на винчестер во время экстрасенсорного воздействия Грабового Г.П., программный файл был записан на винчестер в объеме в 10 раз меньше оригинала. При копировании вирус Dir должен был быть занесен с дискеты на винчестер, но этого не произошло, что показала ативирусная программа Anti-Dir. Следовательно в момент перезаписи файла с дискеты на винчестер Грабовым Г.П. было произведено экстрасенсорное воздействие на переносимую информацию, вирус был уничтожен и не был перезаписан с дискеты на винчестер.

Эти факты отражены в протоколах № 04/91 и № 05/91 о проведенных Грабовым Г.П. экстрасенсорных работах.

Считаю, что этот эксперимент подтвердил экстрасенсорные способности Грабового Григория Петровича выявлять очень тонкие информационно-энергетические связи на технических носителях информации (дискетах) и управлять процессом перезаписи информации, отсекая информационный поток вируса. Эти способности могут быть применены в серьезных информационных средах при наличии искусственных помех.

Всему вышеизложенному мной я действительно был очевидцем, что и подтверждаю своей подписью в присутствии двух свидетелей.

[подпись] / Валитов Р.Т. /
(подпись заполнившего свидетельство) (фамилия заполнившего свидетельство)

[подпись] / Трубкина О.А. / [подпись] / В.Г. Гришкова
(подпись и фамилия первого свидетеля) (подпись и фамилия второго свидетеля)

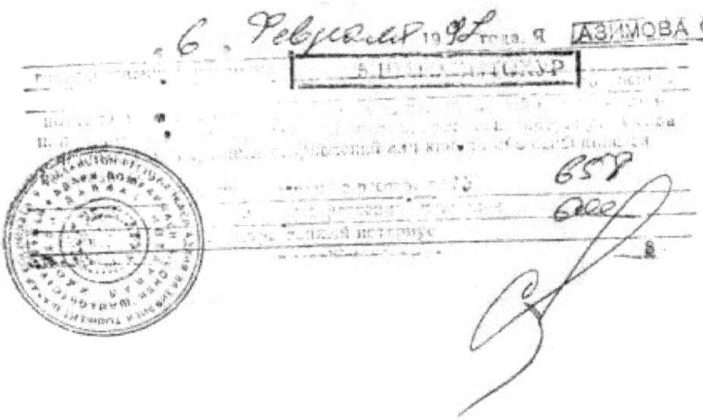

«6» Февраля 199.. года. Я АЗИМОВА С. Н.

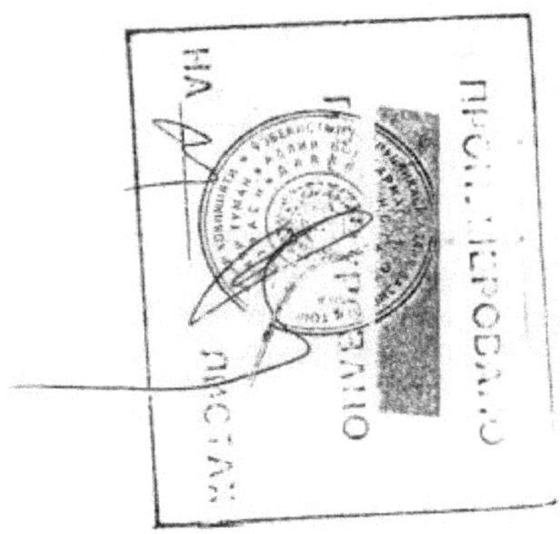

ISEA

Telephone : 007-3712-620365
Telex 116399 OFFIS SU
Telefax : 007 3712 623571 (Tashkent)

INTERSERVICEENERGO-ASIA LIMITED
E. KHODJAEV STREET. 2 TASHKENT-700 032
REPUBLIC OF UZBEKISTAN

СВИДЕТЕЛЬСТВО

Настоящим свидетельством, я Бабаева Татьяна Павловна, удостоверяю, что Грабовой Григорий Петрович, родившийся 14 ноября 1963 года в поселке Кировском Кировского района Чимкентской области (имеющий свидетельство о рождении серии II-ОГ № 463794), используя свои экстрасенсорные способности, выполнил следующий эксперимент :

Я неоднократно наблюдала, как Грабовой Григорий Петрович, не прикасаясь к кнопке лифта, заставлял его двигаться в заданном направлении и останавливаться на нужном этаже. Такие эксперименты были выполнены им неоднократно в присутствии моего мужа Бабабева В.Б. и меня в лифте отеля в г. Дели в апреле 1994 г.

______ / Бабаева Т.П./

India Office : A. D. CONSULTANTS PVT. LTD., FMC Fortuna 3rd Floor, Unit-A7, 234/3A, A.J.C. Bose Road, Calcutta-70
Telephone : 91-33-2479706 Telefax : 91-33-2476039 Telex : 21-2421 CSEL IN

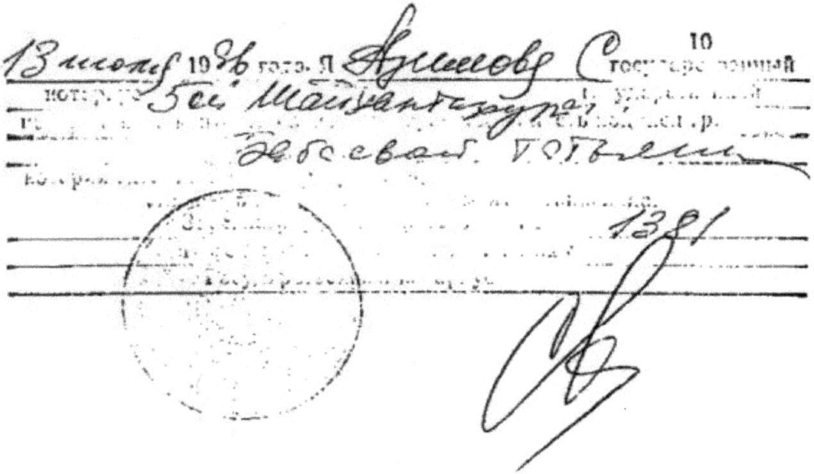
10
13 июня 1986 года. Я
1381

PRILOG E

DOKUMENTI KOJI POTVRĐUJU KONKRETNE ČINJENICE, NAVEDENE U KNJIZI, O KORIŠTENJU TEHNIČKIH UREĐAJA ZA OBNAVLJANJE

MRPIIN

MEĐUNARODNA KOMORA ZA REGISTRACIJU

INFORMACIJSKO-INTELEKTUALNE NOVINE

CERTIFIKAT-LICENCA

Registarski broj 000285 Šifra 00014 Kod 00015
Otkriće, izum, inovacija (tehnologija, projekt i sl.): **MODEL**

Grabovoi Grigori Petrovič

Anotacija:

Novina je u načinu rastavljanja informacije, temeljena na načelima jedinstva prostora i vremena u beskonačnosti i u načinu udruživanja poznatih svojstava prostora i vremena sa zakonima njihovog uzajamnog razvoja. Otkrivena je metoda pohranjivanja bilo koje informacije kroz polje beskonačno udaljenih točaka. Prostor se razmatra kao nepromjenjiva struktura vremena. Vrijeme se razmatra kao funkcija prostora, a točka reprodukcije materije kao posljedica reakcije vremena na promjene u prostoru. Dodirne točke predstavljaju ujedno i točke pohranjivanja bilo koje informacije, što omogućuje stvaranje tehnoloških sustava na osnovi računala. Pohranjena informacija daje „razumnom" stroju statičnu konstrukciju, kao i procese za njegovo upravljanje. Također je moguće pohraniti informaciju u bilo koju supstancu putem neprekidnog zapisa, te je smatrati informacijom koja nema vidljivi fizički medij. Pomoću te vrste primjene modela za pohranjivanje moguće je stvoriti temeljno novi tip računalne tehnike, koji se može koristiti za stvaranje neophodne formule razuma koji se nalazi u zraku, vakuumu i svakoj supstanci, putem jediničnih impulsa posebnog priključka na računalu.

Kratki naziv: **POHRANJIVANJE INFORMACIJE U BILO KOJOJ PROSTORNO-VREMENSKOJ TOČKI**

Osnovna ideja:

Međunarodna komora za registraciju informacijsko-intelektualne novine predstavlja za upis Međunarodni registar globalnih sustava informacije intelektualno vlasništvo, koje je kao autorski rad priznalo Akademsko vijeće MRPIIN i ostale strukture kao

MODEL

Ova Certifikat-licenca je dokument koji vlasniku daje pravo na korištenje ove informacijsko-intelektualne novine kao osobno vlasništvo na međunarodnom tržištu u svim zemljama svijeta.

Predsjednik Komore,
Redovni član Međunarodne Akademije
informatizacije i Akademije znanosti u New Yorku

Datum: 19. prosinca 1997. Potpis: E.S. Tiženko-Davtjan

MRPIIN

MEĐUNARODNA KOMORA ZA REGISTRACIJU

INFORMACIJSKO-INTELEKTUALNE NOVINE

CERTIFIKAT-LICENCA

Registarski broj 000283 Šifra 00012 Kod 00015

Otkriće, izum, inovacija (tehnologija, projekt i sl.): **METODA**

Grabovoi Grigori Petrovič

Anotacija:

Razrađena je tehnologija prijenosa informacije bilo kojeg događaja u geometrijski oblik, opisan u ortodoksnoj matematici. Kako bi se izmijenio događaj, poseban računalni program prenosi izvorni oblik koji odgovara događaju u oblik koji mijenja događaj na potreban način. Program se zasniva na izračunima kutnog koeficijenta između izmijenjenog i dopunjenog oblika, to jest izračunava se četverostruki integral pomoću metode Runge-Kutta. Dopunjeni oblici mogu upravljati na bilo kojoj udaljenosti uz pomoć određenog impulsa. Uporaba računalne tehnologije može biti korisna za upravljanje informacijom u medicini, egzaktnim tehnologijama i sl.

Kratki naziv: **RAČUNALNA TEHNOLOGIJA DALJINSKOG UPRAVLJANJA**

Osnovna ideja:

Međunarodna komora za registraciju informacijsko-intelektualne novine predstavlja za upis u Međunarodni registar globalnih sustava informacije intelektualno vlasništvo, koje je kao autorski rad priznalo Akademsko vijeće MRPIIN i ostale strukture kao

METODU

Ova Certifikat-licenca je dokument koji vlasniku daje pravo na korištenje ove informacijsko-intelektualne novine kao osobno vlasništvo na međunarodnom tržištu u svim zemljama svijeta.

Predsjednik Komore,

Redovni član Međunarodne Akademije
informatizacije i Akademije znanosti u New Yorku

Datum: 19. prosinca 1997. Potpis: E.S. Tiženko-Davtjan

MRPIIN

MEĐUNARODNA KOMORA ZA REGISTRACIJU

INFORMACIJSKO-INTELEKTUALNE NOVINE

CERTIFIKAT-LICENCA

Registarski broj 000286 Šifra 00020 Kod 00015

Otkriće, izum, inovacija (tehnologija, projekt i sl.): **NAČELO**

Grabovoi Grigori Petrovič

Anotacija:

Otkriveno je svojstvo materije, koje omogućuje da se gotovo trenutno dobije potrebni oblik na temelju jedinstvenog programa umetnutog u bilo koji vremenski interval (dokazni protokoli su dostupni). Računalne tehnologije omogućuju ostvariti upravljanje materijom, obnavljanje tkiva u organizmu i njegova zaštita, kontrolu nad strojevima i stvaranje materije pomoću načela prijenosa vremena u bilo koju materiju – načela neuništivosti strukture vremena prilikom izmjena u prostoru; izvor energije iz vremena prošlih događaja je neograničen, to jest bilo koji prošli događaj moguće je razbijati neograničenim brojem metoda, uključujući i metodu suprotne veze – upravljanje vremenom budućih događaja. Praktički je moguće primjenom pomoćnog uređaja na konceptualnoj osnovi iskoristiti vrijeme budućih događaja. Sukladno tome, prema mišljenju autora, moguće je obnoviti bilo koju materiju iz skupa „slučajnih" događaja u bilo kojem vremenskom intervalu, što čini svako uništavanje nelogičnim.

Kratki naziv: **VRIJEME JE OBLIK PROSTORA**

Osnovna ideja:

Međunarodna komora za registraciju informacijsko-intelektualne novine predstavlja za upis u Međunarodni registar globalnih sustava informacije intelektualno vlasništvo, koje je kao autorski rad priznalo Akademsko vijeće MRPIIN i ostale strukture kao

NAČELO

Ova Certifikat-licenca je dokument koji vlasniku daje pravo na korištenje ove informacijsko-intelektualne novine kao osobno vlasništvo na međunarodnom tržištu u svim zemljama svijeta.

Predsjednik Komore,

Redovni član Međunarodne Akademije
informatizacije i Akademije znanosti u New Yorku

Datum: 19. prosinca 1997. Potpis: E.S. Tiženko-Davtjan

MRPIIN

MEĐUNARODNA KOMORA ZA REGISTRACIJU

INFORMACIJSKO-INTELEKTUALNE NOVINE

CERTIFIKAT-LICENCA

Registarski broj 000287 Šifra 00018 Kod 00015

Otkriće, izum, inovacija (tehnologija, projekt i sl.): **OTKRIĆE**

Grabovoi Grigori Petrovič

Anotacija:

Predložena su nova polja informacije, koja određuju svojstva i mjesta raspodjele bilo kojih objekata informacije koji dovode do samostalnog razvoja nerazarajućeg polja kreacije, kao i egzaktne tehnologije nerazarajućeg korištenja stvaralačkog polja. Otkrivena je potpuna identičnost (prema načelu automorfnosti, izomorfnosti) svih objekata informacije pred stvaralačkim poljem informacije (protokoli o rezultatima ovjereni su kod javnog bilježnika u Ujedinjenim narodima).

Do otkrića stvaralačkog polja informacije došlo je preko odraza realiziranih objekata informacije na unutarnju površinu sfere prošlih (poznatih) objekata informacije. Segment sfere, koji odgovara budućoj informaciji i definira komponente objekata u stvaranju, određuje se kao područje na vanjskoj površini sfere poznatih objekata informacije, koja se određuje iz projekcije polja realiziranih objekata na vanjsku površinu sfere poznatih objekata i proizlazi iz međudjelovanja polja informacije, koja su kriterijski identična u odnosu na stvaralačko polje, putem unutarnjih polja sfera, koje su dinamične u odnosu na objekte realizacije. Otkriće omogućuje realizaciju bilo kojeg smjera u stvaralačkom razvoju po načelu samospoznaje uz primjenu metode iz ortodoksne matematike.

Kratak naziv:

PRODUKTIVNI I SAMORAZVIJAJUĆI SUSTAVI, KOJI ODRAŽAVAJU VANJSKA I UNUTARNJA POLJA RAZNOLIKOSTI STVARALAČKIH SFERA

Osnovna ideja:

Međunarodna komora za registraciju informacijsko-intelektualne novine predstavlja za upis u Međunarodni registar globalnih sustava informacije intelektualno vlasništvo, koje je kao autorski rad priznalo Akademsko vijeće MRPIIN i ostale strukture kao

OTKRIĆE

Ova Certifikat-licenca je dokument koji vlasniku daje pravo na korištenje ove informacijsko-intelektualne novine kao osobno vlasništvo na međunarodnom tržištu u svim zemljama svijeta.

Predsjednik Komore,

Redovni član Međunarodne Akademije

informatizacije i Akademije znanosti u New Yorku

Datum: 19. prosinca 1997.

Potpis: E.S. Tiženko-Davtjan

RUSKA FEDERACIJA

PATENT

ZA IZUM

BR. 2148845

Ruska agencija za patente i zaštitne znakove na osnovi Patentnog zakona Ruske Federacije, koji je stupio na snagu 14. listopada 1992. godine, izdala je sljedeći patent za izum

METODA ZA SPREČAVANJE KATASTROFA I UREĐAJ ZA NJENU PROVEDBU

Vlasnik patenta:

Grigori Petrovič Grabovoi

Prema zahtjevu br. 99120836, datum primitka: 07.10.2000.

Prioritet od 07.10.2000.

Autor(i) izuma:

Grigori Petrovič Grabovoi

Patent važi na svom teritoriju Ruske Federacije u vremenskom periodu od 20 godina, počevši od 7. listopada 1999. godine pod uvjetom da se na vrijeme uplaćuje naknada za održavanje patenta u vrijednosti.

Upisan u Državni registar za patente Ruske Federacije

Moskva, 10. svibnja 2000.

Generalni direktor

A.D. Korčagin

Grb Ruske Federacije (19) **RU** (11) **2148845** (13) **C1**

(51) 7 G 01 V 9/00, 8/20

Ruska agencija za patente
i zaštitne znakove

(12) OPIS IZUMA

prema patentu Ruske Federacije

(21) Registarski broj zahtjeva: 99120836/28 (22) Datum podnošenja: 07.10.1999.
(24) Patent na snazi od: 07.10.1999.
(46) Objava formule izuma: 10.05.2000. Bil. br. 13
(72) Naziv izumitelja: Grigori Petrovič Grabovoi
(71) (73) Naziv vlasnika: Grigori Petrovič Grabovoi
(56) RU 2.107.933 C1, 27.03.1998
RU 2050014 C1, 10.12.1995. RU 2098850 C1, 10 12. 1997.
SU 1104459, 23.07.1984.
(98) 115230 Moskva, Kaširska cesta 5-1-66, Kopajev V.G.

(54) METODA SPREČAVANJA KATASTROFA I UREĐAJ ZA NJENU PROVEDBU

(57) Upotreba: sprečavanje katastrofa prirodnog ili umjetnog karaktera. Srž: svjetlosni signali koje emitira element, koji odgovara zoni pretpostavljene katastrofe, obrađuju se pomoću optičkog sustava, koji sadrži senzore izrađene od kristala, na primjer gorskog kristala, napravljene u obliku identičnih kocki, raspoređenih duž pravca širenja zračenja i smještenih u staklenoj sferi. Zadnja kocka spojena je preko optičkog vlakna s detektorom, koji je priključen na sustavni procesor pomoću pojačala. Oni formiraju normirano zračenje u optičkom sustavu. Poželjno je skenirati razna područja elementa, koji je napravljen na primjer kao zemljopisna karta, pri čemu području začetka katastrofe odgovara zona s povećanim

karakteristikama normiranog zračenja. Tako će za katastrofe prirodnog karaktera karakteristike područja začetka katastrofe biti za 20-28% više od karakteristika ostalih područja elementa, dok umjetnim katastrofama odgovara porast od 10-12%.

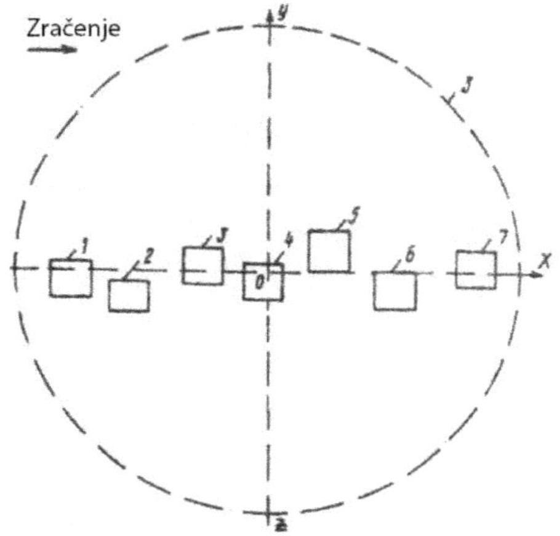

Sl. 1

2148845

Tehnički rezultat: povećana učinkovitost pri istovremenom širenju polja primjene predstavljene metode i uređaja. 2 nezavisna i 6. zavisnih patentnih zahtjeva, 3 ilustracije.

Izum se može koristiti za sprečavanje bilo kakvih katastrofalnih događaja, kako onih prirodnog karaktera, kao što su u katastrofalni potresi, tako i umjetnih katastrofalnih događaja, konkretno u industrijskim objektima.

Ovome je po tehničkoj prirodi najbliža metoda za sprečavanje katastrofe prirodnog karaktera (potres) putem bilježenja i obrade signala, koji su karakteristični za položaj u zoni pretpostavljene katastrofe (vidi: a.s. SSSR br. 1030496, Klasa E 02 D 27/34, 1983).

U skladu s poznatom metodom, vibracijski signali se obrađuju u obliku oscilacija Zemljine kore, koji dolaze iz epicentra potresa, uz pomoć mreže seizmo-prijamnika, dobivajući električne signale. Oni u centru za prikupljanje, bilježenje i obradu podataka pretvaraju primljene električne signale u komandne signale, koje prenose na odašiljače izvedene u obliku izvora vibracija.

Dobiveni ili normativni signali u obliku elastičnih valnih oscilacija usmjeravaju se u centralnu zonu potresa. Zaustavljanje seizmičkih valova ostvaruje se međudjelovanjem visokofrekventnih elastičnih valova, koji dolaze iz izvora vibracija, i niskofrekventnih valnih oscilacija iz epicentra potresa.

Nedostatak ove metode je njena niska učinkovitost, budući da je protudjelovanje katastrofalnom potresu moguće samo kada je dostignut dovoljan stupanj razvoja, zbog čega se najprije mora dobiti niz pretkazivačkih signala u centru za prikupljanje, bilježenje i obradu informacija. Osim toga, ova metoda ima ograničenu funkcionalnost, s obzirom da se može koristiti samo za sprečavanje potresa i nije pogodna za prevenciju ostalih katastrofalnih događaja, kao što su umjetne katastrofe.

Ovome je po tehničkoj prirodi najbliži uređaj za sprečavanje katastrofa prirodnog karaktera (potresa), koji sadrži pretvarač signala karakterističnih za položaj u zoni pretpostavljene katastrofe, sustav bilježenja signala te odašiljač, koji proizvodi signale za normalizaciju položaja u zoni pretpostavljene katastrofe (vidi a.s. SSSR br. 838014, Klasa E 02 D 31/08, 1981). U ovom se uređaju u svojstvu pretvarača signala koristi vibracijski detektor, koji pretvara mehaničke oscilacije prouzrokovane potresima u električne signale, čija je vrijednost proporcionalna amplitudi mehaničkih oscilacija. Sustav za obradu signala sastoji se od preliminarnog pojačala, blokova za izdvajanje osnovne frekvencije, bloka za praćenje faze, u kojem se valjani signal pomiče po fazi za 180°, te pojačala snage. Odašiljač je zamišljen u obliku vibracijskog kompresora, koji proizvodi oscilacije u protufazi s oscilacijama, koje nastaju pri potresu, te služe za normalizaciju položaja u zoni nastanka potresa.

Nedostatak ovog uređaja je njegova ograničena funkcionalnost, s obzirom da se primjenjuje samo pri nastanku katastrofalnog potresa. Nadalje, korištenje ovog uređaja podrazumijeva velike troškove zbog neuobičajeno visoke potrošnje energije uvjetovane neophodnim stvaranjem snažnih mehaničkih oscilacija u poprilično dugim vremenskim intervalima.

Zadatak ovog izuma je povisivanje učinkovitosti metode za sprečavanje katastrofa, uz istovremeno širenje polja funkcionalnosti navedene metode i uređaja koji se koristi za njenu realizaciju, te smanjenje troškova pri realizaciji metode.

Rješavanje tih zadataka osigurava nova metoda sprečavanja katastrofa pomoću operativnog predviđanja katastrofe u nastajanju i proizvodnje signala, koji normaliziraju položaj u zoni pretpostavljene katastrofe, a provodi se pomoću novog uređaja.

U skladu s izumom, metoda za sprečavanje katastrofe provodi se preko bilježenja i obrade signala karakterističnih za položaj u zoni pretpostavljene katastrofe, pri čemu se obrađuju svjetlosni signali, koje emitira element, koji odgovara zoni pretpostavljene katastrofe, koristeći optički sustav, koji sadrži senzore izrađene od usmjerenih kristala, raspoređenih duž pravca registriranog zračenja, pri čemu u optičkom sustavu formiraju normirano zračenje za normalizaciju položaja u zoni pretpostavljene katastrofe. Pri tome je poželjno: provoditi kontinuirano skeniranje različitih područja elementa, koji odgovara zoni pretpostavljene katastrofe, određujući područje začetka katastrofe prema povećanju karakteristika zračenja iz optičkog sustava u usporedbi s karakteristikama zračenja iz drugih područja; određivati područja začetka katastrofe prirodnog karaktera prema povećanju karakteristika zračenja koje odgovara tomu području za 20-28% u usporedbi s karakteristikama zračenja dvaju područja; određivati područje začetka katastrofe umjetnog karaktera prema povećanju karakteristika zračenja koje odgovara tomu području za 10-12% u usporedbi s karakteristikama zračenja iz drugih područja.

U skladu s izumom, uređaj za sprečavanje katastrofa sadrži pretvarač signala karakterističnih za položaj u zoni pretpostavljene katastrofe, sustav za bilježenje signala i odašiljač, koji proizvodi signale koji služe za normalizaciju u ovoj zoni, pri čemu se odašiljač signala sastoji od elementa, koji odgovara zoni pretpostavljene katastrofe i optičkog sustava, koji sadrži senzore izrađene od usmjerenih kristala, poredanih u nizu duž pravca registriranog svjetlosnog zračenja, i napravljene u obliku međusobno razmaknutih identičnih kocki, koje imaju različite orijentacije svoje optičke osi, pri čemu su odgovarajuće ravnine tih kocki raspoređene paralelno, zatim staklenu sferu u kojoj su smještene kocke, tvoreći s njom neprobojnu prozračnu strukturu te detektor normiranog zračenja, koji je preko optičkog vlakna spojen s posljednjom kockom u smjeru širenja zračenja, pri čemu je detektor priključen na sustavni procesor, koji je opremljen programskim paketom za obradu signala iz detektora. Pri tome je poželjno: pretvorbu signala provoditi kombiniranjem optičkog sustava i zemljopisne karte na kojoj se pretpostavlja nastanak katastrofalnog potresa; upotrebljavati pretvarač signala kombiniranjem optičkog sustava i telemetrijskog sustava s monitorom, na kojem se reproducira element, koji odgovara zoni pretpostavljene umjetne katastrofe; opremiti programski paket za sustavni procesor svim vrstama parametara zona pretpostavljenih katastrofa.

Podnositelj zahtjeva je u osnovu ovog izuma položio vlastitu teoriju valne sinteze u kombinaciji s formulom za zajedničku realnost (vidi: Disertacija za doktorski stupanj matematičkih i fizikalnih znanosti, G.P. Grabovoi, "Studija i analiza temeljnih definicija optičkih sustava za predviđanje potresa i katastrofa u industrijskim objektima", Moskva: RAEN, 1999, s. 9-19). U skladu s teorijom valne sinteze, realnost se može promatrati kao periodično presijecanje stacionarnih polja s dinamičkim, pri čemu u zonama sjecišta dolazi do sinteze dinamičkog vala sa stacionarnim.

Analogni proces u kristalima omogućuje da, rješavanjem obratnog zadatka iz stacionarnog medija, dobijemo dinamičke komponente valne sinteze u obliku kristala, to jest da dobijemo fazu vremena. Ovisno o položaju kristala u prostoru dogodit će se normiranje medija, koji je izvor određenog svjetlosnog elementa.

Na taj je način moguće normirati medij, a informacija o tome sadržana je u svjetlosnom elementu. Osim toga moguće je također odrediti vrijeme odstupanja od norme nakon što su iscrpljeni resursi optičkog sustava, na primjer odrediti vrijeme potresa ili katastrofe. Normalizaciju položaja u zoni pretpostavljene katastrofe olakšava i korištenje odašiljača u obliku mikroprocesora. Normalizacija položaja u zoni pretpostavljene katastrofe odvija se pomoću optičkog sustava, sastavljenog od usmjerenih kristala, poredanih u nizu duž pravca registriranog svjetlosnog zračenja, koji prima informaciju iz emisionog medija. Emisioni medij može biti ili zemljopisna karta ili telemetrijski sustav s monitorom. Kada svjetlo iz emisionog medija prispije na senzore optičkog sustava, početno djelovanje normiranja emisionog medija pomoću prvog kristala nastupa onda kada svjetlosni element, koji dolazi iz trećeg kristala, prolazi kroz četvrti kristal. Sljedeći proces normiranja odvija se prilikom prolaska svjetlosnog elementa kroz sve kristale.

Svjetlo predstavlja nositelja informacije, jer omogućuje vizualizaciju i bilježenje zakona veze, koji se ustanovljuju formulom za zajedničku realnost. Proces je moguće osnažiti pomoću laserskog zračenja. U svojstvu izvora izlazne informacije može se iskoristiti senzor normiranog zračenja, napravljen na primjer u obliku detektora temperature, spojenog sa zadnjim senzorom. Bilježenje signala, koji dolaze od senzora, odvija se pomoću sustavnog procesora, na koji su priključeni senzor i odašiljač. Korištenje programskog paketa u sustavnom procesoru, omogućuje povećanje učinkovitosti predstavljenog uređaja, budući da paket sadrži sve vrste parametara zona pretpostavljenih katastrofa. Općenito govoreći, predstavljena metoda i uređaj sposobni su preoblikovati informaciju u obliku svjetlosnih impulsa u smjeru smanjenja ili sprečavanja katastrofa, kako prirodnog, tako i umjetnog karaktera, pri čemu se predviđanje i prevencija svih vrsta katastrofalnih događaja može obavljati s bilo kojeg mjesta u prostoru.

Priloženi crteži prikazuju: sl. 1 – položaj senzora u optičkom sustavu (prikaz u projekciji na ravninu OX, OZ, pri čemu je OX horizontalni smjer, a OZ vertikalni smjer), sl. 2 – položaj senzora u optičkom sustavu (prikaz u projekciji na ravninu OX, OY), sl. 3 – opći prikaz uređaja za provedbu metode sprečavanja katastrofa.

Uređaj sadrži: senzore 1, 2, 3, 4, 5, 6 i 7, formirane u obliku kocki jednakih veličina, smještenih u staklenu sferu 8, tvoreći s njom neprobojni prozračni sustav, optičko vlakno 9, koje spaja zadnji senzor s detektorom normiranog zračenja 10, laser 11, element 12, koji odgovara zoni pretpostavljene katastrofe izrađen u obliku zemljopisne karte, pojačivač signala 13, koji izlazi iz detektora i postavljen je na ulaz u sustavni procesor 14, koji je opremljen programskim paketom za obradu signala, koji dolaze iz senzora, a priključen je na zaslon 15 i na odašiljač signala 16, koji služe za normalizaciju položaja u zoni pretpostavljene katastrofe, i objekt 17, koji proizvodi bio-signale.

Broj senzora u optičkom sustavu može iznositi 7, 14, i tako dalje. Senzori 1-7 izrađuju se od kristala, na primjer gorskog kristala ili dijamanta, a oblikuju se u kocke jednake veličine, pri čemu rub iznosi na primjer 20 mm. Kada se kocke fiksiraju pomoću materijala staklene sfere 8, bočni rubovi se raspoređuju paralelno.

Raspored kocki 1-7 u sferi 8, kao i orijentacija njihove optičke osi, određeni su tako da se omogući prevencija katastrofalnih događaja kao što su potresi uz provedbu harmonizacije. Kocke su postavljene na dvije međusobno okomite ravnine, kao što je prikazano na slikama 1 i 2. Izlazni parametri optičkog sustava očitavaju se uz pomoć detektora normiranog zračenja 10, smještenim na strani sfere suprotnoj od one koja je okrenuta prema zemljopisnoj karti 12. Predlaže se izrada detektora u obliku opne s malom inercijom i visoke osjetljivosti, koja služi kao detektor temperature. Upotreba lasera 11 omogućuje povećanje točnosti u mjerenju signala, koji dolaze iz detektora 10. Korištenje objekta koji stvara bio-signale dodatno olakšava normalizaciju položaja u zoni pretpostavljene katastrofe. Analiza rada uređaja nalazi se u opisu predstavljene metode za sprečavanje katastrofa.

U skladu s predstavljenom metodom, svjetlosno zračenje, koje odgovara zoni pretpostavljene katastrofe, napravljeno je u obliku sveobuhvatne zemljopisne karte, usmjereno na optički sustav, koji se sastoji od staklene sfere 8, u kojoj su smješteni senzori 1-7, izrađeni od usmjerenih kristala, poredanih u smjeru registriranog svjetlosnog zračenja. Prilikom pretvaranja svjetlosnog zračenja u takvom optičkom sustavu (vidi sliku 3.) dolazi do izdvajanja maksimalno normiranog oblika svjetlosnog volumena. Normiranje se odvija prilikom prolaska svjetlosnog elementa kroz senzore 1-7, čiji raspored izaziva harmonizaciju tog svjetlosnog volumena, uslijed čega se normalizira položaj u zoni pretpostavljene katastrofe. Pri tome stupanj smanjenja katastrofalnog događaja odgovara visini stupnja normiranja svjetlosnog volumena. Signali iz detektora normiranog zračenja 10 prenose se nakon prolaska kroz pojačalo 13 u sustavni procesor 14, koji sadrži programski paket za obradu dolaznih signala. Nakon obrade se na zaslonu 5 prikazuju karakteristike signala. Za predviđanje katastrofalnog događaja aktivira se odašiljač 16, te se u zonu pretpostavljene katastrofe šalju dodatni signali, koji služe normalizaciji položaja u toj zoni. Predlaže se provođenje kontinuiranog skeniranja raznih područja elementa

12, koji odgovara zoni pretpostavljene katastrofe, putem uzastopnog upijanja zračenja koje dolazi iz elementa 12 do svih senzora 1-7. Pri tome se područje začetka katastrofe određuje prema povećanju karakteristika zračenja tog područja, u usporedbi s karakteristikama drugih područja. Karakteristike područja začetka katastrofe su za 20-28% više od karakteristika ostalih područja elementa 12. Pri povećanju karakteristika zračenja za manje od 20% neće doći do katastrofalnog događaja, a pri povećanju karakteristika zračenja za više od 20% može se govoriti o razvijanju katastrofalnog događaja izvanredne prirode. Pri začetku katastrofe umjetnog karaktera, vezanog recimo za oštećenje tehnološkog ciklusa nuklearnog reaktora, područje začetka katastrofe određuje se preko porasta karakteristika zračenja za 10-12%.

Pri povišenju karakteristika zračenja manjem od 10% neće doći do katastrofalnog događaja, a pri povišenju karakteristika zračenja većem od 12% može se očekivati ekstremna situacija u razvoju događaja.

Navest ćemo primjere za realizaciju predstavljene metode putem uporabe testnog modela predstavljenog uređaja, koji sadrži optički sustav u obliku staklene sfere, u kojoj su jedan za drugim poredani senzori, izrađeni od gorskog kristala, oblikovani kao kocke jednake veličine i čija dužina ruba iznosi 20 mm. Na posljednju kocku u smjeru širenja svjetlosnog zračenja priključen je preko optičkog vlakna detektor normiranog zračenja, izrađen u obliku tanke opne detektora temperature. Detektor je preko pojačala spojen na ulaz sustavnog procesora, koji ima mogućnost ubrzanog procesuiranja četverostrukog integratora.

Primjer 1. Proučavao se začetak katastrofalnog potresa na području Kamčatke. Staklena sfera 8 sa senzorima 1-7 bila je postavljena na udaljenosti 250 mm od zemljopisne karte cijele Kamčatke, pri čemu se detektor normiranog zračenja nalazio na suprotnoj strani sfere 8 od one koja je bila okrenuta prema karti.

Signali koji su dolazili iz detektora, prolazili su kroz pojačalo 13 i dolazili do sustavnog procesora 14, gdje su se neprestano obrađivali, bilježili i ispisivali na zaslon 15. Mjerenja su se provodila u vremenskom periodu koji je počeo u 9.03 sati 26. lipnja 1999. Predviđen je potres magnitude 5,1 na području Kamčatke, koji se dogodio u 9.03 sati 03. srpnja 1999., pri čemu se magnituda smanjila za 0,4 stupnjeva uslijed korištenja predstavljenog uređaja.

Primjer 2. Pod istim uvjetima kao u prethodnom primjeru provodilo se skeniranje elementa, koji odgovara zoni pretpostavljene katastrofe: karti Japana. Predviđen je potres magnitude 6,2, koji se dogodio u 9.03 sati 3. srpnja 1999. Sniženje magnitude s obzirom na predviđenu visinu iznosilo je 0,8 stupnjeva.

Primjer 3. Pod istim uvjetima kao u primjeru 1. skenirana je karta Aljaske. Predviđeno je točno vrijeme nastanka potresa magnitude 4,8, koji se dogodio u 19.26 sati 04. srpnja 1999., pri čemu se magnituda smanjila za 0,5 stupnjeva.

Primjer 4. Pod istim uvjetima kao u primjeru 1. skenirana je karta Filipina. Predviđeno je točno vrijeme nastanka potresa magnitude 4,0, koji se dogodio u 13.32 sati 04. srpnja 1999., pri čemu se magnituda smanjila za 0,2 stupnja.

Analiza dobivenih podataka pokazuje da se u svim slučajevima potpuno potvrdilo predviđanje faze, i to 7 dana prije nastanka potresa s točnim određivanjem vremena nastanka. Vrijednost snižavanja magnitude uslijed korištenja predstavljenog uređaja nalazila se u rasponu od 0,2 - 0,8.

Prednosti predstavljene metode i uređaja za njenu provedbu su povisivanje učinkovitosti na temelju točnog predviđanja vremena nastanka katastrofalnih događaja i mogućnost daljinske normalizacije položaja u zoni pretpostavljene katastrofe. Predstavljena metoda i uređaj za njenu provedbu zajedno imaju u usporedbi s poznatim metodama i uređajima šire područje primjene, budući da se mogu koristiti za pripremu i sprečavanje katastrofa kako prirodnog tako i umjetnog karaktera uz potpuno očuvanje ekološke čistoće prilikom njihovog korištenja.

Nadalje, troškovi za provedbu metode su smanjeni, zahvaljujući jednostavnosti njenih operacija i mogućnosti višekratnog korištenja uređaja, pomoću kojeg se provodi metoda.

FORMULA IZUMA

1. Metoda za sprečavanje katastrofa, koja uključuje bilježenje i obradu signala, karakterističnih za položaj u zoni pretpostavljene katastrofe, karakterizirana je time što se obrađuju signali svjetlosnog zračenja iz elementa, koji odgovara zoni pretpostavljene katastrofe, uz pomoć optičkog sustava, koji se sastoji od senzora izrađenih od usmjerenih kristala poredanih u nizu duž pravca registriranog svjetlosnog zračenja, pri čemu formiraju u sustavu normirano zračenje za normalizaciju položaja u zoni pretpostavljene katastrofe.

2. Metoda je prema točki 1. karakterizirana time što se provodi neprekidno skeniranje raznih područja elementa, koji odgovara zoni pretpostavljene katastrofe, pri čemu se područje začetka katastrofe određuje prema povećanju karakteristika zračenja, koje dolazi iz optičkog sustava, u usporedbi s karakteristikama zračenja drugih područja.

3. Metoda je prema točki 2. karakterizirana time što se područje začetka katastrofe prirodnog karaktera određuje prema povećanju karakteristika zračenja, koje odgovara tom području, za 20-28% u usporedbi s karakteristikama zračenja drugih područja.

4. Metoda je prema točki 3. karakterizirana time što se područje začetka katastrofe umjetnog karaktera određuje prema povećanju karakteristika zračenja, koje odgovara tom području, za 10-12% u usporedbi s karakteristikama zračenja drugih područja.

5. Uređaj za sprečavanje katastrofa, koji sadrži pretvarač signala karakterističnih za položaj u zoni pretpostavljene katastrofe, sustav bilježenja signala i odašiljač za proizvodnju signala, koji pridonose normalizaciji položaja u toj zoni, karakteriziran je time što se pretvarač signala sastoji od elementa, koji odgovara zoni pretpostavljene katastrofe, i optičkog sustava, koji sadrži senzore izrađene od usmjerenih kristala poredanih u nizu duž pravca registriranog svjetlosnog zračenja i oblikovanih kao identične kocke, međusobno razmaknute i s različitim orijentacijama optičke osi, pri čemu su odgovarajuće ravnine kocki postavljene paralelno, zatim staklenu sferu u kojoj su raspoređene kocke, tvoreći s njom neprobojnu prozračnu strukturu, te detektor normiranog zračenja, koji je preko optičkog vlakna spojen s posljednjom kockom u smjeru širenja zračenja, pri čemu je detektor priključen na sustavni procesor, koji je opremljen programskim paketom za obradu signala iz detektora.

6. Uređaj je prema točki 5. karakteriziran time što je pretvarač signala napravljen kao spoj optičkog sustava i zemljopisne karte, na kojoj se pretpostavlja nastanak katastrofalnog potresa.

7. Uređaj je prema točki 5. karakteriziran time što je pretvarač signala napravljen kao spoj optičkog sustava i telemetrijskog sustava s monitorom, na kojem se reproducira element, koji odgovara zoni pretpostavljene umjetne katastrofe.

8. Uređaj je prema točki 5. karakteriziran time što programski paket za sustavni procesor uključuje sve vrste parametara zona pretpostavljenih katastrofa.

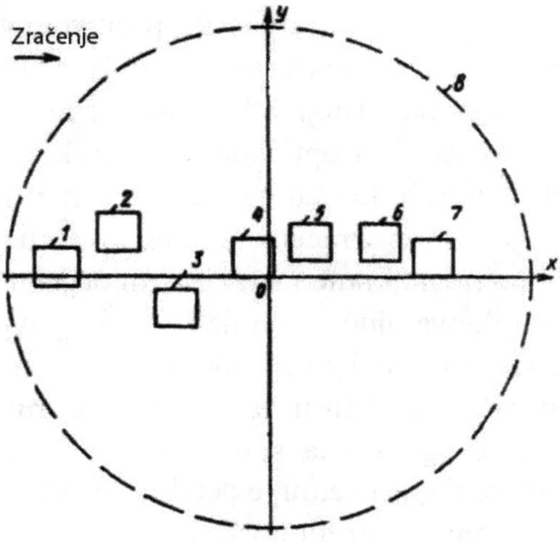

Sl. 2

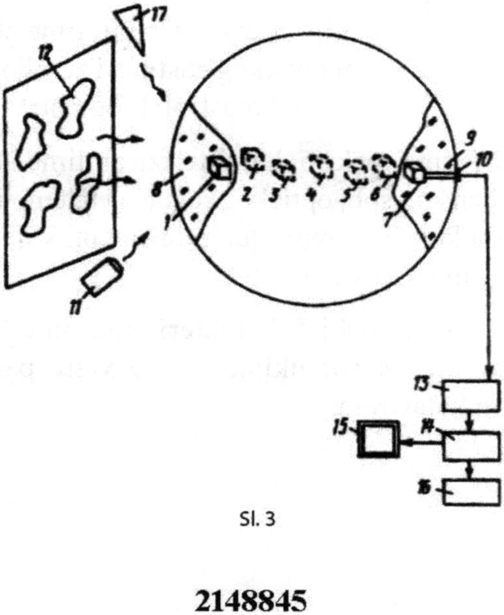

Sl. 3

2148845

RUSKO MINISTARSTVO ZA IZVANREDNE SITUACIJE AGENCIJA ZA BILJEŽENJE I PREDVIĐANJE IZVANREDNIH SITUACIJA

VNII GOČS

121352, Moskva, ul. Davidkovskaja 7

(095) 449-83-44, 443-83-15 (fax)

7.07.99 br. ID/275

Predsjedniku RAEN

akademiku Kuznjecovu O.L.

Poštovani gospodine Leonidoviču,

Akademik RAEN-a Grigori Petrovič Grabovoi, koristeći vlastitu formulu za zajedničku realnost i teoriju valne sinteze za preventivno predviđanje potresa i katastrofa, prenio je kristalni modul predviđanja u numerički oblik. U svojstvu činjeničnog materijala, koji dokazuje da predstavljeni modul omogućuje realizaciju preventivnog predviđanja potresa, bili su upotrjebljeni statistički podaci o potresima, koje je priložila Središnja eksperimentalno-metodička ekspedicija geofizičke službe Ruske akademije znanosti. Ispitivanja numeričkog modela instrumenta provodila su se na prošlim i budućim potresima. Na primjeru prošlih potresa to se vršilo putem prijenosa početne parametre modela prije nastanka potresa. Na primjeru budućih potresa to se vršilo putem programske obrade elektroničke zemljopisne karte i ekstrapoliranih podataka bilježenja površine Zemlje sa satelita, koje je priložio Ruski istraživački institut za civilnu zaštitu i izvanredne situacije (VNII GOČS). Na primjeru stvarnih potresa koji su se dogodili u prošlosti koristili su se podaci o 1000 potresa, zabilježenih u periodu od 07. siječnja 1901. do 04. srpnja 1918. (podaci su navedeni u prilogu na 18 stranica). Na primjeru budućih potresa u srpnju 1999. godine dobivena je potvrda o predviđanju za sve regije, gdje se provodila programska obrada elektroničke zemljopisne karte (na primjer: za vremenski period od 09.03 sati do 19.26 sati 3. srpnja 1999. potvrđeni su potresi u predjelima Kamčatke u 09.03 sati magnitude 5.1, Japana u 09.30 sati magnitude 6.2, Aljaske u 19.26 sati magnitude 5.4, a za vremenski period od 05.38 sati do 13.32 sati 04. srpnja 1999. godine potvrđeni su potresi u predjelima Filipina u 05.38 sati magnitude 4.8, Kamčatke u 13.32 sati magnitude 4.0). U svim je slučajevima dobivena puna potvrda o predviđanju faze. U današnje vrijeme za prijenos parametara kristalnog modula u numeričkom obliku u oblik mikroprocesora, koji može raditi duže vremensko razdoblje bez dodatnih izračuna, potrebno je prenijeti u numerički oblik karakteristike laserskog zračenja iz fizičkog izvora.

S poštovanjem,

Ravnatelj Agencije — Šahramanjan M.A.

000086

RUSKA FEDERACIJA

PATENT
ZA IZUM
BR. 2163419

Ruska agencija za patente i zaštitne znakove na osnovi Patentnog zakona Ruske Federacije, koji je stupio na snagu 14. listopada 1992. godine, izdala je sljedeći patent za izum

SUSTAV ZA PRIJENOS INFORMACIJE

Vlasnik patenta:
Grigori Petrovič Grabovoi

Prema zahtjevu br. 2000117595, datum primitka: 06.07.2000.
Prioritet od 06.07.2000.
Autor(i) izuma:

Grigori Petrovič Grabovoi

Patent važi na svom teritoriju Ruske Federacije u vremenskom periodu od 20 godina, počevši od **6. srpnja 2000. godine** pod uvjetom da se na vrijeme uplaćuje naknada za održavanje patenta u vrijednosti.

Upisan u Državni registar za patente Ruske Federacije

Moskva, 20. veljače 2001.

Generalni direktor

A.D. Korčagin

Grb Ruske Federacije

(19) **RU** (11) **2148845** (13) **C1**

(51) 7 G 01 V 9/00, 8/20

Ruska agencija za patente i zaštitne znakove

(12) OPIS IZUMA
prema patentu Ruske Federacije

(21) Registarski broj zahtjeva: 2000117595/09 (22) Datum podnošenja: 06.07.2000.
(24) Patent na snazi od: 06.07.2000.
(46) Objava formule izuma: 20.02.2001. Bil. br. 5
(72) Naziv izumitelja: Grigori Petrovič Grabovoi
(71) (73) Naziv vlasnika: Grigori Petrovič Grabovoi
(56) SU 2111617 A1, 20.05.1998. GRABOVOI G.P. Istraživanje i analiza temeljnih definicija optičkih sustava za predviđanje potresa i katastrofe industrijskog karaktera. Moskva: Izdanje RAEN, 1999., s. 9-19. BODJAKIN V.I. Kuda ideš, čovječe? Osnove evolucije. – Moskva: SINTEG, 1998., s. 29-45, 79-95, 249. Adresa: 115230, Moskva, Kaširska cesta 5-1-66, Kopajev V.G.

(54) SUSTAV ZA PRIJENOS INFORMACIJE

(57) Izum se odnosi na tehničku vezu, a može se koristiti u sustavima bežičnog prijenosa informacije. Tehnički rezultat sastoji se u povećanju operativne pouzdanosti sustava uz istovremeno povećanje otpornosti na smetnje. U predloženom sustavu prijenosnik signala sadrži receptivni blok, koji se sastoji od senzora sfernog oblika izrađenih od stakla, koji su uz pomoć adhezivnih spojnika čvrsto pričvršćeni na potporni element, te ugrađeni sferni modul izrađen u obliku staklene sfere, u kojoj su učvršćeni senzori, oblikovani u identične kocke izrađene od kristala. Prijamnik signala nalazi se na određenoj udaljenosti od prijenosnika signala i sadrži slični odgovarajućim elementima receptivni blok, te sferni modul, koji se nalazi na određenoj udaljenosti od njega i koji je opremljen strojem za pretvaranje zračenja u izlazne signale.

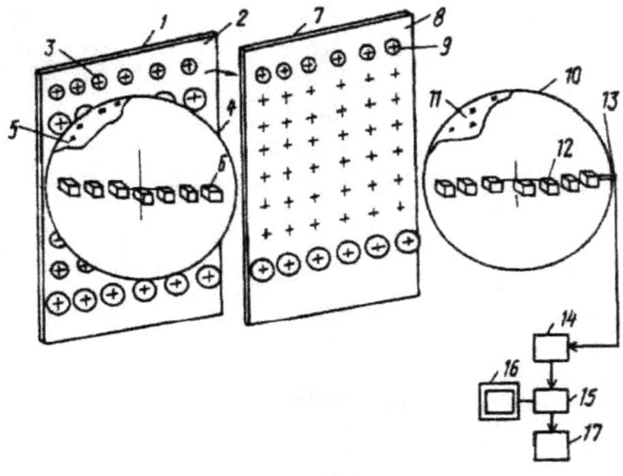

Sl. 1

2163419

Promjeri svih senzora u sustavu nekog receptivnog bloka moraju biti različiti, na primjer postupno se povećavati. Pri prijenosu informacije operator aktivira senzore prijenosnika signala. Nakon aktivacije se gotovo trenutno reproducira zračenje u senzorima prijenosnika i normira se putem senzora sfernog modula. Normirano izlazno zračenje pretvara se pomoću detektora u električne signale, a nakon obrade u procesoru prenesena informacija odlazi u registracijski uređaj. 5 zavisnih patentnih zahtjeva, 3. ilustracije.

Izum se odnosi na tehničku vezu, a može se koristiti u sustavima za prijenos informacije, koji koriste bežičnu vezu između prijenosnika signala i prijamnika informacije, prvenstveno prilikom prijenosa informacije na velike udaljenosti (tisuće kilometara).

Ovome je po tehničkoj prirodi najbliži sustav za prijenos informacije, koji sadrži prijenosni blok s potpornim elementom, na kojem su čvrsto pričvršćeni prijenosnici signala, te prijamni blok, koji se nalazi na određenoj udaljenosti od njega, a sastoji se od potpornog elementa s čvrsto pričvršćenim prijamnicima signala i uređaja koji pretvara zračenje u izlazne signale (vidi patent Ruske Federacije br. 2111617, klasa H 04 B 10/00). U ovom se sustavu u svojstvu komunikacijskog kanala između prijenosnika i prijamnika koriste laserske zrake. Svaki prijenosnik signala izrađen je u obliku laserskog generatora s uređajem za podešavanje laserske zrake preko podataka signala i spojen je s izvorom podataka signala. Svaki prijamnik signala izrađen je u obliku foto-prijamnog uređaja i uređaja koji pretvara registrirano i podešeno lasersko zračenje u električne signale podataka.

Nedostatak ovog sustava za prijenos podataka je njegova niska operativna pouzdanost, uslijed složene konstrukcije sustava, koji sadrži velik broj složenih prijenosnika signala i prijamnika signala s višefunkcionalnim vezama te složene sustave preciznog navođenja s pokretnim elementima. Prilikom prijenosa informacije između prijenosnika signala i prijamnika signala, koji su postavljeni na poprilično udaljenosti jedan od drugog, na primjer prilikom prijenosa informacije na razdaljinu od tisuću kilometara pomoću kozmičkog aparata s relejnom stanicom, u ovom sustavu zadrška u prijenosu informacije može iznositi par desetinki sekunde. Ovaj sustav nema dovoljno visok stupanj otpornosti na smetnje, budući da pri pojavljivanju neke prepreke na liniji laserske veze dolazi do smetnji u radu sustava ili prekida u prijenosu signala.

Zadatak izuma je da povisi operativnu pouzdanost sustava za prijenos informacije uz istovremenu garanciju za prijenos informacije bez zadrški i povisivanje otpornosti na smetnje u sustavu.

Rješenje navedenog zadatka osigurano je novim sustavom prijenosa informacije, koji se sastoji od prijenosnika signala i prijamnika signala, koji se nalazi na određenoj udaljenosti od njega, a svaki od njih sadrži receptivni blok izrađen u obliku senzora sfernog oblika različitih promjera i čvrsto pričvršćenih na površinu potpornog elementa, kao i sferni modul, izrađen u obliku staklene sfere, u kojoj su učvršćeni senzori raspoređeni u istom smjeru i smješteni na dvije međusobno okomite ravnine, oblikovani u identične kocke izrađene od kristala, pri čemu su elementi prijenosnika signala slični elementima prijamnika signala, koji se nalazi na određenoj udaljenosti od njegovog receptivnog bloka i opremljen je uređajem za pretvaranje zračenja u izlazne signale.

Pri tome se predlaže ravnomjerno rasporediti senzore sfernog oblika po površini potpornog elementa, a središta tih elemenata razmjestiti u paralelne ravnine, zatim na površinu potpornog elementa prijenosnika signala u blizini svakog senzora sfernog oblika prikazati određeno slovo iz cijelog sustava abecede ili prikazati određeni broj iz cijelog niza prirodnih brojeva, ili pak prikazati određeni simbol, zatim raspodijeliti senzore sfernog oblika na površinu potpornog elementa u jednake redove, izrađivati senzore sfernog oblika tako da im se postupno povećava promjer, uređaj za pretvaranje zračenja u izlazne signale izraditi u obliku detektora, koji je spojen preko optičkog vlakna s kockom sfernog modula, koja je najudaljenija od receptivnog bloka prijamnika zračenja, te spojiti detektor s pojačalom na čiji je izlaz priključen procesor.

Autor je u osnovu ovog izuma položio vlastito načelo sličnosti, koje se temelji na autorovoj teoriji valne sinteze u kombinaciji s formulom za zajedničku realnost (vidi: Disertacija za doktorski stupanj matematičkih i fizikalnih znanosti, G.P. Grabovoi, "Studija i analiza temeljnih definicija optičkih sustava za predviđanje potresa i katastrofa u industrijskim objektima", Moskva: RAEN, 1999, s. 9-19).

U skladu s teorijom valne sinteze realnost se može promatrati kao periodično presijecanje stacionarnih polja s dinamičkim, pri čemu u zonama sjecišta dolazi do sinteze dinamičkog vala sa stacionarnim valom. Bilo koji fenomen realnosti može se odrediti kao optički sustav, jer kako se čovjekova percepcija ostvaruje putem slika-elemenata svjetla, koji sadrže informaciju, tako se i prijenos informacije u prvoj fazi, od čovjeka koji stvara prijenosnu informaciju ka čovjeku koji prima informaciju preko optičkog senzora, može gledati kao svojevrsni optički prijenosnički sustav. Prijenosna informacija koja se stvara u mislima čovjeka-operatora, percipira se preko optičkog senzora, na koji operator usmjerava stvorenu misao.

Poznati su razni optički uređaji poput aparata „Kamera-3000“, pomoću koje se može zabilježiti mijenjanje čovjekove aure (vidi: Komkov V.N. „Senzori biopolja i aure“, „Elektronička tehnika, serija 3, Mikroelektronika“, 1999. izdanje 1 (153), str. 23). Budući da je misao dio aure, ona se može prenijeti u obliku elementa „slabog“ optičkog sustava.

Predlaže se izrađivati senzor koji prima informaciju u obliku sfere, jer upravo taj sferni oblik senzora pridonosi maksimalnoj aktivaciji senzora zahvaljujući unutarnjoj refleksiji. Zračenje aktiviranih senzora sfernog oblika svjetlosno je zračenje, pri tome će svakom operatoru koji prenosi informaciju odgovarati individualne karakteristike toga zračenja, što označuje visok stupanj zaštite od smetnji u predstavljenom sustavu. Osiguranje individualne aktivacije senzora sfernog oblika postiže se zahvaljujući skupu takvih elemenata, koji imaju različite promjere, pomoću čega se određuje različitost zračenja, koje ispuštaju razni elementi.

Predlaže se upotrijebiti skup senzora sfernog oblika, čiji se promjeri postupno povećavaju. Broj senzora sfernog oblika u skupu može se razlikovati. Predlaže se upotrijebiti onoliko elemenata u skupu, koliko je i slova u abecedi ili sumu brojeva, koji spadaju u niz prirodnih brojeva.

Svi senzori sfernog oblika, koji ulaze u sastav skupa takvih elemenata, čvrsto se vežu za površinu potpornog elementa izrađenog, na primjer, u obliku ploče. Potporni element, zajedno sa senzorima sfernog oblika pričvršćenima na površini, tvori receptivni blok.

Prijenosnik i prijamnik signala imaju slične receptivne blokove, što omogućuje reprodukciju prijenosne informacije.

Iz teorije valne sinteze i zakona kvantne mehanike proizlazi da misao pretvorena u zračenje može istovremeno imati dva kvantna stanja (vidi: G.P. Grabovoi „Istraživanje i analiza temeljnih definicija optičkog sustava za sprečavanje katastrofa i upravljanje mikroprocesorima usmjerenog na predviđanje", „Elektronička tehnika, serija 3, Mikroelektronika", 1999. izdanje 1 (153), str. 10). Jedno od takvih stanja nalazi se na senzoru prijenosnika signala, a drugo na njemu sličnom senzoru prijamnika signala. Kako bi se olakšao posao čovjeku-operatoru koji proizvodi prijenosnu informaciju, predlaže se ravnomjerno rasporediti senzore sfernog oblika po površini potpornog elementa i razmjestiti središta tih elemenata u paralelne ravnine, te također razmjestiti te elemente u jednake redove.

Osim toga na površinu potpornog elementa prijenosnika signala u blizini svakog senzora sfernog oblika prikazuje se odgovarajuće slovo abecede, broj ili određeni simbol. Uz korištenje prijenosa informacije u prvoj fazi putem senzora sfernog oblika, može se također koristiti i sferni modul, u kojem su učvršćeni senzori poredani u niz, oblikovani u identične kocke izrađene od kristala. Pri određenom međusobnom rasporedu kocki u njima će doći do normalizacije zračenja, kojeg je izazvala misao čovjeka-operatora, koje je karakteristično za određenu kombinaciju slova u riječi.

U drugoj fazi prijenosa informacije zračenje, kojeg ispušta senzor sfernog oblika, u skladu s načelom sličnosti, gotovo se istovremeno i bez ikakvih zadrški reproducira u sličnom senzoru sfernog oblika, koji ulazi u sastav receptivnog bloka prijamnika signala. Zatim zračenje prelazi u sferni modul prijamnika signala, koji je izrađen slično kao i sferni modul prijenosnika signala. Sferni modul prijamnika signala izrađen je u obliku staklene sfere, u kojoj su učvršćeni senzori raspoređeni u istom smjeru i smješteni na dvije međusobno okomite ravnine, oblikovani u identične kocke izrađene od kristala. Nakon primitka zračenja na prvu kocku, koja je najbliža receptivnom bloku prijamnika, početno normiranje zračenja putem prve kocke nastaje onaj tren kada zračenje, koje izlazi iz treće kocke, prolazi kroz četvrtu kocku. Sljedeći proces normiranja ostvaruje se prilikom prolaska zračenja kroz sve kocke. Svjetlo predstavlja nositelja informacije, jer omogućuje vizualizaciju i bilježenje zakona veze, koji se ustanovljuju formulom za zajedničku realnost. Zračenje koje ispušta neki senzor sfernog oblika u prijamniku signala, nakon normiranja u sfernom modulu prijamnika, izlazi iz kocke koja je najudaljenija od receptivnog bloka prijamnika, pri čemu vrijednost izlaznog normiranog zračenja zavisi o promjeru senzora sfernog oblika u prijenosniku signala, kojem je sličan emisioni senzor sfernog oblika u prijamniku signala.

Receptivni blok i sferni modul prijenosnika signala izrađen je od njima sličnih i odgovarajućih elemenata u prijamniku signala, iako mogu imati različite geometrijske dimenzije. Tako geometrijske dimenzije elemenata u prijamniku signala mogu biti 3-5 puta veće od odgovarajućih elemenata u prijenosniku. U svojstvu uređaja za pretvaranje zračenja, koje izlazi iz zadnje kocke, može se upotrijebiti optički pretvarač, izrađen u obliku prijamnika zračenja i mikroprocesora, koji pretvara intenzitet zračenja u numeričke podatke, ili detektor normiranog zračenja, koji je spojen sa zadnjom kockom preko optičkog vlakna i priključen preko pojačala električnog signala na procesor, koji ima programsko upravljanje.

Priloženi crteži prikazuju: sl. 1 - opći prikaz sustava za prijenos informacije (prikaz u izometrijskom obliku), sl. 2 – receptivni blok (prednja strana), sl. 3 – izdvojeni senzor sfernog oblika, čvrsto pričvršćen za potporni element.

Predstavljeni sustav za prijenos informacije sadrži receptivni blok prijenosnika signala 1, koji se sastoji od potpornog elementa 2, na čijoj površini su ravnomjerno raspoređeni čvrsto pričvršćeni senzori sfernog oblika 3, sferni modul prijenosnika signala 4, koji sadrži staklenu sferu 5, u kojoj su učvršćeni senzori 6, oblikovani kao identične kocke, receptivni blok prijamnika signala 7, koji je sličan analognom bloku prijenosnika signala te također sadrži potporni element 8 i senzore sfernog oblika 9, čvrsto pričvršćene za njega, sferni modul prijamnika signala 10, koji je sličan analognom modulu prijenosnika signala te također sadrži staklenu sferu 11, u kojoj su učvršćeni senzori 12, oblikovani kao identične kocke, detektor normiranog zračenja 13, na koji je priključeno pojačalo 14, spojeno na ulaz u procesor 15 s programskim upravljanjem, na koji su priključeni zaslon 16 i uređaj za bilježenje 17. Pri tome je svaki senzor sfernog oblika čvrsto pričvršćen za površinu potpornog elementa pomoću elementa za učvršćivanje 18.

Predlaže se izrađivati senzore sfernog oblika 3 i 9 od prozračnog materijala, na primjer od stakla. Promjer svih senzora koji ulaze u sastav nekog receptivnog bloka, na primjer u sastav bloka prijenosnika signala 1, moraju se međusobno razlikovati, pri tome svaki promjer odgovara određenom slovu, broju ili simbolu. Predlaže se postupno povećanje promjera, na primjer od 1 do 53 mm. Sukladno tome, moraju se međusobno razlikovati i promjeri svih senzora sfernog oblika 9, koji su dio receptivnog bloka u prijamniku signala 7. Svaki je senzor sfernog oblika čvrsto pričvršćen za površinu odgovarajućeg potpornog elementa pomoću elementa za učvršćivanje 18, na primjer pomoću adhezivnih spojnika. Predlaže se rasporediti senzore sfernog oblika na površinu potpornog elementa u jednake redove (vidi: sl. 2, dio elementa nije prikazan), pri čemu se promjeri elemenata postupno povećavaju sa svakim redom.

Svaki sferni modul 4 ili 10 (vidi: sl. 1) sadrži staklenu sferu. Na primjer, sferni modul prijenosnika signala 4 sadrži staklenu sferu 5, u kojoj su učvršćeni senzori 6, izrađeni u obliku identičnih kocki, koje zajedno sa sferom tvore neprobojni sustav, a raspoređeni su duž ravne okomite površine potpornog elementa 2. Broj kocki može iznositi 7, 14 i tako dalje. Obično se koristi 7 kocki. Kocke 6 ili 12 izrađuju se od kristala, na primjer od dijamanta ili gorskog kristala. Kocke su posložene sukcesivno u sfernom modulu i imaju različite orijentacije optičke osi. Rubovi susjednih kocki postavljeni su paralelno, a same kocke su smještene u dvije međusobno okomite ravnine. Sferni modul prijenosnika signala 4 poželjno je smjestiti u centar potpornog elementa 2. Sferni modul prijamnika signala 10 poželjno je postaviti na udaljenosti od 200-1000 mm od receptivnog bloka prijamnika signala.

Predstavljeni sustav za prijenos informacija radi na sljedeći način: u svojstvu operatera koji prenosi informaciju (nije prikazan) nastupa čovjek, koji proizvodi misao. U vremenu od 0,1-5 sekundi (vrijeme ovisi o bioenergetskom polju čovjeka) operator aktivira senzore 3 receptivnog bloka prijenosnika signala 1.

Signali koji dolaze iz optičkog sustava operatora pojačavaju se preko senzora sfernog oblika 3 u prijenosniku signala i bez ikakvih se zadrški gotovo trenutno reproduciraju u odgovarajućim senzorima 9 u prijamniku signala, pri tome se signal, koji se prenosi pomoću nekog elementa u prijamniku 3, reproducira preko sličnog elementa 9 u prijamniku, u skladu s načelom sličnosti. Zračenje iz senzora 9 prijamnika signala pretvara se zatim pomoću senzora 12 sfernog modula prijamnika signala 10. Volumen prijenosne informacije odgovara volumenu informacije koja je proizvedena u optičkom obliku. Na primjer, informacija koja je sadržana u čitaču kompaktnog diska, nakon što ju je operator percipirao, može se u potpunosti prenijeti na prijamnik signala.

Pri prolasku zračenja kroz senzore 12, izrađenih u obliku kocki, dolazi do normiranja oblika svjetlosnog volumena, koji se određuje preko međusobnog rasporeda kocki. Pri tome svakom promjeru pojedinog senzora sfernog oblika 9 odgovara određena vrijednost normiranog zračenja, koje izlazi iz najudaljenije kocke 12 u receptivnom bloku prijamnika. Normirano zračenje, koje izlazi iz te kocke, prenosi se preko optičkog vlakna na detektor normiranog zračenja 13, te električni signali koji dolaze iz detektora, nakon što su prošli kroz pojačalo 14, dolaze do procesora 15 s programskim upravljanjem. Prerađeni signali u procesoru 15, u obliku slova, brojeva i/ili simbola, koji odgovaraju prijenosnoj informaciji, mogu biti ispisani na zaslonu 16 i dolaze do uređaja za bilježenje 17, koji može biti opremljen blokovima zapisa i pohrane nadolazeće informacije za njezinu naknadnu obradu.

Predstavljeni sustav za prijenos u usporedbi s poznatim sustavom ima znatno viši stupanj operativne pouzdanosti, budući da je konstrukcija predstavljenog sustava izuzetno pojednostavljena i ne sadrži nikakve pokretne dijelove. Predstavljeni sustav za razliku od poznatog sustava osigurava prijenos informacije na znatno velike udaljenosti (preko tisuće kilometara) bez ikakvih zadrški. Osim toga, predstavljeni sustav ima veći stupanj otpornosti na smetnje, budući da prepreke koje se nalaze između njegovog prijamnika i prijenosnika signala ne ometaju prijenos informacije.

FORMULA IZUMA

1. Sustav za prijenos informacije sastoji se od prijenosnika signala i prijamnika signala, koji se nalazi na određenoj udaljenosti od prijenosnika, dok svaki od njih sadrži receptivni blok izrađen u obliku optičkih senzora sfernog oblika s različitim promjerima i čvrsto pričvršćenih na površinu potpornog elementa, zatim sfernog modula izrađenog u obliku staklene sfere, u kojoj su učvršćeni senzori raspoređeni u istom smjeru i smješteni na dvije međusobno okomite ravnine, oblikovani u identične kocke izrađene od kristala, gorskog kristala ili dijamanta, pri čemu su elementi prijenosnika slični elementima prijamnika signala, sferni modul prijenosnika smješten na površini potpornog elementa njegovog receptivnog bloka, dok optički senzori prijenosnika primaju prijenosnu informaciju koju je proizveo operator, a sferni modul prijamnika signala udaljen je od njegovog receptivnog bloka i spojen s uređajem

za pretvorbu zračenja u izlazne signale.

2. Sustav je prema točki 1. karakteriziran time što su optički senzori sfernog oblika ravnomjerno raspoređeni po površini potpornog elementa, pri čemu su njihova središta razmještena u paralelne ravnine.

3. Sustav je prema točki 1. ili 2. karakteriziran time što se na površini potpornog elementa prijenosnika signala u blizini svakog optičkog senzora sfernog oblika prikazuje određeno slovo od svih slova iz abecede ili određeni broj iz cijelog niza prirodnih brojeva, ili pak određeni simbol po izboru.

4. Sustav je prema točki 1. karakteriziran time što su optički senzori sfernog oblika raspoređeni na površini potpornog elementa u jednake redove.

5. Sustav je prema svim prethodnim točkama karakteriziran time što se promjeri različitih optičkih senzora sfernog oblika postupno povećavaju.

6. Sustav je prema točki 1. karakteriziran time što je površina potpornog elementa postavljena ortogonalno na smjer u kojem su raspoređene kocke sfernog modula.

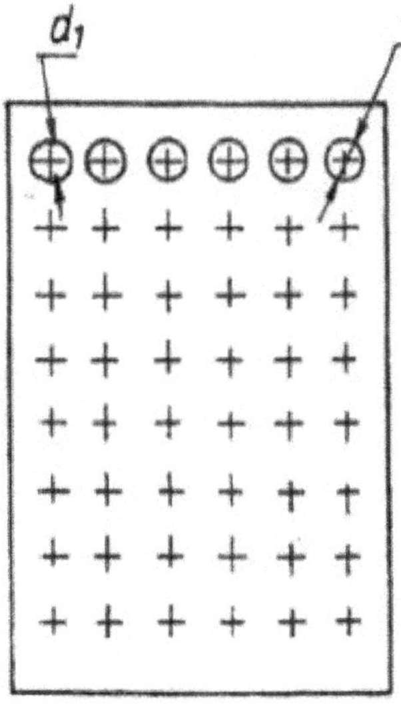

Sl. 2

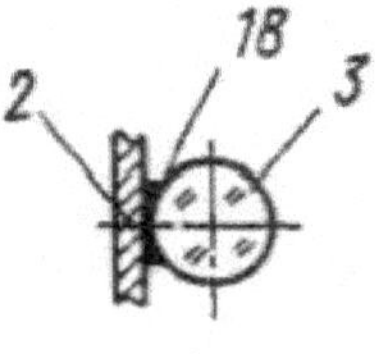

Sl. 3

ПРЕДПРИЯТИЕ ПЕРСПЕКТИВНЫХ ИССЛЕДОВАНИЙ
"НАУЧНЫЙ ЦЕНТР"

103460, Москва, Зеленоград, Южная пром. зона, проезд 4806, дом 4, Корп.стр.1, ППИ"НЦ".
р/с 40602810300050001000
Зеленогр. Филиал АКБ «Московский Индустриальный Банк»
БИК 04453435 к/с 30101810300000000435
Телефон: 530-98-30

«Утверждаю»
Директор ППИ «НЦ»
/д.т.н., проф. Гарянинов С.А./

ВЫВОДЫ ИЗ ПРОТОКОЛА ИСПЫТАНИИ ЛАБОРАТОРНОГО ОБРАЗЦА ИНФОРМАЦИОННОГО МОДУЛЯ - СИСТЕМЫ ПЕРЕДАЧИ ИНФОРМАЦИИ ОТ 14 АВГУСТА 2000 Г.

Из протокола испытаний Лабораторного образца информационного модуля, созданного и рассчитанного Грабовым Г.П. доказано, что с использованием системы передачи информации слабых сигналов на уровне мысленных концентраций зарегистрированы сигналы приемником оптического излучения. Передача мысли осуществлялась мысленной концентрацией оператора на сенсоре мыслеобразов или иначе на воспринимающем блоке передатчика сигнала (в отчете рис. 1 на стр. 4, блок 1-а), выполненном в виде чувствительных элементов сферической формы и по принципу подобия на основе авторской теории волнового синтеза и формулы общей реальности мысль передавалась на приемник сигналов, имеющий подобный воспринимающий блок (на рис. 1 стр.4, что соответствует передающему узлу 1-б). С приемника сигналов мысль регистрировалась изменением интенсивности оптического излучения. Учитывая, что в соответствии с теорией волнового синтеза, кристаллическая система, описанная в патенте Грабового Г.П. «Способ предотвращения катастроф и устройство для его осуществления» в соответствии с заявкой на изобретение № 99120836/28 (022309) от 07.10.99.была пересчитана на сферу, содержащую распределенные сферы меньшего размера и при этом передача мысли была зафиксирована, следует, что передатчик и приемник оптических элементов может быть осуществлена в виде сфер и кубиков.

Так как концентрацию мысли осуществляли разные операторы можно сделать вывод, что передачу мыслеобразов, с использованием данной системы передачи информации, может осуществлять любой человек.

Научный руководитель
отделения аспирантуры ППИ «НЦ» д.ф.-м.н., д.т.н. Г.П. Грабовой

к.т.н. Б.И.Черный

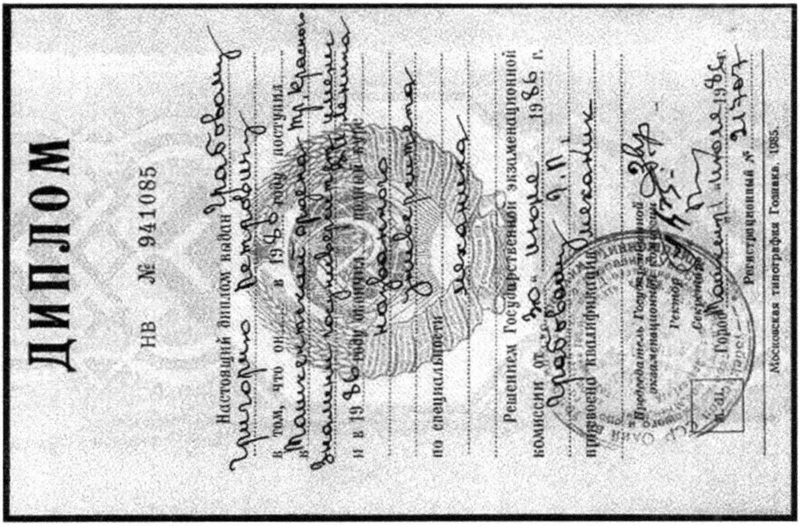
ДИПЛОМ

НВ № 941085

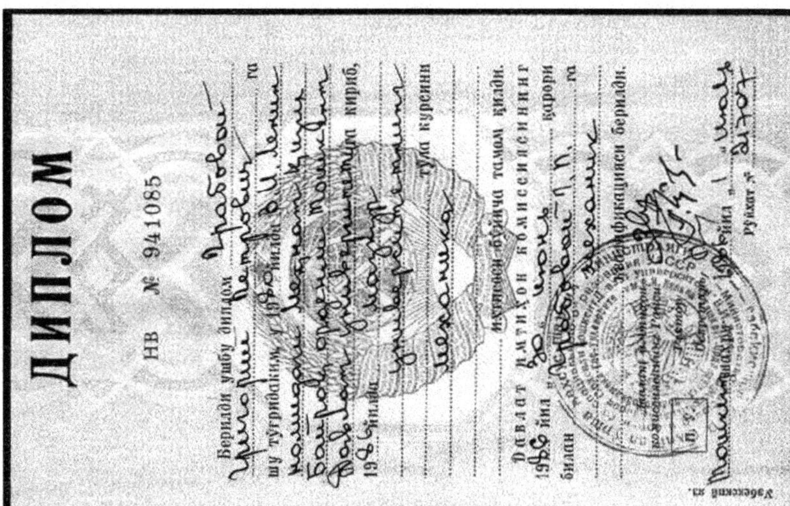
ДИПЛОМ

НВ № 941085

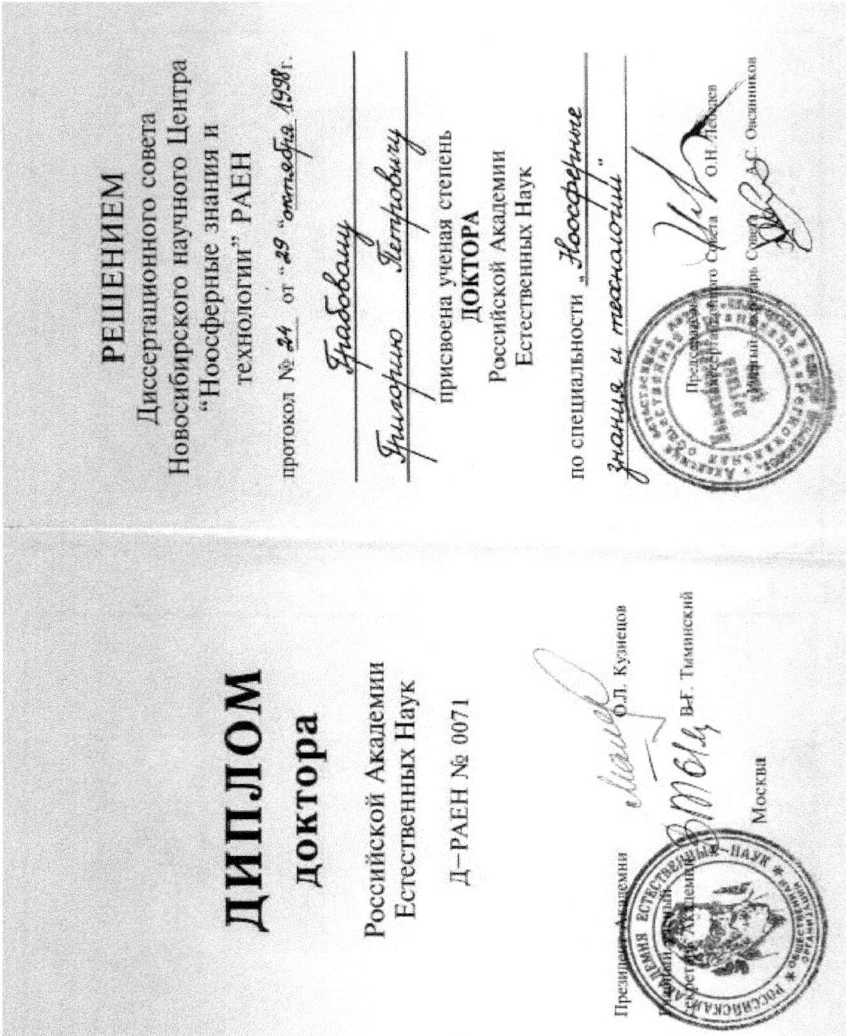

ДИПЛОМ
доктора

Российской Академии
Естественных Наук

Д–РАЕН № 0071

Президент Академии О.Л. Кузнецов

Главный ученый секретарь Академии В.Г. Тыминский

Москва

РЕШЕНИЕМ
Диссертационного совета
Новосибирского научного Центра
"Ноосферные знания и
технологии" РАЕН
протокол № 21 от "29" октября 1998 г.

Грабовому
Григорию Петровичу

присвоена ученая степень
ДОКТОРА
Российской Академии
Естественных Наук

по специальности „Ноосферные
знания и технологии"

Председатель Диссертационного Совета О.Н. Лебедев

Ученый секретарь Совета С. Овсянников

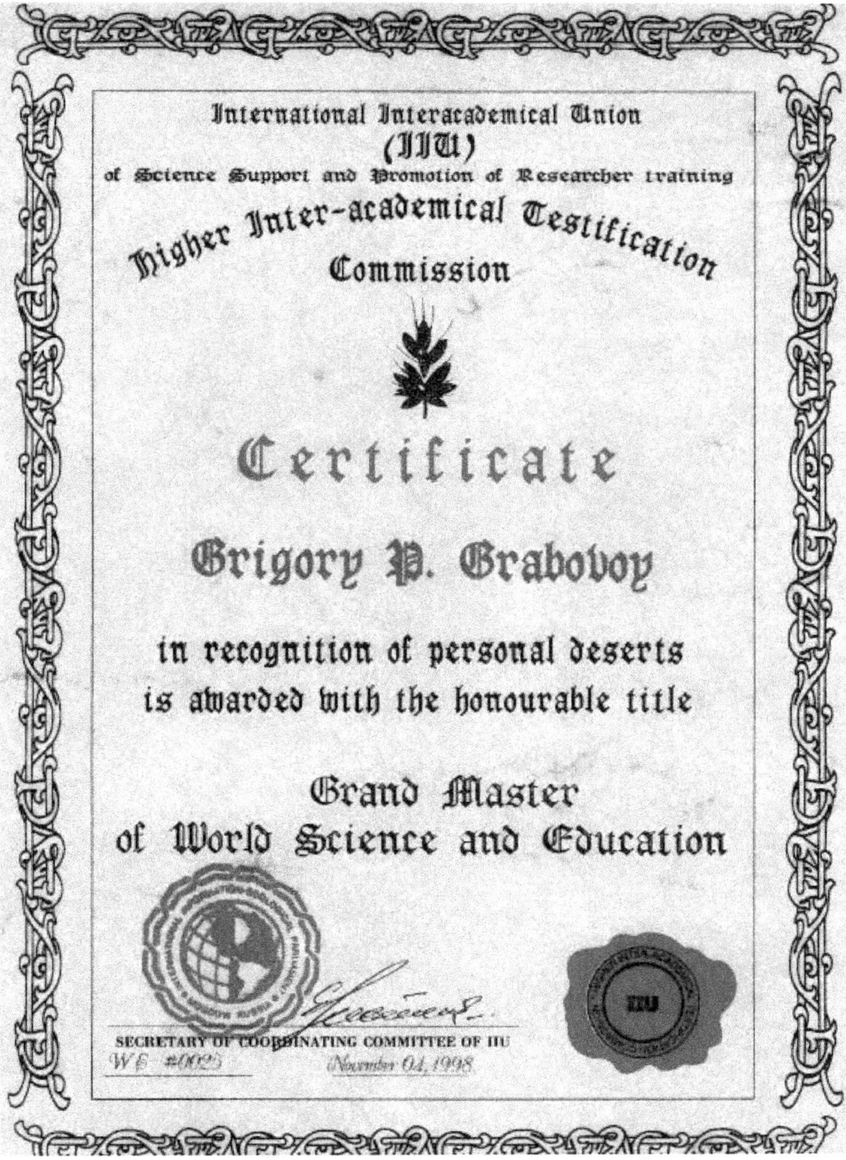
International Interacademical Union
(IIU)
of Science Support and Promotion of Researcher training

Higher Inter-academical Testification Commission

Certificate

Grigory P. Grabovoy

in recognition of personal deserts
is awarded with the honourable title

Grand Master
of World Science and Education

SECRETARY OF COORDINATING COMMITTEE OF IIU

November 04, 1998

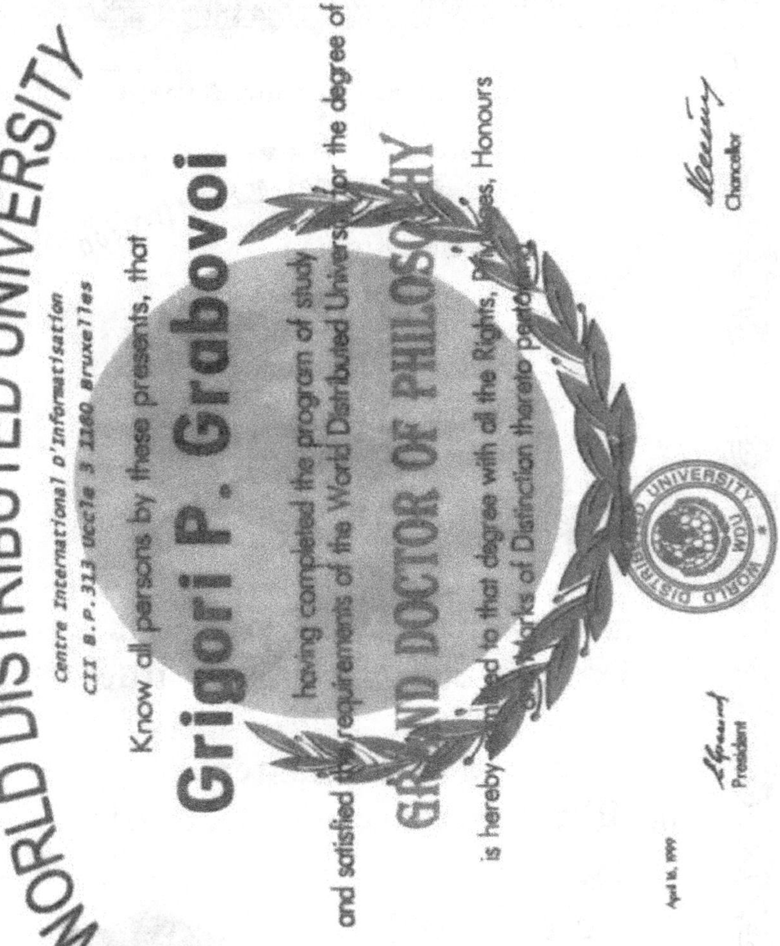

WORLD DISTRIBUTED UNIVERSITY

Centre International D'Informatisation

CII B.P. 313 Uccle 3 1180 Bruxelles

Know all persons by these presents, that

Grigori P. Grabovoi

having completed the program of study

and satisfied the requirements of the World Distributed University for the degree of

GRAND DOCTOR OF PHILOSOPHY

is hereby admitted to that degree with all the Rights, Privileges, Honours

and marks of Distinction thereto pertaining.

April 16, 1999

President

Chancellor

WORLD DISTRIBUTED UNIVERSITY WDU

Российская Федерация

ВЫСШИЙ
АТТЕСТАЦИОННО-КВАЛИФИКАЦИОННЫЙ
КОМИТЕТ

ДИПЛОМ
ДОКТОРА НАУК

ДТ № 0129

Москва

Российская Федерация

Решением
Высшего аттестационно-квалификационного комитета
от 20 апреля 1999 г. № 62

Грабовому
Григорию Петровичу

присуждена ученая степень

ДОКТОРА
ТЕХНИЧЕСКИХ НАУК

Председатель Высшего
аттестационно-квалификационного комитета

Главный ученый секретарь Высшего
аттестационно-квалификационного комитета

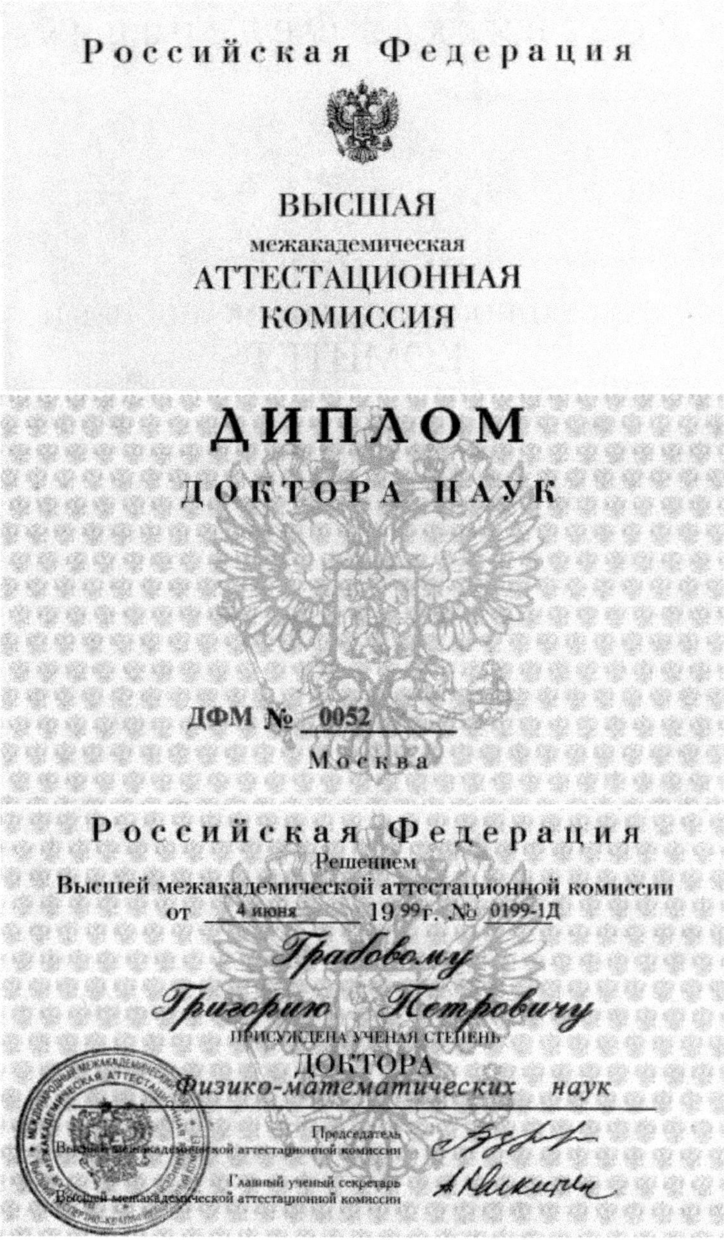

Российская Федерация

ВЫСШАЯ
межакадемическая
АТТЕСТАЦИОННАЯ
КОМИССИЯ

ДИПЛОМ
ДОКТОРА НАУК

ДФМ № 0052
Москва

Российская Федерация
Решением
Высшей межакадемической аттестационной комиссии
от 4 июня 1999 г. № 0199-1Д
Грабовому
Григорию Петровичу
ПРИСУЖДЕНА УЧЕНАЯ СТЕПЕНЬ
ДОКТОРА
Физико-математических наук

Председатель
Высшей межакадемической аттестационной комиссии

Главный ученый секретарь
Высшей межакадемической аттестационной комиссии

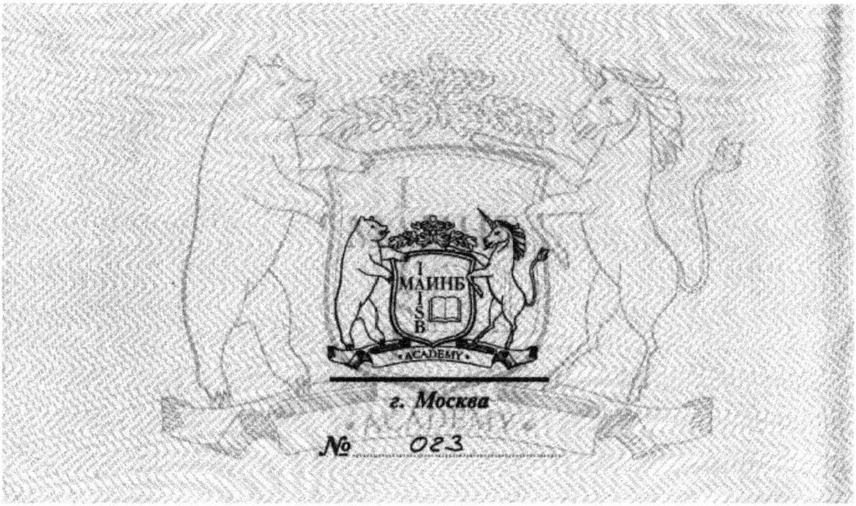

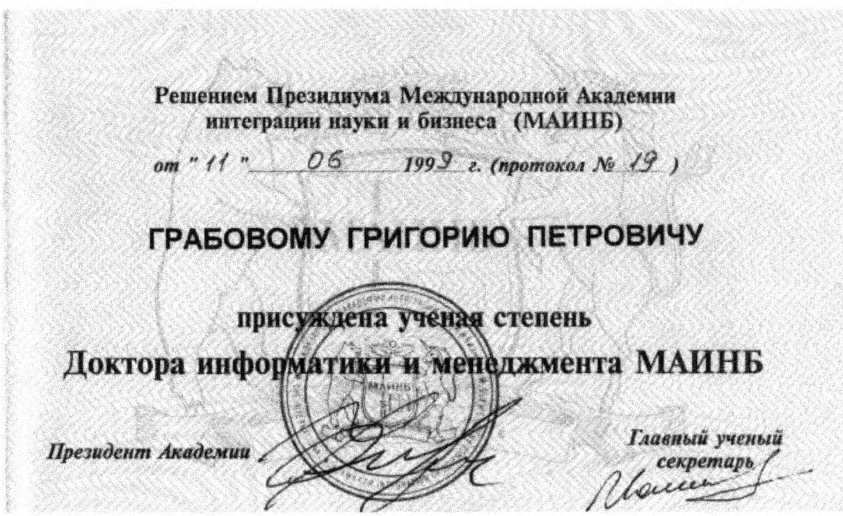

Решением Президиума Международной Академии интеграции науки и бизнеса (МАИНБ)

от "11" 06 1999 г. (протокол № 19)

ГРАБОВОМУ ГРИГОРИЮ ПЕТРОВИЧУ

присуждена ученая степень

Доктора информатики и менеджмента МАИНБ

Президент Академии

Главный ученый секретарь

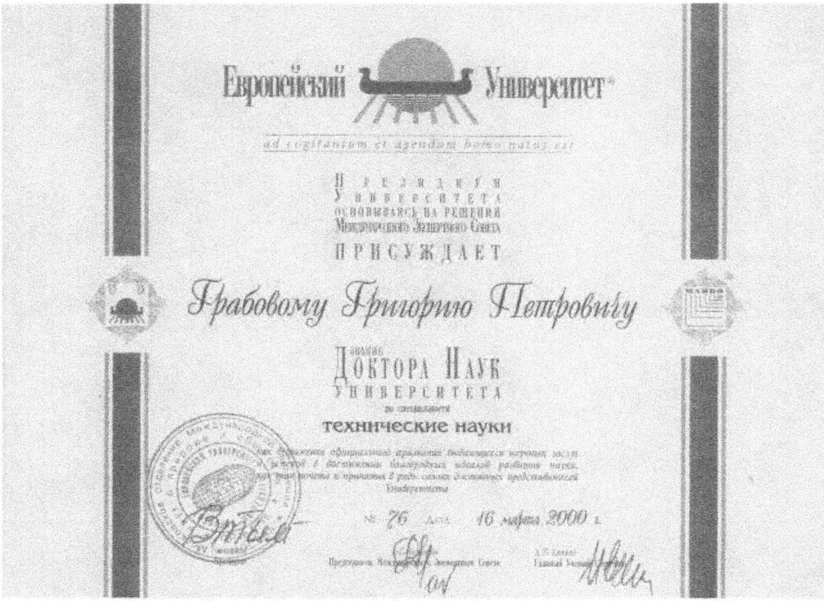

Европейский Университет

ad cogitantum et agendum homo natus est

Президиум
Университета
основываясь на решении
Международного Экспертного Совета
ПРИСУЖДАЕТ

Грабовому Григорию Петровичу

звание
Доктора Наук
Университета
по специальности
технические науки

№ 76 дата 16 марта 2000 г.

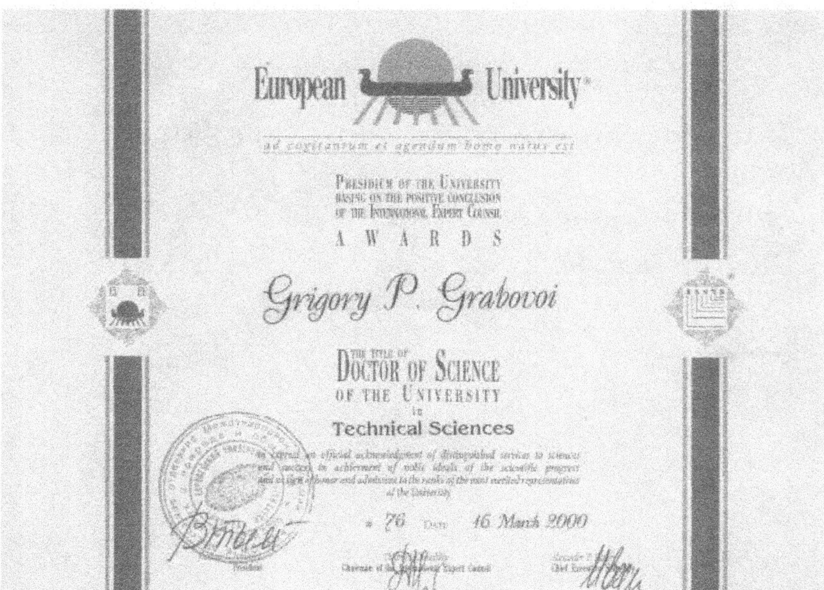

European University

ad cogitantum et agendum homo natus est

Presidium of the University
basing on the positive conclusion
of the International Expert Counsil
AWARDS

Grigory P. Grabovoi

the title of
Doctor of Science
of the University
in
Technical Sciences

№ 76 Date 16 March 2000

President

Chairman of the International Expert Council

Chief Executive

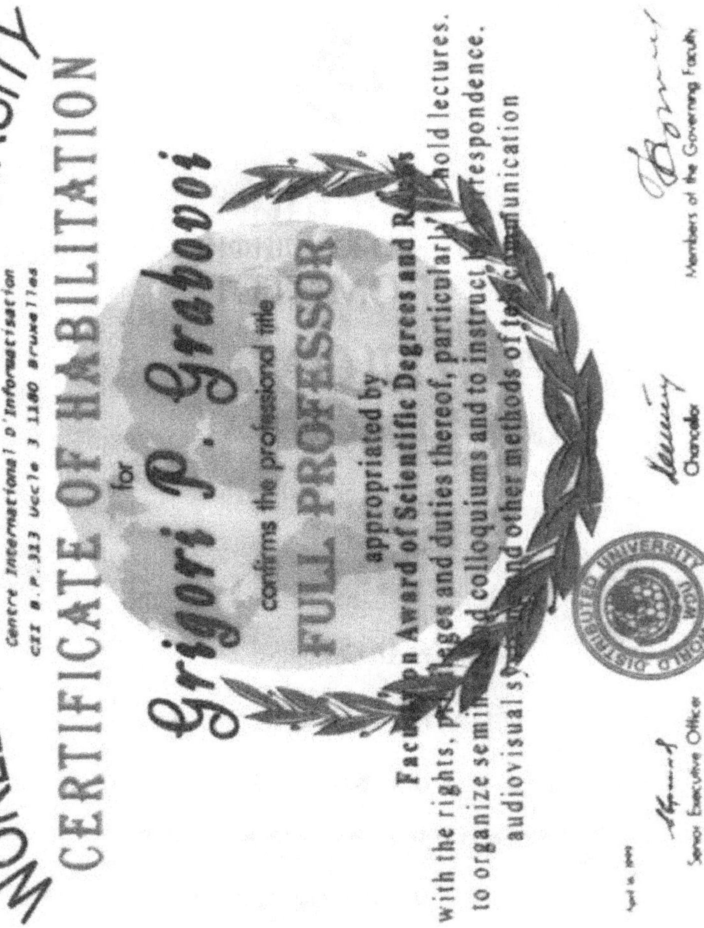

WORLD DISTRIBUTED UNIVERSITY

Centre International D'Informatisation
CII B.P.333 Uccle 3 1180 Bruxelles

CERTIFICATE OF HABILITATION

for

Grigori P. Grabovoi

confirms the professional title

FULL PROFESSOR

appropriated by

Facu[illegible]pon Award of Scientific Degrees and Ra[illegible]s
with the rights, p[illegible]eges and duties thereof, particularl[illegible] hold lectures,
to organize semi[illegible]d colloquiums and to instruct [illegible]rrespondence,
audiovisual sy[illegible]nd other methods of jo[illegible]unication

Senior Executive Officer — Chancellor — Members of the Governing Faculty

Российская Федерация

ВЫСШИЙ
АТТЕСТАЦИОННО-КВАЛИФИКАЦИОННЫЙ
КОМИТЕТ

ДИПЛОМ
ПРОФЕССОРА

ПР № 0057

Москва

Российская Федерация

Решением
Высшего аттестационно-квалификационного комитета
от 20 апреля 1999 г. № 62

Грабовому
Григорию Петровичу

присвоено ученое звание
ПРОФЕССОРА
по специальности 05.02.2
"Безопасность особо сложных объектов"

Председатель Высшего
аттестационно-квалификационного комитета

Главный ученый секретарь Высшего

Российская Федерация

ВЫСШАЯ
межакадемическая
АТТЕСТАЦИОННАЯ
КОМИССИЯ

АТТЕСТАТ
ПРОФЕССОРА

ПР N 0182

Москва

Российская Федерация
Решением
Высшей межакадемической аттестационной комиссии
от 15 июля 1999г. N 0208-П

Грабовому

Григорию Петровичу

присвоено ученое звание

ПРОФЕССОРА

по специальности *«Аналитические и структурно-аналитические приборы и системы»*

Председатель Высшей аттестационной комиссии

Главный ученый секретарь Высшей аттестационной комиссии

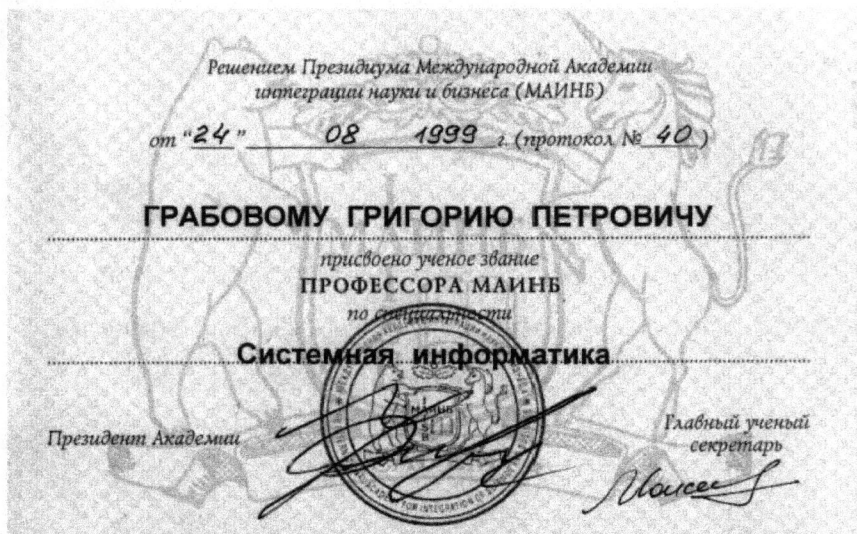

г. Москва

№ 002

Решением Президиума Международной Академии интеграции науки и бизнеса (МАИНБ)

от «24» 08 1999 г. (протокол № 40)

ГРАБОВОМУ ГРИГОРИЮ ПЕТРОВИЧУ

присвоено ученое звание

ПРОФЕССОРА МАИНБ

по специальности

Системная информатика

Президент Академии

Главный ученый секретарь

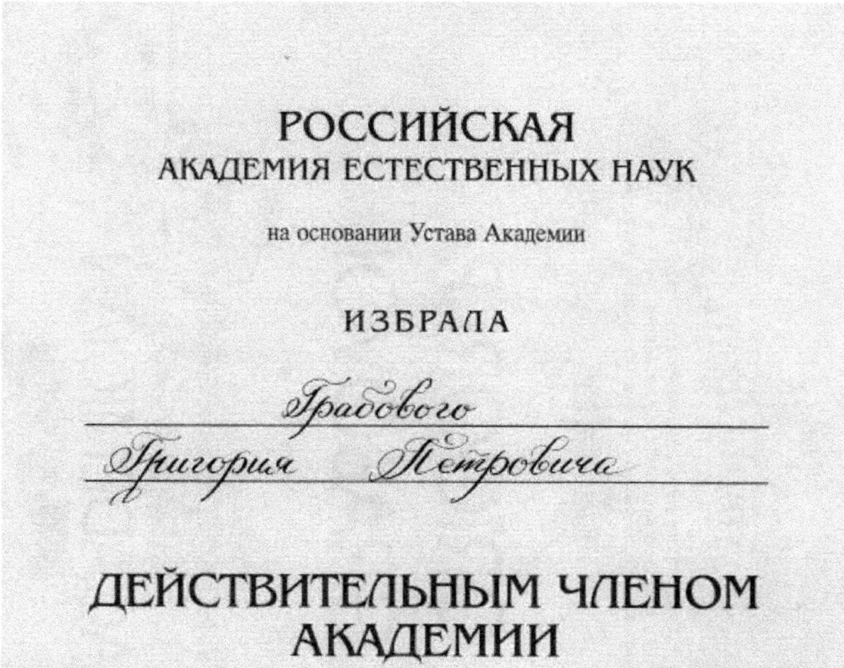

РОССИЙСКАЯ
АКАДЕМИЯ ЕСТЕСТВЕННЫХ НАУК

на основании Устава Академии

ИЗБРАЛА

Грабового
Григория Петровича

ДЕЙСТВИТЕЛЬНЫМ ЧЛЕНОМ
АКАДЕМИИ

по секции
„Ноосферные знания и технологии"

“09” марта 1998 г.

Президент О. Кузнецов

Главный ученый секретарь В. Тыминский

НЗТ № 458

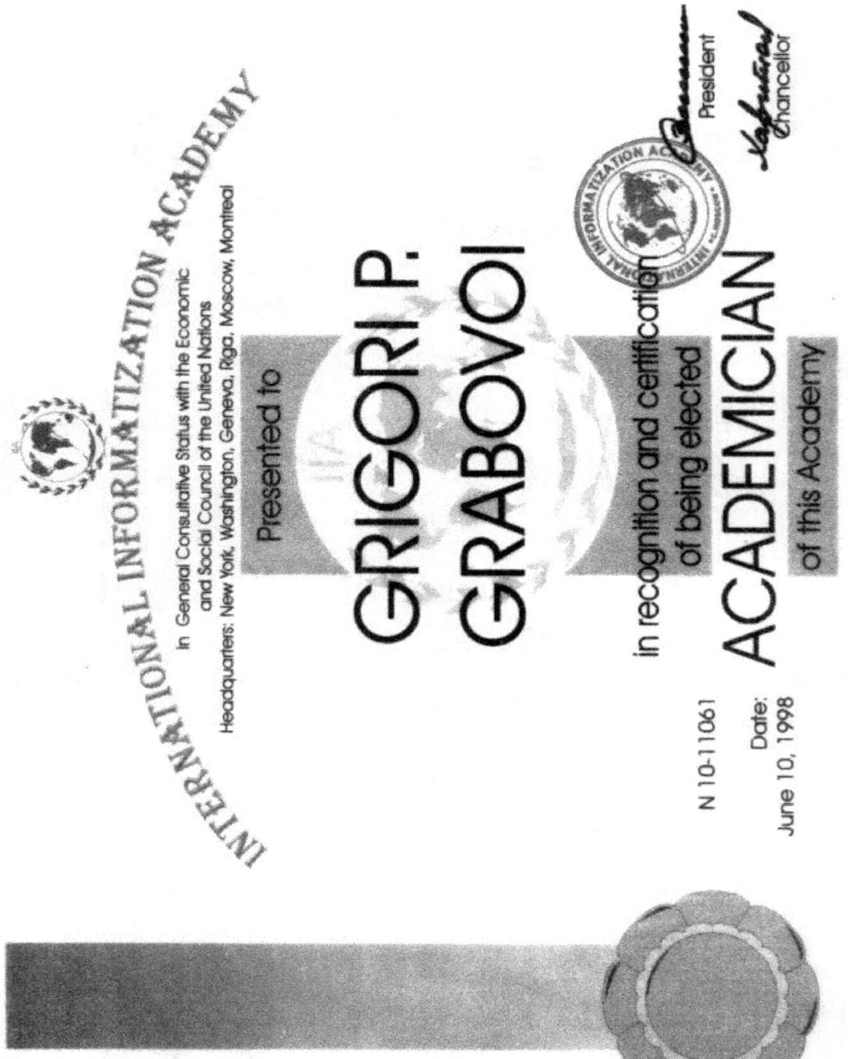

INTERNATIONAL INFORMATIZATION ACADEMY

in General Consultative Status with the Economic
and Social Council of the United Nations
Headquarters: New York, Washington, Geneva, Riga, Moscow, Montreal

Presented to

GRIGORI P.
GRABOVOI

in recognition and certification
of being elected

ACADEMICIAN

of this Academy

N 10-11061

Date:
June 10, 1998

President

Chancellor

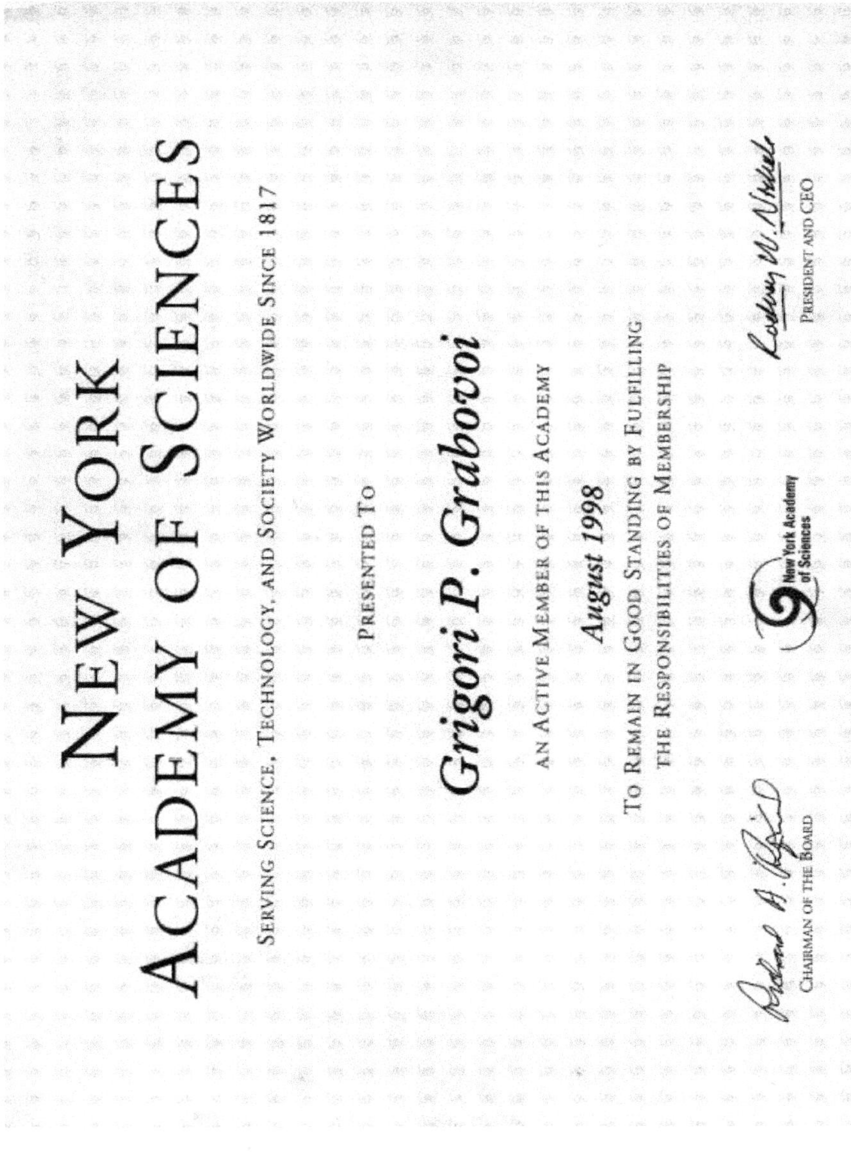

NEW YORK
ACADEMY OF SCIENCES

SERVING SCIENCE, TECHNOLOGY, AND SOCIETY WORLDWIDE SINCE 1817

PRESENTED TO

Grigori P. Grabovoi

AN ACTIVE MEMBER OF THIS ACADEMY

August 1998

TO REMAIN IN GOOD STANDING BY FULFILLING
THE RESPONSIBILITIES OF MEMBERSHIP

CHAIRMAN OF THE BOARD

New York Academy of Sciences

PRESIDENT AND CEO

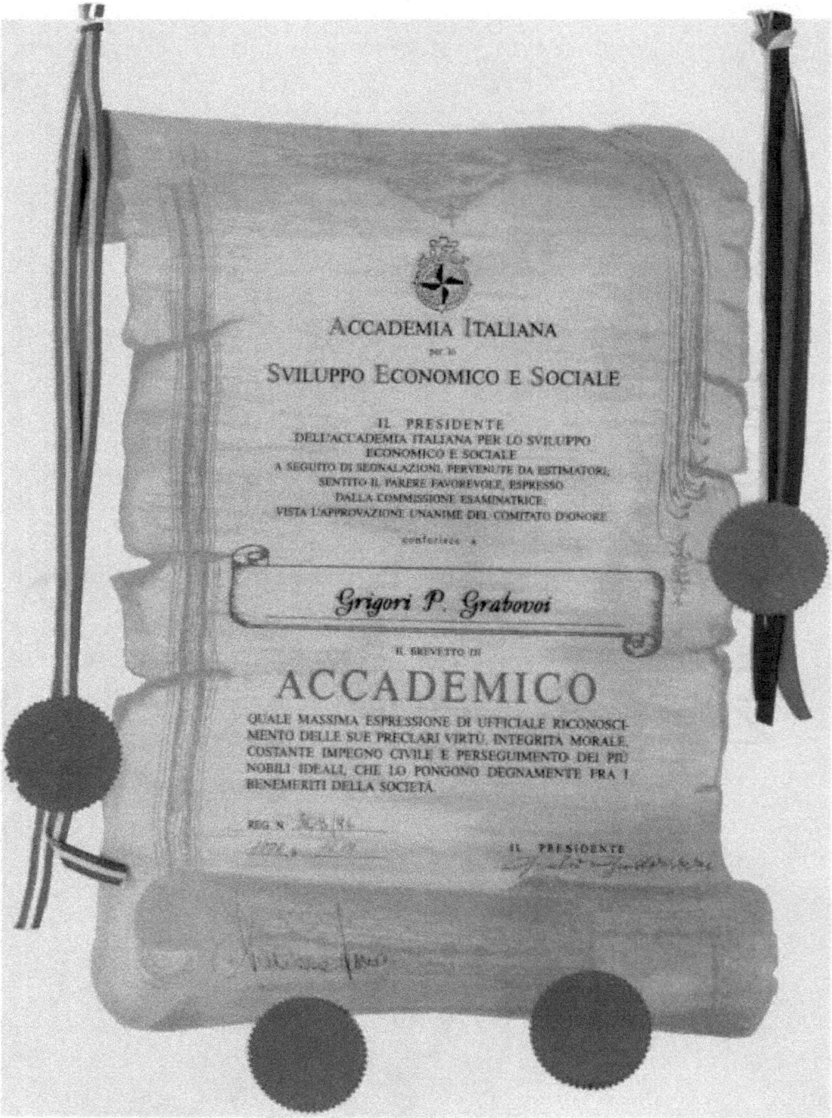
ACCADEMIA ITALIANA
SVILUPPO ECONOMICO E SOCIALE
IL PRESIDENTE
DELL'ACCADEMIA ITALIANA PER LO SVILUPPO
ECONOMICO E SOCIALE
A SEGUITO DI SEGNALAZIONI, PERVENUTE DA ESTIMATORI,
SENTITO IL PARERE FAVOREVOLE, ESPRESSO
DALLA COMMISSIONE ESAMINATRICE;
VISTA L'APPROVAZIONE UNANIME DEL COMITATO D'ONORE
Grigori P. Grabovoi
IL BREVETTO DI
ACCADEMICO
QUALE MASSIMA ESPRESSIONE DI UFFICIALE RICONOSCIMENTO DELLE SUE PRECLARI VIRTU, INTEGRITA MORALE, COSTANTE IMPEGNO CIVILE E PERSEGUIMENTO DEI PIU NOBILI IDEALI, CHE LO PONGONO DEGNAMENTE FRA I BENEMERITI DELLA SOCIETA.
REG. N
IL PRESIDENTE

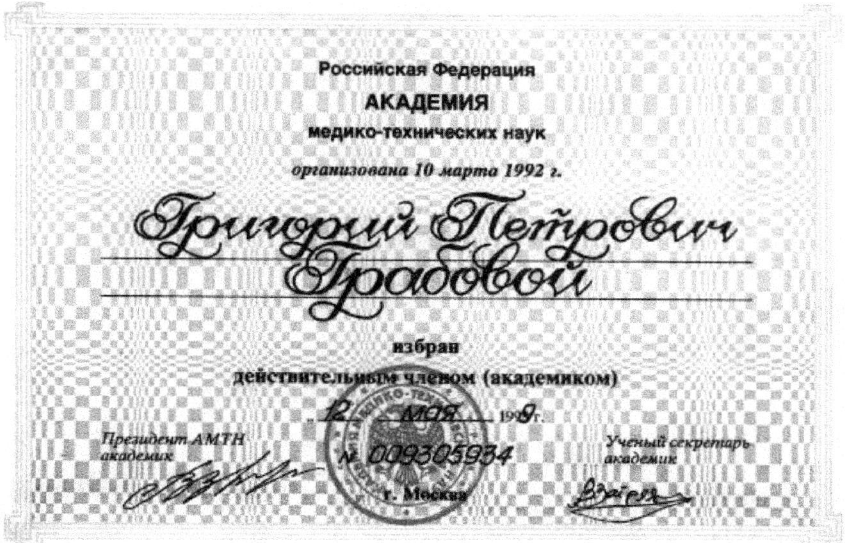

Российская Федерация

АКАДЕМИЯ

медико-технических наук

организована 10 марта 1992 г.

Григорий Петрович Грабовой

избран

действительным членом (академиком)

„12" мая 1999 г.

Президент АМТН академик

№ 009305934

г. Москва

Ученый секретарь академик

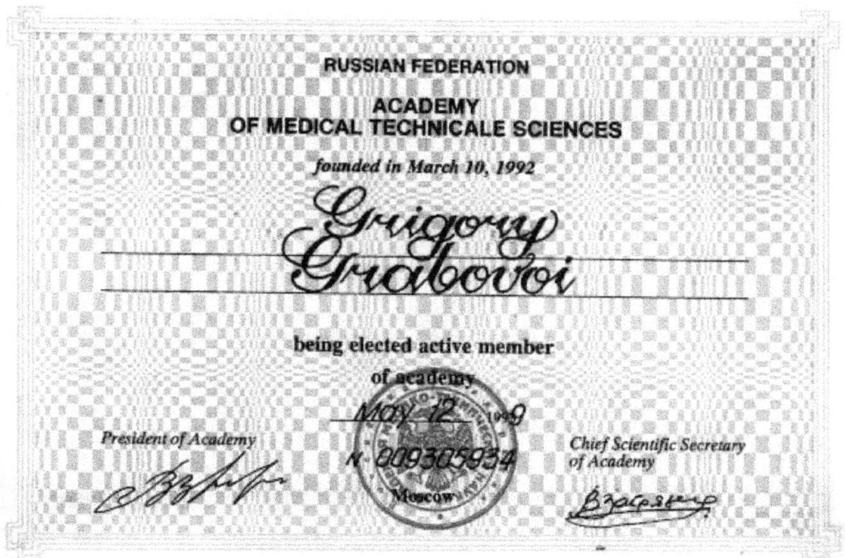

RUSSIAN FEDERATION

ACADEMY OF MEDICAL TECHNICALE SCIENCES

founded in March 10, 1992

Grigory Grabovoi

being elected active member of academy

May 12 1999

President of Academy

№ 009305934

Moscow

Chief Scientific Secretary of Academy

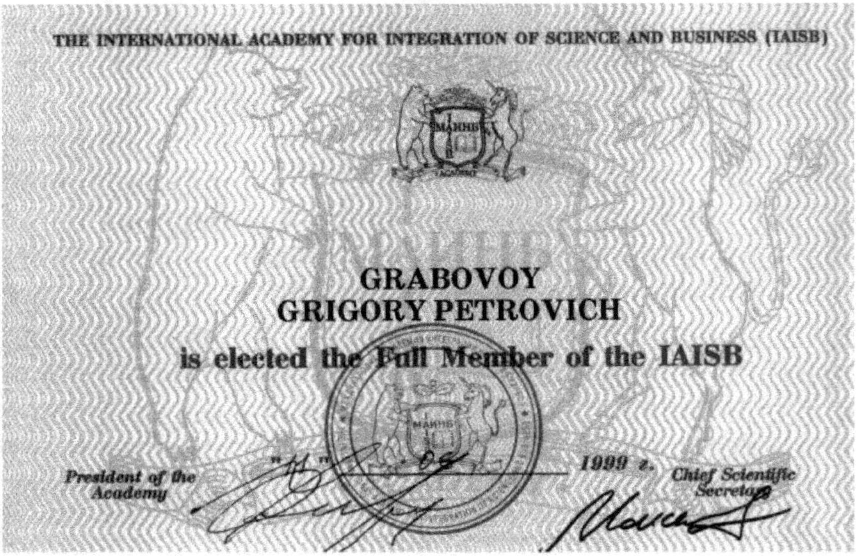

THE INTERNATIONAL ACADEMY FOR INTEGRATION OF SCIENCE AND BUSINESS (IAISB)

GRABOVOY
GRIGORY PETROVICH
is elected the Full Member of the IAISB

"11" 06 1999 г.

President of the Academy

Chief Scientific Secretary

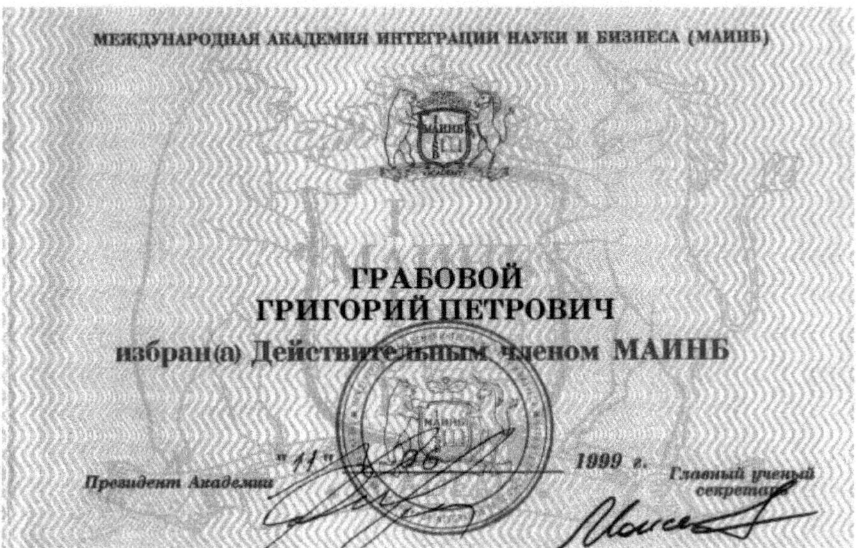

МЕЖДУНАРОДНАЯ АКАДЕМИЯ ИНТЕГРАЦИИ НАУКИ И БИЗНЕСА (МАИНБ)

ГРАБОВОЙ
ГРИГОРИЙ ПЕТРОВИЧ
избран(а) Действительным членом МАИНБ

"11" 06 1999 г.

Президент Академии

Главный ученый секретарь

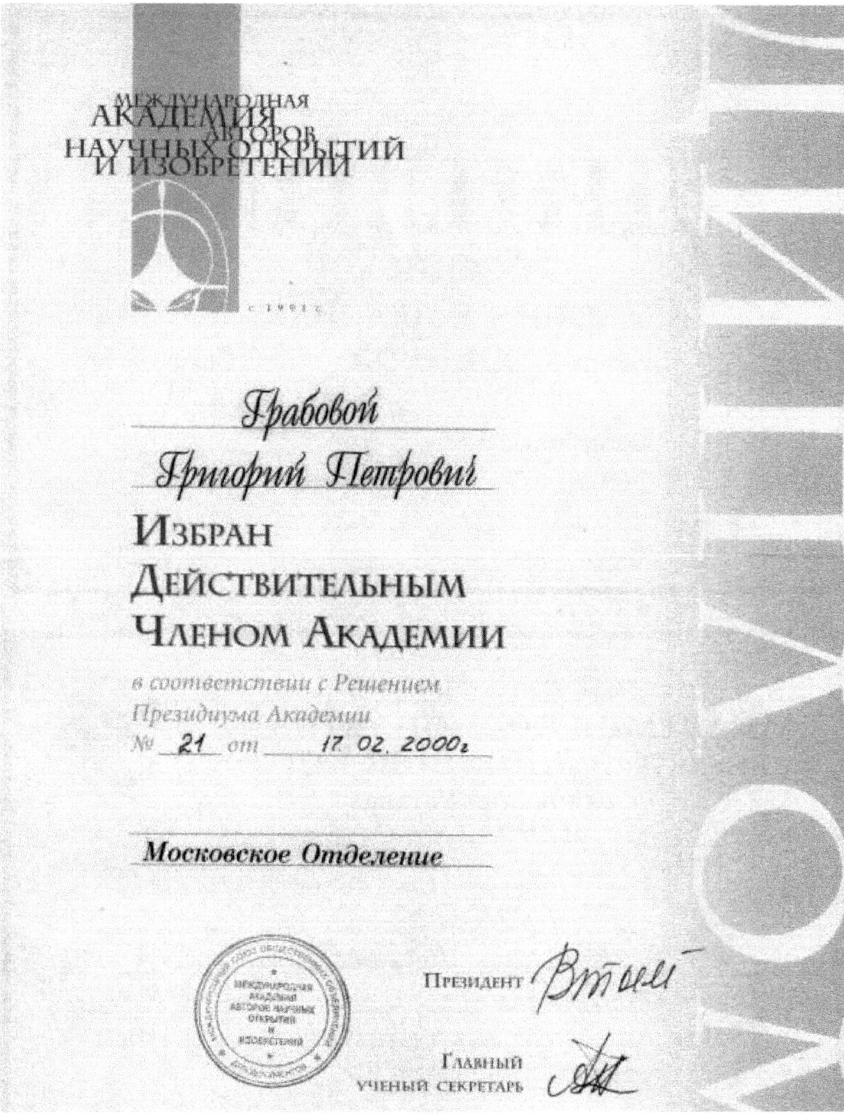

МЕЖДУНАРОДНАЯ
АКАДЕМИЯ
АВТОРОВ
НАУЧНЫХ ОТКРЫТИЙ
И ИЗОБРЕТЕНИЙ

с 1991 г.

Грабовой

Григорий Петрович

ИЗБРАН
ДЕЙСТВИТЕЛЬНЫМ
ЧЛЕНОМ АКАДЕМИИ

в соответствии с Решением
Президиума Академии
№ 21 *от* 17.02.2000г

Московское Отделение

МЕЖДУНАРОДНАЯ АКАДЕМИЯ АВТОРОВ НАУЧНЫХ ОТКРЫТИЙ И ИЗОБРЕТЕНИЙ

ПРЕЗИДЕНТ

ГЛАВНЫЙ
УЧЕНЫЙ СЕКРЕТАРЬ

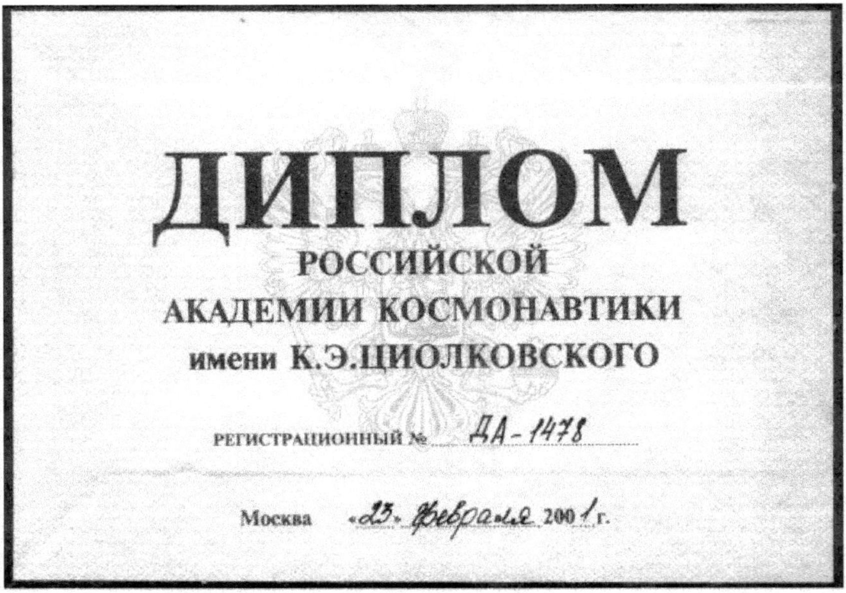

ДИПЛОМ
РОССИЙСКОЙ
АКАДЕМИИ КОСМОНАВТИКИ
имени К.Э.ЦИОЛКОВСКОГО

РЕГИСТРАЦИОННЫЙ № ДА-1478

Москва «23» февраля 2001 г.

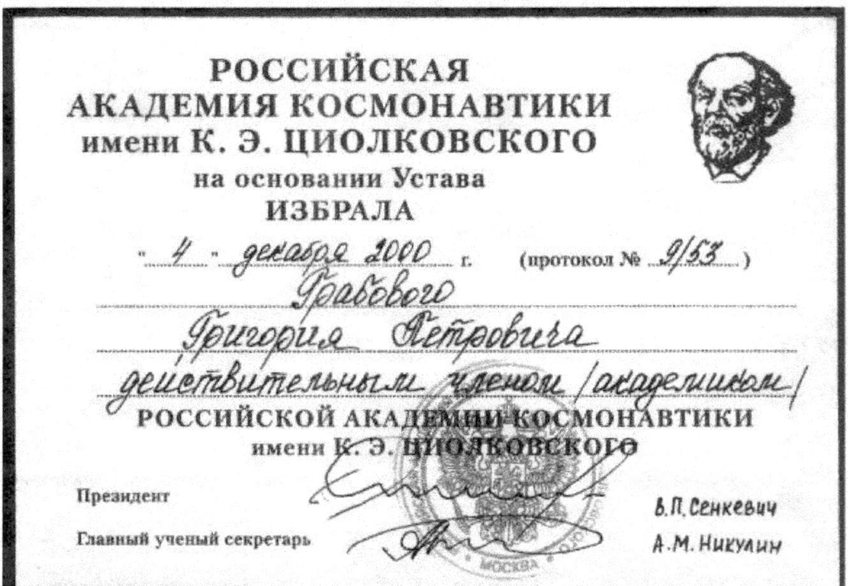

РОССИЙСКАЯ
АКАДЕМИЯ КОСМОНАВТИКИ
имени К. Э. ЦИОЛКОВСКОГО
на основании Устава
ИЗБРАЛА

« 4 » декабря 2000 г. (протокол № 9/53)

Грабового

Григория Петровича

действительным членом /академиком/

РОССИЙСКОЙ АКАДЕМИИ КОСМОНАВТИКИ
имени К. Э. ЦИОЛКОВСКОГО

Президент В.П. Сенкевич

Главный ученый секретарь А.М. Никулин

МЧС РОССИИ
АГЕНТСТВО
ПО МОНИТОРИНГУ И ПРОГНОЗИРОВАНИЮ ЧРЕЗВЫЧАЙНЫХ СИТУАЦИЙ
ВНИИ ГОЧС

121352, г. Москва, ул. Давыдковская, 7
(095) 449-83-44, 443-83-15 (факс)
23.07.99 № 1-14/940

На № ______ от ______

В Высшую межакадемическую аттестационную комиссию

Академик Грабовой Г.П. читает лекции в Центре обучения и подготовки специалистов в области Современных технологий предупреждения и ликвидации чрезвычайных ситуаций Агентства МЧС России по мониторингу и прогнозированию ЧС. Лекции читаются по тематике «Методы дистанционной профилактики катастроф» (Учебная программа № 10):

- математическое моделирование профилактики катастроф;
- практика иррационального управления профилактикой катастроф;
- специальные методы профилактики глобальных катастрофических процессов, представляющих угрозу всему миру;
- обобщенный анализ традиционных и нетрадиционных подходов для профилактики чрезвычайных ситуаций.

Руководитель Агентства
Начальник ВНИИ ГОЧС
профессор М.Шахраманьян

000090

Международный центр обучающих систем (МЦОС)

Министерство природных ресурсов России

Управление дополнительного профессионального образования Минобразования России

Президент Международного центра обучающих систем

С.И.Пешков

УЧЕБНЫЙ ПЛАН
по курсу «Технологии предупреждающего прогнозирования и безопасного развития»

Цель: Освоение методов технологии предупреждающего прогнозирования и безопасного развития

Категория слушателей: Специалисты предприятий и природоохранных органов

Объем курса: 1186 час.

Режим занятий: с отрывом от работы: 6 часов в день

№ п/п	Название разделов и дисциплин	Всего час.	Лекции	Практические занятия	Форма контроля
1.	Анализ экологического состояния региона и технологии антикризисного управления	498	128	370	зачет
2.	Приборы и модули предупреждающего прогнозирования и их использование	396	124	272	зачет
3.	Стратегия принятия решений на основании результатов предупреждающего прогнозирования	99	30	69	зачет
4.	Оптимизация восстановительных воздействий для безопасного развития	197	43	154	зачет
5.	Государственный экзамен	6			
	ИТОГО:	**1186**	**325**	**865**	

Автор курса, Глава департамента «Технологии предупреждающего прогнозирования и безопасного развития» Международной кафедры-сети ЮНЕСКО/МЦОС «Передача технологий для устойчивого развития»

Грабовой Г.П., д.ф.-м.н., профессор

ICES

INTERNATIONAL CENTRE OF EDUCATIONAL SYSTEMS (ICES)
МЕЖДУНАРОДНЫЙ ЦЕНТР ОБУЧАЮЩИХ СИСТЕМ (МЦОС)
CENTRE INTERNATIONAL DES SYSTEMES D'EDUCATION (CISE)
INTERNATIONALES ZENTRUM FÜR AUSBILDUNGSSYSTEME (IZAS)

UNDP Reg.№ 05973
UNIDO Reg №002353
UNEP Reg. of 24.05.99

МЕЖДУНАРОДНАЯ КАФЕДРА – СЕТЬ UNESCO/ICES
"ПЕРЕДАЧА ТЕХНОЛОГИЙ ДЛЯ УСТОЙЧИВОГО РАЗВИТИЯ"

Департамент «Технологии предупреждающего прогнозирования и безопасного развития»
Международной кафедры-сети ЮНЕСКО/МЦОС
в г. Антверпен, Бельгия

СЕРТИФИКАТ

Настоящим удостоверяется, что

ШАШКОВ Евгений Михайлович

успешно окончил очные курсы дополнительной профессиональной подготовки
(в соответствии с лицензией № 16-788 от 13/07/1999 г. Министерства образования РФ)
по разделу Учения профессора, доктора физико-математических наук Григория Петровича Грабового
«Технологии предупреждающего прогнозирования и безопасного развития»

Международный центр обучающих систем (МЦОС), зарегистрированный в Программе развития Организации Объединенных Наций (ПРООН рег. № 05973), в Программе промышленного развития ООН (ЮНИДО рег. № 002350), в Программе ООН по окружающей среде (ЮНЕП рег. от 24.05.99), в Министерстве юстиции Российской Федерации (рег. № 162), и созданная при МЦОС Международная кафедра-сеть ЮНЕСКО/МЦОС "Передача технологий для устойчивого развития",

руководствуясь Соглашением между ЮНЕСКО и МЦОС от 26 августа 1996 г., а также статьями 1-6, 8.6 "Конвенции о признании учебных курсов, дипломов о высшем образовании и ученых степеней в странах Европейского региона" (ЮНЕСКО, Париж, 1973-1993 гг.), Европейской Конвенцией (ЮНЕСКО, Париж, 1979 г.), Региональной Конвенцией государств Азии и Тихого океана (ЮНЕСКО, Бангкок, 1983 г.), Конвенцией Совета Европы и ЮНЕСКО (Лиссабон, 1997 г.),

рекомендуют компетентным органам стран, подписавшим данные конвенции или присоединившихся к ним, признать настоящий сертификат.

Глава Департамента «Технологии предупреждающего прогнозирования и безопасного развития» Международной кафедры-сети ЮНЕСКО/МЦОС

Г.П. Грабовой

Президент МЦОС, Координатор Международной кафедры-сети ЮНЕСКО/МЦОС

С.И. Пешков

Регистрационный № К2-20000828

Москва, 4 августа 2000 г.

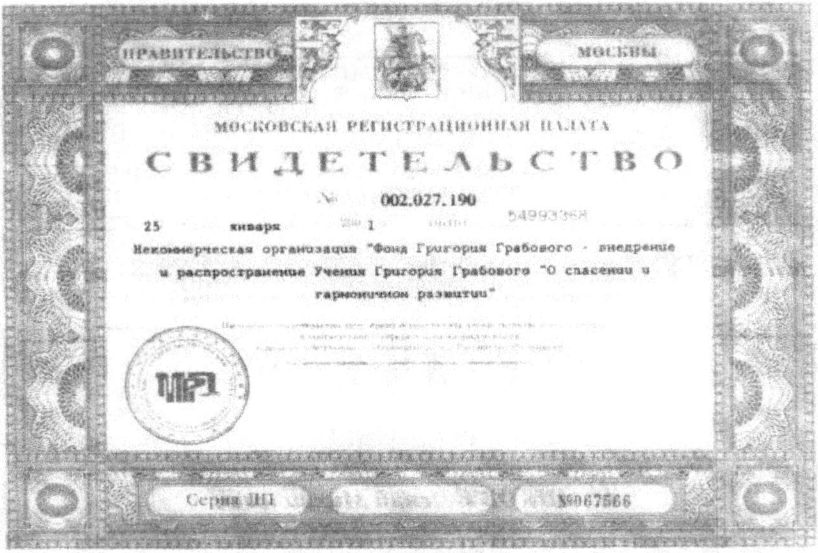

ПРАВИТЕЛЬСТВО МОСКВЫ

МОСКОВСКАЯ РЕГИСТРАЦИОННАЯ ПАЛАТА

СВИДЕТЕЛЬСТВО

№ 002.027.190

25 января 2001 54993368

Некоммерческая организация "Фонд Григория Грабового - внедрение и распространение Учения Григория Грабового "О спасении и гармоничном развитии"

Серия ШП №067566

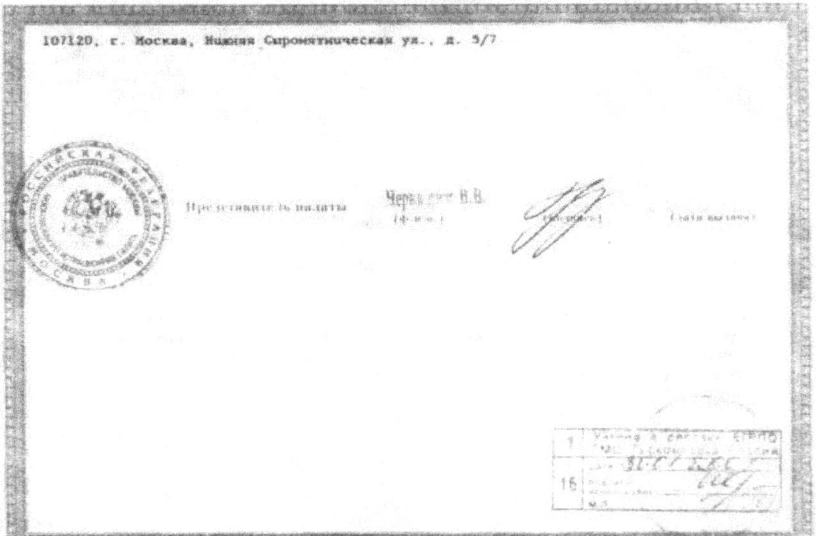

107120, г. Москва, Нижняя Сыромятническая ул., д. 5/7

Представитель палаты Черкасов В.В. (Ф.И.О.) (подпись) (дата выдачи)

PRILOG F

FENOMEN USKRSAVANJA

FENOMEN USKRSAVANJA

Fenomen uskrsavanja je oduvijek bio poznat. Svjedočanstva o tome protežu se kroz cijelu povijest. Možemo se prisjetiti Misterija drevne Grčke. Perzijanaci su imali savršeno jasnu predodžbu o tome. Govorilo se o tome da će doći vrijeme, kada će više Božanstvo uskrsnuti sve mrtve i to u njihovim bivšim tijelima.

To se poklapa s kršćanskom idejom da će svi mrtvi uskrsnuti za vrijeme drugog Kristovog dolaska, pri čemu se također misli upravo na uskrsnuće fizičkog tijela.

Ova pitanja i problemi vezani za njih okupirali su umove mnogih mislilaca od antičkih vremena do danas.

Klasični tekst, koji govori o uskrsavanju, predstavlja Biblija. Biblija je pisani dokaz koji potvrđuje činjenicu uskrsavanja, koje je izvodio Isus Krist. Krist je, kao što znamo, također liječio ljude od neizlječivih bolesti.

Možemo navesti primjere uskrsavanja iz povijesti pravoslavne crkve. Sjetimo se, na primjer, uskrsavanja koje su izvodili sveci poput Varlaama Hutinskog, Sergija Radonežskog, Ivana Kronštadskog.

U naše vrijeme u Indiji živi sveti Bhagavān Sri Sathya Sai Baba. Postoje podaci koji potvrđuju da je izveo uskrsavanje.

Na taj su način činjenice o uskrsavanju imale svoje mjesto u povijesti. Međutim, sve do sada to su bili izolirani pojedinačni slučajevi. Sada pak nastupa masovno uskrsavanje, uskrsavanje sviju. Uskrsavanje karakterizira mehanizam rasta na principu lančane reakcije. Pri tome funkcionira čak i djelomično znanje metoda i načina uskrsavanja. Na primjer, kada još nisam bio dovršio ovu knjigu, dao sam rukopis Nataliji Filipovnoj Zinovjevoj. Ona je radila na rukopisu „Uskrsavanje ljudi i vječni život – od sada naša realnost!“ s ciljem uskrsavanja muža i u studenom 2000. godine susrela se s uskrslim mužem. S uskrslim bratom se srela u siječnju 2001. godine, iako je, kako mi je ispričala, radila samo na uskrsavanju muža (svjedočanstvo se nalazi na kraju ovog priloga). Na temelju moje prakse takav proces po načelu lančane reakcije, kada jedno nekako samo po sebi povlači za sobom drugo, predstavlja tipični proces. Pokazivali su mi dokaze o slučajevima kada je poslije jednog uskrsavanja koje sam ja izveo, dolazilo do masovnog uskrsavanja u obiteljima. Stvoritelj daje ljudima neusporedivo više nego što oni mogu očekivati. U tome se očituje Božja ljubav prema svakom čovjeku. A u ljubavi Stvoritelja je sveopće spasenje i vječni život za sve.

To da će doći vrijeme sveopćeg uskrsavanja i vječnog života u fizičkog tijelu odavno je bilo poznato. Navest ću nekoliko citata iz Biblije: „Tvoji će mrtvi oživjeti, uskrsnut će tijela“ (Knjiga proroka Izaije, 26, 19).

„Zaista, zaista, kažem vam: dolazi čas - sada je! - kad će mrtvi čuti glas Sina Božjega i koji čuju, živjet će“ (Evanđelje po Ivanu, 5, 25).

U navedenim riječima apostola Pavla napomenuto je da se uskrsavanje tiče svih, i pravednih i nepravednih.

„Ja sam u službi Boga naših otaca prema Putu koji oni zovu sljedbom; ja vjerujem u sve što je pisano u Zakonu i prorocima; ja imam to uzdanje u Boga i oni ga također dijele da će biti uskrsnuće pravednika i nepravednika“ (Djela apostolska, 24, 15).

Na mnogim se mjestima u Bibliji govori o tome da će doći do kvalitativne preobrazbe čovjeka i njegova tijela. O Isusu Kristu se govori: „On će ova naša smrtna tijela preobraziti i suobličiti ih svojemu slavnome tijelu moćnom silom kojom će sve podložiti sebi“ (Poslanica Filipljanima, 3, 21).

„Tako je i za uskrsnuće mrtvih: posijano raspadljivo, tijelo uskrsava neraspadljivo; posijano prezreno, ono uskrsava blistajući slavom; posijano u slabosti, ono uskrsava puno snage“ (Prva poslanica Korinćanima, 15, 42-43).

Na nekim se mjestima govori i o tome kako izgleda proces uskrsavanja, na primjer: „Ovako govori Jahve Gospod ovim kostima: „Evo, duh ću svoj udahnuti u vas i oživjet ćete! Žilama ću vas ispreplesti, mesom obložiti, kožom vas obaviti i duh svoj udahnuti u vas i oživjet ćete - i znat ćete da sam ja Jahve!" (Knjiga proroka Ezekiela, 37, 5-6). Isti izvor govori: „Dat ću vam novo srce, nov duh udahnut ću u vas! Izvadit ću iz tijela vašega srce kameno i dat ću vam srce od mesa. Duh svoj udahnut ću u vas" (36, 26-27). Kao rezultat toga doći će do preobrazbe čovjeka. Ono se može usporediti s preobrazbom naivnog djeteta u zrelog i mudrog čovjeka. I to što čovjek sada kao da gleda kroz zamagljeno staklo i jako je nečitko, više kao pretpostavka, vidjet će nakon svoje preobrazbe jasno i čitko, izravno, licem u lice: „Kad ja bijah malo dijete kao dijete govorah, kao dijete mišljah, kao dijete razmišljah; a kad postadoh čovjek, odbacih djetinjstvo. Tako sad vidimo kao kroz staklo u zagonetki, a onda ćemo licem k licu; sad poznajem nešto, a onda ću poznati kao što sam poznat" (Prva poslanica Korinćanima, 13, 11-12).

O tome se govori i na drugim mjestima, na primjer: „Ljubljeni, sad smo djeca Božja, i još se ne pokaza, što ćemo biti. Znamo, da kad se pokaže, bit ćemo mu slični, jer ćemo ga vidjeti, kao što jest" (Prva Ivanova poslanica, 3, 2).

U sljedećim riječima apostola Pavla govori se o tome da će tijelo uskrsnulih postati neraspadljivo i neuništivo, a smrt će prestati postojati sveukupno:

„Evo vam kazujem tajnu: jer svi nećemo pomrijeti, a svi ćemo se pretvoriti. Ujedanput, u trenutku oka u posljednjoj trubi; jer će zatrubiti i mrtvi će ustati neraspadljivi, i mi ćemo se pretvoriti. Jer ovo raspadljivo treba da se obuče u neraspadljivost, i ovo smrtno da se obuče u besmrtnost. A kad se ovo raspadljivo obuče u neraspadljivost i ovo se smrtno obuče u besmrtnost, onda će se zbiti ona riječ što je napisana: pobjeda proždrije smrt" (Prva poslanica Korinćanima, 15, 51-54).

Kako bi uskrsavanje uspjelo dobiti masovni karakter, potrebno je odgovarajuće razumijevanje.

U ovoj sam knjizi prvi put izložio osnovna načela i metode uskrsavanja. Uskrsavanje je po prvi puta predstavljeno kao znanost. Stoga nije slučajna činjenica da mnogi, koji su pročitali svega dio ove knjige, imaju već sposobnost da samostalno izvode uskrsavanje.

Kao što sam već rekao, u današnje vrijeme problem uskrsavanja preuzeo je vrlo poseban karakter. Budući da je moderni svijet došao vrlo blizu opasnosti samouništenja, u ovim se okolnostima uskrsavanje javlja kao jedini istiniti put spasenja. A budući da se uskrsavanje bazira na duhu, to je doista realno spasenje bez povratka.

S početkom sveopćeg uskrsavanja počinje i nova etapa u razvoju naše civilizacije. Vječni život je od sada naša realnost.

Kao primjer brzog usvajanja znanja o uskrsavanju, navest ću u ovom prilogu konkretnu činjenicu prenošenja tog znanja.

SVIM ZAINTERESIRANIM OSOBAMA

Podnositelj izjave: Natalija Filipinovna Zinovjeva
Zainteresirana lica: (adresa organizacije)

SVJEDOČANSTVO

o rezultatima dobivenim prilikom proučavanja i primjene tehnologija predstavljenih u izdanim radovima Grigoria Petroviča Grabovoia u knjizi: „Uskrsavanje ljudi i vječni život – od sada naša realnost!"
Datum sastavljanja izjave: 22.02.2001. u 08.09 sati

Rodila sam se 03.09.1947. u Moskvi.
Imam dokaz o identitetu: (naziv dokumenta, serija, broj, tko je izdao dokument i kada je izdan dokument)

Ovim potvrđujem da sam prilikom proučavanja i primjene tehnologija predstavljenih u izdanim radovima Grigoria Petroviča Grabovoia, rođenog 14. studenog 1963. u selu Kirovski u Kirovskoj četvrti, regija Šimkent kazahskog SSR, koji je u vlasništvu rodnog lista serijskog broja II – OG br. 463794, te putovnice serije III-OG broj 586058, izdana 01.02.1980., postigla sljedeće: Tisuću puta se zahvaljujem Grigoriu Petroviču Grabovoiu za to veliko čudo, koje se dogodilo. Najljepša hvala za njegove knjige, koje su mi pomogle da u teškim trenutcima dobijem pouzdanje, duševnu snagu i mir. I zato što su me usmjerile na učenje, ja neprestano u sebi zahvaljujem Grigoriu Petroviču Grabovoiu.
Moj muž Nikolaj Fjodorovič Zinovjev rodio se 29. studenog 1938. godine u gradu Tula, a umro je 26. rujna 2000. godine. Ja sam 12. listopada 2000. počela raditi s knjigom „Uskrsavanje ljudi i vječni život – od sada naša realnost!" na uskrsavanju moga muža. Već 12. listopada 2000. u 13.30 sati na pokretnim stepenicama metro stanice „Kurskaja" susrela sam se s njim kada je on ponovno bio u fizičkom tijelu.
Moj brat Nikolaj Filipovič Gribanov rođen je 07. lipnja 1941. u Moskvi, a umro je 4. veljače 1979. godine, kada je bio 37 godina star.

Molim da se ovjeri moja izjava na temelju dokumenata koji svjedoče o mojem identitetu te na temelju gore navedenih dokaza.
Nastavak teksta u prilogu br. 1 ovom listu.

(potpis) Zinovjeva, 27.02.2001.

PRILOG br. 1

Prilog svjedočanstvu o rezultatima dobivenim prilikom proučavanja i primjene tehnologija predstavljenih u izdanim radovima Grigoria Petroviča Grabovoia u knjizi: „Uskrsavanje ljudi i vječni život – od sada naša realnost!", rođenog 14. studenog 1963. u selu Kirovski u Kirovskoj četvrti, regija Šimkent kazahskog SSR (u vlasništvu rodnog lista serijskog broja II – OG br. 463794).

Mjesto sastavljanja izjave: Moskva

Vrijeme sastavljanja izjave: 22.02.2001. u 18.09 sati.

(Gore navedeni podaci na ovom listu prepisuju se s prvog lista svjedočanstva)

A brata sam na fizičkoj razini srela u njegovom fizičkom tijelu 20. siječnja 2001. godine. Sreli smo se u autobusu broj 119, vozeći se po ulici Grimau u Moskvi.

Molim da se ovjeri moja izjava na temelju dokumenata koji svjedoče o mojem identitetu te na temelju gore navedenih dokaza.

(potpis) Zinovjeva, 27.02.2001.

Pečat javnog bilježnika:27. veljače 2001.

Upisuje se u registar pod brojem 1-483

Javni bilježnik (potpis)

Okrugli pečat

Pečat: Postoje dva numerirana i ovjerena lista

Javni bilježnik (potpis)

- 27 ФЕВ 2001 200_ года. Я Каменская Г.А.
[illegible] города Москвы, свидетельствую [illegible]
[illegible] подписи гр.
Зиновьевой Наталии Филипповны
которая сделана в моем присутствии. [illegible]
[illegible] документ установлена.

Зарегистрировано в реестре за № 1-483
Взыскано по тарифу 50 руб
Нотариус: /Каменская Г.

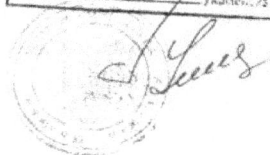

Всего [illegible] вано,
пронумеровано и скреплено
печатью 2 листов
Нотар

DODATAK G

VJEŽBE ZA SVAKI DAN U MJESECU ZA RAZVOJ SVIJESTI I DOGAĐAJA U ŽIVOTU U POVOLJNOM SMJERU, ZA POSTIZANJE PUNOVRIJEDNOG ZDRAVLJA I USPOSTAVLJANJE SKLADA S PULSOM SVEMIRA

Savjetujem da svaki dan posvetite vrijeme vježbama koje su navedene u nastavku. Za svaki dan u mjesecu preporučaju se tri vježbe koje odgovaraju tom danu. U ovim vježbama prikazuje se upravljanje događanjima. U tu svrhu primjenjuju se različite metode koncentracije. U procesu koncentracije stalno imajte na umu konkretan cilj koji želite postići. Cilj može biti ostvarenje željenih događaja, primjerice, izlječenje od bolesti, razvoj mehanizma za saznanje o svijetu i tako dalje. Važno je uvijek upravljati informacijama radi univerzalnog spasenja i skladnog razvoja. Takvo upravljanje može biti borba s uništenjem na razini informacije, jer vi obavljate posao Spasitelja.

Praktično, na razini vašeg opažanja, koncentracija se može odvijati na sljedeći način:

– Mentalno definirate cilj koncentracije u vidu određenog geometrijskog oblika, na primjer, sfere. Ta je sfera cilj koncentracije.

– Duhovno podešavate raspoloženje za stvaranje vama potrebnih događaja kao što to čini Stvoritelj.

– Tijekom koncentracije na razne objekte, na određene brojeve ili na spoznaju o stvarnosti kontrolirajte mjesto gdje se nalazi sfera. Voljnim naprezanjem premještajte sferu na područje vašeg opažanja koje daje više svjetla u trenutku koncentracije.

Predočio sam vam jednu od opcija koncentracije. U praksi možete pronaći i puno drugih. Vrlo su učinkoviti načini upravljanja događajima koji se temelje na razumijevanju svjetskih procesa putem koncentracije.

U prvoj vježbi za svaki dan u mjesecu stvarate koncentraciju na bilo kojem elementu vanjske ili unutarnje stvarnosti. U drugoj stvarate koncentraciju na slijed brojeva od sedam i devet znamenaka. U trećoj vježbi daje se tehnologija upravljanja događajima u usmenom obliku.

Skrećem vam pozornost na sljedeći važan trenutak. Treba

razumjeti da se učinkovitost vaše koncentracije u velikoj mjeri određuje vašim pristupom prema njoj. Pokušajte se otvoriti ovom kreativnom procesu. Osluškujte kako vam vaš unutarnji glas govori kako izvršavati ove koncentracije u praksi.

Možete, na primjer, kao što sam rekao ranije, napisati brojčani niz na papiru i koncentrirati se na njega. A možete postupiti i drugačije.

U koncentraciji na niz od devet znamenaka možete si predstaviti da ste u središtu neke sfere, a brojevi se nalaze na njezinoj unutarnjoj površini. Informacija o cilju koncentracije može se naći unutar ove sfere u obliku lopte. Morate se prilagoditi onom broju od kojeg proizlazi više svjetla. Nakon prve pomisli da je neki broj iz brojčanog niza, koji se nalazi na unutarnjoj površini velike sfere, osvijetljen više od ostalih, označite taj broj. Zatim mentalno spojite unutarnju sferu koja sadrži cilj koncentracije i element percepcije u obliku broja.

U koncentraciji na slijed od sedam znamenaka možete zamisliti da su brojevi smješteni na površini kocke. Na bilo kojoj od njezinih ploha.

Pritom, sukladno vašim osjećajima, možete premještati te brojke, mijenjajući njihov položaj, kako bi se postigao maksimalan učinak.

Možete postupiti i sasvim drugačije. Možete misaono povezati svaki broj s bilo kojim elementom vanjske ili unutarnje okoline. I nije nužno da ti elementi budu homogeni. Jedan broj, na primjer, možete povezati s bilo kojim drvom, a drugi s nekim osjećajem. O svemu tome odlučujete sami. Takvim pristupom simbolično izjednačujete broj s elementima stvarnosti koje ste izabrali. Kao i uvijek, ti elementi zapravo mogu biti ne samo fizički nego i psihički, to jest, vi ih možete zamišljati u vašoj svijesti.

Ove tehnike daju vam naknadne mogućnosti upravljanja. Možete mijenjati strukturu koncentracije, raspoloženje, možete preinačiti simbolično izjednačavanje brojeva prema elementima stvarnosti.

Kao rezultat toga, možete učiniti svoju koncentraciju učinkovitijom. Bit ćete u mogućnosti bolje upravljati vremenom izvršenja onoga što ste imali na umu, a to je u stvarnom životu vrlo važno.

Ondje gdje je potrebno trenutačno spasenje, vaša koncentracija treba dati trenutačne rezultate. Ako govorimo o tome kako osigurati skladan razvoj, ovdje faktor vremena ne mora igrati tako važnu ulogu. Odlučujuće je ovdje kako osigurati upravo harmoničnost vašeg razvoja, uzimajući u obzir sve okolnosti, a upravo to će vam omogućiti vaše koncentracije.

Tako u ovim vježbama sve treba biti individualno. Svatko mora odabrati sustav svog razvoja. Važno je imati na umu sljedeće.

Izbor sustava vlastita razvoja ne može se učiniti samo na logičan način. Naravno, sami postavljate ciljeve koje želite postići, ali u vašoj duši već postoje ranije postavljeni zadaci. Dakle, koncentrirajući se, u početku se mogu realizirati ti ranije postavljeni zadaci koji su bili zadaci duše i koji su bili zadaci ne samo vašeg razvoja, nego i razvoja ukupnog društva. Izvršavajući te zadatke, osjećate da je to ono što trebate učiniti na prvom mjestu, vi to osjećate na dubokoj unutarnjoj razini, na razini duše, na razini Stvoritelja.

I to je razlog zašto, kada govorimo o koncentracijama, govorimo prvenstveno o univerzalnoj harmoniji. Treba razumjeti da harmonija uvijek podrazumijeva, u svojstvu nužnog elementa, i element spasenja, ako situacija zahtijeva takve intervencije. Glavni je cilj harmonije osigurati takav razvoj događaja u kojem se neće pojaviti nikakve prijetnje, a, naravno, harmoničan razvoj treba učiniti takvim kako bi on bio vječan.

Tome vode već dokazane tehnike koncentracije koje sam osmislio za svaki dan u mjesecu. Koristeći ih, postići ćete tu harmoniju koja će učiniti vaš put radosnim i stalnim, te ćete moći spasiti sebe i druge i živjeti vječno.

Ovladavši tim tehnikama koncentracije, u svakoj situaciji možete primjenjivati aktivne kontrolne postupke i biti aktivni. Spoznajom dobrobiti koncentracije u vašim poslovima zapravo ostvarujete proces univerzalnog spasenja i vječnoga harmoničnog razvoja, koji vam pruža slobodu koju vam je podario Stvoritelj. To stvara univerzalni kreativni razvoj zajedno s vašom istinskom srećom.

Vježbe koncentracije dane su za 31 dan. Ako radite ove vježbe, primjerice, u veljači, u mjesecu koji ima 28 dana, nakon tih 28 dana prijeći ćete na vježbu za prvi dan ožujka. To jest, dan u mjesecu s popisa vježbi treba se uvijek podudarati s onim danom u mjesecu koji je u danom trenutku naveden u kalendaru. Vježbe koncentracije možete izvoditi u bilo koje doba dana. Broj vježbi koncentracije tijekom dana i njihovo trajanje možete sami odrediti. Preporučljivo je sustavno provoditi vježbe koncentracije i prije važnih poslova.

Ako vam se prva vježba bilo kojeg dana učini složenom, možete je preskočiti i obaviti druge dvije. Rezultat će se u svakom slučaju pokazati, a s vremenom sve veći broj vježbi pod prvim brojem postat će za vas još razumljivijim i lakšim. Dakle, radite ono što znate i ono što vam se sviđa.

A sad prijeđimo na same vježbe.

1. Dan

1. Prvog dana u mjesecu izvodi se vježba koncentracije na desno stopalo. Ova koncentracija povezuje vas s referentnom točkom u vanjskom svijetu. Vi se mentalno podupirete nogama o Zemlju. Zemlja je u vašem umu nosivi oslonac.

Upravljanje u sustavu potpunog oporavka temelji se na činjenici da je referentna točka ujedno i uporište i mjesto stvaranja. A budući da je također mjesto stvaranja, koristeći ovu vježbu koncentracije, možete odmah razviti svijest.

Shvaćate da su na istom principu, na kojem na Zemlji sve raste i razvija se, nastale, na primjer, biljke te čak i materija vašeg vlastitog tijela, a na istom principu možete graditi bilo koju vanjsku stvarnost. Razumijevanje toga temelj je ove koncentracije.

Međutim, tijekom provedbe koncentracije ne morate misliti na taj duboki mehanizam. Vi se možete samo koncentrirati na stopalo desne noge i time predstavljati u svijesti taj događaj koji vam je potreban. Taj mehanizam za izgradnju stvarnosti koji sam upravo spomenuo radit će automatski. I dobit ćete željeni događaj na harmoničan način. Jer ovo upravljanje istovremeno osigurava i harmonizaciju događaja.

Ovu vježbu možete izvesti nekoliko puta dnevno.

2. Koncentracija na sedmeroznamenkasti numerički niz:

1845421;

na deveteroznamenkasti numerički niz:

845132489.

3. Tog dana trebate se koncentrirati na Svijet, na sve predmete

Svijeta i osjetiti da je svaki predmet Svijeta dio vaše osobnosti. Osjetivši to, osjećat ćete kako vas povjetarac svakog predmeta Svijeta navodi na rješenje. A kad osjetite da svaki predmet ima česticu vaše svijesti, uvidjet ćete tu harmoniju koju nam je darovao Stvoritelj.

2. Dan

1. Tog dana izvodi se koncentracija na mali prst na desnoj ruci. Kao i u prethodnom slučaju, koncentrirajući se na mali prst na desnoj ruci, istovremeno imajte na umu događaj ostvarenje kojeg želite postići.

Ovu vježbu možete izvesti nekoliko puta dnevno. I to u intervalima koje ćete smatrati povoljnima. Možete započeti novu koncentraciju nakon 20 sekundi, a možete za sat ili više. Možete izvesti jednu ili dvije koncentracije na dan, ili pak deset ili više. I trajanje svake koncentracije možete izabrati sami.

Oslonite se na svoj unutarnji osjećaj, na intuiciju. Naučite kako osluškivati svoj unutarnji glas i čuti ono što vam govori. Gore navedeno vrijedi za sve vježbe.

U principu, prilikom izvođenja ove vježbe ne morate biti nepokretni. Možete svojim malim prstom desne ruke dodirivati nešto, nečeg se doticati. To nije bitno. Postupite kako vam je draže.

Ovdje je važno sljedeće. Općenito, imate puno spoznajnih elemenata. Uz ovaj mali prst imate još devet drugih prstiju i mnoge druge dijelove tijela. Međutim, od puno spoznajnih elemenata trenutačno se trebate usredotočiti na samo jedan, na mali prst na desnoj ruci. To usklađuje upravljanje. Upravljanje postaje harmonično.

2. Sedmeroznamenkasti niz:

1853125;

deveteroznamenkasti niz:

849995120.

3. Drugog dana u mjesecu trebate ugledati harmoniju Svijeta u vezi sa sobom. Morate stvoriti ovaj Svijet tako kako je ovaj Svijet stvorio Stvoritelj. Promotrite Svijet i ugledat ćete nekadašnju sliku. Promotrite Svijet i ugledat ćete buduću sliku. Promotrite Svijet i ugledat ćete tko ste sada u tom Svijetu. To će biti Svijet uvijek i zauvijek.

3. Dan

1. Treći dan u mjesecu vježba koncentracije izvodi se na biljkama. Biljka može biti fizička, tj. takva kakva postoji u vanjskoj stvarnosti. Tada tijekom koncentracije možete čak gledati u nju ili možete predočiti biljku u mislima. Tada se usredotočite na njezin izgled.

U ovoj se koncentraciji koristi metoda odraza. Njezina bit je u sljedećem. Koncentrirajte se na odabranu biljku, možete zamišljati kako se u svjetlu reflektiranom od biljke formira željeni događaj. Bolje je čak reći da ne samo da zamišljate taj događaj, nego ga stvarno vidite, stvarno ga gradite. Izgrađen putem takvog upravljanja, događaj postaje harmoniziran. Tome pomaže i to da biljka na ovom svijetu u velikoj mjeri već postoji harmonično.

2. sedmeroznamenkasti niz:

5142587;

deveteroznamenkasti niz:

421954321.

3. Pogledajte svijet koji vam je potreban, dođite do njega i proširite ga. Pogledajte ga očima očevica. Približite mu se i stavite ruke na njega i osjetit ćete toplinu koja se širi od vašeg Svijeta. Privinite ga sebi i pogledajte u Stvoritelja. Pogledajte kako vam on govori i što vam savjetuje. Možete to znanje usporediti sa svojim i dobiti vječni Svijet.

4. Dan

1. Ovog dana koncentrirate se na kristale ili kamenje. Možemo uzeti i zrno pijeska. Pretpostavimo, primjerice, da ste odabrali bilo kakav kamen. Zatim, koncentrirajući se na kamen, zamišljate oko njega određenu sferu. To je sfera informacije. Vi mentalno vidite kako se u ovoj sferi nalaze svi događaji koje trebate. Naprosto polažete u tu sferu događaje koji su vam potrebni. Tako se ostvaruje upravljanje vršeći vježbu ove koncentracije.

2. sedmeroznamenkasti niz:

5194726;

deveteroznamenkasti niz:

715043769.

3. Imajte tu perspektivu stvarnosti koju vam daju metode. Metode trebaju biti harmonične. Prva metoda treba slijediti iz druge, baš kao što druga metoda slijedi iz prve. Hodajući ulicom vidjet ćete da svaki sljedeći korak proizlazi iz prethodnog. Možete ustati iz sjedećeg položaja i vidjet ćete da svaki pokret može biti raznolik. On može proisteći iz prethodnih akcija, a iz njega samog može se dobiti sljedeća akcija. Dobit ćete Svijet kao da je oduvijek bio kontinuiran, kao da se svaki pokret ovog Svijeta tiče samo vas kao jedne osobe.

Kada ste dobili tu monolitnost Svijeta, koja vam omogućuje konkretne metode upravljanja u ovom Svijetu i ovim Svijetom, tada će vaš Svijet biti posvuda i vi ćete doći do njega, uzet ćete ga u ruke i vaše će ruke biti taj svijet koji drži vaš Svijet. I vidjet ćete da se dotičete vječnog Svijeta sa Svijetom svih svjetova, i on će biti jedinstven za sve, i to će biti kolektivni Svijet koji ste izabrali i koji je svatko izabrao. Učinite ga takvim da bude savršen za sve i savršen za vas. Savršenost ne treba biti razdvojena. Trebate vidjeti savršenost svih i vas u jedinom vašem Svijetu, kao i u jedinom Svijetu za sve.

5. Dan

1. Peti dan u mjesecu treba se koncentrirati na elemente stvarnosti koji nastaju kao rezultat vaše interakcije s drugim elementima stvarnosti. Dopustite mi da objasnim što to znači.

Kada obraćate pozornost na bilo koji predmet, vi na taj način, u cjelini, koncentrirate vašu svijest na taj predmet. Zbog kontakta s vama taj predmet, taj element stvarnosti, ima određeni stupanj vaše koncentracije i određenu količinu vašeg znanja. Dio informacija dobiven od vas i nešto od vašeg stanja ovaj predmet pak predaje drugim elementima stvarnosti. Isto tako, na primjer, svjetlost Sunca, padajući na različite predmete, dijelom se reflektira od njih i već osvjetljava neke druge objekte.

Dakle, kad ste pogledali u bilo koji predmet, on je nakon toga, to jest nakon interakcije s vama, već predao nešto od sebe samog u vanjsko okruženje. Dakle, vaš je zadatak da pomislite i otkrijete da svaki element stvarnosti predaje u vanjsko okruženje nešto od sebe samog. Možete se, naravno, zaustaviti na jednoj stvari. Vi se koncentrirate na to i istovremeno zamišljate željeni događaj. Takva je metoda. Njezina je značajka u tome da do provedbe željenog događaja dovodi koncentracija, da tako kažemo, na sekundarni element koji ste otkrili.

Dakle, logičkim mišljenjem ili vidovitošću, ili pak bilo kojom drugom duhovnom metodom, otkrivate da upravo izabrani element stvarnosti, nakon interakcije s vama, predaje nešto vanjskom okruženju. Koncentrirajući se na tu posljedicu, taj sekundarni element stvarnosti, istovremeno zamišljajući željeni događaj, postižete njegovu realizaciju.

2. sedmeroznamenkasti niz:

1084321;

deveteroznamenkasti niz:

194321054.

3. Kada vidite nebo, znate da postoji zemlja. Kada vidite zemlju, možete pomisliti na nebo. Ako ste pod zemljom, nebo postoji iznad nje. Ove jednostavne istine moraju biti izvor vječnoga Svijeta. Spojite nebo sa zemljom i uvidjet ćete da sve što je pod zemljom može biti i iznad zemlje. Pođite ususret svom duhu i pronađite uskrsle ondje gdje jesu. Dovedite beskonačnost istini Svijeta i vidjet ćete da je Svijet beskrajan. A kada to uvidite, vidjet ćete Stvoritelja istinskog, vidjet ćete pravog Stvoritelja, jer on vam je dao nešto, i vi ćete stvarati tako, kako je On stvorio. On se nalazi vrlo blizu vas. On je vaš prijatelj, on vas ljubi. Morate pružiti ruke prema njemu i stvarati tako kako on stvara. Vi ste njegovo djelo, i vi ste stvaratelj. Samo Stvoritelj-stvaratelj može stvoriti stvaratelje. Morate biti u harmoniji sa svojim Stvoriteljem. Morate biti otvoreni za njega i trebate biti vječni u svim svojim pojavnim oblicima, u svim svojim stvaranjima. Sve što želite popraviti uvijek možete popraviti. Sve što želite stvoriti možete stvoriti na mjestu gdje se nalazite i tada kada to zaželite. Za usavršavanje postoji Vječnost. Vječnost se umnožava djelima Stvoritelja. Vi ste onaj kojeg je u vama ugledao Stvoritelj, kojeg je on stvorio u vama. Ali, vi ste i onaj koji želi da se Stvoritelj utjelovi sa svojim djelima u toj beskonačnosti, u kojoj vidite sami sebe. Stvoritelj koji je prisutan u vama je Stvoritelj koji se pokreće zajedno s vama u svakom vašem djelovanju. Obraćajte mu se i imat ćete harmoniju.

6. Dan

1. Ovog dana izvodi se vježba koncentracije čija se bit može formulirati na promjene u strukturi svijesti prema snazi koncentracije s obzirom na percepciju udaljenih objekata.

Ova vježba koncentracije pogodna je kada želite da se potreban događaj dogodi na određenom mjestu. Zatim morate koncentrirati svijest upravo na to područje.

Ova metoda može se uspješno primijeniti i u slučaju kada vi, s druge strane, ne želite ostvarenje neke situacije na određenom mjestu, ako je ona za vas nepovoljna. U tom slučaju trebate rasformirati negativnu informaciju. Rasformirati – to znači defokusirati, dekoncentrirati svijest na danom mjestu. Razrjeđenje koje se samim tim pojavilo dovodi do neostvarenja nepovoljne situacije.

Ostvarenje željenog događaja na odabranom mjestu može se dobiti putem koncentracije svijesti na račun udaljenih elemenata vaše svijesti. Već smo ranije objasnili ovaj način upravljanja. Kod njegove primjene koristite elemente svijesti koji su odgovorni za percepciju udaljenih objekata. Pritom možete uočiti stvarne fizičke predmete, udaljene, kako ih vidite običnim okom, ili možete udaljene objekte predočiti u mislima. U jednom i u drugom slučaju koristite udaljene elemente vaše svijesti. I ako pritom u svijesti utvrđujete događaj koji želite realizirati na određenom mjestu, onda će se to ondje i dogoditi.

Dakle, bit ove metode je takva. Informacija u udaljenijim područjima vaše svijesti bolje se obrađuje i tim se potpunije ostvaruje željeni događaj, a događaj će se dogoditi na potrebnom mjestu.

U odnosu na destruktivne sile može se primjenjivati metoda defokusiranja. Defokusirajući svoju svijest, možete toliko razrijediti negativnu informaciju da se ona u stvari već prestaje percipirati, kao da je uopće nije ni bilo.

2. sedmeroznamenkasti niz:

1954837;

deveteroznamenkasti niz:

194321099.

3. Gledajući na Svijet kao da se preokrenuo, uvijek biste trebali biti svjesni da je bilo koji preokrenuti, bilo koji odijeljeni ili stisnuti Svijet uvijek Svijet jedinstva, sklada i dobrote. Morate shvatiti da iza svega preokrenutog i višeznačnog ili nečega što nije karakteristično stanje Svijeta uvijek stoji Božja milost i da ste uvijek bili vječni i vječni ćete i ostati, i nikakva struktura, nikakva informacija neće promijeniti tu Božju volju.

7. Dan

1. Sedmi dan u mjesecu trebate se koncentrirati na jako udaljena područja svijesti. U praksi se s njima nosimo kada gledamo udaljene oblake ili udaljene predmete, recimo, drveće ili njihovo lišće.

Za materijalizaciju bilo kakvog objekta ili za ostvarenje nekog događaja potrebno je obraditi velike količine informacija. Jako udaljena polja svijesti omogućuju vrlo brzu obradu informacija. Stoga, što udaljenija područja svijesti koristite, tim bržu obradu informacija možete ostvariti.

Poznavanje ovih činjenica na sljedeći se način koristi u ovoj metodi. Gledate oblak običnim okom ili ga možete vidjeti u mislima i istovremeno u svojoj svijesti graditi željeni događaj upravo na ovom tom ili na listiću, ako gledate udaljeni list. Na temelju korištenja u ovom slučaju jako udaljenih polja svijesti možete brzo postići željeni rezultat.

U tom slučaju ostvarenje događaja zbiva se na harmoničan način, jer oblak ne može uništavati, baš kao ni list.

Oni ne mogu učiniti nekome štetu. Kao rezultat toga, željeni događaj zbiva se harmonično.

2. sedmeroznamenkasti niz:

1485321;

deveteroznamenkasti niz:

991843288.

3. Možete vidjeti da se Svijet razvija prema slici i statusu vaših djelovanja u uzajamnom djelovanju s Božjom voljom. Možete vidjeti da je svijet stvaranje koje su svi priznali, i kada želite promijeniti

Svijet prema svojim poslovima, dovest ćete svoje poslove do ukupne milosti te će se vaši poslovi potvrditi, vaše će zdravlje ojačati i nastupit će sveopća milost. Sveopća milost – to je čin Svijeta, vodeći vas u kraljevstvo Božje i dovodeći do univerzalnog života i vječnog života pojedinca.

8. Dan

1. Ovog dana možete naučiti upravljati koncentrirajući se na posljedice događaja.

Zamislite da sjedite uz jezero i gledate kako prolazi brod. Ispred njega voda je mirna, a iza njega stvaraju se valovi. Valovi su posljedica kretanja broda.

Pogledajmo list koji raste na stablu. Taj list može se promatrati kao posljedica postojanja stabla.

Naoblačilo se i na zemlju su pale prve kapi kiše. Kapi kiše mogu se promatrati kao posljedica postojanja oblaka.

Bezbroj sličnih primjera nalazi se svuda oko nas. Možete uzeti bilo koju pojavu i koncentrirati se na jednu od njezinih posljedica. U tom slučaju u svijesti držite željeni događaj, i on se zbiva.

Ova metoda upravljanja vrlo je učinkovita. Uz njezinu pomoć možete promijeniti i prošle događaje.

2. sedmeroznamenkasti niz:

1543218;

deveteroznamenkasti niz:

984301267.

3. Vidite da beskrajna linija broja osam spaja u sebi svjetove koje ste već susreli u prethodnih sedam dana. I kada se vaš Svijet ujedini sa svim svjetovima, vidjet ćete da ste toliko radosni u svojoj duši koliko je raznolik Svijet. Prihvaćajući svaku česticu Svijeta kao univerzalnu radost, vidjet ćete da je radost vječna, isto kao što je vječno blagostanje, i u tom statusu sveukupne radosti podići ćete ruke i vidjet ćete obećanje Božje milosti, koja vas priziva u Vječnost.

Vidjet ćete Vječnost ondje gdje se nalazi. Vidjet ćete Vječnost ondje gdje je nema. Vidjet ćete Vječnost ondje gdje je uvijek bila, i bit ćete stvoritelj Vječnosti ondje gdje je nema iz perspektive drugog. Kad budete vidjeli i stvarali Vječnost, bit ćete vječni uvijek, u svemu, u bilo kojoj vječnosti te u svakom svijetu. Vi ste stvoritelj po slici i prilici i Vječnost stvara vas po slici i prilici. Stvarajući vječnost, stvarate samog sebe. Stvarajući samog sebe, stvarate Vječnost, isto kao što Vječnost može stvarati drugu Vječnost i isto kao što je Stvoritelj stvorio sve odjednom.

9. Dan

1. Devetog dana mjeseca provodite koncentraciju koja se može nazvati koncentracijom na jako udaljena područja svijesti u najbližim točkama vaše svijesti. To jest, ova metoda koncentracije leži u činjenici da najudaljenije dijelove vaše svijesti prenosite u najbliže.

Osim toga, ovaj prijenos trebao bi se ostvariti tako da vaša percepcija bude jednaka neovisno o tome je li riječ o najudaljenijim, odnosno najbližim područjima svijesti. U tom slučaju možete dobiti jedinstveni impuls za izgradnju svakog elementa Svijeta. I kada to postignete, postat ćete stručnjak u upravljanju. Budući da će vam tada biti dovoljno da budete u stanju duhovnog raspoloženja da bude sve u redu, da je sve dobro, bit će dovoljno da jednostavno imate takvu želju, i sve će upravo tako biti.

Ovaj jedinstveni impuls o kojem sam govorio razvija posebno duhovno stanje. To stanje nije u potpunosti povezano s razmišljanjem, jer razmišljanje kao takvo u ovom stanju i ne mora postojati. Ono naprosto može biti raspoloženje, na primjer, prema dobrom za stvaranje ili uspostavljanje harmonije. I prisutnost takvog raspoloženja u ovom stanju naprosto već dovodi do povoljnog razvoja događaja.

Naglašavam da ova metoda koncentracije izdvaja poseban oblik percepcije. Percepcija je u vašoj svijesti, percepcija je dio vaše svijesti, a vi je posebno strukturirate da funkcionira kao što sam rekao.

Navedena metoda koncentracije dotiče duboka pitanja upravljanja na temelju svoje svijesti.

2. sedmeroznamenkasti niz:

1843210;

deveteroznamenkasti niz:

918921452.

3. Vidjevši Svijet kao vrlo duboku bit svemira, vidjet ćete da sve što postoji u prirodi, da svatko tko postoji u prirodi, na primjer, biljka, osoba, životinja, svaka molekula, ili ono što još ne postoji ili je stvoreno ranije, ima jednu zajedničku osnovu Boga koji je objelodanio mehanizam za stvaranje svega. Vidjevši kako se sve stvara, stvarat ćete sve. Dođite do toga preko načela svojeg „ja". Dođite do toga kroz dubinu svojeg „ja", i vidjet ćete kako se vaše „ja" razvija zajedno s cijelim svemirom, kako vaše „ja" raste i pretvara se u Svijet. Vi – to i jest Svijet. Vi – to i jest stvarnost. Pogledajte to očima cijelog Svijeta, pogledajte to očima svih, pogledajte to vlastitim očima i vidjet ćete da vaša duša – to i jesu vaše oči. Pogledajte dušom i vidjet ćete Svijet onakvim kakav on jest, i vi ga možete popraviti tako kako ga i treba popraviti, i vidjet ćete Svijet takvim kakvim se trebate koristiti kako bi se postigla Vječnost. Vi ćete uvijek znati put kada budete gledali Svijet od sebe, iz sebe i izvan sebe.

10. Dan

1. Ovog dana vježbate koncentraciju čija se bit može izraziti istovremenom koncentracijom na sve objekte vanjske stvarnosti koje obuhvaćate tijekom jednog jedinog impulsa percepcije svih tih objekata.

Pripremate se kako biste dostupne objekte vaše percepcije istovremeno prihvaćali jednim jedinstvenom trenutkom percepcije. Kao rezultat takve trenutačne percepcije trebali biste uvidjeti sve ove vanjske objekte.

Naravno, u početnoj fazi moguća je djelomična percepcija informacija o svim predmetima. Gledajte na to mirno. U stvarnosti, cilj vašeg rada jest najveća moguća percepcija svih objekata. Tijekom vremena moći ćete ovladati takvim sposobnostima.

Međutim, čak i u ranoj fazi trenutačne percepcije okolnih objekata dobit ćete barem neke informacije o svakom od njih. Primjerice, barem pojam o tome da ti objekti negdje postoje.

Općenito govoreći, da bi se dobila informacija o objektu, dovoljno vam je pronaći željenu točku koncentracije i pripremiti se. Tada možete ići na bilo koji objekt. Možete dobiti pristup svim razinama upravljanja. I budući da u ovoj metodi koncentracije istovremeno učite prihvaćati velik broj objekata, ova će vam praksa omogućiti da odjednom upravljate velikim količinama podataka.

Kao konkretan primjer mogu vam navesti rezultat ove prakse. Pretpostavimo da je ispred vas računalo. Zatim, samo jednim pogledom na njegov vanjski izgled, već ćete znati kako upravljati tim računalom i što je općenito, u načelu, moguće dobiti koristeći se njime.

Ovdje navedeni način koncentracije omogućuje vam da dobijete informacije od bilo kojeg objekta, jer putem ove prakse možete naučiti upravljati bilo kojim objektom informacije. Pritom, pristup upravljanju može biti logičan, odnosno bezuvjetan, to jest na duhovnoj razini.

Dakle, za vježbe pod prvim brojem dao sam vam vježbe koncentracije za prvih deset dana u mjesecu. U načelu, daljnje koncentracije mogli biste već do kraja mjeseca naći sami. To se može učiniti na temelju uzročno-posljedičnih veza u području informacije. Ono što već znate, mogli biste dalje razvijati s obzirom na sav posao sa stajališta fundamentalnog upravljanja. Ja ću, međutim, produžiti izlaganje o tim koncentracijama, ali ću sada to učiniti kraće.

2. sedmeroznamenkasti niz:

1854312;

deveteroznamenkasti niz:

894153210.

3. Sjedinjenje dva broja: jedinice i novog broja nula dovelo je do toga da ste ugledali Svijet izvorno takvim kao da je nula već prisutna u broju jedan. Kada pogledate jedinicu, i povećavate je na deset dodavanjem nule, izvodite radnju. Dakle, vaša radnja i vaše djelovanje na ovom principu trebalo bi biti harmonično. Trebali biste vidjeti da svaka vaša radnja bitno može povećati, kvantitativno i kvalitativno, svaku vašu manifestaciju. Vi ste manifestacija Svijeta. Uskladite ga s onim što vidite. Motrite na sebe i svoje misli. Trebali biste biti ondje gdje jeste, morate biti ondje gdje vas nema. Morate biti svagdje, zato što ste tvorac i stvaratelj. I vaša harmonija treba vas dovesti do Vječnosti. Uskrsnuće – to je element Vječnosti. Besmrtnost – također je element Vječnosti. Za sebe morate pronaći istinsku Vječnost, gdje su besmrtnost i uskrsnuće samo osobni slučajevi ove Vječnosti. Morate biti stvoritelj svih i svega. A što slijedi za uskrsnućem i besmrtnošću, za istinskom besmrtnošću, trebali biste znati i jasno razumjeti. Istinska besmrtnost rađa sljedeći status Vječnosti, sljedeći status Svijeta i sljedeći status pojedinca.

Morate biti spremni za to i uvijek znati da drugi zadaci, zadaci Vječnosti, koji prethode vama i koje ste si zadali, rađaju nove svjetove koje gradite u svojoj svijesti, i ovaj Svijet, kao što i jedinica i nula daju deset, ovaj Svijet jest ono što ćete imati kada budete vječni, budući da ste već vječni. Vaša besmrtnost leži u vama samima. Vi ste već vječni i besmrtni, samo trebate to osvijestiti. Prijeđite na tu razinu putem razumne akcije, kao što je povezivanje jedinice s nulom, i vi ćete dobiti tu besmrtnost u svakoj vašoj akciji, u svakoj vašoj manifestaciji, na svakom vašem koraku.

11. Dan

1. Jedanaestog dana u mjesecu koncentrirajte se na pojave u kojima se očituju interakcije životinja i čovjeka. Primjerice, u vašoj kući živi pas, mačka ili bilo koja ptica, recimo, papiga.

Razmislite o tome koje je dublje značenje te interakcije, tih kontakata, te komunikacije. To je tako s naše točke gledišta, a s njihove točke gledišta? Shvaćanje vaše strane percepcijskog procesa i mišljenja drugih sudionika u interakciji omogućit će vam da uđete u upravljačku strukturu cjelokupne stvarnosti.

2. sedmeroznamenkasti niz:

1852348;

deseteroznamenkasti niz:

561432001.

3. Kao što ste povećali jedinicu deset puta dodajući jednu okruglu brojku nula, sljedeći broj dobit ćete dodavanjem jedinici broja jedan. Broj 11 personifikacija je Svijeta, koji je unutar vas i koji je vidljiv svima. Vi ste taj entitet koji je uvijek vidljiv svima te svatko može dobiti vaše harmonično iskustvo, ono koje je proizvod vašeg razvoja. Podijelite svoje iskustvo i primit ćete vječni život.

12. Dan

1. Ovog dana možete se koncentrirati na pojave u kojima se može pojaviti pitanje uspostave cjeline. Primjerice, guska ili labud izgubili su pero. U tom slučaju trebali biste se koncentrirati na to što bi se moglo učiniti da se ono vrati natrag na svoje mjesto. Kako bi se to moglo ostvariti? To jest, trudite se shvatiti kako bi se mogla stvoriti ili ponovno stvoriti jedinstvena cjelina.

Ili, recimo, još jedan primjer: sa stabla je pao list. Što učiniti da bi ga se vratilo natrag na svoje mjesto i da bi stablo zajedno s njim ponovno bilo u svom izvornom obliku?

Ovo je koncentracija na prikupljanje pojedinih elemenata stvarnosti u koherentnu cjelinu, što je njihova norma. Praksa u takvoj koncentraciji jest upravljanje.

U ovoj koncentraciji, kao i u mnogim drugima, kao objekt možete promatrati sami sebe. Možete obnoviti bilo koji svoj organ. Jednom mi se obratila žena s molbom. Tijekom operacije morali su joj izvaditi maternicu. Možete razumjeti kako je to važno pitanje. Primijenio sam načela i metode koje sad i vi znate, a sada ova žena opet ima zdravu maternicu.

2. sedmeroznamenkasti niz:

1854321;

deveteroznamenkasti niz:

485321489.

3. Sjedinite se sa Svijetom u njegovu omotaču, s time kako ga prihvaćate u svojim djelima, i vidjet ćete da su vaše radnje ta bit Svijeta, koji harmonizira s vama svagdje i uvijek.

Poslavši vam milost Božju, vidjet ćete da je Gospodin od vas htio jedinstvo. U razvoju je jedinstvo s Gospodinom. U razvoju božanskog, istinito i stvaralačko jedinstvo dolazi u svakom trenutku vašeg kretanja. Krećete se i razvijate u smjeru Vječnosti, i to će zauvijek biti vaše jedinstvo sa Stvoriteljem u vašem vječnom razvoju. Vječnost života – to je istinsko jedinstvo sa Stvoriteljem.

13. Dan

1. Trinaestog dana u mjesecu trebate se usredotočiti na diskretne, pojedine elemente bilo kojeg objekta stvarnosti.

Pretpostavimo da odaberete neki predmet. To može biti, na primjer, kamion, palma, kamen. Nije važno kakav je to predmet. Važno je da u odabranom objektu svjesno izdvojite neke od njegovih dijelova. Kamion se, primjerice, može sastojati od puno odvojenih dijelova.

Podsjetit ću vas da na taj način možete postupiti sa svim oblicima koji nemaju ljudski oblik. S čovjekom se tako ne smije postupati. Čovjek se mora uvijek prihvaćati u cjelini. To je zakon.

Ako ste odabrali objekt koji nije čovjek, već nešto drugo, primjerice taj isti kamion, onda možete zamisliti da se sastoji od posebnih dijelova. Dakle, vaš zadatak ovdje jest pronaći veze koje postoje između pojedinih dijelova. A kad budete pronašli ove veze i istovremeno imali na umu željeni događaj, kao što je liječenje nekoga ili sposobnost stjecanja vidovitosti, postići ćete realizaciju ovog događaja. Na taj način možete usavršiti svoje sposobnosti upravljanja.

2. sedmeroznamenkasti niz:

1538448;

deveteroznamenkasti niz:

154321915.

3. Vidjet ćete osobe koje su stvarale Svijet prije vas. Vidjet ćete mehanizme koji su stvarali Svijet prije vas. Vidjet ćete Svijet koji je bio prije vas. I osjetit ćete da ste uvijek bili, i taj osjet prenesite u te osobe i tim osjetom stvarajte te mehanizme. I vidjet ćete da je sve oko vas reproducirano umjetno ili stvoreno prirodno, da je sve to Stvaratelj. On vas je utjelovio u tome što vi vidite. Vaše utjelovljenje – to i jest taj Svijet koji se stvara. Tako ćete moći naći bilo koju tehnologiju duhovnog, intelektualnog i kakvog god želite, ali uvijek stvaralačkog razvoja. Gledajte na razvoj kao na ravnopravni razvoj koji je svagdje razvoj bilo kojeg dijela stvarnosti i bilo kojeg objekta informacije i vidjet ćete tu bit koja je vaša duša, vaša osobnost i vaš Stvoritelj. Individualnost Stvoritelja i njegovo stvaranje svih osnova je harmonije Svijeta koja je svojstvena svima, uvijek je tu i svagdje je razumljiva. Stvoritelj, stvorivši vas pojedinačno i samo vas, stvorio je sve odjednom. Tako i vi stvarajte Svijet pojedinačno i istodobno za sve i za sva vremena i prostranstva.

14. Dan

1. Tog se dana u mjesecu koncentrirate na pokretne objekte oko sebe. Promatrajte ih i zapitajte se: zašto se oblak kreće? Zašto pada kiša? Zašto ptice mogu letjeti? Zašto se sve ovo događa? Pokušavate pronaći smisao informacije svakog događaja.

Kada se koncentrirate tako da istovremeno imate na umu željeni događaj, onda se to ostvaruje, a istovremeno se usavršavate u majstorstvu upravljanja.

2. sedmeroznamenkasti niz:

5831421;

deveteroznamenkasti niz:

999888776.

3. Toga dana morate vidjeti svoje ruke kao ruke koje odražavaju svjetlo života. Toga dana morate vidjeti svoje prste kao prste koji odražavaju svjetlo ruku. Toga dana pogledajte svoje tijelo koje svijetli jarkim svjetlom Stvoritelja, koje svijetli jarkim svjetlom ljubavi, dobrote i zdravlja za sve, koje svijetli blistavim svjetlom mog Učenja o vječnom životu. Toga dana možete osjetiti ovo Učenje o vječnom životu, moje Učenje i obratiti mi se u mislima. Možete mi se obratiti i svaki drugi dan i u bilo kojem drugom stanju i možete uvijek moliti za ono što želite kako biste dobili vječni život i sveukupno stvaranje.

Obratite mi se i dobit ćete pomoć. Možete se obratiti i sebi i samostalno saznati što ste dobili od mene. Možete vidjeti ta znanja i primijeniti ih i pokazati drugima. Toga dana možete biti u skladu sa mnom, kao što možete biti u skladu sa mnom u bilo kojem od prethodnih dana i sve naknadne dane. A u one dane kada se vrijeme ne mjeri vremenom i prostorom, vi se uvijek možete obratiti meni i uvijek ćete se moći obratiti za pomoć, s molbom za razgovor, s molbom u vezi sa događajem ili samo zato da mi se obratite. Vi ste slobodni kao što ste uvijek bili slobodni.

Uzmite to kao pravilo, proširite to pravilo na druge i primit ćete vječni život ondje gdje sam ja. I vi ćete dobiti vječni život ondje gdje ste vi. Vi ćete primiti vječni život ondje gdje su svi. I primit ćete Vječnost ondje gdje je sve i uvijek je tu. I ovaj princip će biti vjerodostojan i istinit za sve, i on već jest istinit i vjerodostojan za sve, a vi ste taj koji ste u Vječnosti, jer vi već i jeste Vječnost.

15. Dan

1. Drugi dan u mjesecu prakticirali ste koncentraciju na mali prst na desnoj ruci. Petnaestoga dana možete u tu svrhu koristiti bilo koji drugi dio vašeg tijela, primjerice, druge prste ili nokte ili nešto drugo po vašem izboru. Nadalje, koncentracija se izvodi na isti način kao što sam objasnio za drugi dan.

2. sedmeroznamenkasti niz:

7788001;

deveteroznamenkasti niz:

532145891.

3. Ovoga petnaestog dana u mjesecu možete osjetiti tu Božju milost, koju je dodijelio Univerzalni um koji je i sam zahvalan Bogu za svoje stvaranje. Za stvaranje svakog elementa i za stvaranje takvog njegovog statusa što može ponovno stvarati Svemir, jer Bog je prisutan svagdje. I prema ovom načelu osjećat ćete zahvalnost biljke i životinje prema vama, osjetiti zahvalnost druge osobe i osjetiti njihovu ljubav. I vidjet ćete da ih volite. U ljubavi je stvaranje, dobrota i ona sve prožima. I zajednička ljubav, koju svi mogu dosegnuti i koja dostiže sve – to i jest Stvoritelj koji je utjelovio Svijet u vašoj pojavnosti.

Vi i jeste pojavnost ljubavi Stvoritelja, jer on i jest ljubav u odnosu prema vama. Vi ste izvorno primili dar Stvoritelja, a vi ste on, vi ste stvaratelj, jer vas je stvorio Stvoritelj, Bog vječni, sveobuhvatni, i idite tamo gdje on jest, jer on jest svagdje. I idite tamo kamo on zove, jer on zove svagdje. On je ondje gdje ste vi, on je svagdje gdje se nalazite vi, u kretanju Stvoritelja, vi ste personifikacija njegove vječnosti. Idite prema brigama Stvoritelja, on je stvorio vječni Svijet u ukupnom zajedničkom razvoju, i vidjet ćete da je Svijet stvoren kao vječan, i vidjet ćete da Svijet utjelovljuje vječnog vas. Vi ste stvaratelj, koji stvara vječnost, i Stvoritelj vas je stvorio vječnim u stvaranju vječnog Svijeta.

16. Dan

1. Ovoga dana koncentrirajte se na elemente vanjske stvarnosti s kojima vaše tijelo dolazi u kontakt.

Od djetinjstva prisjećamo se iznimne izreke: "Sunce, zrak i voda naši su najbolji prijatelji". U ovoj koncentraciji pokušavate ostvariti interakciju s tim našim prijateljima.

Koncentrirate se na toplinu koju vam daju zrake sunca koje padaju na vas. Osjećate njihov dodir, osjećate toplinu koju vam daju.

Osjećate lagani povjetarac koji vas obavija. Možete osjetiti njegovo pirkanje. Ili to mogu biti i jaki udari vjetra. To može biti i potpuno nepomičan zrak. I ako je jako vruće i visoka vlažnost, osjećate istovremeno i toplinu, i zrak, i vlagu na svojim obrazima.

Možete doživjeti osvježavajući učinak vode kada se umivate, tuširate ili plivate.

Ove koncentracije možete izvoditi i u hladno zimsko vrijeme kad vam je samo lice nepokriveno. No, za topla vremena, osobito ljeti na plaži, vaše tijelo može uživati u kontaktu sa suncem, zrakom i vodom. Ovdje možete dodati i kontakt sa zemljom.

Ove koncentracije vrlo su važne. U njima ulazite u svjesnu interakciju sa stihijom.

To, naravno, možete vježbati svaki dan.

Ako tijekom koncentracija istovremeno imate na umu željeni događaj, postići ćete njegovo ostvarenje.

2. sedmeroznamenkasti niz:

1843212;

deveteroznamenkasti niz:

123567091.

3. Osjetite harmoniju ondje gdje se ona nalazi, a ona se nalazi svagdje i uvijek. Ovo je harmonija Stvoritelja. Osjetite harmoniju ondje gdje se ona nalazi i gdje će se nalaziti. Ovo je harmonija vašeg razvoja. Osjetite harmoniju ondje gdje se ona nalazi, gdje je bila i bit će, ondje gdje je nema i ondje gdje će biti uvijek. To je harmonija promjene. To je harmonija transformacije. To je transformacija u vječni život. Dođite samome sebi posvuda, i osjećajte tu harmoniju posvuda, i vidjet ćete kako će se od vaše harmonije pokretati val radosti i ljubavi. A vidjet ćete da stvarate Svijet zauvijek harmoničnim u njegovom vječnom statusu održivosti. Vi ste borac, ali u vječnoj milosti Božjoj za vječni život i vječnu vjeru.

17. Dan

1. Sedamnaestog dana u mjesecu koncentrirajte se na elemente vanjske stvarnosti, koji vas s vaše točke gledišta uvijek okružuju. To je prostor oko vas, Sunce, Mjesec, poznata zviježđa, i sve što u vašoj predodžbi uvijek postoji. Možete se koncentrirati na bilo koje od tih elemenata, a istovremeno, kao i uvijek, imajte u svijesti željeni događaj radi njegova ostvarenja.

2. sedmeroznamenkasti niz:

1045421;

deveteroznamenkasti niz:

891000111.

3. Pogledajte okom koje vidi sve uskrsnuće svih i svega. I vidjet ćete da je obnova Svijeta ta stvarnost u kojoj živite. I osjetit ćete da se nalazite u vječnom Svijetu. Pođite ovim putem naprijed i vidjet ćete put koji vas poziva. Idite tim putem i vidjet ćete Stvoritelja, koji je vječan, a vi ćete uživati u vječnosti svojoj i ta radost – to je vječnost života i Stvoritelj – to je upravo taj Stvoritelj, koji je stvorio vas, i ljubav je njegova bezgranična, i jednostavnost njegova izražava povjerenje, i on je jednako jednostavan i jasan kao što ste zamišljali, kako ste mislili o njemu ranije, on je jednako dobar i konstruktivan, kao što ste to znali i prije. On je vaš Stvoritelj i on vam daje put. Idite njegovim putem, jer njegov put – to je vaš put.

18. Dan

1. Ovoga dana u mjesecu usredotočite se na nepomične objekte. To može biti zgrada, stol, stablo. Odaberite ono što vam se sviđa. Zatim morate pronaći pojedinačnu bit odabranog objekta, njegovo značenje. Značenje za vas, to jest, morat ćete shvatiti što taj objekt znači za vas. Takva je ova koncentracija.

Kod daljnjih opisa vježbi neću isticati da tijekom koncentracije treba u svijesti imati željeni događaj kako biste njime upravljali. To će se, naime, uvijek podrazumijevati.

2. sedmeroznamenkasti niz:

1854212;

deveteroznamenkasti niz:

185321945.

3. Možete otići do mjesta gdje su ljudi. Možete ići tamo gdje je događaj. Možete raditi ondje gdje je otpor. A kad ga vidite, otpor postaje jasan, njegova snaga slabi i vi vidite svijet Vječnosti, čak i ako otpor još uvijek postoji. Idite i budite svagdje, gdje god želite. Možete biti bilo gdje. Možete obuhvatiti cijeli svijet blagostanja, i zato se borite s otporom za dobro vječnog života i otpor će propasti, i vidjet ćete svjetlo vječnog života, i prihvatite ga. I tako će se dogoditi zauvijek i u sva vremena.

19. Dan

1. Devetnaestog dana u mjesecu koncentrirate se na pojave vanjske stvarnosti u kojima se nešto što je u početku postojalo kao jedinstvena cjelina pretvorilo u skup pojedinačnih elemenata. Primjer je, recimo, oblak koji se pretvara u kapi kiše ili krošnja stabla koja se pretvara u opalo lišće.

Tijekom koncentracija na ove pojave pokušavate pronaći zakone na temelju kojih se ne bi dopustio takav razvoj događaja. Pronaći takve zakone – to je smisao ove koncentracije.

2. sedmeroznamenkasti niz:

1254312;

deveteroznamenkasti niz:

158431985.

3. Borba duha za svoje istinsko mjesto u Svijetu, kao i borba vaše duše za utjelovljenje Stvoritelja, što dovodi do toga da su vaš intelekt i vaš um pod kontrolom.

Vaša svijest postaje univerzalna i vaš dio svijesti postaje zajednička svijest. Možete postati taj koji jeste. Vaša Vječnost očituje se u vašim razmišljanjima, vaša razmišljanja postaju Vječnost, vaše misli čine Svijet vječnim, a vi ćete biti ondje gdje jeste, i bit ćete ondje gdje vas nema, i bit ćete uvijek, iako se Svijet sastoji od dijelova vremena, i ondje, gdje ćete biti, dio vremena postat će Svijet i prostor će se ujediniti s Vječnošću, i vrijeme će uzmaknuti i bit ćete u pokretu i bit ćete u vječnom vremenu, i osjetit ćete vječno vrijeme, a to vječno vrijeme doći će k vama. Svaki trenutak vašeg vremena jest vječan. Osjetite Vječnost u svakom trenu, i vidjet ćete da to već imate.

20. Dan

1. Toga dana izvodi se koncentracija u udaljenim područjima svijesti. Vaš zadatak jest pomoći drugim ljudima.

Zamislite da morate nešto objasniti drugoj osobi. Objasniti nešto što ona ne zna ili ne razumije. U stvari, mi već znamo da u stvarnosti svaka osoba ima sve znanje, u njezinoj duši izvorno je sve već ondje. Stoga je vaš cilj da joj pomognete razumjeti informaciju koju već posjeduje. Usput, s time, sa sviješću o već postojećem znanju u duši, povezano je i izvorno razumijevanje.

Probuditi ljude da shvate potrebnu informaciju koja je pohranjena u njihovoj duši najlakše se može obaviti putem udaljenih dijelova njihove svijesti. I dobiti ih je najlakše putem udaljenih dijelova svijesti.

Izvodeći ove vježbe već aktivno sudjelujete u programu spasenja. U tom smislu moram pojasniti da treba biti principijelan u svojoj koncentraciji. Vaša koncentracija treba biti takva da bi upravljanje trebalo dati pozitivan učinak odmah za sve, omogućujući blagotvorni razvoj događaja za sve odjednom, bez obzira na mjesto gdje se drugi ljudi nalaze. Fizički, ljudi mogu biti jako udaljeni od vas, ali oni ipak od vas dobivaju pomoć.

U sažetom obliku ova se vježba može nazvati koncentracijom za univerzalni uspjeh. Imajte u vidu da će se, zahvaljujući vašem radu, razvoj konkretnih situacija za sve odvijati u povoljnom smjeru.

Ako želite, na početku, posebno na početku prakse, moguće je ovom danu pridodati još jednu vježbu.

Možete se koncentrirati na udaljene objekte, poput Sunca, planeta ili zvijezda i zviježđa. Pritom ih ne morate vidjeti prostim okom. Vaš zadatak u ovoj koncentraciji jest potruditi se shvatiti što znače ti objekti u smislu informacije.

2. sedmeroznamenkasti niz:

1538416;

deveteroznamenkasti niz:

891543219.

3. Pogledajte svijet s najviše pozicije vaše svijesti, iz najdublje pozicije vaše duše i s najvišom duhovnom strasti za opću dobrobit, pogledajte Svijet kao da se upravo još stvara i stvorite ga takvim kakav je sada.

Međutim, stvarajući ga takvim kakav je sada, promijenite pritom stanje Svijeta s njegovim manama nabolje, prema stvaranju i vječnom životu. I vidjet ćete da nedostaci uopće nisu nedostaci i nepravilno razumijevanje Svijeta. Pokušajte razumjeti Svijet ispravno, kako vam ga daje Stvoritelj, i vidjet ćete da je Stvoritelj posvuda i ispravnost je svagdje, samo treba napraviti jedan korak naprijed, ne treba ga poricati, i vidjet ćete da se Svijet promijenio. I vidjet ćete da je Svemir postao vaš, i vidjet ćete da je Stvoritelj zadovoljan vama, i vidjet ćete da ste postali stvaratelj i možete stvarati svagdje, uvijek i zauvijek, a vi ste postali pomoćnik Stvoritelja, i vi ste pomoćnik bilo kome drugome, a vi kao sam Stvoritelj stvarate stvoritelja, a ovamo ste došli do točke jedinstva za sve. Ta točka jedinstva svega vaša je duša. Pogledajte je, i vidjet ćete svjetlost života. Ovu svjetlost života stvara vaša duša. Sjaj vaše duše – to je ono što vas zove uvis, daleko i široko – to i jest Svijet. Vi vidite Svijet, jer ga vidi vaša duša. Vidite dušu, jer imate oči duše. Pogledajte sebe sa svih strana, i vidjet ćete ukupno jedinstvo s cijelim Svijetom, s cijelim Svijetom koji postoji svagdje i uvijek. Vaša misao – to je misao Svijeta. Vaše znanje – to je znanje Svijeta. Podijelite znanje života i širite svjetlo svoje duše, i vidjet ćete vječni život u takvom stanju u kakvom se vi u njemu nalazite. Vidjet ćete da je vječni život već odavno s vama, uvijek postoji, uvijek je bio, uvijek će biti. Vječni život – to ste vi sami.

21. Dan

1. Dvadeset prvog dana u mjesecu potrebno je da se koncentrirate na numerički niz u obrnutom redoslijedu.

Konkretni primjer: 16, 15, 14, 13, 12, 11, 10. Brojevi koji se javljaju u tim nizovima brojeva moraju biti u rasponu od 1 do 31 (maksimalan broj dana u mjesecu). Tako vam je na raspolaganju 31 broj. U sastavljanju ovog niza brojeva oslonite se na svoj unutarnji osjećaj.

2. sedmeroznamenkasti niz:

8153517;

deveteroznamenkasti niz:

589148542.

3. Pogledajte kako planinski potok teče niz planinu. Pogledajte kako se snijeg topi. Obratite se u mislima tim slikama ako ste ih promotrili očima. I vidjet ćete da se vaše misli ne razlikuju od vaših očiju. I vidjet ćete da se vaša svijest ne razlikuje od tijela. I vidjet ćete kako vaša duša gradi vaše tijelo. Ne zaboravite ta znanja, prenoseći ih iz sekunde u sekundu, dajući ih drugima i stvarajući iz trenutka Vječnost. Vječno ćete graditi sebe kao da ste bez napora živjeli ranije, i ovo je vječna izgradnja – to i jest vječni život. Na istom principu, također, sagradite oko sebe i ostale objekte, sagradite svjetove. Stvorite radost i posijte pšenicu, napravite kruh, i dajte alate i strojeve, i napravite tako da strojevi budu bezopasni, da ne uništavaju, a vi ćete uvidjeti da živite u ovom Svijetu, i vidjet ćete da je ovo darovano vama i da se Bog očituje u stroju, kao i vaša svijest. Zaustavite stroj ako ugrožava. Izgradite tijelo ako je bolesno, oživite ga ako je netko otišao, ne dopustite odlazak nekog drugog. Vi ste stvaratelj, tvorac, uzimajte, djelujte i idite naprijed u harmoniji sa cijelim Svijetom, u harmoniji sa svim stvorenim, u harmoniji sa svime što će ikada biti stvoreno u svoj beskonačnosti i pojavnosti Svijeta te u harmoniji sa samim sobom.

22. Dan

1. Ovoga dana u mjesecu potrebno vam je koncentrirati se na takve elemente stvarnosti koji se odlikuju beskonačnim ponovnim stvaranjem. Konkretan je primjer pojam Vječnosti ili pojam beskonačnog prostora.

Podsjetit ću vas još jednom da razmišljajući, recimo, o Vječnosti, u isto vrijeme trebate izgraditi željeni događaj.

2. sedmeroznamenkasti niz:

8153485;

deveteroznamenkasti niz:

198516789.

3. Vaša duša – to je stvorena struktura, vaša duša – to je obnovljena struktura. Pogledajte kako se stvara vaša duša, pogledajte kako se obnavlja. U činu obnavljanja jest vaša duša, otvorite svoj svijet i pogledajte gdje se obnavljao Stvoritelj, pogledajte mehanizam obnavljanja i ugledat ćete ljubav. Ljubav – to je ono što donosi svjetlost svijetu. Ljubav – to je ono na čemu se gradi svijet. Ljubav – to je ono što postoji uvijek i iskonski. Pogledajte tko je stvorio ljubav, i vidjet ćete sebe samog. Ljubav koja vam pripada – to ste vi koji pripadate ljubavi. Gradite s ljubavlju, gradite s blagostanjem, gradite s velikom radošću univerzalnog života i univerzalne sreće, i možete vidjeti tu radost koju vide svi koji vas okružuju.

Pogledajte radost oko vas i vaše će se srce ispuniti srećom. Budite sretni, budite u harmoniji i ta sreća dovest će do Vječnosti. Pogledajte svojim vječnim očima, pogledajte svojim vječnim tijelom, pogledajte svojim vječnim pogledom rođake svoje i podarite im Vječnost. Pogledajte svojom Vječnošću sve ljude i podarite im

Vječnost. Pogledajte svojom Vječnošću cijeli Svijet, čitavo svoje okruženje, i podarite mu Vječnost. I Svijet će procvasti, i bit će cvijet koji cvjeta vječno. I ovaj cvijet bit će vaš Svijet koji je i Svijet svih. I živjet ćete i vaša sreća bit će beskrajna.

23. Dan

1. Dvadeset i trećeg dana u mjesecu treba se koncentrirati na razvoj svih elemenata realnosti u smjeru ostvarenja Božjih zadaća.

2. sedmeroznamenkasti niz:

8154574;

deveteroznamenkasti niz:

581974321.

3. Pogledajte Svijet, što je potrebno u njemu učiniti, pogledajte svoje svakodnevne poslove, shvatite svoje osjećaje i promotrite ih Pogledajte kako su vaši osjećaji povezani s događajima, zašto gledati unaprijed, što vi osjećate, zašto se vaši poslovi odvijaju tako, a ne drugačije. Zašto riječ "drugačije" ne može biti prisutna u Svijetu, jer je svijet jedan i raznolik je u svojoj jedinstvenosti. Zašto riječ "jedinstven" označava raznolikost. Doživite svu prirodu pojava u svojem konkretnom poslu. Promotrite taj posao sa svih strana. Pogledajte svoj organizam i obnovite ga jednim misaonim trenutkom. Pogledajte svoju svijest i učinite je takvom da ona rješava sva vaša pitanja. Pogledajte svoju dušu i vidjet ćete da ondje već odavno sve postoji.

24. Dan

1. Ovog dana u mjesecu tijekom koncentracije potrebno je iz oblika čovjeka dobiti bilo koji drugi objekt. Primjerice, videokasetu, olovku, biljku. Trebate vidjeti iz kakvog se oblika rađa, primjerice, videokaseta. To jest, kako je potrebno shvatiti lik čovjeka kako biste dobili videokasetu.

2. sedmeroznamenkasti niz:

5184325;

deveteroznamenkasti niz:

189543210.

3. Vi ste vidjeli tu stvarnost, došli ste do te realnosti koja je vi. Pogledajte sve dane od prvog do dvadeset četvrtog, i vidjet ćete da je vaša ljubav beskonačna. Pogledajte Svijet kako vi gledate, s ljubavlju, pogledajte osjećaj, kako ga gradite, pogledajte osjećaj kao vječno stvaranje i doći ćete do ljubavi kao do Vječnosti. Vi dolazite k njoj zauvijek, i ostat ćete s njom zauvijek. Stvoritelj, vaš Bog, stvorio vas je da volite. Vi ste tvorevina Božja i vi ljubite. Ljubav – to je život, a život – to je ljubav. Iskazujte ljubav ondje gdje se pojavljujete, iskazujte ljubav na onim mjestima gdje se određujete i određujete unaprijed. Ljubav ne mora biti izražena riječima i ljubav se ne mora izražavati osjećajima, ali vaše djelovanje – to je ljubav, ondje, gdje vi stvarate.

25. Dan

1. Dvadeset petog dana u mjesecu možete se koncentrirati na bilo koje predmete po vlastitu izboru, ali važno je da izvedete nekoliko različitih koncentracija, tako da imate određenu cjelinu. Iz ove cjeline, na temelju analize, možete objediniti razne objekte koncentracije u skupine po bilo kojoj osnovi. Na primjer, kasetofon i kaseta mogu biti u jednoj skupini, jer se međusobno nadopunjuju u ispunjavanju svoje misije.

Magnetofon i prijamnik mogu se objediniti u jednu skupinu, gledajući na njih kao na proizvode elektronike. U jednu skupinu mogu se staviti predmeti istog tipa, recimo, dvije različite knjige. Međutim, ako te iste knjige osmotrimo u smislu njihova sadržaja, njihove tematike, ove knjige mogu biti u različitim skupinama ako je kod sastavljanja skupina kriterij bila tematika. Kao što vidite, ovdje možete imati potpunu slobodu stvaranja.

Možete, primjerice, sjedeći kod kuće, gledati naokolo i za ovu vježbu koncentracije iskoristiti predmete koji vas okružuju.

2. sedmeroznamenkasti niz:

1890000;

deveteroznamenkasti niz:

012459999.

3. Dođite na misao o sebi u samome sebi. Uhvatite misli o sebi kao odraz sebe. Pogledajte sebe kao što vidite sve. Pogledajte sebe na način na koji vidite svakoga drugog. Vidite sebe kao što vidite granu stabla, list biljke, jutarnju rosu ili snijeg na prozorskoj dasci. Vidjet ćete to što je pred vama vječno. Vidjet ćete da ste vječni.

26. Dan

1. Ovaj dan u mjesecu učite istovremeno vidjeti cjelinu i njezine dijelove, opće i pojedinačno.

Pretpostavimo da je ispred vas stado krava. Možete vidjeti cijelo stado, a istodobno se možete usredotočiti na bilo koju pojedinu kravu kako biste shvatili kako ona živi, o čemu razmišlja, kako će se razvijati. Ili možete istovremeno gledati mravinjak i jednog mrava.

Ova će vam vježba koncentracije omogućiti kako na prvi pogled vidjeti cjelinu i njezine dijelove, opće i pojedinačno. Ova će vam koncentracija pomoći steći tu sposobnost. Možete odmah na prvi pogled vidjeti i opće i pojedinačno.

2. sedmeroznamenkasti niz:

1584321;

deveteroznamenkasti niz:

485617891.

3. Imajte na umu da se razvijate vječno. Shvatite da je vaš razvoj stalan. Bavite se time što je vječno. Jer svaki je pokret vječan i svaka je stvar personifikacija Vječnosti, i svaka osoba je Vječnost i svaka duša je mnoštvo vječnosti. Idite prema vječnostima različitim od jedinstvene Vječnosti i vidjet ćete da je Vječnost za sve ista. Putem ovoga dođite do razumijevanja svoje duše, i vidjet ćete da ste stvaratelj onoga što vam je potrebno. Primijenite ovo za stvaranje svake stvari, i vidjet ćete da ste svaku stvar stvorili sami. Primijenite ovo za stvaranje svoga organizma, i shvatit ćete da se vaš organizam uvijek može sam obnoviti. Primijenite ovo za zdravlje drugih, i izliječivši drugog, steći ćete iskustvo i za sebe. Liječenje drugih uvijek je i osobno iskustvo. Obnova svega uvijek je osobno iskustvo. Učinite više dobra, dajte više radosti i sreće, a vi ćete dobiti Vječnost u svoje ruke u obliku konkretnog tehnološkog alata vaše svijesti. Širite svijest na stroge uvjete Vječnosti. Ondje gdje se Vječnost širi, prestignite je, prestignite Vječnost u beskonačnosti i vidjet ćete sebe kao utjelovljenje Stvoritelja. Vi stvarate ondje gdje se Vječnost još uvijek širi, vi ste tvorac Vječnosti, vi kontrolirate Vječnost i Vječnost vam se uvijek podčinjava.

27. Dan

1. Dvadeset sedmog dana u mjesecu trebate ponoviti istu vježbu koncentracije kao i devetoga dana u mjesecu, ali dodajte joj beskonačni razvoj svakog elementa koncentracije.

2. sedmeroznamenkasti niz:

1854342;

deveteroznamenkasti niz:

185431201.

3. Pomognite onima kojima je pomoć potrebna. Pružite pomoć onima koji ne trebaju pomoć. Pomognite sebi ako vam je potrebna pomoć. Osmotrite riječ "pomoć" u široj pojavnosti te dobrotu kao utjelovljenje pomoći. Vi ste dobri i vi pomažete. Vi ste stvaratelj, ali i vama drugi pomažu. Svaki čin vašeg stvaranja doprinosi vama. Sve što ste stvorili jest pomoć vama. Imate beskonačan broj pomoćnika, kao što i vi pomažete beskonačnom broju drugih. Vi ste u sveukupnim odnosima sa svima, vi uvijek pomažete svima i svi pomažu vama. U sveopćim odnosima i uzajamnoj potpori dovedite društvo do blagostanja, dajte sreću svima i vidjet ćete sebe u sveopćoj svjetskoj harmoniji sa svima. Gdje je Bog Stvoritelj – to je sve što je stvoreno oko vas, to je sve što ste stvorili i utjelovljenje Boga u svemu stvorenom oko vas. I utjelovljenje Boga kao stvoritelja vašega očitovat će se u vašoj duši istinskim razumijevanjem Svijeta u samo-razvoju, već nakon primitka beskonačnosti života. Beskonačnost života jest beskonačnost Stvoritelja. Da biste bili beskonačno živi, morate biti onaj koji beskonačno stvara. Kako biste mogli beskonačno stvarati, ne treba ništa raditi, jer smo stvoreni za vječnost kako bismo mogli beskrajno stvarati. Možete učiniti tako da svaka vaša misao, svaki vaš pokret, svako vaše djelovanje stvaraju Vječnost.

28. Dan

1. Ovog dana u mjesecu trebate izvršiti istu koncentraciju kao i osmog dana u mjesecu, ali s jednom bitnom razlikom. Radi se o sljedećem. Vjerojatno ste primijetili da smo u prethodnom danu, dvadeset sedmom, kod određivanja vrste koncentracije zbrojili brojeve 2 i 7, 2 + 7 = 9. U ovom slučaju situacija je drugačija. Broj 28 sastoji se od dva broja: 2 i 8. No, ovaj put broj 28 treba shvatiti tako da se dva pomnoži s osam. Nemojte zbrojiti 2 i 8, već pomnožiti. To jest, osmica se udvostručuje. Zato se ovog dana i ponavlja program osmog dana. No, to ponavljanje ne bi trebalo biti doslovno, ono ne bi trebalo biti točna preslika prethodnog rada. Nešto trebate promijeniti. I prva stvar je mijenjati nešto u sebi. Primjerice, promijenite nešto u vašoj viziji ove koncentracije. Izvodeći je prema staroj shemi, trebate ipak vidjeti u njoj nešto novo, pogledati je s druge strane. Vaše razumijevanje, kao i vaša percepcija ove koncentracije, treba se stalno proširivati i produbljivati. To je kreativni proces. To pridonosi vašem razvoju.

2. sedmeroznamenkasti niz:

1854512;

deveteroznamenkasti niz:

195814210.

3. Pogledajte sebe tako kako gledate cijeli Svijet odjednom. Pogledajte Stvoritelja tako kako Stvoritelj gleda vas, i steknite razumijevanje o tome što Stvoritelj želi od vas.

Pogledajte njegov pogled i vidjet ćete njegov pogled. Vidjet ćete da je pogled Stvoritelja usmjeren također na udaljene pojave u Svijetu, i vaš je zadatak upravljati ovim pojavama. Trebali biste sve pojave u Svijetu učiniti harmoničnima. To i jest vaša istinska zadaća. Morate rađati i stvarati svjetove koji će uvijek biti harmonični. Ovo je vaš pravi zadatak od trenutka kad ste stvoreni. Jer on, Stvoritelj, već je stvorio, jer on, Stvoritelj, već je učinio, i vaš je posao ići ovim putem, jer ste stvoreni na sliku i priliku Stvoritelja. Stvoritelj se sam stvorio, ali on je stvorio i vas. Stvarajte se sami i stvarajte druge. Stvarajte sve druge i dajte svima opću dobrobit, a vi ćete imati Svijet koji je stvoren za vas i za sve, i za Stvoritelja. Stvarajte za Stvoritelja, jer on je stvorio. Stvarajte za Stvoritelja, jer on je sve stvorio. I zato sve što stvarate, uvijek stvarate za Stvoritelja.

29. Dan

1. Dvadeset devetog dana u mjesecu učinite generaliziranu koncentraciju. Ovog dana trebate pogledati sve koncentracije tog mjeseca, od prvog do dvadeset osmog dana, i prihvatiti njihove impulse. Ovo je važno. Put kojim ste prošli u mjesec dana obuhvaćate jednim jedinstvenim trenutkom percepcije.

U tom slučaju morate napraviti određenu analizu vašeg rada. Ovog dana kao da stvarate platformu za sljedeći mjesec.

Možete sve što ste učinili predstaviti u obliku određene sfere i staviti je na beskonačnu liniju, čiji početni dio uključuje i sljedeći mjesec. Na taj ćete način stvoriti platformu ne samo za sljedeći mjesec, već i za vaš daljnji beskonačni razvoj.

2. sedmeroznamenkasti niz:

1852142;

deveteroznamenkasti niz:

512942180.

3. Pogledajte Svijet svojim očima. Pogledajte Svijet svim svojim osjetilima. Pogledajte Svijet svim svojim stanicama. Pogledajte Svijet čitavim svojim organizmom i svime čime možete vidjeti, svime što vi jeste. Pogledajte Svijet i samog sebe i unutar sebe. Pogledajte svijet s razumijevanjem da je to svijet oko vas i da vas on obuhvaća. Pogledajte stvarnost koja daje život. Pogledajte stvarnost, takvu koja daje Vječnost. I vidjet ćete da gdje god pogledali, postoji samo ova stvarnost, koja daje život i daje Vječnost. A tvorac ove stvarnosti jest Bog. I Bog koji je stvorio ovu realnost, stvorio je život vječni, i on vidi vas i način na koji vi vidite sebe, a on vas vidi tako kako ne možete vidjeti sebe, i on je vaš stvoritelj. On je Bog.

29. Dan

[illegible]

[illegible]

[illegible]

[illegible]

[illegible]

30. Dan

1. Ovog dana učinite prvu koncentraciju na izgrađenoj platformi. Ova koncentracija osigurava temelj vašeg rada u narednih mjesec dana.

Trebate se koncentrirati na harmoniju Svijeta. Trebali biste je vidjeti, pronaći, radovati joj se, diviti joj se. I pritom se čudite kako je Stvoritelj mogao stvoriti sve tako savršeno. To jest, divite se harmoniji Svijeta kao posljedici savršenstva Stvoritelja.

2. sedmeroznamenkasti broj:

1852143;

deveteroznamenkasti broj:

185219351.

3. Princip na kojem gradite sve prethodne dane. Taj dan može biti ključan, jer veljača ima 29 ili 28 dana, pa ovaj princip na trideseti dan prelazi na prvi ili drugi dan ožujka. I ovo ujedinjenje pokazuje vječni ciklus života. Potražite Vječnost u svim vašim prethodnim harmonizacijama. Pronađite ovu Vječnost u ovom jednostavnom primjeru, jer jedan mjesec ima 30 dana, drugi mjesec, veljača, 29 ili 28 dana, i samo u mjesecu veljači imamo zajedničko jedinstvo znamenaka broja 30 s brojevima 1 ili 2. I jedinstvo brojeva, različitih po prirodi i podrijetlu, govori o jedinstvu i zajedničkoj prirodi svih. Pronađite opću prirodu u svemu, u svakom elementu informacije, i pronađite opću prirodu ondje gdje nije vidljiva odmah, i nađite je ondje gdje je javna, i nađite je ondje gdje je vidljiva odjednom. I vidjet ćete, i shvatit ćete, i osjetit ćete, i vi ćete se produhoviti.

31. Dan

1. Trideset prvog dana u mjesecu usredotočite se na zasebna područja svakog pojedinog opsega.

Pretpostavimo, na primjer, da na određenom zemljištu raste stablo. Svjesni ste da je ispod njega tlo, a iznad njega i na objema stranama zrak. Sva ta različita područja ujedinjuju se u vašoj svijesti kako biste u svemu mogli vidjeti vječnu reprodukciju života. Život je vječan. Trebate to shvatiti. Imajte to na umu, promatrajući svijet oko nas, osjećajući ga, rastvarajući se u njemu. Svijest o ovoj Istini doći će do vas: DA, ŽIVOT JE VJEČAN!

2. sedmeroznamenkasti niz:

1532106;

deveteroznamenkasti niz:

185214321.

3. Koncentrirajte se na taj dan u samom sebi. Vi ste apsolutno i potpuno zdravi, i svi oko vas su zdravi. A Svijet je vječan. I svi događaji podliježu stvaranju. I možete uvijek vidjeti sve samo u pozitivnom svjetlu. I sve u okolini uvijek je povoljno.

Za ove vježbe želim dati još jednu primjedbu. Još jednom ponavljam da vi sami morate odrediti broj koncentracija i njihovo trajanje. Također, samostalno morate odlučiti koji je rezultat trenutačno najvažniji za vas, čemu trebate težiti prije svega. Ako želite dobiti određeni rezultat u bilo kojem roku, onda to vrijeme stavite u ciljeve i postižite ga koncentracijom.

Zapamtite da su ovo kreativne vježbe. One vas razvijaju. Preko ovih koncentracija rast ćete duhovno, i to će vam zauzvrat pomoći da sve ove vježbe koncentracije učinite na višoj razini koja će Vam pružiti još veći razvoj, i tako dalje. Ovaj proces je beskrajan. Uskoro ćete otkriti da se vaš život počeo mijenjati na bolje, iako, da budemo precizniji, moram reći da ste ga sami počeli činiti takvim, tako da ćete postupno početi sami upravljati svojim životom.

Ove vježbe doprinose razvoju svijesti i događaja u vašem životu u povoljnom smjeru, postizanju punovrijednog zdravlja i uspostavljanju harmonije s pulsom Svemira.

POGOVOR

Spasite sebe i spasili ste druge. Spasite druge i spasili ste sebe. Kretanje prema Svijetu je istina Svijeta. Kretanje prema svijesti je istina svijesti. Vaša je misija univerzalna. Krenite onim putem koji vam je predodređen. Vaš put je put do Vječnosti. Vaš život je kreacija. Vaša slika je slika Božja. Vaša svijest je slika uma. Vaša kreacija je slika istine. Vi ste tvorac isto kao što je Bog Stvoritelj. Vi ste istina, jer istina je Bog. Kada gledate Svijet jasno i širom otvorenih očiju, vaše oči odražavaju realnost da vas je stvorio Bog. Kada gledate Boga, oči vam odražavaju istinu Svijeta. Vaše je oči stvorio Stvoritelj te vi možete gledati kroz njih onako kako je on stvarao, dakle gledate i stvarate. Vaše oči su vaša svijest, a vaša duša je sve ono što stvorite. Vaše tijelo je vaša svijest. Vaše ruke su vaša svijest. Vi promatrate sebe i tako stvarate sebe. Vi promatrate ljude i stvarate ljude. Vi promatrate Svijet i stvarate Svijet. Vi opažate Svijet i Svijet stvara vas. Vi opažate Svijet i Svijet sam sebe stvara. Gledate realnost i realnost vidi vas. Vidite realnost jednako kao i sve druge koji vas okružuju. Kada se krećete prema vrhu Svijeta, Svijet je u vašoj blizini. Kada se krećete prema njemu, Svijet se nalazi na vrhu. Ako ga vidite, onda vidite svoju ljubav. Vaša ljubav je vaša kreacija, podarena i stvorena od Boga jednom za svagda. I baš kao što je Bog stvorio ljubav koja je postojala uvijek, svuda i posvuda, tako i ja vama predajem ovu knjigu za sva vremena vašeg života i sva vremena cjelokupnog postojanja. Vi ćete ovo imati jednom za svagda, a imat ćete to onda kada budete za svagda. Kada postanete svagda, kretat ćete se uvis i put će pred vama biti posut cvijećem. Kada postanete svagda, kretat ćete se posvuda i put će pred vama biti popločen prostranstvima i svjetovima. Kada budete posvuda, put pred vama biti će od cvijeća. Uzmite to cvijeće i podijelite ga, poklonite svakome cvijet tog vječnog života. Pokažite put, učinite da bude svima momentalan i ravan. Svatko mora imati vječni život i svakomu mora biti podaren put. Svatko ga ima u svojoj duši. Otvorite svoju dušu i pokažite cvijet svoje radosti svima oko vas. Spoznajte tu realnost u onom duhu, u kojem ste je već spoznali. Dođite do onog što već znate. Budite ono što već jeste. Spasite sebe i spasite druge pa će vaš um biti momentalan u Vječnosti, a Vječnost će postati utjelovljenje vašeg uma. Kada u jednom trenu svog uma ugledate sebe, to će biti uskrsnuće svih i svakog. Svatko tko je prisutan mora uskrsnuti, svatko tko je živ ne smije nikad umrijeti. Na tom principu univerzalnog neumiranja izvršite univerzalno uskrsavanje, jer suvremeno znanje predstavlja znanje spasenja, a istinsko se spasenje zasniva na onome što morate znati. Dolazak Spasitelja leži u tome da vi osvijestite ono znanje koje već imate te da upotrijebite ta znanja. U tome se i sastoji dolazak Spasitelja do svakog čovjeka. Vi možete ta znanja imati i trebate pomoću njih spasiti sebe. Čitavo će spasenje prispjeti do sviju. Jer mi možemo biti spašeni onda kada se svaki za sebe spasi, jer možemo biti spašeni onda kada se svi zajedno spase. Mi se krećemo tamo, gdje je spasenje zanavijek. U svakom ćemo se slučaju spasiti. Vaš je zadatak dovesti spasenje na razinu djela, a djelo mora postati spasenje u vječnom životu. Jer samo je vječni život istinsko spasenje, jer samo je istinsko spasenje vječni život.

Grigori Grabovoi

Popis literature:

1. Grabovoi, G.P. *Načelo obnavljanja istovrsnih sustava.* Tema znanstvenog rada na 15. konferenciji mladih specijalista o međudjelovanju optičkih sustava i fizičke materije. Taškent: TašKBM, 1991.

2. Grabovoi, G.P. *Struktura vječnog samostalnog reproduciranja materije u procesima razmjene topline i mase.* Materijal TašGU o razmjeni topline i mase prema protokolu br. 22/92 NAK. Takškent: NAK RUz, 1992.

3. Grabovoi, G.P. *Temeljni zakoni obnavljanja materije i vječnog stvaralačkog razvoja u oblikovanju sigurnosnog predviđanja.* Taškent: VEO „Rampa", 1993.

4. Grabovoi, G.P. *Načela i metode uskrsavanja i beskonačnog života.* Metodologija iscjeljenja i upravljanja događajima. Moskva: AO „Kapas", 1994.

5. Grabovoi, G.P. *Primjena načela i metoda uskrsavanja i beskonačnog života u upravljanju događajima.* Moskva: AO „Kapas", 1994.

6. Grabovoi, G.P. *Metoda stvaranja materije pomoću vlastite svijesti.* Moskva: AO „Kapas", 1994.

7. Grabovoi, G.P. *Beskonačni život i odsustvo uništenja kao zakon harmoničnog svjetskog poretka.* Intervju za novine „Megapolis-Kontinent", Moskva: AO „Kapas", 1995

8. Grabovoi, G.P. *Načela prijenosa obnoviteljskog djelovanja tehnologije uskrsavanja i vječnog života.* Moskva: AO „Kapas", 1996.

9. Grabovoi, G.P. *Genetički sustavi uskrsavanja i vječnog života.* Moskva: AO „Kapas", 1996.

10. Grabovoi, G.P. *Načela uskrsavanja u medicini i upravljanju događajima. Osnovne strukture medicine vječnog razvoja.* Moskva: AO „Kapas", 1996.

11. Grabovoi, G.P. *Predavanja iz upravljanja događajima i stvaranju materije strukturiranjem vlastite svijesti. Vječni život duše i tijela prema zakonima Stvoritelja.* Moskva: AO „Kapas", 1997.

12. Grabovoi, G.P. *Primijenjene strukture područja stvaralačke informacije.* Moskva: RAEN, 1998.

13. Grabovoi, G.P. *Praksa upravljanja. Put k spasenju.* Sv. 1, 2, 3. Moskva: Sopričasnost, 1998.

14. Grabovoi, G.P. *Uskrsavanje.* Moskva: A.V. Kalašnikov, 1999.

15. Grabovoi, G.P. *Temeljne značajke optičkih sustava u upravljanju mikroprocesorima.* Časopis „Mikroelektronika", 1. izdanje (153). Moskva: CNII „Elektronika", 1999.

16. Grabovoi, G.P. *Unificirani sustav znanja.* Moskva: A.V. Kalašnikov, 2000.

17. Grabovoi, G.P. *Obnavljanje ljudskog organizma pomoću koncentracije na brojeve.* Moskva: A.V. Kalašnikov, 2001.

www.ingramcontent.com/pod-product-compliance
Lightning Source LLC
Chambersburg PA
CBHW060418220326
41598CB00021BA/2211
* 9 7 8 3 9 4 3 1 1 0 8 3 8 *